现代实用口腔医学著译丛书

MOSBY'S ORTHODONTIC REVIEW

莫斯比正畸回顾

[美] 耶律·D.英格利希 Jeryl D.English [瑞士] 蒂莫·波尔特马基 Timo Peltomäki [瑞士] 凯特·范·理彻尔 Kate Pham-Litschel 主编

李 锐 等译

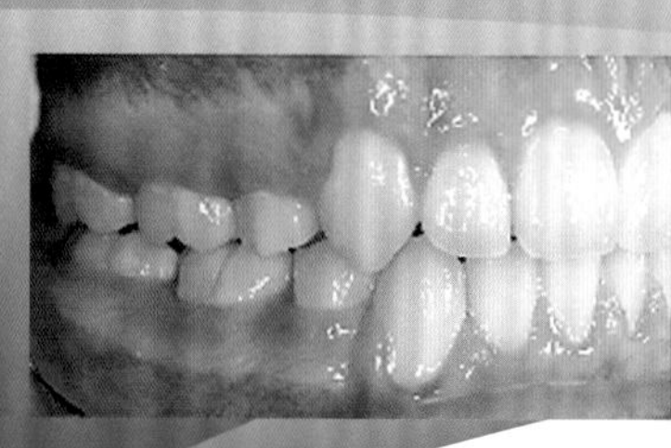
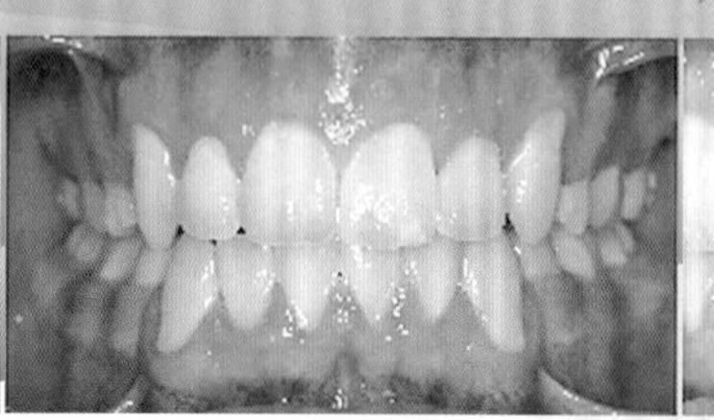
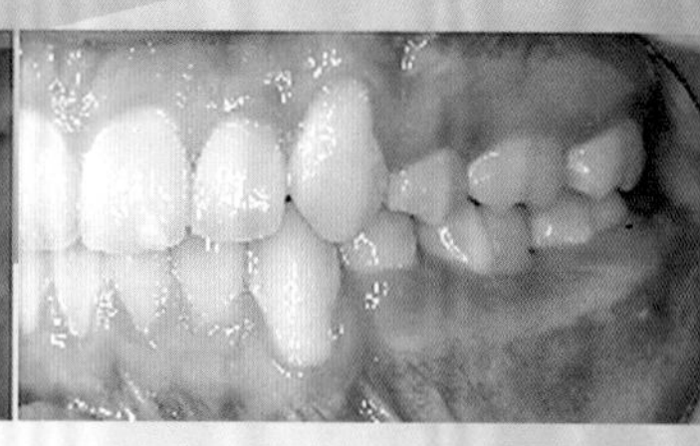

清華大學出版社

北 京

ELSEVIER
Elsevier (Singapore) Pte Ltd.
3 Killiney Road, #08-01 Winsland House I, Singapore 239519, Tel: (65) 6349-0200, Fax: (65) 6733-1817

Mosby's Orthodontic Review, 1/E
Copyright © 2009 by Mosby, Inc., an affiliate of Elsevier Inc.
ISBN-13: 9780323050074

This translation of Mosby's Orthodontic Review, 1/E by Jeryl D. English was undertaken by Tsinghua University Press and is published by arrangement with Elsevier (Singapore) Pte Ltd.
Mosby's Orthodontic Review, 1/E by Jeryl D. English由清华大学出版社进行翻译，并根据清华大学出版社与爱思唯尔（新加坡）私人有限公司的协议约定出版。
莫斯比正畸回顾（第1版）（李锐 等译）
ISBN: 9787302394730

图书在版编目（CIP）数据

莫斯比正畸回顾 /（美）英格利希（English, J. D.），（瑞士）波尔特马基（Peltomäki, T.），（瑞士）理彻尔（Litschel, K.）主编；李锐等译. -- 北京：清华大学出版社，2016
（现代实用口腔医学著译丛书）
书名原文：Mosby's Orthodontic Review
ISBN 978-7-302-39473-0

Ⅰ.①莫…　Ⅱ.①英…　②波…　③理…　④李…　Ⅲ.①口腔正畸学－问题解答　Ⅳ.①R783.5-44
中国版本图书馆 CIP 数据核字（2015）第 068208 号

责任编辑：李　君　王　华
封面设计：戴国印
责任校对：刘玉霞
责任印制：宋　林

出版发行：清华大学出版社
网　　址：http: //www.tup.com.cn，http: //www. wqbook. com
地　　址：北京清华大学学研大厦 A 座　　**邮　　编：**100084
社 总 机：010-62770175　　**邮　　购：**010-62786544
投稿与读者服务：010-62776969, c-service@tup.tsinghua.edu.cn
质量反馈：010-62772015, zhiliang@tup.tsinghua.edu.cn
印 装 者：北京亿浓世纪彩色印刷有限公司
经　　销：全国新华书店
开　　本：185mm×260mm　　**印　张：**24.25　　**字　数：**585 千字
版　　次：2016 年 6 月第 1 版　　**印　次：**2016 年 6 月第 1 次印刷
定　　价：198.00 元

产品编号：046512-01

译 者 名 单

（按姓氏拼音排序）

蔡　川　霍　娜　李　蓓　李　锐　李岩峰

鲁莉英　温　丽　徐　娟　徐璐璐　张冬梅

原著者名单

Burcu Bayirli, DDS, MS, PhD

Associate Professor
Department of Orthodontics
School of Dentistry
University of Detroit Mercy
Detroit, Michigan

Barry S. Briss, DMD

Professor and Chairman
Department of Orthodontics
Tufts University
School of Dental Medicine
Boston, Massachusetts

Peter H. Buschang, PhD

Professor and Director of Orthodontic Research
Department of Orthodontics
Baylor College of Dentistry
Dallas, Texas

David A. Covell, Jr., DDS, PhD

Associate Professor and Chair
Department of Orthodontics
Oregon Health and Science University
Portland, Oregon

G. Fräns Currier, DDS, MSD, MEd

Professor, Program Director and Chair
Department of Orthodontics
University of Oklahoma
Adjunct Professor of Pediatric Dentistry
Chair, Division of Developmental Dentistry
Department of Orthodontics and Pediatric Dentistry
University of Oklahoma
Oklahoma City, Oklahoma

Cheryl A. DeWood, DDS, MS

Assistant Professor
Department of Graduate Orthodontics
University of Tennessee
Memphis, Tennessee

Thuy-Duong Do-Quang, DDS, MS

Clinical Assistant Professor
Department of Orthodontics
The University of Texas Dental Branch at Houston
Houston, Texas

Jeryl D. English, DDS, MS

Professor, Chairman and Program Director
Department of Orthodontics
The University of Texas Dental Branch at Houston
Houston, Texas

Jaime Gateno, DDS, MD

Professor
Department of Surgery, Oral and Maxillofacial Surgery
Weill Medical College
Cornell University
New York, New York
Chairman
Department of Oral and Maxillofacial Surgery
The Methodist Hospital Research Institute
Houston, Texas

Peter M. Greco, DMD

Associate Clinical Professor
Department of Orthodontics

University of Pennsylvania
Adjunct Instructor
Department of Oral and Maxillofacial Surgery
Thomas Jefferson University of Hospital
Philadelphia, Pennsylvania

André Haerian, DDS, MS, PhD

Adjunct Clinical Assistant Professor
Department of Orthodontics and Pediatric Dentistry
University of Michigan
Ann Arbor, Michigan

Brody J. Hildebrand, DDS, MS

Assistant Clinical Professor
Department of Graduate Prosthodontics
Baylor College of Dentistry
Dallas, Texas;
International Team for Implantology (ITI)
Basel, Switzerland

Frank Tsung-Ju Hsieh, DDS, MSD

Assistant Professor
Department of Orthodontics
Oregon Health and Science University
Portland, Oregon

Hitesh Kapadia, DDS, PhD

Clinical and Research Assistant Professor
Department of Orthodontics
The University of Texas Dental Branch at Houston
Houston, Texas;
Assistant Professor
Department of Biomedical Sciences
Baylor College of Dentistry
Dallas, Texas

Sunil Kapila, DDS, MS, PhD

Robert W. Browne Endowed Professor and Chair
Department of Orthodontics and Pediatric Dentistry
The University of Michigan
Ann Arbor, Michigan

Chung How Kau, BDS, MScD, MBA, PhD, Morth, RCS (Edin), DSC, RCPS, FFD RCSI (Ortho)

FAMS (Ortho)
Associate Professor and Director of the Facial Imaging Facility
Department of Orthodontics
The University of Texas Dental Branch at Houston
Houston, Texas

Richard Kulbersh, DMD, MS

Chairman and Program Director
Department of Orthodontics
School of Dentistry
University of Detroit Mercy
Detroit, Michigan

Steven D. Marshall, DDS, MS

Visiting Associate Professor
Department of Orthodontics
University of Iowa
College of Dentistry
Iowa City, Iowa

Kathleen R. McGrory, DDS, MS

Clinical Director and Clinical Assistant Professor
Department of Orthodontics
The University of Texas Dental Branch at Houston
Houston, Texas

James A. McNamara, Jr., DDS, MS, PhD

Thomas M. and Doris Graber Endowed Professor of Dentistry
Department of Orthodontics and Pediatric Dentistry
School of Dentistry
Professor of Cell and Developmental Biology
School of Medicine
Research Professor
Center for Human Growth and Development
The University of Michigan
Ann Arbor, Michigan

Laurie McNamara, DDS, MS

Adjunct Clinical Lecturer
Department of Orthodontics
University of Michigan
Ann Arbor, Michigan

Peter Ngan, DMD

Professor and Chair
Department of Orthodontics
West Virginia University
Morgantown, West Virginia

Valmy Pangrazio-Kulbersh, DDS, MS

Professor
Department of Orthodontics
School of Dentistry
University of Detroit Mercy
Detroit, Michigan

Timo Peltomäki, DDS, MS, PhD

Professor and Chairman
Clinic for Orthodontics and Pediatric Dentistry
Center for Dental and Oral Medicine
University of Zürich
Zürich, Switzerland

Kate Pham-Litschel, DDS, MS

Research Associate
Clinic for Orthodontics and Pediatric Dentistry
Center for Dental and Oral Medicine
University of Zürich
Zürich, Switzerland

Stephen Richmond, BDS, MScD, PhD, DOrth, RCS (Edin), FDS, RCS (Eng), FDS, MILT

Professor
Department of Dental Health and Biological Sciences
University Dental Hospital
Cardiff University
South Glamorgan, Wales

Christopher S. Riolo, DDS, MS, PhD

Private Practice
Ypsilanti, Michigan

Michael L. Riolo, DDS, MS

Adjunct Professor
Department of Orthodontics
School of Dentistry
University of Detroit Mercy
Detroit, Michigan

P. Emile Rossouw, BSc, BChD, BChD (Hons-Child-Dent), MChD (Ortho), PhD, FRCD(C)

Professor and Chairman
Department of Orthodontics
Baylor College of Dentistry
The Texas A&M University System Health Science Center
Dallas, Texas

Anna Maria Salas-Lopez, DDS, MS

Clinical Associate Professor
Department of Orthodontics
The University of Texas Dental Branch at Houston
Houston, Texas

Marc Schätzle, DDS, MS, PhD

Assistant Professor, Dr. med. dent.
Specialist in Orthodontics
Department of Orthodontics and Pediatric Dentistry
Center for Dental and Oral Medicine and Cranio-Maxillofacial Surgery
University of Zürich
Zürich, Switzerland

Kirt E. Simmons, DDS, PhD

Assistant Professor of Surgery
Department of Otolaryngology
University of Arkansas for Medical Sciences
Director, Craniofacial Orthodontics
Department of Pediatric Dental Department
Arkansas Children's Hospital
Little Rock, Arkansas

Karin A. Southard, DDS, MS

Professor
Department of Orthodontics
University of Iowa
Iowa City, Iowa

Thomas E. Southard, DDS, MS

Professor and Chair
Department of Orthodontics
University of Iowa
Iowa City, Iowa

John F. Teichgraeber, MD, FACS

Professor
Division of Pediatric Plastic Surgery
Department of Surgery
Medical School
The University of Texas Health Science Center
at Houston
Houston, Texas

Michelle Thornberg, DDS, MS

Adjunct Professor
Department of Orthodontics
School of Dentistry
University of Detroit Mercy
Detroit, Michigan

Angela Marie Tran, DDS, MS

Department of Orthodontics
The University of Texas Dental Branch at Houston
Houston, Texas

Orhan C. Tuncay, DMD

Professor and Chairman
Department of Orthodontics
Kornberg School of Dentistry
Temple University
Philadelphia, Pennsylvania

James L. Vaden, DDS, MS

Professor and Chairman
Department of Orthodontics
University of Tennessee
Memphis, Tennessee

Sam A. Winkelmann, Jr., DDS, MS

Associate Clinical Instructor
Department of Orthodontics
The University of Texas Dental Branch at Houston
Houston, Texas

James J. Xia, MD, PhD, MS

Associate Professor
Department of Surgery, Oral and Maxillofacial Surgery
Weill Medical College
Cornell University
New York, New York
Director, Surgical Planning Laboratory
Department of Oral and Maxillofacial Surgery
The Methodist Hospital Research Institute

致　谢

本书献给我的正畸家庭——团队、同事、住院医师和学生——因为他们的帮助与鼓励。献给我的家人，特别是我的妻子 ***Kathy****，她的爱，鼓励和支持我完成了此书。* ***JE***

我要感谢我的妻子 ***Sari*** *和我的孩子* ***Anna*** *与* ***Saara****，对我来说他们比正畸更具价值和更珍贵。* ***TP***

*此书献给我的丈夫和儿子，**Ralph*** *和* ***Erik Litschel****。感谢有你们陪我度过生命中的每一天。* ***KL***

前　言

鉴于正畸领域的不断变化，专业学生和从业者都需要不断更新知识。正畸治疗的主要内容是临床操作，因此师承制一致被认为是一种最好的学习模式。《莫斯比正畸回顾》一书不仅仅是为了回答问题，同时为读者总结了获得患者最佳治疗效果的知识和临床手段。读者首先应该明确没有使正畸变得更“容易”的所谓秘诀。错㕭是三种组织在三维方向上形成的复杂问题的体现。通过收集和分析现有数据做出正确诊断后，正畸医师可以集中精力制定正确的治疗方案以解除患者的错㕭。我们相信本书对于正畸概念、诊断、治疗计划和临床治疗手段的回顾是非常全面有益的，同时还可为读者提供相关的、最前沿的临床信息。

本书的读者群

我们认为此书的适读人群包括三类：牙科学生、住院医师、牙科全科医师和正畸专业医师。

首先，我们针对的是即将参加国家联盟牙医第Ⅱ阶段考试和进入牙医职业生涯的高年资牙科学生，以及拟参加全美正畸联盟（ABO）笔试和临床考试的正畸专业住院医生和新近毕业的正畸研究生。其次，我们认为此书对于全科牙医的临床操作及与正畸医生进行病例讨论时会有所帮助。本书中我们介绍了最基本的头影测量知识可以帮助医生在病例讨论中更易进行交流和讨论。最后，经验丰富的正畸专业医生通过本书的文献回顾可获得其感兴趣的正畸领域的最新科技进展。

本书的独特之处

我们在每一章节都采取了问答形式。通过这种形式读者可迅速找到自己感兴趣的问题，如拔除第三磨牙的指征，3D 影像的应用，3-3 舌侧粘结式保持器的戴用时间。每一章节均以治疗和治疗计划的制定为主题，该领域的专家为我们分享了对于不同类型的错㕭的治疗理念和治疗经验。本书中所展示的大量的临床病例可帮助读者从真实病例中获得有用的信息。

本书是如何组织的

本书的起始部分为正畸的基础知识，其后的章节则主要以治疗方案的制定和临床治疗为主题。

第 1 章是有关颅面生长发育的临床研究的最新进展文献回顾。第 2 章回顾了咬合的发育重点是牙弓的发育和牙齿的萌出顺序。第 3 章关注了乳牙列至恒牙列期间的正畸治疗指征。第 4 章为正畸记录和病例回顾。第 5 章讨论了 3D 影像。第 6 章强调了需对 3 种组织（牙齿、骨骼和软组织）及三维空间（前后向、横向和垂直向）进行正畸问题的诊断。我们还提供了 3D-3T 诊断表帮助医生进行问题的罗列。诊断必须是客观的，前提是将所有的问题列出以免有些被忽略。当将患者存在的问题忽视或漏诊时，如患者患有牙周病等所造成的误诊会使医生付出代价。

第 7 章和第 8 章讨论了正畸矫治器和生物力学的基本概念。在后续的 17 个章节中，主要关注了正畸治疗的特殊领域，针对正在学习和有经验的医生。包括隐形矫治系统、微小牙齿的移动、种植体、口腔卫生和颅颌面畸形等。

本书的编者及为何邀请他们参与编写

本书的读者群设定为全科医生和正畸专业医生，我们邀请了最优秀的临床医生和教师进行各章节的撰写。我们也邀请了一些年轻的专业人士来展示他们的观点。作者们对于学生、住院医师和有经验的专业人士的需求非常了解。

选择章节题目及排序使之更合理是具有挑战性的工作。需花费编者大量的时间和精力。我们由衷感谢他们的辛苦工作，特别是在有出版时间的限制下。我们非常高兴这本书最终可以成形。它凸显了作者们优秀的临床经验，希望读者可以从中获益。

编者注

我还必须感谢 Gloria Bailey 为全书所做的打印和编排工作。感谢 Elsevier 的工作人员，特别是 Courtney Sprehe，因为她专业性的建议。另外，没有我的编辑同事 Drs. Peltomäki 和 Pham-Litschel 的支持也无法完成此书。

多年来我一直致力于牙科学生、正畸住院医师、全科医师和正畸专业医生的教育。我认为这本书将是关于正畸诊断和治疗的优秀教材，对此我充满信心。

耶律・英格利希

目 录

第1章　颅面生长和发育

CHAPTER 1

Peter H. Buschang

临床医生需要对生长发育有一个基本的了解，以妥善安排治疗计划和评估治疗效果。正如世界卫生组织确定的那样，生长发育是衡量个体健康的最佳方法之一。经验丰富的医生知道，了解身体生长的大体情况有助于对患者的体型大小、发育状态以及生长模式进行评估。因为标志成熟的时机，如青春期的开始或生长高峰期的到来，在整个机体都是协调的，来源于身材或体重的信息同样可以适用于颅面部。换句话说，生长发育高峰的时机——一个非侵入性和相对容易获得的手段——可以用来判断下颌骨的生长发育高峰。一般的生长信息对于评估患者的颅面尺寸大小也是有用的。个体身高和体重的百分数可用来衡量个体的整体尺寸，如同颅面的衡量一样。例如，过小的个体（即低于正常个体的5%）可能也将呈现出小的颅面复合体。最后，可供参考的身体生长和成熟的数据是基于有代表性的大样本基础之上，因此与现有的颅面参考数据相比更具有普遍适用性，在极端情况下也更为精确。

出生后的颅面生长是一个复杂但协调且持续的过程。颅骨最早成熟，并且相对增长率最小，其次是颅底，而上颌骨和下颌骨结构最晚成熟，并表现出最大的生长潜力。了解颅面结构的相对生长是很重要的，因为它由遗传因素决定，并作为一个指标，反映了其对治疗和其他环境影响因素的反应潜能。临床医生应该了解，上颌骨和下颌骨作为两个最重要的错殆畸形的骨骼决定因素，遵循着类似的生长模式。两者都是向前移位，特别是下颌；两者都倾向于向前旋转；两者都横向旋转；两者都通过特征性生长模式和皮质骨改建完成移位和旋转。它对于判断患者的骨骼能否适应正畸、骨科和手术干预，同时了解这些适应性变化模仿了未治疗患者所表现出的生长模式，也是非常有用的。最重要的是，临床医生必须明白，由牙齿萌出和移位提供的治疗潜力是巨大的。例如，上颌磨牙和切牙，相比向下方移位的上颌骨有更多的萌出趋势，使它们非常适合于控制垂直和前后向（AP）生长。

临床医生也常常不了解成年人和许多儿童及青少年表现出相同的生长模式，仅仅是程度不同而已。颅面一直持续增长至20～30岁甚至更长，这点已被广泛认可。成人骨骼生长呈现以垂直生长为主的性质，男性下颌骨向前旋转，女性下颌骨向后旋转。牙齿的持续萌出和补偿根据个人的生长模式而定。成年人也具有重要的软组织改变；鼻子不成比例地增长，嘴唇扁平化。切牙和嘴唇之间的纵向关系也应该随着年龄的增长而有所改变。

最后，必须认识到错殆畸形是一种多因素共同发展的结果。虽然Ⅲ类或Ⅱ类2分类错殆的发展与基因相关，但错殆畸形主要是由环境决定的。均衡理论和牙槽补偿的概念为了解牙齿位置为何与周围软组织的关系如此紧密提供了理论基础。它们还使人们有可能预测不同类型的补偿。例如，它们解释了为什么错𬌗畸形的发展与不同的习惯相关，假定习惯经常发生并持续足够长的时间。事实上，任何下颌姿势的改变都预期可引起骨骼和牙槽的补偿。这就解释了为什么慢性气道阻塞的个体与颅面肌肉薄弱的个体有相似的骨骼和牙齿错𬌗畸形；这两群患者的下颌姿势相似，并且存在相似的牙槽和颌骨补偿。基于前面所述，下面的问题试图给出一个基本的——尽管只是部分的——关于生长发育及其在临床实践中应用的解释。

1．大部分儿童什么时候进入青春期，何时达到生长速度高峰？

儿童生长突增期开始于儿童期的生长速率由减速变为加速时。在第一次生长突增期内，身高的生长速度稳定增长，直到达到生长速度高峰。纵向评估提供了关于青春期何时开始以及生长速度高峰期何时到达的最佳指示。关于北美和欧洲儿童的纵向调查[1]显示女孩比男孩在达到青春期和生长速度高峰期的年龄提早约两年。根据26个女孩的独立样本和23个男孩的独立样本，到达生长速度高峰期的平均年龄分别是11.9岁和14岁。女孩和男孩进入青春期的年龄分别是9.4岁和11.2岁。青春期最大的体重增长率通常发生在生长速度高峰期之后的0.3～0.5年（图1-1）。

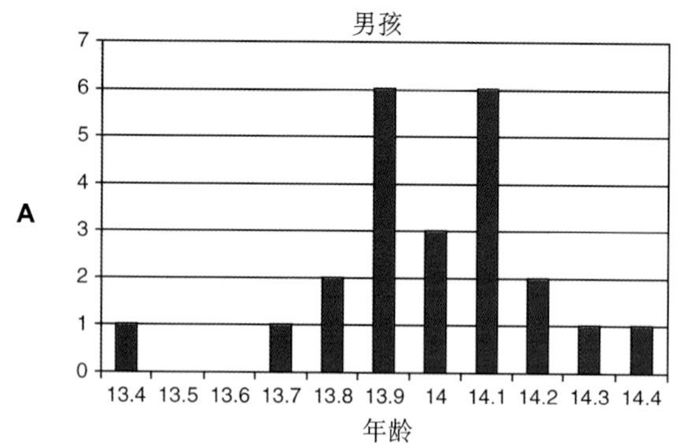

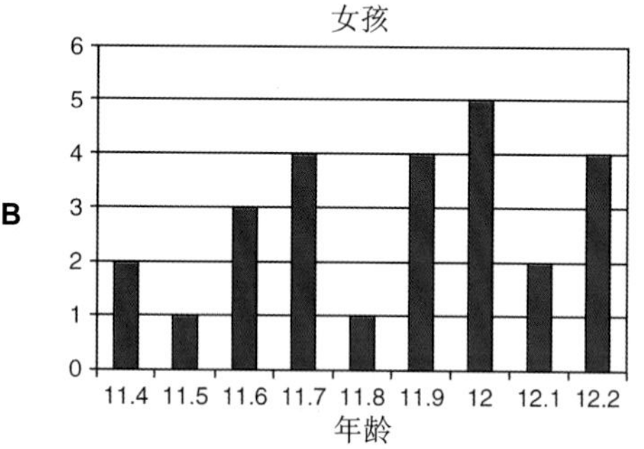

图1-1 26个样本包括男孩(A)和女孩(B) PHV年龄频度分布（来源于Malina RM, Bouchard C, Beunen G. *Ann Rev Anthropol* 1988; 17: 187-219.）

2．什么是中期生长突增？它如何应用到颅面生长中？

中期生长突增指的是某些儿童（并非全部儿童）在青春期生长突增期开始前几年生长速度的加快。有报道，身高和体重的中期生长突增开始于6.5～8.5岁，男孩较女孩更易出现中期的生长突增[2,3]。根据每年的速度，中期生长突增期表现为各种颅面尺寸的增加，也出现于6.5～8.5岁之间，女孩比男孩稍早或同时发生[4-7]。Buschang及其同事通过大量纵向样本研究指出，Ⅰ类和Ⅱ类磨牙关系的受试者下颌骨的中期生长突增在女孩和男孩中分别发生于7.7岁和8.7岁。

3．哪块骨骼指示与生长速度高峰期最相关？

根据Grave和Brown报道[9]，男性和女性的生长速度高峰发生于尺侧月状籽骨和钩骨钩部出现稍后，以及第三中节指骨、第一指骨近端和桡骨的骺帽出现稍前。据Fishman[10]的骨骼成熟度指标，第3指的远端指骨骺帽在生长速度高峰期前一年内出现，第3指的中节指骨骺帽在生长速度高峰期稍后出现，第5指的中节指骨骺帽出现在生长速度高峰期后的一年半内。在颈椎基础上，生长速度高峰期发生在第2和第3节椎骨下界凹陷（CVMS Ⅱ）发育和第2、3、4节椎骨下界凹陷（CVMS Ⅲ）发育之间。

4．什么是牙齿位置平衡学说？

虽然 Brodie[12] 是最早鉴定肌肉和牙齿位置之间关系的人之一，但是 Weinstein 及其同事 [13] 用实验确定了牙齿是在软组织力量之间维持一种平衡状态。基于一系列的实验，他们总结如下：

（1）施于牙冠部的力量（自然或由正畸装置产生）足够引起牙齿移动。

（2）每个牙齿也许有不止一种稳定的平衡状态。

（3）即使很小的力量（3～7gf），如果施加足够长的时间都可以使牙齿移动。

Proffit[14] 在 15 年后重新回顾了平衡理论，注意到最重要的因素包括：

（1）唇、颊和舌的静止性压力。

（2）由牙周膜代谢活动所产生的萌出力量。

他着重提到外在压力，如习惯或正畸力，若每天持续 6 小时以上是可以改变平衡系统的。Proffit[14] 还证实，头部姿势和生长移位及旋转是影响平衡的第二重要因素。当下颌骨发生旋转，中切牙移位，牙齿平衡系统便又重新建立。例如，Björk 和 Skieller[15]，已经展示了下中切牙角度的改变和下颌骨旋转之间的联系。

5．生活在美国的青少年和年轻成人Ⅱ类错𬌗畸形的患病率如何？

最直接的流行病学证据来源于美国国家健康调查 [16,17]，它评价了 7400 名 6～11 岁儿童和 22 000 名 12～17 岁的青少年。单侧和双侧远中错𬌗发生率在高加索儿童中为 16.1% 和 22.7%，在非洲裔美国儿童中为 7.6% 和 6.0%。相比高加索青少年的发病率分别为 17.8% 和 15.8%，非洲裔美国青少年的发病率为 12.0% 和 6.0%。基于由 NHANES Ⅲ 提供的覆盖，Proffit 及其同事 [18] 估计Ⅱ类错𬌗畸形（覆盖≥5mm）的患病率由 12～17 岁的 15.6% 降低至成人的 13.4%。他们还发现Ⅱ类错𬌗畸形相比于高加索人（14.2%）和西班牙裔美国人（9.1%），在非洲裔美国人中更为普遍（16.5%）。

6．美国居住人口中切牙拥挤的患病率如何？它如何随年龄变化？

根据最初的 NHANES Ⅲ 数据 [19]，切牙拥挤度在 8～11 岁的儿童平均为 1.6mm，12～17 岁的青少年为 2.5mm，在 18～50 岁的成年人上升为 2.8mm。虽然发病率在儿童组相似，但非洲裔青少年和成人拥挤度显著比高加索人和西班牙裔美国人低。基于完整的 NHANES 数据调查，其中包括 9044 名年龄介于 15～50 岁的人，约 39.5% 的美国成人下颌切牙拥挤≥4mm，16.8% 有超过 7mm 的拥挤度 [20]。成年男性往往比女性表现出更大的拥挤；西班牙裔美国人比高加索人表现出更大的拥挤，高加索人又比非洲裔美国人表现出更大的拥挤。基于对未治疗对象纵向调查获得的可用数据，拥挤度在 15～50 岁之间急剧增加，尤其是在青少年后期和 20 岁出头时（图 1-2）[20]。

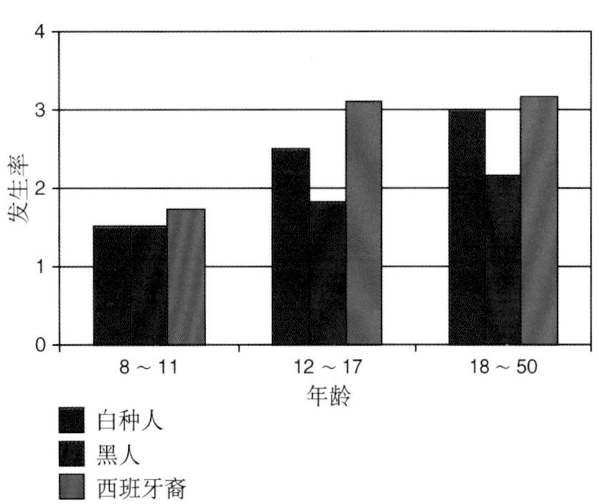

图 1-2　平均下颌排列指数，美国人 1988—1991 年（来源于 Brunelle JA, Bhat M, Lipton JA. *J Dental Res* 1996; 75[special issue]: 706-713.）

7．第三磨牙对拥挤是否发挥了作用？

虽然已有第三磨牙与拥挤相关的报道 [21-24]，最近的研究却表明两者很少或根本没有关系。

NIH 会议于 1979 年达成共识，没有理论证实单独拔除第三磨牙可以减少现在或未来的前牙拥挤[25]。Ades 及其同事[26]发现无论是第三磨牙阻生、功能性萌出、先天缺失或至少在 10 年前已拔除的受试对象都无差异。Sampson 及其同事[27]也发现在第三磨牙完全或部分萌出、仍然阻生或缺失的受试对象之间拥挤也无差异。一组随机对照试验对 77 名患者跟踪 66 个月发现，拔除和没拔除第三磨牙的患者前牙拥挤度相差 1.0mm；作者总结，拔除第三磨牙对减小和预防前牙拥挤的作用无法证实[28]。基于 NHANES 数据库，那些第三磨牙已萌出的人比那些第三磨牙未萌出的拥挤度显著减少[20]。

8. 下颌水平和垂直生长是如何对拥挤产生影响的?

垂直生长使得正畸治疗后下切牙排列的维持更为困难。由于下颌骨向前生长或向下旋转，下切牙会受到下唇的压力，因此晚期下颌骨生长被认为是后期牙列拥挤的主要因素[29]。尽管切牙补偿下颌骨向后的旋转[15]，拥挤作为前部生长移位的结果仍需证实。然而，下切牙拥挤的改变已被证实与垂直生长有关。经历了下颌骨向下生长移位和下切牙萌出更多的治疗与未经治疗的患者，比垂直生长少且萌出少的患者显示出更多的拥挤[30,31]。由于下颌垂直生长的时间远远超出了青少年期，应建议患者佩戴保持器至 20 岁的早中期。

9. 下颌切牙和磨牙在青春期时预期应该会萌出多少?

基于 10～15 岁之间的下颌骨结构重叠，McWhorter[32]表明下颌中切牙和第一磨牙在女性和男性分别萌出约 4.3mm 和 2.5mm。Watanabe 等[33]还利用结构重叠，证实了下颌磨牙和切牙的萌出率分别为每年 0.4～1.2mm 和 0.3～0.9mm。男性的萌出率大于女性，女性和男性达到生长速度高峰的时间分别是 12 岁和 14 岁。

10. 未经处理的牙弓周长在乳牙列晚期和恒牙列之间如何变化?

通过检测一侧第一磨牙近中到对侧第一磨牙近中的曲线[34]，牙弓周长在混合牙列早期增加，转变为恒牙列期间和之后牙弓周长减小。上颌周长在 6～11 岁增长 4～5mm，在 11～16 岁减少 3～4mm。相比之下，下颌牙弓周长最初增加 2～3mm，然后减小 4～7mm，女性比男性减小得更多（图 1-3）。

11. 在儿童期和青春期未经处理的上颌和下颌磨牙间宽度如何变化?

Bishara 及其同事[35]报道，乳牙列（5 岁以下）和早期混合牙列（8 岁）之间磨牙间宽度增加 7～8mm，早期混合牙列和早期恒牙列（12.5 岁）之间宽度增加 1～2mm。Moyers 及其同事[34]发现 6 岁（第一磨牙完全萌出）和 16 岁之间男性比女性的上颌磨牙间宽度（4.1 vs. 3.7mm）和下颌磨牙间宽度（2.6 vs. 1.5mm）增长要快。DeKock[36]基于对一个年龄从 12～26 岁的 26 名受试者样本的纵向研究指出，磨牙间宽度在女性无显著变化，而男性仅有轻微增长（上、下颌分别为 1.4mm 和 0.9mm）（图 1-4）。

12. 非治疗情况下，上下颌牙弓曲线深度在儿童和青少年期如何变化?

上下颌牙弓曲线深度，中线距离为沿切牙切线和沿第二乳磨牙或其后继恒牙牙冠远中切线之间的距离，随生长变化表现为不同模式。男性和女性的上颌牙弓曲线深度在恒切牙萌出过程中分别增长了 1.4mm 和 0.9mm[37]。下颌牙弓曲线深度在相同的阶段几乎没有改变。当乳磨牙缺失后，男性和女性的上颌牙弓曲线深度分别减少了 1.5mm 和 1.9mm，下颌牙弓曲线深度分别减少了 1.8mm 和 1.7mm[37]。DeKock[36]报道在 12～26 岁之间牙弓曲线深度减小（约

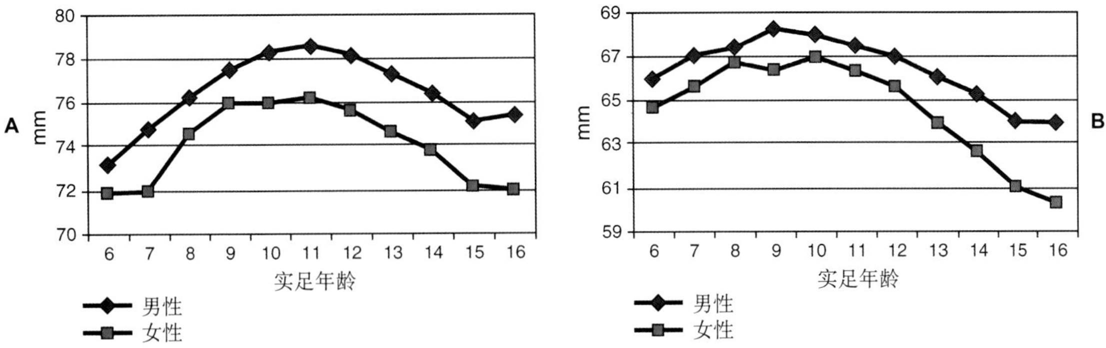

图 1-3　6 岁和 16 岁上颌 (A) 下颌 (B) 上下颌牙弓长度 (来源于 Moyers RE, van der Linden FPGM, Riolo ML, McNamara JA Jr. Standards of human occlusal development. Monograph #5, Craniofacial Growth Series, Center for Human Growth and Development, University of Michigan, Ann Arbor, Michigan, 1976.)

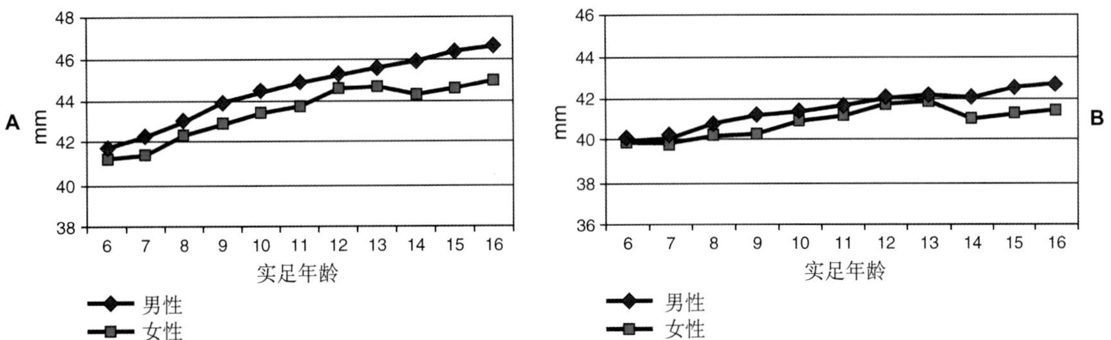

图 1-4　6 岁和 16 岁上颌 (A) 和下颌 (B) 磨牙间宽度 (来源于 Moyers RE, van der Linden FPGM, Riolo ML, McNamara JA Jr. Standards of human occlusal development. Monograph #5, Craniofacial Growth Series, Center for Human Growth and Development, University of Michigan, Ann Arbor, Michigan, 1976.)

3mm)，并且随着时间的推移递减。Bishara 及其同事[35]基于对正常颌受试对象的研究，乳牙列至早期混合牙列期间牙弓曲线深度增加（1.1～1.8mm），在混合牙列和早期恒牙列期间，上颌牙弓曲线深度仅轻微增加（0.5～0.7mm），下颌深度减小 2.6～3.3mm（图 1-5）。

13. 未经治疗的上下颌尖牙间宽度是如何随时间变化的?

随着乳恒切牙的替换，尖牙间宽度增加了约 3mm[37]。上颌尖牙间宽度在恒尖牙萌出后显示出第二阶段的增长（约 1.5mm），下颌尖牙间宽度在恒尖牙萌出后轻微减少[37]。Bishara 及其同事[35]报道了上下颌尖牙间宽度在乳牙列到早期混合牙列期间增加；下颌尖牙间宽度在早期混合牙列到早期恒牙列期间增加或轻微减少。由密歇根大学生长研究[34]跟踪的儿童尖牙间宽度显示，6～9 岁时增长了大约 3mm；恒尖牙萌出后上颌宽度额外增加了 2.5mm（图 1-6）。

14. 在正常颌和Ⅱ类错殆畸形受试者的牙弓宽度间存在什么差异?

Lux 及其同事[38]报道了Ⅱ类 1 分类错殆患者的上下颌磨牙间宽度明显比Ⅰ类和正常颌患者小。Ⅱ类 2 分类的患者牙弓宽度比正常颌

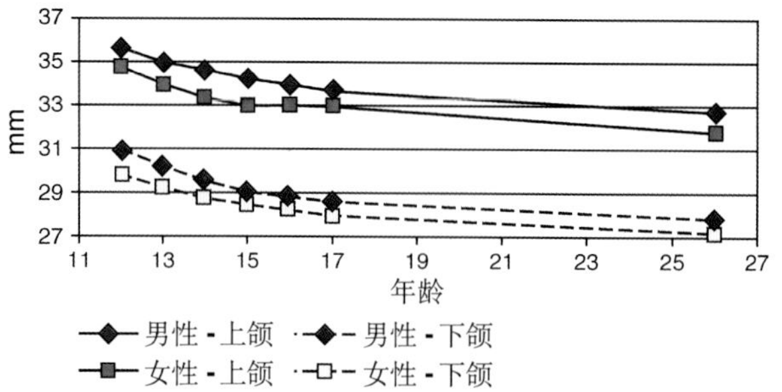

图 1-5　11 岁和 27 岁上颌（Mx）和下颌（Md）磨牙牙弓深度 (来源于 DeKock WH: *Am J Orthod* 1972; 62: 56-66.)

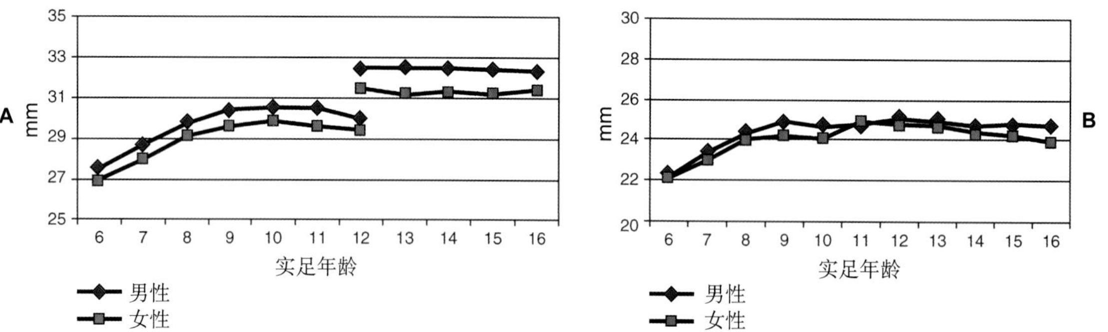

图 1-6　6 岁和 16 岁上颌 (A) 和下颌 (B) 尖牙间宽度（来源于 Moyers RE, van der Linden FPGM, Riolo ML, McNamara JA Jr. Standards of human occlusal development. Monograph #5, Craniofacial Growth Series, Center for Human Growth and Development, University of Michigan, Ann Arbor, Michigan, 1976.)

受试者狭窄，与 I 类错𬌗受试者接近。7 岁和 15 岁年龄组差异明显。Bishara 及其同事 [35] 进行的横断面比较也显示了正常𬌗男性的上下颌磨牙间宽度明显比错𬌗男性要大。Buschang 等 [39] 通过比较 I 类和 Ⅱ 类错𬌗畸形受试者的牙弓形状提出，Ⅱ 类 2 分类错𬌗畸形受试者具有最短和最宽的上颌牙弓，Ⅱ 类 1 分类错𬌗畸形受试者具有最长和最窄的牙弓。

15. 在 5～17 岁间哪种颅面结构预期可能是最晚成熟的，并展现出最大的相对生长？

颅面结构的相对生长差异早已确定。Hellman[40] 是首批量化相对生长的学者之一，报道了在任何给定年龄，颅骨的宽度都比深度要成熟，颅骨深度则比颅骨高度要成熟。直到 20 世纪 70 年代，基于 Scammon 类型学 [41]，颅咽和脑颅的生长被认为应归类为遵循神经型或一般型。Baughan 及其同事 [42] 引进了 3 种不同的生长模式：颅骨和颅底是颅生长型，上下颌骨是面生长型，身体长骨是一般生长型。Buschang 及其同事 [43] 证实了颅面复合体事实上是介于 Scammon 神经和一般生长曲线之间的。相应的，颅面的相对生长和成熟不能被严格地分类；它遵循了更多成熟措施的发育梯度，例如，经过前颅底（S-N）的头颅高度 (b-br；评价为最成熟)、后颅底（S-B)、上颌长度（Ans-Pns)、上面高度（N-Ans)、下颌骨体长度（Go-Gn)、下颌升支高度（Ar-Go)。在 9～10 岁之后，下颌升支高度比身高要更晚成熟，男孩在 15.5 岁时仍有约 10% 的生长力（图 1-7)。

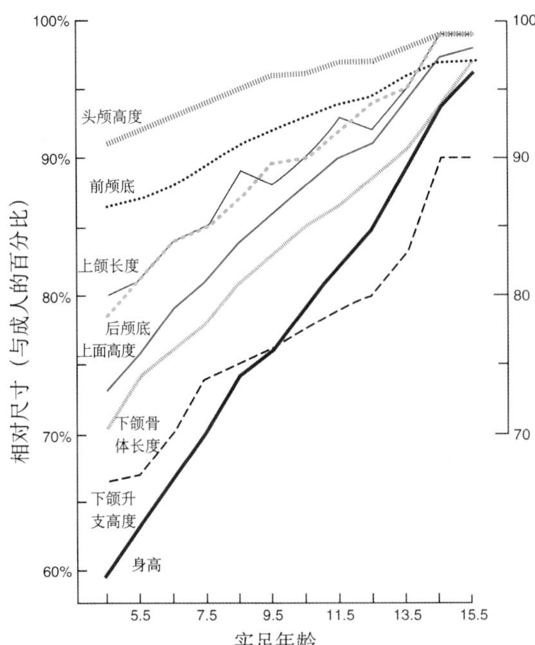

图 1-7　4.5～15.5 岁间的 7 个颅面高与身高相对尺寸（与成人的百分比）（来源于 Buschang PH, Baume RM, Nass GG: *Am J Phys Anthrop* 1983; 61: 373-381.）

16. 在儿童和青少年期面部高度存在什么性别差异？

在儿童和青少年期，男性的面部高度比女性大 1%～10%。儿童期的性别差异是非常小的，但是具有统计学差异 [44,45]。在女性进入青春生长期时差异轻微减少，在男性进入青春期后差异增加。在整个儿童期和青春期内，男性和女性的前 / 后面部总高之比保持近似（图 1-8）。

17. 在儿童和青少年期下颌骨的大小和位置存在什么性别差异？

在儿童期，男性的下颌骨整体大小（Co-Pg）比女性显著要大，主要是因为下颌骨体的长度（Co-Pg）增加。下颌支高度（Co-Go）的性别差异很小，直到青春期前都不具备统计学意义 [44,45]。Y 轴角（N-S-Gn）、下颌角（Co-Go-Me）、下颌平面角（S-N/Go-Me）在儿童期和青少年期的性别差异都不具有统计学意义（图 1-9）。

18. 开殆患者（骨性开殆）有什么颅面形态学特征？

与 I 类正常殆患者相比，开殆患者的后 / 前面部高度之比减小，上 / 下面部高度之比减小，下颌骨、下颌角和腭平面增加 [46-50]。伴随着下面部高度增加和更陡的下颌平面角，具有开殆趋势的患者上下颌显示出更多的牙槽高度增加。具有高下颌平面角的 6～12 儿童与低 MP-SN 角的儿童相比，较少真正明显地向前旋转。

19. 高加索人（白人）在青春期时上下颌骨的 AP 值如何变化？

密歇根大学对 83 名未经治疗受试者的混合纵向研究表明，10～15 岁年龄段 ANB 角有 1°～1.1°的减小，N-A-Pg 角有 3°～3.1°的减小。费城儿童生长研究中心随访青少年 [54] 的结果显示，10～15 岁的男性 ANB 角和 N-A-Pg 角分别减小了 1.3°和 3.6°，而女性的两项指标分别减小了不足 1°。由伦敦国王大学医学和口腔学院进行的生长研究证实了 10～15 岁之间 ANB 角减小了 0.5°～0.8°，N-A-Pg 角减小了 2°～3°。未经治疗的法国 - 加拿大 10～15 岁男性和女性 ANB 角分别减小了 0.6°和 0.2°。虽然平均变化很小，但个体差异很大，大约 30% 被归为前凸畸形和 26% 被归为后缩畸形的 10 岁儿童到 15 岁变为正颌。同样的，大约 30% 的 10 岁时为正常颌的儿童 15 岁时变成了前凸或后缩畸形。

20. 下颌骨是否会像上颌骨那样横向旋转？如果是这样，两者之间有什么联系？

Björk 和 Skieller[56] 显示了 4～20 岁之间上颌骨后部种植体宽度每年增长约 0.4mm。这与 Korn 和 Baumrind 的发现 [57] 一致，他们报

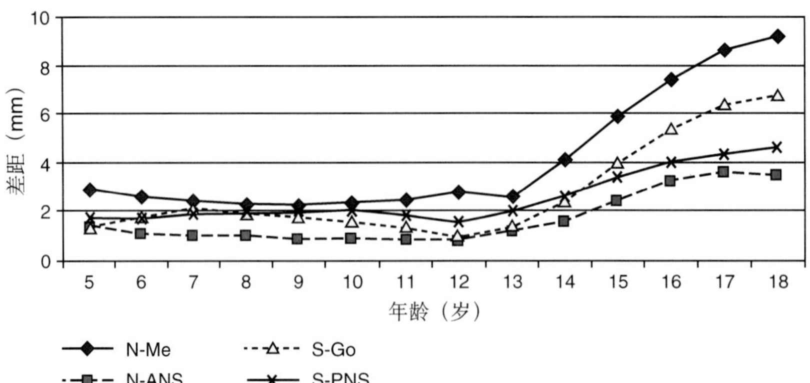

图 1-8　面高的性别差距（男性减女性）(来源于 Bhatia SN, Leighton BC. *A manual of facial growth: a computer analysis of longitudinal cephalometric growth data.* New York: Oxford University Press, 1993.)

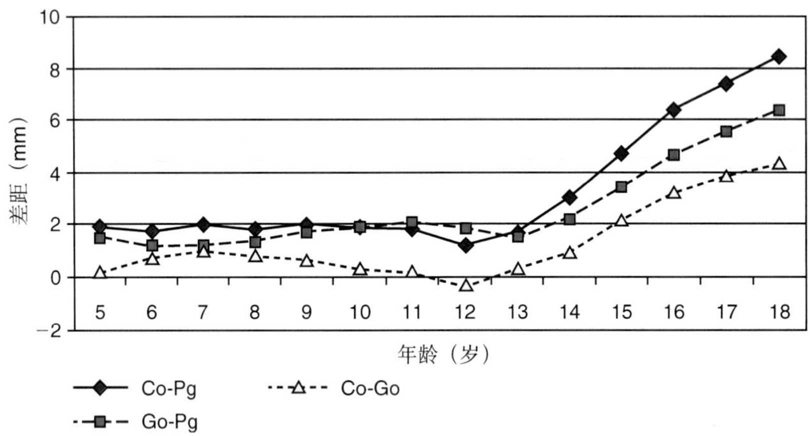

图 1-9　下颌大小的性别差距（男性减女性）(来源于 Bhatia SN, Leighton BC. *A manual of facial growth: a computer analysis of longitudinal cephalometric growth data.* New York: Oxford University Press, 1993.)

道 8.5～15.5 岁的儿童上颌最后部区域每年增长 0.43mm。Korn 和 Baumrind[57] 也是首先用金属骨标志物测量下颌的横向宽度，他们显示下颌骨每年增宽 0.28mm，大概为上颌骨的 65%。Gandini 和 Buschang[58] 用骨标志物标记 25 个 12～28 岁受试者的上下颌骨，显示上颌（每年 0.27mm）和下颌（每年 0.19mm）的宽度明显增长。上颌骨宽度每增加 1mm，下颌骨宽度就增长 0.7mm。Iseri 和 Solow[59] 每年一次跟踪调查了 8～16 岁儿童，也报道了所有受试者的下颌骨体宽度均增加。年增长率由较小年龄的每年 0.34mm 降至 15 岁时的 0.11mm，显示了年龄的影响。

21. 出生后生长是否使关节窝改变其位置?

关节窝的下后方移位预期会伴随着蝶枕软骨的生长而发生，与颅底平面的延伸和颞骨的移位相关[60]。用关节点代替关节窝做测量，Björk[61] 报道关节窝与鼻根点的距离在 12～20 岁之间增长了 7.5mm。基于对 118 名儿童和 155 名青少年的天然稳定的颅底参考结构进行重叠，Buschang 和 Santos-Pinto[62] 证实了关节窝每年向后移位 0.45～0.53mm，向下移位 0.25～0.45mm，青少年期较儿童期移位更多。

22. 预计髁状突外点和下颌角点在儿童和青少年期改变多少以及向什么方向生长改建？

下颌髁突向上并稍向后生长，而下颌角点将近等量地向上和向后漂移。Björk 和 Skieller[15] 的种植研究显示，髁突能向前（向前旋转）和向后（向后旋转）生长，取决于发生真实旋转的类型。用金属种植体做重叠试验，Baumrind 及其同事 [63] 证实了在 8.5～15.5 岁之间髁突主要向上生长（每年 2.5mm）并稍微向后生长（每年 0.3mm），下颌角以相似的比例向上（每年 0.9mm）和向后（每年 1.0mm）漂移。用下颌骨参考结构做重叠，Buschang 和 Santos-Pinto[62] 报道在 6～15 岁儿童大样本研究中，下颌髁突每年向上生长 2.3～2.7mm，每年向后生长 0.2～0.3mm。青少年髁突生长速度高峰在男性和女性中分别约为每年 3.1mm（14.3 岁）和每年 2.3mm（12.2 岁）。

23. 在儿童和青少年期骨性颏部如何改建？

Björk 和 Skieller[15] 评估了与植入下颌的金属骨标志物相关的 21 例病例，证明了颏点稍上方的皮质骨区很稳定（缺乏改建）。下颌骨的其余外表面都改建了，改建的类型和多少基于个体的旋转模式。平均而言，垂直骨生长与牙的萌出有关；前皮质骨区被下齿槽缘点垂直划分，并且低于中切牙根的部分会被吸收（但这是高度可变的），低于颏前点和下颌联合部位的皮质骨则沉积 [63]。当下颌骨在自然稳定的参考结构重叠时，同样的改建模式是显而易见的 [65]。下颌骨联合的舌侧面要比前面或下面有更大量的骨质沉积。

24. 在什么年龄颅颌面的骨缝预计开始关闭？

骨缝关闭开始的年龄是不确定的，在很大程度上取决于如何测量关闭。Todd 和 Lyon[66] 是最先开始测量骨缝关闭的研究者之一。他们检查了一系列的 514 名男性头骨，通过肉眼检查颅内外表面描述了骨缝的闭合。他们表示骨的两个表面几乎同时关闭，但是外表面关闭的过程要慢一些。对 538 个男性头骨和 127 个女性头骨的大体检查证实了骨缝闭合开始可早至青少年晚期或晚至 60 岁之后 [67]。在 30 岁或 40 岁初，大多数人都预计显示出冠状缝、矢状缝和人字缝关闭的迹象。Behrents 和 Harris[68] 鉴别了 50 个亚成年颅骨的切牙骨 - 上颌骨骨缝遗迹，表明面部的骨缝在 3～5 岁时已关闭。Persson 和 Thilander[69] 研究 24 个受试者的染色切片，报道了腭中缝和横向骨缝的关闭可以早于 15 岁开始，但在个别个体也可延迟至 20 岁末或 30 岁初。基于对生长活性的组织学和显微放射照相评估，Melsen[70] 表示有证据表明腭中缝在女孩 16 岁、男孩 18 岁时仍然生长。Kokich[71] 对 61 位个体的组织学、放射照相学和大体检查表示，没有证据表明颧额缝在 70 岁之前会有骨性结合（表 1-1）。

25. 儿童和青少年期的唇长度和厚度如何变化？

Subtelny[72] 发现 6～15 岁之间上下唇长度增长相近（约 4.5mm）。上颌中切牙完全萌出后，上颌切牙和上唇的垂直关系维持到 18 岁。Vig 和 Cohen[73] 测量了上下唇相对于上腭和下颌平面的高度，报道了在 5～15 岁之间，上唇增长了约 5mm，下唇增长了 9mm。Subtelny[72] 还表明唇厚度的增长在唇红区域比覆盖于骨骼结构的区域要大。在生命的第一个 18 年，男女上唇厚度在 A 点分别增加 7.8mm 和 6.5mm。Nanda 等 [74] 表明在 7～18 岁间上唇长度（Sn-

表 1-1　骨缝闭合的年龄

参考文献	骨缝	男性（岁）	女性（岁）
Todd 和 Lyon[66]	矢状向和蝶额骨缝	22	N/A
Todd 和 Lyon[66]	冠状向	24	N/A
Todd 和 Lyon[66]	人字缝和枕骨乳突缝	26	N/A
Todd 和 Lyon[66]	蝶顶缝	29	N/A
Todd 和 Lyon[66]	蝶颞缝，鼻枕缝	30～31	N/A
Todd 和 Lyon[66]	鳞状骨，顶乳突缝	37	N/A
Sahni 等 [67]	矢状向	31～35	41～45
Sahni 等 [67]	冠状向	31～35	31～35
Sahni 等 [67]	人字缝	41～45	31～35
Behrents 和 Harris[68]	前颌骨 - 上颌骨	3～5	3～5
Persson 和 Thilander[69]	腭中缝和经腭的	20～25	20～25
Melsen[70]	腭中缝和经腭的	15～16	17～18
Kokich[71]	额颧缝	80s	80s

$Sto_{上}$）增长了 2.7mm（男性）和 1.1mm（女性），下唇长度（ILS-$Sto_{下}$）男性增加了 4.3mm，女性增加了 1.5mm。

26. 儿童和青少年期的软组织面部轮廓是否改变？

改变的发生取决于测量软组织轮廓时，是否将鼻子包括进去。Subtelny[72] 报道全面部凸度（N′-Pr-Pog′）在 6～15 岁时减小 5°～6°，软组织轮廓（N′-Sn-Pog′）在同一时期显示很少或几乎没有变化。Bishara 等 [75] 表明全面部凸度（Gl′-Pr-Pog′）在 6～15 岁之间减少了约 7°。与此相反，不包括鼻子的面凸角不变或轻微增加。

27. 儿童和青少年期鼻子的形状如何改变？

最初报道鼻背部的“驼峰”出现于青少年生长突增期 [72]，鼻子形状的改变主要是因为鼻骨的增高 [76]。相似的形状变化，实际上发生在儿童（6～10 岁）和青少年（10～14 岁）[77]。在 6～14 岁时鼻背上半部分向上和向前旋转（逆时针）约 10°。鼻背的下部显示向下和向后旋转（顺时针），或向上和向前（逆时针）旋转，这取决于面中部的相对垂直 / 水平生长变化 [77]。下鼻背的角度变化比上鼻背变化与鼻背的变化联系更紧密。

28. 根据目前的证据，颅面骨什么时候停止生长？

Behrents[78] 报道成人的颅面骨大小和形状都发生变化。基于 70 个距离和 69 个角度测量，他展示了 17 岁之后 91% 的距离和 70% 的角度都会生长改变。80% 的距离和 41% 的角度在 30 岁之后都会发生生长改变。分别有 61% 的距离和 28% 的角度在 35 岁之后会发生生长变化。Lewis 和 Roche[79] 通过评估 17～50 岁的 20 个成年人，发现颅底长度（S-N, Ba-N, Ba-S）和下颌长度（S-N, Ba-N, Ba-S）在 29～39 岁之间达到他们的最大长度，之后就开始轻微缩短。

29. 在成人期下颌如何旋转？

Behrents[78] 报道下颌骨在成年男性逆时针旋转，在成年女性顺时针旋转，并且牙列会有代偿性改变。他也发现，男性的 Y 轴角（N-S-Gn）会轻微减小，女性的 Y 轴角几乎不变。相对于 PM 垂线，男性下颌骨向前移位约 2mm，而女性下颌骨则没有。男性的下颌平面角（S-N/Go-Gn）减小，女性会增加。Behrents 还表明成年男性比成年女性下颌后部垂直向生长要大。Bishara 等[80]表明 25～46 岁的成年男性比女性的 SNB 和 S-N-Pg 都增加更多，而女性的 N-S-Gn 角则会显著增加。Forsberg 等[81]报道了在 25～45 岁之间男性和女性的下颌平面角都增加（3mm）。

30. 在成人期鼻子通常发生了什么改变？

鼻子的发展基本上在成人期，17 岁之后鼻尖向前向下生长平均 3mm[78]。个别成人可以表现出更大量的鼻增长。男性比女性表现出更显著的鼻生长。Formby 等[82]表明在 18～42 岁之间，鼻部高度增长 0.6mm，鼻部长度增长 1.7mm，鼻部深度增加 2.3mm。Sarnas 和 Solow[83]证明在 21～26 岁之间鼻部长度会有 0.8～1.0mm 的增长。

31. 成人期上唇长度通常发生什么变化？

21～26 岁之间上唇长度增长 0.5～0.6mm[83]。在同一时期，上颌切牙（Sto-OP_{max}）在男性略有下降（0.3mm），女性则不会改变。Formby 等[82]表明在 18～42 岁之间上唇长度增加了 0.8～1.7mm，上中切牙（唇切缘）减少了 1mm。Behrents[78]证明在 17 岁之后上唇长度（ANS-Sto）在男性（2.8mm）和女性（2.2mm）都有明显增长，而上切牙至腭平面的距离仅增加了 0.06～0.08mm，因此支持上切牙降低了更多。

32. 在成人期软组织轮廓如何变化？

Sarnas 和 Solow[83]证明在 21～26 岁之间，软组织轮廓角（包括鼻子）在男性增加了 0.3°，在女性减少了 0.4°。Behrents[78]提供了最佳的纵向数据表明，在成人期软组织唇轮廓变直变平。随着年龄的增长，嘴唇会明显变扁平[78,80,81]。成年人的上下嘴唇相对于软组织平面（SLS-ILS）的垂直距离减少了约 1mm；嘴唇的角度表现了 4°～6°的扁平化。

参考文献

1. Malina RM, Bouchard C, Beunen G: Human growth: selected aspects of current research on well-nourished children. *Ann Rev Anthropol* 1988;17:187-219.
2. Tanner JM, Cameron N: Investigation of the mid-growth spurt in height, weight and limb circumference in single year velocity data from the London 1966-67 growth survey. *Ann Human Biol* 1980;7:565-577.
3. Gasser T, Muller HG, Kohler W, et al: An analysis of the midgrowth and adolescent spurts of height based on acceleration. *Ann Human Biol* 1985;12:129-148.
4. Nanda RS: The rates of growth of several facial components measured from serial cephalometric roentgenograms. *AmJ Orthod* 1955;41:658-673.
5. Bambha JK: Longitudinal cephalometric roentgenographic study of the face and cranium in relation to body height. *J Am Dent Assoc* 1961;63:776-799.
6. Ekström C: Facial growth rate and its relation to somatic maturation in healthy children. *Swedish Dent J Suppl* 11, 1982.
7. Woodside DG, Reed RT, Doucet JD, Thompson GW: Some effects of activator treatment on the growth rate of the mandible and position of the midface. Trans 3rd Inter Orthod Congress. St Louis: Mosby; 1975;459-480.
8. Buschang PH, Tanguay R, Demirjian A, et al: Mathematical models of longitudinal mandibular growth for children with normal and untreated Class Ⅱ, division 1 malocclusion. *Eur J Orthod* 1988;10: 227-234.
9. Grave KC, Brown T: Skeletal ossification and the adolescent growth spurt. *Am J Orthod* 1976;69:611-624.
10. Fishman LS: Radiographic evaluation of skeletal maturation. *Angle Orthod* 1982;52:88-112.
11. Baccetti T, Franchi L, McNamara JA Jr: An improved version of the cervical vertebral maturation (CVM) method for the assessment of mandibular growth angle. *Orthodontics* 2002;72:316-323.

12. Brodie AG: Muscular factors in the diagnosis, treatment and retention. *Angle Orthod* 1953;23:71-77.
13. Weinstein S, Haack DC, Morris LY, et al: On an equilibrium theory of tooth position. *Angle Orthod* 1963;33:1-26.
14. Proffi t WR: Equilibrium theory revisited: Factors influencing position of the teeth. *A ngle Orthod* 1978;48:175-186.
15. Björk A, Skieller V: Facial development and tooth eruption: An implant study at the age of puberty. *Am J Orthod* 1972;62:339-383.
16. Kelly JE, Sanchez M, Van Kirk LE: An assessment of occlusion of the teeth of children 6-11 years. DHEW publication no. (HRA) 74-1612. Washington, DC: National Center for Health Statistics; 1973.
17. Kelly JE, Harvey C: An assessment of the teeth of youths 12 to 17 years. DHEW publication no. (HRA) 77-1644. Washington, DC: National Center for Health Statistics; 1977.
18. Proffit WR, Fields H W Jr., Moray LJ: Prevalence of malocclusion and orthodontic treatment need in the United States: Estimates from the NHANES Ⅲ survey. *Int J Adult Orthod* 1998;13:97-106.
19. Brunelle JA, Bhat M, Lipton J A: Prevalence and distribution of selected occlusal characteristics in the US population, 1988-1991. *J Dental Res* 1996; 75(special issue):706-713.
20. Buschang PH, Schulman JD: Incisor crowding in untreated persons 15-50 years of age: United States, 1988-1994. *Angle Orthod* 2003;73:502-508.
21. Bergstrom K, Jensen R: Responsibility of the third molar for secondary crowding. *Sven Tandlak Tidskr* 1961;54:111-124.
22. Janson GR, Metaxas A, Woodside DG: Variation in maxillary and mandibular molar and incisor vertical dimension in 12 year old subjects with excess, normal, and short lower anterior facial height. *Am J Orthod* 1994;106:409-418.
23. Vego L: A longitudinal study of mandibular arch perimeter. *Angle Orthod* 1962;32:187-192.
24. Kaplan RG: Mandibular third molars and postretention crowding. *Am J Orthod* 1974;66:411-430.
25. Judd WV: Consensus development conference at the National Institutes of Health. *I ndian Health Service Dental Newsletter* 1980;18:63-80.
26. Ades AG, Joondeph DR, Little RM, Chapko MK: A long-term study of the relationship of third molars to changes in the mandibular dental arch. *Am J Orthod Dentofac Orthop* 1990;97:323-335.
27. Sampson WJ, Richards LC, Leighton BC: Third molar eruption patterns and mandibular dental arch crowding. *Austr Orthod J* 1983;8:10-20.
28. Harradine NW, Pearson MH, Toth B: The effect of extraction of third molars on late lower incisor crowding: a randomized controlled trial. *Br J Orthod* 1988;25:117-122.
29. Proffit WR, Fields HW Jr: *Contemporary orthodontics*, ed 3. St Louis: Mosby; 2000.
30. Alexander JM: A comparative study of orthodontic stability in Class I extraction cases. Thesis Baylor University; Dallas, Texas, 1996.
31. Driscoll-Gilliland J, Buschang PH, Behrents RG: An evaluation of growth and stability in untreated and treated subjects. *Am J Orthod Dentofacial Orthop* 2001;120:588-597.
32. McWhorter K: A longitudinal study of horizontal and vertical tooth movements during adolescence (age 10 to 15). Thesis, Baylor College of Dentistry, Dallas, Texas, 1992.
33. Watanabe E, Demirjian A, Buschang PH: Longitudinal posteruptive mandibular tooth movements of males and females. *Eur J Orthod* 1999;21:459-468.
34. Moyers RE, van der Linden FPGM, Riolo ML, McNamara JA Jr: *Standards of human occlusal development. Monograph #5, Craniofacial Growth Series, Center for Human Growth and Development*, University of Michigan, Ann Arbor, Michigan, 1976.
35. Bishara SE, Bayati P, Jakobsen JR: Longitudinal comparisons of dental arch changes in normal and untreated Class Ⅱ, Division 1 subjects and their clinical implications. *Am J Orthod Dentofacial Orthop* 1996;110:483-489.
36. DeKock WH: Dental arch depth and width studied longitudinally from 12 years of age to adulthood. *Am J Orthod* 1972;62:56-66.
37. Moorrees CFA, Reed RB: Changes in dental arch dimensions expressed on the basis of tooth eruption as a measure of biologic age. *J Dent Res* 1965;44:129-141.
38. Lux CJ, Conradt C, Burden D, Domposch G: Dental

arch widths and mandibular-maxillary base widths in Class Ⅱ malocclusions between early mixed and permanent dentitions. *Angle Orthod* 2003;73:674-685.

39. Buschang PH, Stroud J, Alexander RG: Differences in dental arch morphology among adult females with untreated Class Ⅰ and Class Ⅱ malocclusion. *Eur J Orthod* 1994;16:47-52.
40. Hellman M: The face in its developmental career. *Dent Cosmos* 1935;77:685-699,777-787.
41. Scammon RE: The measurement of the body in childhood. *The measurement of man*. University of Minnesota Press, 1930.
42. Baughan B, Demirjian A, Levesque GY, La Palme-Chaput L: The pattern of facial growth before and during puberty as shown by French-Canadian girls. *Ann Hum Biol* 1979;6:59-76.
43. Buschang PH, Baume RM, Nass GG: A craniofacial growth maturity gradient for males and females between four and sixteen years of age. *Am J Phys Anthrop* 1983;61:373-381.
44. Bhatia SN, Leighton BC: *A manual of facial growth: a computer analysis of longitudinal cephalometric growth data*. New York: Oxford University Press, 1993.
45. Riolo ML, Moyers RE, McNamara JA, Hunter WS: An atlas of craniofacial growth. Monograph #2, Center for Human Growth and Development, The University of Michigan; Ann Arbor, Michigan, 1974.
46. Sassouni V: A classification of skeletal types. *Am J Orthod* 1969;55:109-123.
47. Bell WB, Creekmore TD, Alexander RG: Surgical correction of the long face syndrome. *Am J Orthod* 1977;71:40-67.
48. Cangialosi TJ: Skeletal morphologic features of anterior openbite. *Am J Orthod* 1984;85:28-36.
49. Fields H, Proffit W, Nixon W: Facial pattern differences in longfaced children and adults. *Am J Orthod* 1984;85:217-223.
50. Nanda SK: Patterns of vertical growth in the face. *Am J Orthod Dentofacial Orthop* 1988;93:103-106.
51. Subtenly JD, Sakuda M: Open-bite: Diagnosis and treatment. *JDent Child* 1964;60:392-398.
52. Isaacson JR, Isaacson RJ, Speidel TM: Extreme variation in vertical facial growth and associated variation in skeletal and dental relations. *Angle Orthod* 1971;41:219-229.
53. Karlsen AT: Association between facial height development and mandibular growth rotation in low and high MP-SN angle faces: A longitudinal study. *Angle Orthod* 1997;67:103-110.
54. Saksena SS, Walker GF, Bixler D, Yu P: *A clinical atlas of roentgeno-cephalometry in norma lateralis*. New York: Alan R. Liss. 1987.
55. Roberts RO: Adolescent maxillomandibular relationships: Growth pattern, inter-individual variability, and predictions. Thesis, Baylor College of Dentistry, Dallas, Texas, 2006.
56. Björk A, Skieller V: Growth of the maxilla in three dimensions as revealed radiographically by the implant method. *Br J Orthod* 1977;4:53-64.
57. Korn EL, Baumrind S: Transverse development of the human jaws between the ages of 8.5 and 15.5 years, studied longitudinally with the use of implants. *J Dent Res* 1990;69:1298-1306.
58. Gandini LG, Buschang PH: Maxillary and mandibular width changes studied using metallic implants. *A m J Orthod Dentofacial Orthop* 2000;117:75-80.
59. Iseri H, Solow B: Change in the width of the mandibular body from 6 to 23 years of age: an implant study. *Eur J Orthod* 2000;22:229-238.
60. Baumrind S, Korn EL, Issacson RJ, et al: Superimpositional assessment of treatment-associated changes in the temporomandibular joint and the mandibular symphysis. *Am J Orthod* 1983;84:443-465.
61. Björk A: Cranial base development. *Am J Orthod* 1955;41:198-225.
62. Buschang PH, Santos-Pinto A: Condylar growth and glenoid fossa displacement during childhood and adolescence. *Am J Orthod Dentofacial Orthop* 1998;113:437-442.
63. Baumrind S, Ben-Bassat Y, Korn EL, et al: Mandibular remodeling measured on cephalograms. 1. Osseus changes relative to superimposition on metallic implants. *Am J Orthod Dentofacial Orthop* 1992; 102: 134-142.
64. Buschang PH, Santos-Pinto A, Demirjian A: Incremental growth charts for condylar growth between 6 and 16 years of age. *Eur J Orthod* 1999;21:167-173.
65. Buschang PH, Julien K, Sachdeva R, Demirjian A: Childhood and pubertal growth changes of the

human symphysis. *Angle Orthod* 1992;62:203-210.

66. Todd TW, Lyon DW Jr: Endocranial suture closure: Its progress and age relationship. *Am J Phys Anthrop* 1924;7:325-384.
67. Sahni D, Jit I, Neelam S: Time of closure of cranial sutures in northwest Indian adults. *Forensic Science Inter* 2005;148:199-205.
68. Behrents RG, Harris EF: The premaxillary-maxillary suture and orthodontic mechanotherapy. *Am J Orthod Dentofac Orthop* 1991;99:1-6.
69. Persson M, Thilander B: Palatal suture closure in man from 15 to 35 years of age. *Am J Orthod* 1977; 72:42-52.
70. Melsen B: Palatal growth studied on human autopsy material: A histologic microradiographic study. *Am J Orthod* 1975;68:42-54.
71. Kokich VG: Age changes in the human frontozygomatic suture from 20-95 years. *Am J Orthod* 1976;69:411-430.
72. Subtelny JD: A longitudinal study of soft tissue facial structures and their profi le characteristics. *Am J Orthod* 1959;45:481-507.
73. Vig PS, Cohen AM: Vertical growth of the lips—a serial cephalometric study. *Am J Orthod* 1979;75: 405-415.
74. Nanda RS, Meng H, Kapila S, Goorhuis J: Growth changes in the soft-tissue profile. *Angle Orthod* 1991;60:177-189.
75. Bishara SE, Hession T J, Peterson L C: Longitudinal soft-tissue profile changes: a study of three analyses. *Am J Orthod* 1985;88:209-223.
76. Posen JM: A longitudinal study of the growth of the noses. *Am J Orthod* 1969; 53: 746-755.
77. Buschang PH, De La Cruz R, Viazis AD, Demirjian A: Longitudinal shape changes of the nasal dorsum. *Am J Orthod Dentofac Orthop* 1993;103:539-543.
78. Behrents RG: Growth in the aging craniofacial skeleton. Monograph #17, Craniofacial Growth Series, Center for Human Growth and Development, University of Michigan, Ann Arbor, Michigan, 1985.
79. Lewis AB, Roche AF: Late growth changes in the craniofacial skeleton. *Angle Orthod* 1988;58:127-135.
80. Bishara SE, Treder JE, Jakobsen JR: Facial and dental changes in adulthood. *Am J Orthod Dentofacial Orthop* 1994; 106: 175-186.
81. Forsberg CM, Eliasson S, Westergren H: Face height and tooth eruption in adults—a 20 year follow-up investigation. *Eur J Orthod* 1991;13:249-254.
82. Formby WA, Nanda RS, Currier GF: Longitudinal changes in the adult facial profile. *Am J Orthod Dentofac Orthop* 1994;105:464-476.
83. Sarnas KV, Solow B: Early adult changes in the skeletal and softtissue profile. *Eur J Orthod* 1980;2: 1-12.

第2章 殆的发育

CHAPTER 2

Timo Peltomäki

殆的发育就是牙齿的萌出以及上下颌牙齿之间关系的形成，是一个由基因和环境调控的过程。牙齿的萌出和面部生长的协调对获得一个功能和美学都可接受的咬合是必不可少的。大多数正畸问题都是在正常牙齿萌出/咬合发育过程中发生变化时出现的。因此，必须对每个发育中的错殆畸形和牙面不调相对于正常发育进行评估。

在本章中，将讨论乳牙列和恒牙列的正常萌出时间和顺序。因为咬合是动态而非静态的结构，因此将讨论牙弓大小的变化。最后，将讨论在咬合发育过程中各种常见的偏差。

1．牙齿发育阶段是什么？

牙齿发育是一个基因调控的以口腔上皮和基底层间充质组织相互作用为特征的过程[1]。在牙齿发育的第一阶段，称为初始阶段，在组织学检查中可见板状口腔上皮（牙基板）增厚。其次是牙蕾阶段，上皮向内生长和芽形牙胚形成。然后，间充质在上皮芽蕾周围聚集，逐渐形成牙乳头。进而，牙源性上皮组织逐渐围绕牙乳头生长并包围它。

从这个阶段开始，上皮就可以称为成釉器，它形成凹状结构，因此这个阶段被称为帽状期。第三个结构——牙囊，发源于牙间充质细胞，并包围发育中的成釉器。在这个阶段，牙冠变得明显，但是牙齿的最终成形发生于下个阶段，称为钟状期。在钟状期，细胞分化开始，牙特异性细胞群开始形成。一些细胞分化为特定的成牙组织细胞。在分泌期，这些分化了的细胞开始储存特定的牙基质和矿物质。一旦牙冠部的硬组织开始形成并钙化完全，将继续牙根的发育和牙的萌出。

根的形成伴随着牙的支持结构（牙周韧带、牙骨质、牙槽骨）的发育。恒牙的上皮芽（除了恒磨牙）是从乳牙的牙板开始发育的。

2．牙萌发的阶段是什么？

牙齿的萌出可被分为不同阶段[2]。第一个阶段被称为出龈前萌长阶段，此时正在发育的牙齿在牙槽骨内移动，但临床上仍不可见。一旦牙根开始形成这个活动就开始了。骨的吸收、乳牙列牙根的吸收对恒牙列的萌出是必要的。另外，萌出力量（起源仍不知道）必须存在以移动牙齿。当一个牙齿的牙尖和切缘首先穿过牙龈萌出时，通常发生在牙根长度建立了最终长度的75%的时候。然后，出龈后萌发伴随着牙的萌发直到它到达咬合平面（图2-1）。萌出速度在这个阶段更快，因此有时会使用“出龈后迸发”这个阶段术语。牙齿萌出到与对颌有咬合接触后，生长并不停止而是继续以与面部垂直生长速率相等的速度萌出。磨牙萌出到与对侧有咬合关系后平均仍要萌出10mm。了解牙齿的萌出引起牙槽骨的生长也是非常重要的。换句话说，每个牙齿都有它自己的牙槽骨。这有一个临床支持作用：如果一个牙齿停

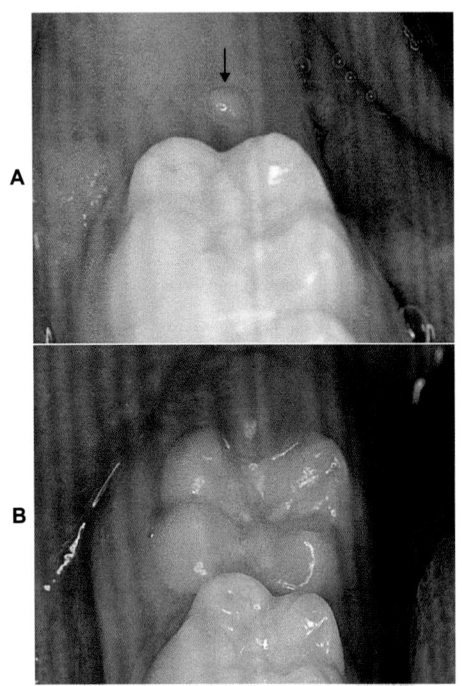

图 2-1　A．右下第一磨牙近中舌尖（箭头所指）初现；B．两个月后可见咬合面，然后牙齿开始后续的萌出直至到达咬合面

止萌出，牙槽骨不会发育；如果牙齿丢失，牙槽骨则会逐渐丧失。

最近的研究表明，牙齿的短期萌发遵循着白天—夜间（昼夜）节律[3]。萌出主要发生在睡眠的起初几个小时，虽然白天可能发生一些压入，特别是餐后。此外，有研究发现，牙齿的萌出与生长激素和甲状腺激素的分泌有一个相似的昼夜节律模式[3]。

3．乳牙的萌出时间和顺序如何？

乳牙和恒牙的萌出顺序有很大的个体差异。在平均萌出时间延迟或提前 6 个月都是在正常范围之内。尽管萌出时间有差异，萌出顺序通常是恒定的。

一般来说，下颌中切牙是乳牙中最先萌出的牙（平均在 7 个月），紧接着是上颌中切牙（平均在 10 个月）。此后是上下颌侧切牙（平均在 12 个月），然后是上下颌第一乳磨牙（平均在 16 个月）。乳尖牙通常在第 20 个月萌出，最后第二乳磨牙平均在第 28 个月萌出，乳牙列在 2.5 岁时完全形成，乳牙牙根的钙化在一年后完成（表 2-1）。

表 2-1　乳牙的平均萌出时间和顺序

牙齿	时间（月龄）
下颌中切牙	7
上颌中切牙	10
上颌及下颌侧切牙	12
上颌及下颌第一磨牙	16
上颌及下颌尖牙	20
上颌及下颌第二磨牙	28

4．乳牙列的典型特征是什么？

乳牙之间的距离是乳牙列的一个典型特征，满足为更大的恒切牙保留足够位置的要求（图 2-2A）。大约 70% 的儿童在乳牙前部都有间隙。最大的间隙，被称为灵长类间隙，位于上乳侧切牙和尖牙之间，以及下乳尖牙和第一磨牙之间。据估计，如果每个牙弓的总间隙量是 0～3mm，那么恒牙列拥挤的概率为 50%。如果乳牙列没有间隙或甚至拥挤，那么恒牙列就不可避免地拥挤了（图 2-2B）。在完整的乳牙阶段（3～6 岁），牙弓尺寸没有太多改变，但是覆𬌗、覆盖可能减少[5]。

5．什么是终末平面？乳牙列不同终末平面的关系是什么？

终末平面代表着上下颌第二乳磨牙远中面的前后关系（误差）。它可以是一个平齐终末平面，还可以呈近中或远中阶梯（图 2-3）。不同终末平面的出现是根据定义终末平面所使用的方法和研究人群而异。在高加索（欧洲）人群，60% 的儿童显示近中阶梯（40% 的近中阶梯是小于 2mm，20% 是大于 2mm），大约 30% 呈现平齐终末平面，约 10% 是远中阶梯[6]。在非洲裔美国人中，远中阶梯的患病率更低（5%），近中阶梯更高（89%）[7]。

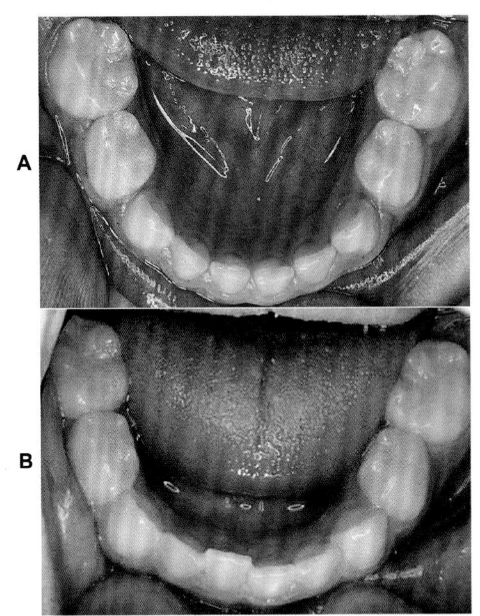

图 2-2 A．乳牙列出现间隙是一个典型的特征可为更大的恒牙提供萌出所需的空间；B．如乳牙列表现为拥挤，恒牙列不可避免也会出现拥挤

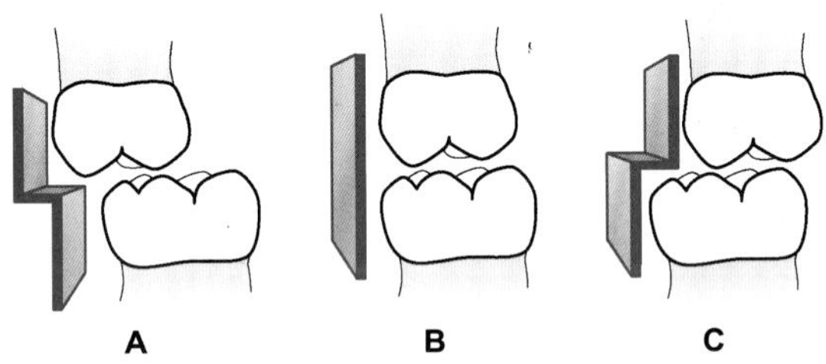

图 2-3 终末平面是指上下颌第二乳磨牙的远中面的前后向关系，其中高加索人中约 60% 表现为近中阶梯，30% 为平齐终末平面 (A)，10% 表现为近中阶梯 (B)（来源于 Bath-Balogh M, Fehrenbach MF: *Illustrated dental embryology, histology, and anatomy,* ed 2, St Louis, 2006, Saunders.)

6．第二乳磨牙终末平面的关系如何预示恒磨牙的关系？

终末平面的关系决定了第一恒磨牙萌出时的前后位置关系。不同的上下颌第一恒磨牙的向前漂移量（一般下颌磨牙向前漂移更多）和不同的上下颌向前生长（下颌一般向前生长更多）在这种过渡中起了作用。大约 80% 的小于 2mm 的近中阶梯个体会发展成 Angle Ⅰ类磨牙关系。如果近中阶梯大于 2mm，将在 20% 的受试者中导致Ⅲ类磨牙关系。平齐终末平面将会导致Ⅰ类（56% 受试者）或Ⅱ类（44% 受试者）磨牙关系，取决于下颌向前生长量和下颌第一乳磨牙相对于上颌牙的向前漂移关系。第二乳磨牙的远中阶梯几乎常常导致恒牙列的Ⅱ类磨牙关系[6]。

7．Angle 咬合分类是如何定义的？

Angle 最初的咬合分类是基于上下颌第一恒磨牙的前后向关系。在Ⅰ类咬合关系中，上颌第一磨牙的近中颊尖咬于下颌第一磨牙的颊沟。Ⅰ类咬合可以进一步分类为正常殆和错殆。这两个亚分类都有相同的磨牙关系，但后者还有拥挤、旋转和其他位置不规则的特征。

Ⅱ类殆是当上颌第一磨牙的近中颊尖咬于下颌第一磨牙的颊沟之前。Ⅱ类咬合存在两种亚型。两者都有Ⅱ类磨牙关系，不同之处在于上颌切牙的位置。在Ⅱ类 1 分类错殆中，上颌切牙是唇倾的，表现出明显的覆盖。相反，在Ⅱ类 2 分类错殆中上颌中切牙是舌倾的，侧切牙是唇倾的。当从第一中切牙开始测量，Ⅱ类 2 分类错殆畸形的覆盖是在正常范围内。

Ⅲ类错殆畸形与Ⅱ类错殆畸形相反：上颌第一磨牙的近中颊尖咬于下颌第一磨牙的颊沟之后。

8．恒牙的萌出时间和顺序是什么？

萌出顺序可以在萌出图表的帮助下查到，是正畸医生评估患者齿龄的一个非常有用的工具（表 2-2）。按一般规律，牙齿应该在它的牙根形成 2/3 时萌出。

恒牙萌出分两个阶段。第一个过渡期发生在 6～8 岁，随后是一个两年的过渡时期。第二个过渡期平均在 10 岁开始，持续 2 年。一般而言，女孩的牙齿萌出比男孩早些。在乳牙列里，恒牙萌出的时间有非常大的个体差异。

表 2-2 恒牙的平均萌出时间和顺序

过渡期	年龄（岁）	牙齿	女性年龄（岁）	男性年龄（岁）
第一阶段	6	下颌第一磨牙	5.9	6.2
		上颌第一磨牙	6.2	6.4
		下颌中切牙	6.3	6.5
	7	上颌中切牙	7.2	7.5
		下颌中切牙	7.3	7.7
	8	上颌侧切牙	8.2	8.3
第二阶段	10	下颌尖牙	9.9	10.8
		上颌第一前磨牙	10.0	10.4
		下颌第一前磨牙	10.2	10.8
	11	上颌第二前磨牙	10.9	11.2
		下颌第二前磨牙	10.9	11.5
		上颌尖牙	11.0	11.7
	12	下颌第二磨牙	11.7	12.1
		上颌第二磨牙	12.3	12.7
		上颌下颌第三磨牙	17～25	17～25

比平均萌出时间延迟或加快 12 个月仍然属于正常范围内。

在第一个过渡期，6～8 岁之间，可以进一步被分为 3 个一年一度的阶段。在 6 岁时，上下颌第一磨牙（也称为 6 龄齿）和恒下中切牙萌出（图 2-4）。在 7 岁时，上中切牙和下侧切牙出现和萌出。第一过渡期是以 8 岁时上侧切牙的萌出完成的。此时所有的恒上下切牙和第一磨牙萌出，一共有 12 颗恒牙。混合牙列期这个术语被用来描述包含乳牙和恒牙的牙列。

第二个过渡期也被分为 3 个一年一度的阶段。第一个阶段以下尖牙和上下第一前磨牙在 10.5 岁时的同一时间段中萌出为特征。紧接着上下颌第二前磨牙会萌出，稍晚一些是上颌尖牙（11 岁）。在 12 岁时第二磨牙（12 岁磨牙）的萌出完成了第二个过渡期。

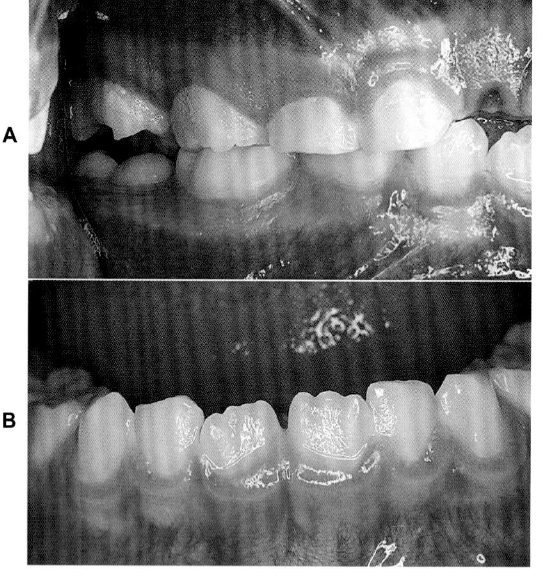

图 2-4 第一个过渡期开始于 6 岁即上下颌第一恒磨牙 (A) 和下颌中切牙 (B)

9. 恒牙的矿化什么时候发生？

第一恒磨牙影像学可见的矿化约开始于出生时，随后是 6 个月后上下颌中切牙和下颌侧切牙。较长的尖牙尽管萌出晚，但需要很长时间完全矿化，因此早在 12 个月时就开始矿化。上颌侧切牙有一个相反的矿化 / 萌出模式：在 18 个月时相对较晚地开始矿化，但比尖牙萌出更早。前磨牙和第二磨牙开始矿化在 2.5 岁和

3.5 岁之间。第三磨牙矿化的征象可在 10 岁左右被看见，差异也特别大。作为一般规律，牙冠形成的完成（矿化）需要 4 年，牙根形成需要（5±1）年，取决于牙齿尺寸的大小。

10. 恒切牙的初始位置和大小与乳牙比较如何？

上下颌恒切牙在乳切牙牙根的舌 / 腭侧发育，相当拥挤。上颌侧切牙比中切牙位于更腭侧。上颌恒切牙的近远中总长度比乳切牙大 8mm。换句话说，上颌前部区域缺乏一个大约上颌侧切牙大小的空间。在下颌牙弓，差异略小（5～6mm），大约一个下中切牙的近远中大小。

11. 乳切牙和恒切牙间的间隙缺乏是如何解决的？

对于上颌恒中切牙，有几个因素可用来重新获得这个 8mm 左右的间隙缺乏。首先，上颌中切牙比乳中切牙萌出于一个更宽的牙弓周长内，这是为这些牙齿获得间隙的最有效的方法。其次，当恒中切牙萌出时，它们将乳侧切牙推向远中。相同的“推开效应”重复着，当恒侧切牙萌出时把乳尖牙推向远中。通过这种“推开效应”，乳牙列存在的间隙被关闭，用以容纳更大的恒切牙。另一个恒牙列获得间隙的机制是上颌腭中缝的横向生长。因此，尽管上颌前部开始缺乏空间，恒切牙的空间问题通常可以解决。自然的，如果以上因素不可用或不生效，可以见到拥挤和（或）反𬌗，尤其是上颌侧切牙。

在下颌前部区域，与上颌前部相似的顶推发生在下颌为即将萌出的恒切牙制造间隙。然而，下颌前部牙齿一般并不比乳牙在一个更宽的牙弓周长中萌出，下颌骨也没有横向增长。如果在乳牙列没有大量的间隙（5～6mm）存在，一旦下颌恒切牙萌出后拥挤是常见的。这叫作生理性拥挤。

12. 恒切牙萌出后，前部间隙还普遍存在吗？

尽管上颌恒切牙会有初始拥挤，恒切牙萌出后上颌前部区域通常会发现间隙。可能是由于粗壮的唇系带存在，上中切牙之间还会有一个大间隙（＞2mm），称为中线间隙。上侧切牙因为正在萌出的恒尖牙施于其牙根的压力而远中倾斜。上中切牙的正常间隙状况被称为“丑小鸭”。一旦上颌尖牙萌出，上颌间隙通常就关闭，可以看到侧切牙直立。从另一方面来说，下颌前部区域就非常少见间隙。相反，少量的拥挤在发育阶段是非常常见的。

13. 什么是非替代牙？它们如何获得间隙？

非替代牙就是那些不替代乳牙的牙（例如，所有的恒磨牙）。在上牙弓，磨牙靠上颌后缘的骨沉积来创造空间。另外，横向的腭中缝也做出了贡献。对于下颌磨牙，骨沉积发生在下颌升支的后侧，骨吸收发生在下颌升支的前部。在正常咬合发育过程中，上下颌第一磨牙由于替牙间隙的多余空间通常向前漂移。第一磨牙的前漂移打开了第二磨牙萌出的间隙。

14. 什么是替牙间隙？它有什么重要性？

乳尖牙和磨牙所占间隙比相应恒牙所需要的要大。乳、恒牙间的大小差异被称作替牙间隙。一般而言，每个上象限存在 1～1.5mm 的余隙，下象限存在 2～2.5mm，个体差异很大。替牙间隙主要来自于第二乳磨牙和其继承恒牙的差异。乳磨牙通常比第二前磨牙大 2mm。在正常牙颌的发育过程中，约 2mm 的替牙间隙是被用来使磨牙向前移位的。下颌磨牙通常比上颌磨牙近中漂移更多，经常加强了 Ⅰ 类磨牙关系。生理性下前牙拥挤也许也可以通过替牙间隙使恒尖牙向远中漂移而减少。

15. 牙齿的萌出顺序重要吗？

在问题 8 中所呈现的萌出顺序对于建立一个良好咬合是最理想的。但是，在第二过渡期经常可以看到这种正常萌出顺序的变更，这些变更也许有临床意义。

有时下颌第二磨牙比第二前磨牙萌出要早。这也许会使第一前磨牙向前漂移太早，结果使第二恒前磨牙间隙丧失。因此，第二前磨牙比第二恒磨牙萌出早是更好的。

由于替牙间隙提供上尖牙所需间隙，它们应该比恒前磨牙晚萌出。如果不是这样，缺乏间隙可导致尖牙太靠唇侧萌出。

16. 在咬合建立期，牙弓长度发生了什么变化？

牙弓长度在正畸中有特别意义。牙弓长度代表了在正中矢状平面中切牙表面最唇侧与第一恒磨牙近（或远）中尖连线的距离。

牙弓大小的测量和变化主要基于 Moorrees 的研究[5]。牙弓长度的变化主要发生在口颌发育的两个不同阶段。在第一个过渡期，由于上恒中切牙的唇向萌出，上牙弓的长度轻微增长（平均 0.5mm）。实质上，这种萌出模式创造了较乳中切牙更大的牙弓周长。恒侧切牙萌出时可看到额外的约 1mm 增长。在第二个过渡期，牙弓长度由于替牙间隙使恒前磨牙和第一磨牙向前移动而通常减小。因此，平均上颌长度在 3 岁时比 15 岁时轻微增加或相同。

在下颌牙弓，在第一过渡期下颌牙弓长度没有明显的临床改变发生，因为下恒切牙与下乳切牙在同一个牙弓周长里萌出。在第二过渡期，下牙弓长度发生了显著缩短。正如前面所讨论，下牙弓比上牙弓更大的替牙间隙使前磨牙和磨牙向前迁移得更多，导致牙弓长度的缩短。3 岁下颌牙弓的平均长度因此也比 15 岁时的稍短。根据 Moorrees[5]，下颌牙弓长度缩短的 2～3mm 可以从全乳牙列和恒牙列中看出。

17. 在咬合发育期牙弓宽度发生了什么变化？

在上颌恒切牙萌出期间，尖牙间的距离（在乳尖牙之间测量）平均增加了 3mm。在恒尖牙萌出时或之前，尖牙之间的距离又发生了将近 2mm 的增长。上颌尖牙间距离的增长也许是因为上颌侧切牙的萌出对恒尖牙的远中向压力，以及上颌腭中缝的横向生长。上颌第一恒磨牙之间的距离在萌出后有一个稳定增长（共 4～5mm）。

在下牙弓，恒切牙萌出后尖牙之间的距离与上牙弓增长等量（平均 3mm）。然而，不像在上牙弓，在牙发育的晚期，尖牙之间的距离没有额外的增加。下颌尖牙间距离的早期建立有临床禁忌：试图用正畸手段增加下颌尖牙间的距离常导致复发[8]。磨牙萌出后，下颌第一磨牙之间的距离对应上颌牙弓稳定增长。

有两种方法测量牙弓宽度。更加常用的方法是测量相应对侧牙齿的牙尖点之间的距离（如尖牙间或磨牙间宽度）。另外一个测量可以在牙齿的腭 / 舌侧牙龈水平实施；这个方法描述了骨弓宽度[5]。从牙尖点测量的尖牙间距离比从牙龈水平测量的增长更多，特别是上颌牙弓。这也许是因为恒尖牙唇舌向牙冠的宽度比乳尖牙的大。

18. 一旦恒牙（不包括智齿）萌出后，牙列将发生什么变化？

已经存在的拥挤继续增加称为后期或第二次拥挤，发生在下颌前部区域，青少年后期和 20 岁初的牙列发育晚期就有典型表现。这种拥挤比智齿的萌出早或同时发生，可发生于未经正畸治疗或经治疗的受试对象。几个因素被认为在下颌前部拥挤中起了作用[9]。上下颌骨的差异生长对晚期拥挤的发生有影响。上颌生长比下颌生长停止要早。因为覆𬌗，下颌前部牙齿不能向前生长，因此舌倾到一个更小的牙弓周长内，导致拥挤。此外，发生于青少年期的软组织成熟也许会增加来自唇部的压力，导致拥挤。下牙列比上牙列发生更多的向前漂移，也导致了拥挤的增加。

19. 智齿在下颌前部拥挤中起作用吗？

智齿的萌出经常与下颌前部拥挤的出现和增加同时发生。这常被认为是由于正在萌出的智齿所造成的压力。然而，当前的证据表明，如果有的话。智齿在后期下颌切牙拥挤中也只是起了一个较小的作用，先天缺失第三磨牙的个体也会有这种拥挤。因此，没有证据支持为了防止后期切牙拥挤而建议拔除第三磨牙。

20. 干扰牙齿正常萌出的最常见原因是什么？

如前所述，巨大的个体差异发生在恒牙萌出时期。牙齿过早萌出是可能的，但牙齿延迟萌出更为常见。这也许仅发生于单侧牙弓或在双侧牙弓同时发生。

牙齿延迟萌出的原因分为罕见的系统因素或更常见的局部因素[11]。系统因素通常涉及疾病的过程，并且全部牙列常会受到影响。骨代谢如牙槽骨和（或）乳牙牙根必要的吸收可能会受到干扰，萌出因此会被延迟甚至阻碍。当恒牙没有明显原因地未能从牙槽突的隐窝位置完全或部分移动到口腔（大概是由于萌发机制的功能异常），这种情况被称为“原发性牙齿萌出异常”[12]。

牙齿延迟萌出的局部因素也许是因为机制本身，一旦阻碍消除，进一步的牙齿萌出就可能发生。局部因素包括：多生牙、过早失去乳牙而致牙龈纤维组织增厚、拥挤、硬化的牙槽骨。牙齿的骨粘连也会导致牙齿萌出的延迟和阻碍。作为一个经验法则，如果一个恒牙已经萌出，但它的同名牙在6个月内未萌出，那么萌出问题是显而易见的，建议进一步检查。

21. 什么是牙粘连？它的临床意义是什么？

牙粘连被定义为牙齿与牙槽骨的联合/融合，这意味着一处或多处的牙周韧带是阻闭的，牙骨质与牙槽骨之间直接接触。粘连在乳牙特别是乳磨牙比恒牙列更加常见（图2-5）。乳磨牙的粘连发病率为5%～10%。粘连被认为与乳牙的不连续吸收有关。换句话说，在牙根吸收阶段，有间歇期和修复期。在修复期，牙骨质与牙槽骨可能发展成融合。粘连的致病因素目前仍不清楚。

粘连的牙齿不能萌出，因此，牙齿会埋伏在持续生长的牙槽骨内。但现实是，粘连的牙不会埋伏，当它萌出失败时，由于邻牙的持续萌出而导致其咬合水平垂直向发育不足。术语“低咬合”被用来形容当粘连发生时粘连牙低咬合的状况和数量。已知磨牙每年平均萌出1mm，这意味着如果垂直向不足很大，那么我们可以说发生了早期粘连。另一方面，晚期粘连意味着低咬合很小（1～2mm），粘连多发生在近第一乳磨牙脱落的时候。

22. 什么是异位萌出？

一个牙齿的异位萌出意味着牙的萌出偏离了正常的位置。这种状况有一个潜在的多因素病因学。有时一个牙齿的异位萌出是由于牙胚的初始位置异常。上颌第一磨牙和尖牙被观察到异位萌出是最普遍的，其次是下颌尖牙、上颌前磨牙、下颌前磨牙和上颌侧切牙。在恒牙列，上颌第一磨牙异位萌出最常见（发病率为4%）（图2-6）。磨牙也许会萌出太靠前，与第二乳磨牙的远中根接触。结果导致第一恒磨牙双侧和（或）单侧萌出失败。也可能会发生第一恒磨牙的异位萌出，导致第二乳磨牙的牙根严重吸收（称为潜掘性吸收），导致乳磨牙的过早脱落。使第一恒磨牙更向前萌出，致使间隙缺乏和牙弓未来的拥挤。因为空间缺乏，上下颌侧切牙可能也会异位萌出和太靠远中，其临床意义会使乳尖牙由于潜掘性吸收而早失。

23. 上颌恒尖牙萌出的问题是什么？

尖牙，尤其是上颌尖牙，有着所有牙齿从

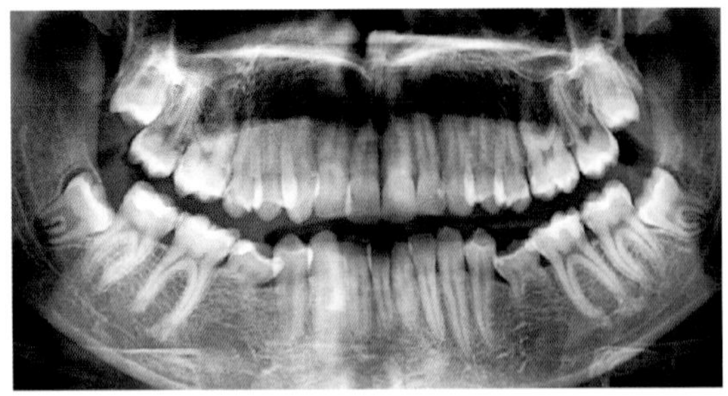

图 2-5 由于双侧下颌第二乳磨牙的粘连，使其无法萌出，而邻牙的持续萌出而导致其咬合水平垂直向发育不足。此种情况可见于下颌第二恒前磨牙的先天缺失时，下颌第二前磨牙也是最常发生缺失的恒牙

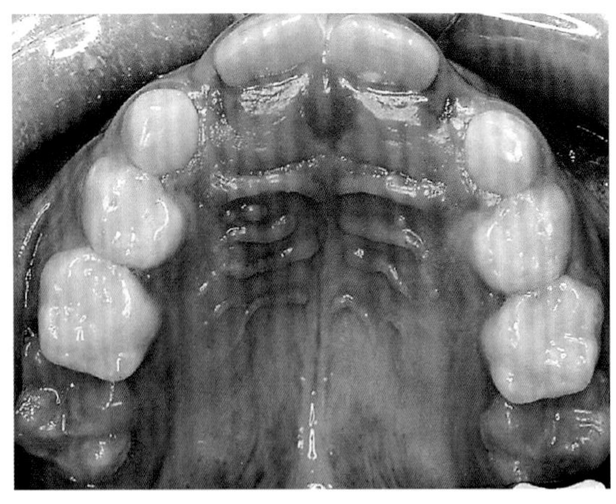

图 2-6 双侧上颌第一磨牙异位萌出，过于靠前。可能造成第二乳磨牙发生浅掘性吸收及该区域空间的丧失

其初始位置萌出到咬合平面的最长萌出道。上颌尖牙初始位于上颌骨高位，在尖牙窝，接近鼻低。在萌出前，它们沿着侧切牙根的远中面向下移动。当儿童在 9～10 岁时，这些牙应该在恒侧切牙和第一乳磨牙之间的穹隆处可触及。如果不能，也许可以预测异位萌出或阻生。上颌尖牙是最晚萌出的牙齿，因此受间隙条件严重影响。尖牙的长萌出道加上其晚萌出，导致它们阻生的高发病率（约 2%）。

大多数阻生上颌尖牙位于腭侧。有趣的是，几乎 50% 患者的上颌腭侧阻生尖牙都出现畸形（钉状）或上颌侧切牙先天缺失。因为这个临床联系，已提出了常见的遗传病因会导致尖牙的阻生和发育不全 [13,14]。这一现象的另一解释可能是尖牙正常萌出的引导性结构缺失，因此尖牙腭侧移位。

通过 CT 研究，研究者发现甚至在上颌尖牙正常萌出的病例中，在侧切牙牙根没有吸收迹象时其牙周韧带的连续性也会暂时缺失 [15]。由于萌出道偏离以致尖牙与侧切牙牙根接触，侧切牙的吸收可能与尖牙牙囊的大小没有联系 [15]。

24. 第二恒磨牙萌出的典型问题是什么？

如果上颌第二恒磨牙的间隙不足，那么在它们萌出前通常会远中颊向倾斜，最后萌出过于颊向。相反，下颌第二恒磨牙因间隙不足倾向于舌侧倾斜。当第二磨牙像这样萌出时，它们也许不能正常咬合而发展成正锁殆或颊向深覆盖。在正锁殆时，上颌第二磨牙位于非常颊向而下颌第二磨牙位于非常舌向。

25. 有哪些因素对牙齿位置有影响？

当一个牙齿萌出时，受两个力量的影响决定了它的垂直位置；一个力量使牙齿在口腔中萌出，但是另一个来自咬合的力量具有相反的作用。此外，来自于颊和唇的外部力量以及来自于舌的内部力量在牙的颊舌向位置中也起到了作用。依据 Proffit[16]，来自于唇、颊和舌的力量并不平衡；然而，牙周健康的牙齿并不移动。平衡因素可能是牙周韧带，一个维持牙齿位置稳定的活跃因素。另一方面，如果牙槽骨和牙周韧带的支持减少，牙齿很容易移动。

轻但持续时间长的力量（来自于软组织、牙周韧带和牙龈纤维的力量）与重但持续时间短的力量（咀嚼、吞咽）相比，在引起牙齿移动或维持牙齿位置方面更为重要。

26. 咬合发育和面部生长之间的关系是什么?

当牙齿到达咬合平面后恒牙的萌出并不停止。牙齿的萌出导致牙槽骨以与面部垂直生长率（特别是下颌升支的垂直生长）相平行的速率持续伸长。在一个理想的生长个体，前后面部高度的生长近似相等。这意味着已达到咬合接触的前后牙齿的萌出量处于平衡状态。在 8～18 岁期间，前后面部高大约增长了 20mm[17,18]。同时每个牙齿萌出 10mm（每年 1mm）以保持与对颌牙齿的接触。然而，一些个体前后面部的生长是不平衡的，下颌骨发生了前部或后部的生长旋转。随后后牙或前牙分别以后旋转模式或前旋转模式超萌出。

27. 个体能发现牙齿数量的变化吗?

在任何患者群体中牙齿数量的变化是经常发生的。个体牙量的增多或减少都可发生，而不是乳牙 20 颗或恒牙 32 颗。在恒牙列，1～2 颗牙常常先天缺失。这种情况通常称为牙齿的先天缺失或发育不全。如果超过 6 个恒牙缺失，这种情况被称为少牙畸形。无牙是以全部牙齿发育的缺失为特征，极为少见。如果发现牙齿数目过多，则称为牙过多。

28. 先天缺牙常见吗? 哪颗牙齿最常受影响?

基于世界范围的流行病学调查，恒牙先天缺失的患病率因调查人群及性别的不同而不同。欧洲和澳大利亚的研究显示缺牙的患病率为 5.5%～6.3%，而在美国北部（白种人和非洲裔美国人），患病率为 3.9%[19]。这些数据不包括第三磨牙，但当它们被包括时患病率会高很多，因为受试对象的 20%～25% 都缺失 1 个或更多智齿。另一方面，乳牙先天缺失的患病率仅为 0.1%～0.4%。女孩的先天缺失患病率明显比男孩要高（1.37 倍）。

缺牙常发生在家族中，是由遗传因素决定的。缺牙可以作为一种综合征的一部分或以常染色体显性或常染色体隐性的方式遗传。一些基因缺陷已被发现与缺牙有关。现在所知的与缺牙有关的主要基因为 MSX1、PAX9 和 AXIN2[1]。缺少几颗牙齿的个体通常有来源于外胚层的其他器官的不调（这种情况被称为外胚层发育不良）。

最常缺失的恒牙为下颌第二前磨牙（占缺失牙的 40% 多），接着是上颌侧切牙和上颌第二磨牙。其他牙先天缺失的极少。作为一般规律，一个牙组内的最后一颗牙最有可能先天缺失。换句话说，第三磨牙比第一、二磨牙更易缺失，第二前磨牙比第一前磨牙更易缺失，侧切牙比中切牙更易缺失。

29. 牙过多常见吗?

牙过多的患病率比缺牙患病率低。牙过多的患病率在乳牙列大概为 0.5%，恒牙列大概为 1%。多生牙最常位于上颌骨（85%），特别是上颌骨前部区域。多生牙在形状上可以是典型或非典型。一个非典型的多生牙常在上颌前部中缝发现，被称为正中多生牙。总体而言，正中多生牙是最普遍的多生牙，其次是多生的磨牙、第二前磨牙。多生牙也可能与全身性综合征有关，如腭裂、Apert、锁骨颅骨发育不全、Gardner、Down、Crouzon、Sturge-Weber、orofacial-digital 和 Hallermann-Steiff 等综合征；这些综合征都与牙板的过度活动有关。

30. 牙齿大小的变化对咬合有影响吗?

牙齿大小的变化是比较常见的，也许对咬合有一定影响。据估计，“牙齿大小差异”（也称“Bolton 差异”）的患病率为 5%[21]。上恒侧切牙显示了最大的大小改变。如果它们比平均值明显更小或更大，那么理想的咬合就难以建立。作为一个一般规则，如果一个上颌侧切牙的近远中大小比一个下颌切牙小，那么正常的覆盖和覆殆就难以获得。

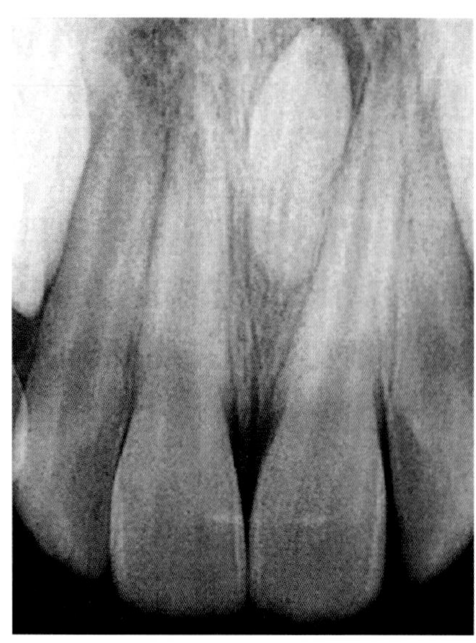

图 2-7　多生牙多发生于上颌。位于上颌骨前部中缝出的多生牙又被称为前部多生牙

参考文献

1. Thesleff I: Epithelial-mesenchymal signalling regulating tooth morphogenesis. *J Cell Sci* 2003; 116: 1647-1648.
2. Lee CF, Proffit WR: The daily rhythm of tooth eruption. *Am J Orthod Dentofacial Orthop* 1995;107:38-47.
3. Risinger RK, Proffit WR: Continuous overnight observation of human premolar eruption. *Arch Oral Biol* 1996;41:779-789.
4. Leighton BC: The early signs of malocclusions. *Trans Eur Orthodon Soc* 1969,353-368.
5. Moorrees CFA: *The dentition of the growing child. A longitudinal study of dental development between 3 and 18 years of age*. Cambridge, Massachusetts: Harvard University Press, 1959.
6. Bishara SE, Hoppens BJ, Jakobsen JR, Kohout FJ: Changes in the molar relationship between the deciduous and permanent dentitions: A longitudinal study. *Am J Orthod Dentofacial Orthop* 1988;93:19-28.
7. Anderson AA: Occlusal development in children of African American descent. Types of terminal plane relationships in the primary dentition. *Angle Orthod* 2006; 76: 817-823.
8. Bishara SE, Ortho D, Jakobsen JR, et al: Arch width changes from 6 weeks to 45 years of age. *Am J Orthod Dentofacial Orthop* 1997;111:401-409.
9. Richardson ME: The etiology of late lower arch crowding alternative to mesially directed forces: A review. *Am J Orthod Dentofacial Orthop* 1994;105: 592-597.
10. Southard TE, Southard KA, Weeda LW: Mesial force from unerupted third molars. *Am J Orthod Dentofacial Orthop* 1991;99:220-225.
11. Suri L, Gagari E, Vastardis H: Delayed tooth eruption: Pathogenesis, diagnosis, and treatment. A literature review. *Am J Orthod Dentofacial Orthop* 2004;126:432-445.
12. Proffit WR, Vig KW L: Primary failure of eruption: A possible cause of posterior open-bite. *Am J Orthod* 1981;80:173-190.
13. Pirinen S, Arte S, Apajalahti S: Palatal displacement of canine is genetic and related to congenital absence of teeth. *J Dent Res* 1996;75:1742-1746.
14. Baccetti T: A controlled study of associated dental anomalies. *Angle Orthod* 1998;68:267-274.
15. Ericson S, Bjerklin C, Falahat B: Does the canine dental follicle cause resorption of permanent incisor roots: A computed tomographic study of erupting maxillary canines. *Angle Orthod* 2002;72:95-104.
16. Proffit W R: Equilibrium theory revisited: Factors influencing position of teeth. *Angle Orthod* 1978; 48:175-186.
17. Bishara S E: Facial and dental changes in adolescents and their clinical implications. *Angle Orthod* 2000; 70:471-483.
18. Thilander B, Persson M, Adolfsson U: Roentgen-cephalometric standards for a Swedish population. A longitudinal study between the ages of 5 and 31 years. *Eur J Orthod* 2005;27:370-389.
19. Polder BJ, Van't Hof MA, Van der Linden FPGM, Kuijpers-Jagtman AM: A meta-analysis of the prevalence of dental agenesis of permanent teeth. *C ommunity Dent Oral Epidemiol* 2004;32:217-226.
20. Bolton WA: The clinical application of a tooth-size analysis. *Am J Orthod* 1962;48:504-529.
21. Proffit WR, Fields HW, Sarver DM: *Contemporary orthodontics*, ed 4. St Louis: Mosby, 2007.

第3章　正畸治疗的最佳时机

CHAPTER 3

Kate Pham-Litschel

正畸治疗的目标是在最短的时间内，以生物学、经济、社会心理方面最小的花费使患者达到最佳的治疗效果。当治疗结果有功能必要性且对患者的社会心理幸福有利时，就应当尽快开始矫治。然而，如果早期矫治延长治疗时间，增加不必要的费用，则应当延迟治疗时机。决定何时开始治疗十分复杂，这已成为正畸的课题之一。本章将回顾关于治疗时机的不同观点，讨论此课题的相关研究，并以此为基础，为特定的正畸问题提供指导。

1．早期矫治的定义是什么？早期矫治包括哪些治疗？

早期矫治，或称Ⅰ期正畸治疗，被定义为“开始于乳牙列或混合牙列的，在恒牙萌出前促进牙齿与颌骨发育的治疗。目的是为了早期阻断错𬌗畸形，减少恒牙列矫治的需求和矫治时间”[1]。

相对于恒牙列矫治，开始于混合牙列晚期的治疗常常是双期治疗。Ⅰ期矫治往往开始于8岁或更年幼的孩子，矫治时间为6～12个月。随后是从混合牙列到恒牙列转变的定期观察。Ⅱ期矫治开始于第二磨牙萌出前6～9个月，通常需用固定于恒牙上的矫治装置[2]。据估计有1/4的正畸患者及1/3的儿童接受过双期矫治[3,4]。

当代正畸中的单期矫治获得了大众的欢迎[2]。早期矫治开始于混合牙列晚期，恰在第二乳磨牙脱落前，恒牙列的形成紧随其后。早期矫治的优点是缩短了整体矫治时间，有效地控制了替牙间隙。

2．早期矫治的优点有哪些？

2001年，美国正畸协会的专科医师被询问了早期矫治的看法。他们的观点如下[1]：

可以改善骨骼发育是早期矫治的最大优点之一。

更好、更稳定的治疗结果是早期矫治的另一优点。通过阻断错𬌗畸形的发展，建立正常功能，促进健康发育。

减少医源性牙根创伤。早期矫治时恒牙根未发育完成，可以对矫治力做出最佳生物力学反应。

良好的配合。在高中以前接受治疗的孩子具有更好的依从性。年龄大些的孩子有更多的兴趣爱好，与父母的冲突增加，他们将正畸治疗摆在生活中的次要地位[5]。早期矫治意味着早结束。在二年级或三年级开始正畸或正颌外科治疗意味着Ⅱ期矫治将于上高中前结束。再者，初中时期的患者比高中时期的患者有更多时间用于复诊。

好的容貌增加了患者的自尊和家长的满意度。好的容貌与社会心理幸福感有十分显著的联系。错𬌗畸形是孩子最常被取笑的原因之一[6]。不管是父母、老师还是青少年都更喜欢面貌姣好的孩子。基于以上原因，早期矫治对错𬌗畸形的孩子尤其有利。

3．早期矫治的缺点是什么？

美国正畸协会的专科医师同样被询问了早

期矫治的缺点[1]：

治疗结果和稳定性的变异是一个主要缺点。

双期矫治的费用增加是另一缺点。

双期治疗这一长期的过程往往**使患者感觉厌烦**，这一点也应引起重视。

早期矫治增加了**医源性问题**的发生。这些问题包括弯曲牙根、牙齿脱矿、尖牙受到早萌侧切牙根的压迫、第二磨牙受到第一磨牙远中的压迫等。

另外，由于**生长发育活力的不可预测性**导致早期矫治结果的不确定性。而大孩子的矫治目标更为明确[5]。

4. 关于早期矫治的争论有哪些？

关于早期矫治的争议有很多。正畸医师曾质疑，早期矫治是否值得花额外的时间、金钱和精力。如果早期治疗有效，应该是在乳牙列、早期混合牙列还是晚期混合牙列开始治疗？

有趣的是，有早期矫治和年幼患者治疗经验的正畸医生更倾向于推荐Ⅰ期矫治[5]。如Johnston所说，临床医师“有责任利用他们的慧眼从有依据的治疗中筛选可用证据”[7]。早期矫治建议不能基于个人经验，而应该取决于调查研究。

早期矫治的科学研究建议是什么？以下问题是关于治疗时机的研究回顾。

5. 乳牙列的哪些问题需要矫治？

吮指与安抚奶嘴

在大多数病例，长时间吮指和使用安抚奶嘴的习惯应该在4～6岁开始纠正，在第一恒切牙萌出前进行治疗。需要注意的是，牙齿与颌骨前后向改变的自我调整能力小于垂直方向[8]。在9岁前改掉吮指习惯，则由此导致的前牙开𬌗将随着不良习惯的去除而发生自动调整[8]。而骨性开𬌗和远中牙𬌗关系若得不到早期纠正则会发生进一步恶化。

后牙反𬌗伴随下颌功能性移位

后牙反𬌗伴随下颌功能性移位出现时，一旦确诊就应尽快治疗，以阻止髁突发生位置和发育的不对称性[9]。此类反𬌗是由于上牙弓的双侧锁扣造成的。为了至少有一侧后牙能够有正常功能咬合，髁突在各自的关节窝中处于不对称的位置，造成下颌中线的偏斜。如果未经治疗，这种情况会导致下颌骨不对称性发育和关节窝的改变[10]。最新数据表明，即使上牙弓的锁𬌗得到了纠正，面部不对称也可能永久存在。

间隙管理

在传统观念中，间隙维持器不是一种积极的正畸治疗方法，但它在乳牙列的某些情况中仍是重要的装置。牙齿早失造成的间隙是否需要维持取决于以下3个因素[8]：

（1）牙根发育情况：牙齿在牙根发育75%时萌出。牙根发育越少，越推荐进行间隙维持。

（2）恒牙与牙槽窝之间的距离：继承恒牙上覆盖的骨量预示了牙萌出所需时间。

（3）牙齿早失的类型：乳前牙发生早失，只要乳尖牙已经萌出于牙列，则无须间隙维持。乳尖牙早失以及对侧尖牙的拔除应该用下颌舌弓维持间隙以防下中线偏斜的出现。第一乳磨牙早失，可以用带环丝圈式间隙维持器防止第二乳磨牙的近中移动。第二乳磨牙的前移将减少第一前磨牙的萌出间隙。第二乳磨牙早失而第一恒磨牙未萌时也推荐进行间隙维持。

间隙维持器的使用在逻辑上似乎可以减少牙列拥挤的发生和严重程度。但现有的文献研究没有足够的证据证明间隙维持器的使用可以阻止恒牙列错𬌗畸形的发生和减少错𬌗畸形的严重程度[11]。目前的争议是虽然间隙维持器的作用是凭直觉获知的，但等待其有效性证据则可能阻止患者从中获益。

6. 后牙反𬌗不伴下颌功能性移位何时进行矫治？

上颌锁𬌗不伴下颌骨侧方移位时无须紧急处理；治疗时间可以延迟到混合牙列早期或接近青春期[10,12]。上颌扩弓包括对上颌骨中缝和周围骨缝的扩展。这一治疗应该在骨缝骨化前即青春期开始前进行。一旦上颌骨周围骨缝发生骨化，此类骨性反𬌗就必须进行手术干预。但是，目前没有证据证明乳牙列的扩弓效果比替牙列的稳定 [12]。

7．何时是治疗牙列拥挤的最佳时机？

Gianelly 的报道 [4,13] 指出，轻到中度的牙列拥挤，开始矫治的最佳时机为混合牙列晚期，第一前磨牙萌出后。在这一阶段，主要通过保持和利用替牙间隙，73% 的患者可以达到牙列的排齐。在应用下颌舌弓后立即用固定矫治装置可引导恒牙到达新开辟的间隙中。对于需要拔牙的病例，合适的时机是混合牙列晚期，因为此时第一前磨牙已萌出，可以将其拔除从而为拥挤牙列提供间隙 [4,13]。

序列拔牙是早期被诊断为严重拥挤病例的可行治疗方法。序列拔牙拔除乳牙列中的第一乳磨牙，目的是为了使第一前磨牙尽快萌出，而第一前磨牙最终也被拔除。保留的牙齿萌出到拔牙窝中，如此简化了后续矫治 [10]。序列拔牙是严重拥挤但咬合关系正常病例的最佳治疗方案。

8．开𬌗的早期矫治是否有效？

大量关于牙颌骨开𬌗治疗的研究表明，早期功能矫治可以阻断错𬌗畸形，减少青少年的矫治需求。早期矫治也适用于持续口腔不良习惯造成的开𬌗。然而，将这些研究进行统计学回顾后没有得出证据确凿的结论 [14]。

9．Ⅱ类错𬌗早期矫治有效吗？

关于此讨论的最新随机临床试验（RCT）结果给出了新的观点。北卡罗来纳大学（UNC）进行的一项临床试验研究表明，早期矫治对Ⅱ类 1 分类错𬌗畸形有利 [18-20]。在该研究的第一部分，处于混合牙列期伴有中到重度深覆盖的患者被随机分为 3 组：

（1）头帽进行早期矫治。

（2）功能性活动矫治器进行早期矫治。

（3）仅进行观察。

本研究的结果证实了传统观念：早期矫治，不论是头帽还是功能性装置，都可以改善Ⅱ类错𬌗的骨性关系，75% 的患者都呈现出明显的改善。头帽可以使上颌骨发生很大的改变，而功能性矫治器则主要促进下颌骨的改善 [18,20]。

研究的第二部分提出一个问题：3 种不同的结果随时间的流逝是否持续不变 [19]？这次，同一组的患者被随机分配到第二治疗阶段——固定矫治。对第二阶段治疗完成后的结果评估认为，早期矫治的颌骨效果通常并不稳定。二期矫治后三组的结果没有统计学差异。第一阶段颌骨的显著改变主要是由于加速了颌骨生长而不是颌骨生长的真正增加。作者的结论是中至重度Ⅱ类错𬌗的患者并没有从双期矫治中获得比传统一期矫治更多的益处。

佛罗里达大学（UF）也做了相似的关于Ⅱ类错𬌗早期矫治方面的研究 [15-17]。应用相似的治疗方法和时间，UF 将对照组和头帽 / 功能性矫治器组完成双期矫治后的结果进行了比较。其结果与 UNC 的结果一致。虽然在第一阶段治疗后颌骨与牙齿的改变在组间有显著差异，但第二阶段后，接受过第一阶段治疗者与未接受治疗者间的差异并不显著。另外，两组的颌骨改善度也是相似的，每组Ⅱ类错𬌗的严重恶化都有极大改善。UF 也否定了一期矫治可以降低儿童切牙创伤的发生。经过 3 年的随访发现新的切牙创伤与治疗时间无关联。另外，3 年的治疗后稳定性也没有显著差异。

另一个由宾夕法尼亚大学完成的随机临床试验使用的是头帽和 Frankel 矫治器 [21]。该研究提出了相同的问题——早期矫治对Ⅱ类错𬌗畸形是否有效，若有效，何时开始治疗。研究结果指出头帽和功能调节器对改善Ⅱ类 1 分类错𬌗儿童均有效。与北卡罗来纳研究相似，该研究也提示矫治器的效果对于不同的颌是不同的。头帽使上颌骨及第一磨牙向远中移动，而

Frankel矫治器则限制上颌骨发育，唇倾上切牙，同时促进下颌骨发育。至于开始矫治的最佳时机，结论是混合牙列晚期的矫治与混合牙列早期同样有效。他们推荐混合牙列晚期开始矫治，作为第一阶段治疗的第一步。

英国联合王国曼彻斯特的一组学者用Twin Block做了相似的研究[22,23]。同北卡罗来纳研究一样，研究第一部分验证早期矫治对于Ⅱ类1分类错殆的有效性。研究第二部分分析患者在二期矫治完成后早期矫治造成的差异是否持续不变。结果显示应用Twin Block矫治器进行早期矫治使颌骨发生了有利的改变，例如覆盖的减少和磨牙关系的改善。此外，曼彻斯特组的学者还考虑了早期矫治的社会心理学好处，他们发现早期矫治增加了患者的自尊，同时减少了负面社会体验。但是二期矫治完成后的测量结果表明早期矫治组与对照组间无差异。在自尊心方面，两组在二期矫治结束后表现了相似的社会心理学益处。如此说来，早期矫治对Ⅱ类1分类患者除了在改善自尊心方面，似乎不比延迟矫治有更多的好处。至少对于Ⅱ类1分类错殆畸形，倾向于延迟矫治至混合牙列晚期，甚至可以完全取消早期矫治。早期矫治是否应保留还需进一步研究。

10. Ⅲ类错殆畸形患者何时开始早期矫治？

Ⅲ类错殆的早期矫治中经常用到前牵面架，同时扩弓或不扩弓。这一治疗开始于混合牙列早期，应用牵张力刺激上颌骨周围骨缝，促进新骨的形成，使上颌骨发生向前向下的移动。临床报道指出这一治疗可以促成颌骨和软组织的改变，改善患者面型[24-27]。

颌骨的改变主要是上颌骨向前和垂直向运动的结果。下颌骨发生向下向后的运动，同时伴有轻微的下面高增加。因此，由于下面高的增加，Ⅲ类错殆伴有深咬合的患者比开殆患者更容易矫治。前牵和扩弓治疗也可用于年龄稍大的孩子，但没有年幼孩子的效果好，牙齿的改变多于颌骨的改变[28]。

11. 何时是正颌外科的最佳时机？

处在生长发育期的患者很难决定正颌外科的手术时机。经验法则是发育过度要延期手术而发育不足要早期手术[8]。下颌前突病例要在下颌停止发育时开始治疗，一般男性在18岁左右，而女性在16岁左右。下颌前突患者若在发育过程中手术，则有术后再发育和重新手术的风险。

发育不足的患者要早期手术，但很少有在青春发育高峰期之前进行。下颌垂直发育过度一般在14岁左右或垂直高度发育完成后进行手术。头影测量片的叠加可以精确地确定患者的手术时机。头颅侧位片重叠测量后发现发育速度减慢时就是手术时机（见第4章）。上颌发育不足的问题要早于上颌发育过度进行治疗，因为这类患者的发育不会改变外科手术结果。表3-1总结了本章所提到的各种错殆畸形的早期矫治时机。

表3-1　最佳矫治时机小结

乳牙列4～6岁	混合牙列早期6～8岁	混合牙列晚期8～11岁	恒牙列（发育中）	恒牙列（停止发育）
吮指和安慰奶嘴	后牙反殆不伴有下颌功能性偏斜			骨性Ⅱ类
间隙管理	严重拥挤需要序列拔牙	中到重度下牙列拥挤		骨性Ⅲ类
后牙反殆伴有下颌功能性偏斜		Ⅱ类错殆		
	Ⅲ类错殆：前牵治疗			

参考文献

1. Bishara SE, Nemeth R: Current challenges and future dilemmas facing the orthodontic profession. Proceedings of a Workshop, The College of Diplomates of the American Board of Orthodontics. Sun Valley, Idaho, July 21-25, 2001. *Angle Orthod* 2002;72:88-90.

2. Ghafari JG: Emerging paradigms in orthodontics—

an cssay. *Am J Orthod Dentofacial Orthop* 1997; 111:573-580.

3. Gottlieb EL, Nelson AH, Vogels DS Ⅲ: 1990 JCO study of orthodontic diagnosis and treatment procedures. 2. Breakdowns of selected variables. *J Clin Orthod* 1991;25:223-230.
4. Gianelly AA: Crowding: timing of treatment. *Angle Orthod* 1994;64:415-418.
5. Yang EY, Kiyak HA: Orthodontic treatment timing: a survey of orthodontists. *Am J Orthod Dentofacial Orthop* 1998;113:96-103.
6. Mohlin B, Kurol J: To what extent do deviations from an ideal occlusion constitute a health risk? *Swed Dent J* 2003;27:1-10.
7. Johnston LE Jr: Early treatment 2005: deja vu all over again. *Am J Orthod Dentofacial Orthop* 2006; 129(4 Suppl):S45-46.
8. Kanellis MJ: Orthodontic treatment in primary dentition. In Bishara SE, ed: *Textbook of orthodontics*, Philadelphia: Saunders, 2001, pp 248-255.
9. Pirttiniemi P, Kantomaa T, Lahtela P: Relationship between craniofacial and condyle path asymmetry in unilateral cross-bite patients. *Eur J Orthod* 1990;12:408-413.
10. Kluemper GT, Beeman CS, Hicks EP: Early orthodontic treatment: what are the imperatives? *J Am Dent Assoc* 2000;131:613-620.
11. Brothwell DJ: Guidelines on the use of space maintainers following premature loss of primary teeth. *J Can Dent Assoc* 1997;63(10):753-766.
12. Petren SL, Bondemark L, Soderfeldt B: A systematic review concerning early orthodontic treatment of unilateral posterior crossbite. *Angle Orthod* 2003; 73(5):588-596.
13. Gianelly AA: One-phase versus two-phase treatment. *Am J Orthod Dentofacial Orthop* 1995;108:556-559.
14. Cozza P et al: Early orthodontic treatment of skeletal open-bite malocclusion: a systematic review. *Angle Orthod* 2005;75(5):707-713.
15. Wheeler TT et al: Effectiveness of early treatment of Class Ⅱ malocclusion. *Am J Orthod Dentofacial Orthop* 2003;121:9-17.
16. Dolce C et al: Centrographic analysis of 1-phase versus 2-phase treatment for Class Ⅱ malocclusion. *Am J Orthod Dentofacial Orthop* 2005;128:195-200.
17. King GJ et al: Comparison of peer assessment ratings (PAR) from 1-phase and 2-phase treatment protocols for Class Ⅱ malocclusions. *Am J Orthod Dentofacial Orthop* 2003;123:489-496.
18. Tulloch JF et al: The effect of early intervention on skeletal pattern in Class Ⅱ malocclusion: a randomized clinical trial. *Am J Orthod Dentofacial Orthop* 1997;111(4):391-400.
19. Tulloch JF, Phillips C, Proffit WR: Benefi t of early Class Ⅱ treatment: progress report of a two-phase randomized clinical trial. *Am J Orthod Dentofacial Orthop* 1998; 113(1):62-72.
20. Tulloch JF, Proffit WR, Phillips C: Influences on the outcome of early treatment for Class Ⅱ malocclusion. *Am J Orthod Dentofacial Orthop* 1997;111(5):533-542.
21. Ghafari J et al: Headgear versus function regulator in the early treatment of Class Ⅱ, division 1 malocclusion: a randomized clinical trial. *Am J Orthod Dentofacial Orthop* 1 998;113(1):51-61.
22. O'Brien K et al: Effectiveness of early orthodontic treatment with the Twin-block appliance: a multicenter, randomized, controlled trial. 1. Dental and skeletal effects. *Am J Orthod Dentofacial Orthop* 2003;124(3): 234-243.
23. O'Brien K: Is early treatment for Class Ⅱ malocclusion effective? Results from a randomized controlled trial. *Am J Orthod Dentofacial Orthop* 2006;129(4 Suppl):S64-65.
24. Takada K, Petdachai S, Sakuda M: Changes in dentofacial morphology in skeletal Class Ⅲ children treated by a modified maxillary protraction headgear and a chin cup: a longitudinal cephalometric appraisal. *Eur J Orthod* 1993;15(3):211-221.
25. Ngan P et al: Effect of protraction headgear on Class Ⅲ malocclusion. *Quintessence Int* 1992;23(3):197-207.
26. Ngan P et al: Cephalometric and occlusal changes following maxillary expansion and protraction. *Eur J Orthod* 1998;20(3):237-254.
27. Ngan P et al: Treatment response and long-term dentofacial adaptations to maxillary expansion and protraction. *Semin Orthod* 1997;3(4):255-264.
28. Kapust AJ, Sinclair PM, Turley PK: Cephalometric effects of face mask/expansion therapy in Class Ⅲ children: a comparison of three age groups. *Am J Orthod Dentofacial Orthop* 1998;113(2):204-212.

CHAPTER 4

第 4 章　正畸记录与病例分析

Jeryl D. English, Thuy-Duong Do-Quang, Anna Maria Salas-Lopez

在使用问题列表的方式对错殆畸形患者进行诊断分析和制订治疗计划时，正畸医师需要以始终一致的方式来收集病例信息，为每一位患者建立全面的病例资料数据库。

首先，正畸医生必须了解每位患者的病史和主诉，包括全身情况和牙科病史。其次，对患者进行全面的临床检查，包括精确的数据测量和错殆畸形的检查，这些都是正畸诊断的基础。临床检查主要包括正、侧貌面型评估，口内、外软组织检查。此外还应该包括牙列评估和颞颌关节功能分析。最后，完整的正畸资料采集还应包括患者的数字化或石膏研究模型，全景片和头颅侧位片，成人患者前牙咬合翼片和根尖片，口内、外像。正畸医师还应将某些他认为重要的数据信息也记录下来。总之，这些正畸资料记录下了患者的初始情况，并在通过与患者的交流和临床检查中补充了诊断信息。现在正畸医生可以依据临床检查结果、研究模分析、影像片和面像分析数据来诊断错殆畸形（框 4-1）。

经过完善的数据分析后，可总结出问题列表并按其优先次序排序。另外，使用 3D-3T 诊断表可以从三维方向和 3 种组织对错殆进行评估。三维方向包括矢状向、横向和垂直向；3 种组织是骨骼、软组织和牙齿。正畸医师必须认识到病例信息收集不完善往往会导致错误的诊断。

全面综合的诊断可以从上述四个方面总结出患者存在的最主要的问题。

框 4-1

测量值分析

- 临床检查
  - 病史
  - 主诉
  - 颞颌关节功能检查
  - 牙周病和龋齿的检查
- 模型分析
- 影像学检查
  - 全口曲面断层片
  - 头颅侧位片和后前位片
  - 根尖片和咬合翼片
- 面像分析

临床检查

1．在询问病史时有哪些关键点?

正畸医师必须要充分理解患者的主诉，以及确定患者的矫治目的是想改善功能还是改善美观或两者皆有[1]。收集病史时需要记录患者的身体基本状况、用药史、住院史和现病史。一些药物如苯妥英、钙通道阻滞剂可能会引起牙龈增生，而一些免疫抑制剂[2]，如双膦酸盐[3]或前列腺抑制剂[4]可能会减缓牙齿的移动，这些必须列入患者的问题清单中[5]。过敏体质，特别是对镍或乳胶的过敏，需要引起正畸医师的重视。任何面部或牙齿外伤、拔牙以及不良习惯均需要列出，同时还需要对口腔卫生进行评估。此外还要关注家庭因素对错殆的影响[6]。最后，男孩变声和女孩初潮常被用于评估患者的生长发育情况[7]。

2. 临床检查应包括哪些内容？

通常，临床检查应包括面部、口腔以及周围组织（包括牙列）和颞颌关节的检查。特别要注意检查面部对称性、闭口和放松状态时唇的位置、口周肌群的类别以及在休息位时切牙的暴露程度（见下面的头影测量片和面像的问题分析列表）。此外还需要评估所有口腔组织状况，尤其对于成人患者必须要评估牙周状况。所有成人患者均需拍摄根尖片和咬合翼片对牙齿进行评估[8]。成人患者正畸治疗开始前必须检测牙周袋深度，记录牙周筛选指数描述患者的牙周状况[9]。同时还要记录下牙齿龋坏情况，横向、矢状向和垂直向存在的牙齿和咬合的异常，上下颌基骨情况，面中线和上、下颌中线情况，对埋藏牙的触诊情况。

3. 下颌和咬合功能的检查应包括哪些方面？

正畸医师往往对以下五个方面比较感兴趣：咀嚼、发音、呼吸模式、口面部功能异常以及 TMJ 功能。对于咀嚼中的吞咽方式和发音问题如发音不清、口吃或阅读障碍均需进行评估。根据问题的严重程度，有些患者需要再咨询相关的专业人士。正畸医师还应该了解患者的呼吸模式，是口呼吸还是鼻呼吸，是否有睡眠紊乱情况或由气道狭窄引发的打鼾症。这些呼吸方面的问题可能与扁桃体或腺样体增大、鼻腔阻塞、过敏以及下颌后缩有关。然而，文献中关于呼吸模式与面部生长和错殆畸形的发生之间的关联仍尚存争论[10,11]。口腔不良习惯（如咬唇、吮指［图 4-1A］），咬颊，啃指甲和吐舌习惯［图 4-1B］）都必须予以记录。它们可能是引起开殆[12]和后牙区反殆[13]的一部分病因，或与吐舌习惯一起成为某些错殆的协同因子[14]。

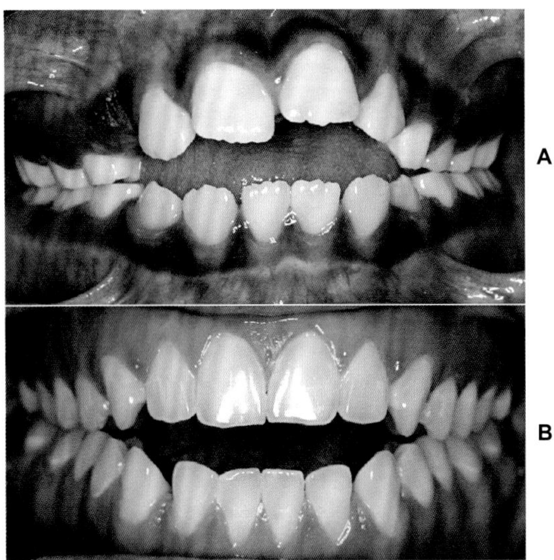

图 4-1　A．由吮拇指习惯导致的开殆畸形；B．不良的吞咽习惯导致的错殆畸形

4. 如何进行关节功能检查？

在初诊时应询问患者是否存在颞颌关节问题以及既往关节触诊和听诊的情况，包括运动时是否存在弹响、爆破音或捻发音。颞颌关节和咀嚼肌的触诊可帮助检查关节组织的紧张度或疼痛情况。另外，还需记录患者的关节的运动幅度包括最大张口度、侧殆运动和前伸运动[15]。理想状况下，下颌运动时应无疼痛感，成人的最大开口度为 50mm，侧殆运动为 10mm。最大开口度的数值与年龄相关，儿童通常小于 50mm。从正中殆位（centric occlusion, CO）运动至正中关系位（centric relation, CR）时，发生超过 1.5mm 的功能移位时，需加以记录，可能提示与颞颌关节紊乱的发生（temporomandibular disorders, TMDs）相关[16]。CO-CR 位的不一致可能导致假性咬合如 Sunday bite，安氏Ⅱ类的患者为了改观侧貌，咬合时下颌会因代偿而处于前伸位。功能性偏殆也可能与咬合干扰相关，往往会导致假性安氏Ⅲ类错殆[17]。TMD 可分为真性 TMJ 病理学改变（TMJ 紊乱）和与咀嚼肌和颈部肌群相关[19]的肌

筋膜功能紊乱（myofacial pain dysfunction, MPD）[18]。任何临床诊断都要以放射学为依据，包括 CT 和（或）MRI。MPD 患者往往不具有真性 TMJ 病理改变时的临床和影像学改变 [18]。

5．对患者的社会和行为的评估还需在哪些方面深入？

由于患者对待正畸治疗的态度和期望值与矫治的动机密切相关，因此在正畸治疗前需要对患者的矫治动机进行评估。通常，患者自身要求接受正畸治疗时会表现出较好的依从性 [20]。在学校接受的教育及对以往医疗或牙科治疗的反应也可能会影响患者的依从程度。低龄儿童伴长期吮指习惯、不良教育、夜游症和患遗尿症的高龄儿童可能会存在情绪问题。另外，对孤独症和注意力缺失症 / 注意缺乏障碍的患者需要在治疗前仔细甄别，便于制定最佳的治疗方案。

6．进行正畸治疗需考虑的年龄因素有哪些？

对于生长发育期的患者，实际年龄、骨龄、齿龄、心理年龄和情绪年龄并不完全一致。实际年龄与其他年龄无明显相关性，而骨龄和生理性年龄决定了生物学年龄 [21]。对于 6 岁以下的儿童通常采用双侧或非工作侧手腕骨片进行骨龄的评估 [22]。它可以预测患者躯体的发育阶段和是否需要接受正颌外科治疗，预测的准确率为 95%。尽管 10 岁以下的儿童被证实实际年龄、齿龄或心理年龄无明显一致性，但这种方法可以用来确定不同年龄患者的发育和躯体成熟程度，且误差约为 1 年。了解患者的乳恒牙列形成时间和顺序可帮助诊断齿龄。评估时最好使用个体化牙齿矿化阶段，这样可以避免受牙齿早失的影响。对于心理和情绪年龄的评估方法很多，但发现其与发育年龄的相关性并不密切。后者可通过对患者所具有的第二性征特点进行粗略评估。当发现儿童的实际年龄和齿龄存在 ±2 年的差异时，便可以认为该儿童属于发育提前或发育滞后。

7．可采用什么方法进行个体的生长发育和成熟情况的评估？

评估患者的骨成熟度可以帮助医生选择适宜的时间开始正畸治疗，可以最大程度缩短疗程并取得良好疗效。如果患者需要进行骨、颅面和𬌗的矫形治疗，那么治疗时机应该尽可能接近生长高峰期 [23]。使用功能矫治器如 Twin Block 或 Herbst 矫治器，治疗时机应选择在替牙列晚期的青春迸发期或稍晚期时效果更佳 [24,25]。有关生长发育高峰期终止的信息也非常重要，特别是对于需要接受正颌外科手术治疗的患者。临床上常利用性别 - 特异性生长曲线按照身高、体重的百分比来划分儿童的生长发育阶段，以此得出真实的实际年龄。我们通常将手腕骨片作为生长评估的金标准。9 岁之前主要评估腕骨长骨的骨化顺序，9 岁以后主要评价掌骨 [26,27]。青春迸发期时存在一些特定的骨变化标志 [28]。此方法可以用于评估 16～20 岁的拟接受正颌外科手术的患者及年龄与齿龄明显不符的患者。

近来的研究表明，青春迸发期也可以通过评判头颅侧位片中颈椎骨的成熟程度进行预测 [29,30]。该方法利用从 C_2～C_6 颈椎下缘的形状和凹度的变化进行连续性评估 [31]，因头颅侧位片为常规正畸诊断用片，因此使用此法可使患者免去手腕骨片的附加拍摄 [32-34]。

8．个别牙的错位应如何分类？

牙齿的错位可表现为倾斜、近中或远中错位、完全弓外牙、扭转、异位或几种并存。根据 Liescher's 命名法，靠近面中线为近中错位（图 4-2A）；偏离面中线为远中错位（图 4-2B）。

当切牙或尖牙位于唇侧弓外时，为唇侧错位（图 4-2C）；后牙位于颊侧时为颊侧错位。偏舌侧时为舌侧错位（图 4-2D）。萌出未及咬合平面为低位（图 4-2E），反之为高位。沿牙轴旋转

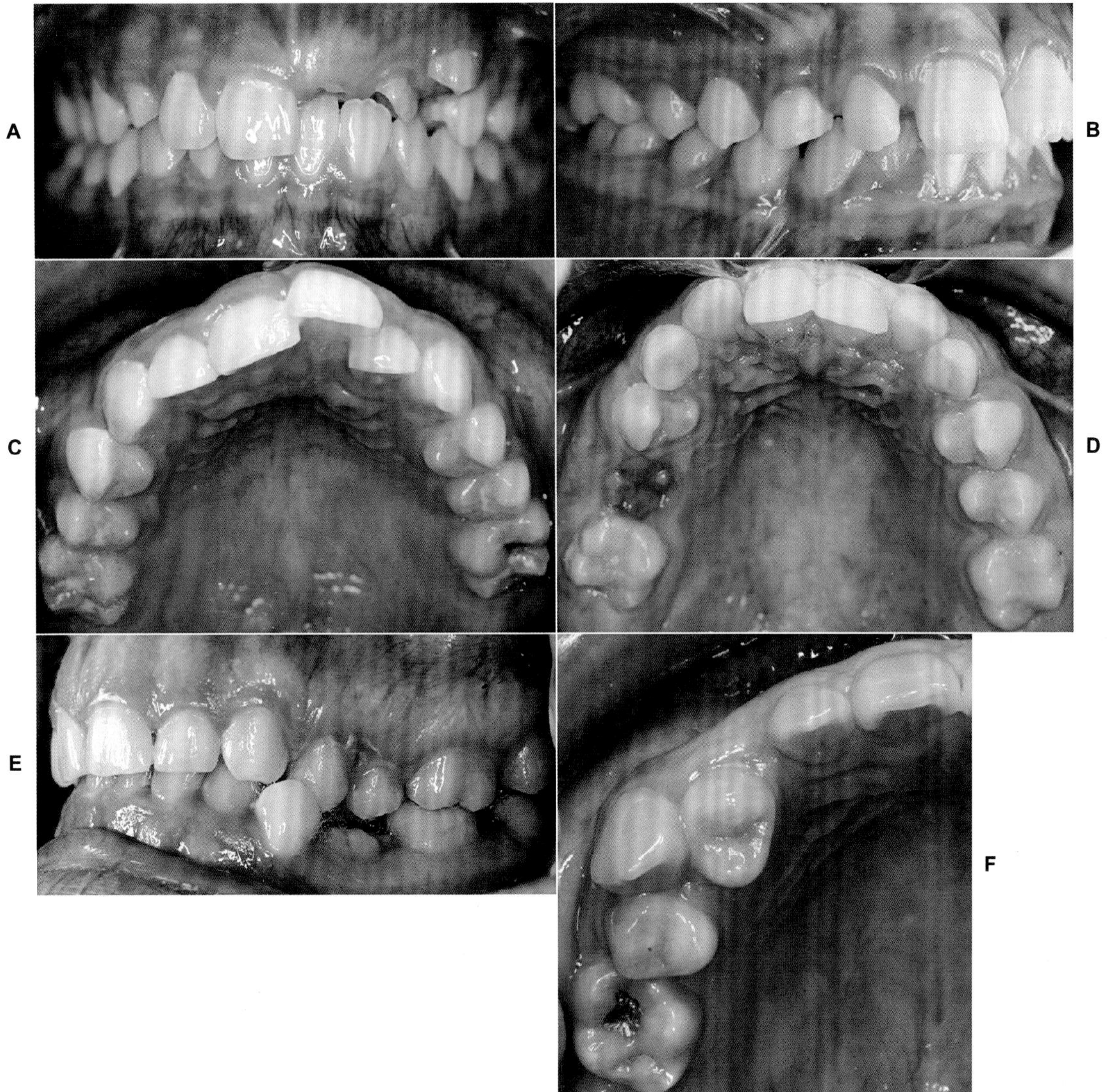

图 4-2　A．右上中切牙近中错位；B．右上侧切牙远中错位；C．左上中切牙唇向错位；D．上颌中切牙舌向错位；E．左下第二乳磨牙低位；F．右上尖牙和第一前磨牙易位

为扭转错位。两个邻牙位置互换为易位错位 [35]，上颌常见，发生率为 1/300 [36,37]。图 4-2F 为上颌尖牙和第一前磨牙发生易位。

9．哪颗牙齿的畸形发生率最高?

总体来讲，第三磨牙的大小和形态变异最多，其次为上颌侧切牙和下颌第二前磨牙。形态变异与基因和环境因素如营养或与胎儿期罹患的疾病相关。上颌侧切牙可能发生的变异包括缺失、锥形牙、发育不全、畸形舌侧尖或牙中牙。锥形侧切牙的发生率为 1%~2%，其特点为体积小，牙冠呈锥形和切端呈锥形（图 4-3A）。

铲形切牙是另一种形态变异。牙齿有明显的舌嵴，常见于亚洲人、爱斯基摩人和美洲原住民 [38]。相比之下，恒磨牙的卡式尖较常见于高加索人（图 4-3B）[39]。

融合牙常用于描述牙冠部和髓腔在釉牙骨质界没有或仅有很狭窄的衔接，通常表现为

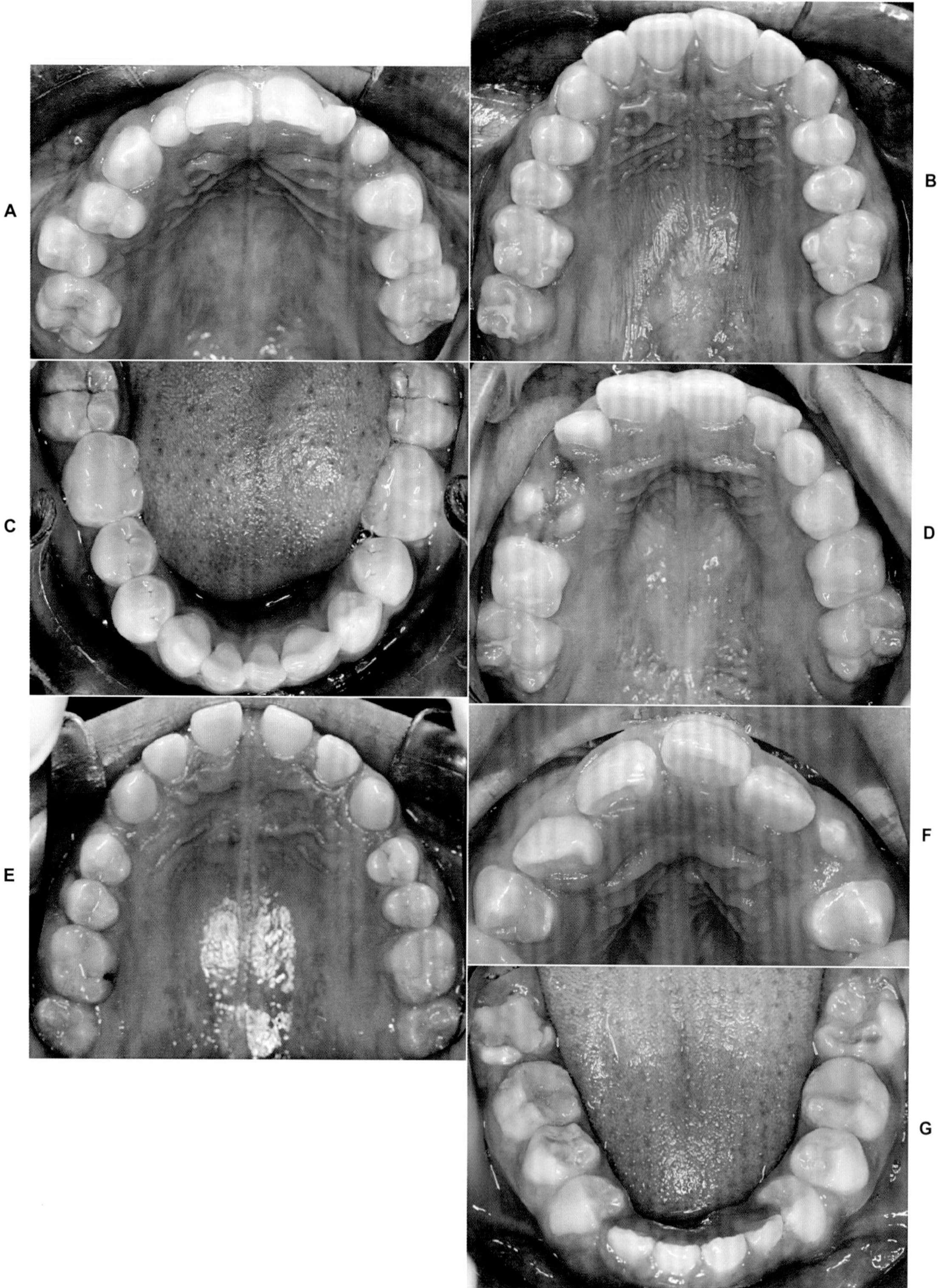

图 4-3　A．上颌畸形侧切牙和滞留的左上乳尖牙；B．上颌第一磨牙的卡式尖；C．下颌中切牙和侧切牙的融合牙；D．牙齿的畸形舌侧尖；E．上颌过小牙和散隙；F．上颌侧切牙为巨大牙；G．釉质发育不全

牙根短小。两牙胚不完全分离时会出现双生牙（图 4-3C）。

这些牙齿的冠表面常有凹口，牙根和牙髓腔只有一个。真性融合牙，是由两个相邻牙胚结合在一起形成的。牙弓内牙齿数目因此减少，可作为诊断依据。双生牙是指牙胚完全分裂成为两个，相应的牙齿数目增多。如果两个邻牙只在牙骨质处发生连接，则定义为 concrescent。

牙中牙的特点是具有畸形舌侧尖（图 4-3D）。牙釉质组织延伸入牙本质和牙根内则称为牙内陷或牙中牙。常现于恒牙列，上颌侧切牙的发生率为 2%[40]。

另一类畸形为牙齿发育不全（过小牙）（图 4-3E）或发育过度（巨大牙）（图 4-3F）及牙齿发生内源性或外源性变色。

矿化异常可偶发或伴发于牙本质和牙釉质发育不全综合征（图 4-3G），其特点为过度矿化或釉质形成有缺陷。

正畸模型

10. 模型分析的重要性有哪些？

正畸模型要求边缘充分延展至前庭沟，以准确反应牙列，支持组织和软组织的解剖形态。研究模型的目的是三维评估上下颌牙列及它们之间的咬合关系。主要分析项目有牙弓的宽度、长度、对称性和腭盖的高度，牙齿的大小，牙弓内间隙问题，上下颌牙弓基骨的相对位置关系和牙列间的咬合关系。牙弓基骨是指位于上下牙列根尖区的颌骨，构成了上下颌骨的基骨。其空间稳定性强，不随牙齿脱落或牙槽骨吸收而改变。牙弓周长可以通过牙齿接触点的测量来获得，理想状况下其与牙槽骨及基骨匹配。临床中根据下牙弓唇舌向的骨皮质特点，常将下颌牙弓作为诊断性牙弓。在 3～13 岁期间，相比上颌磨牙间宽度的显著增长，下颌尖牙间的宽度在乳恒牙替换时明显增长[41]（见第 2 章），但在成年期又出现少量减少。

作为模型分析的一部分，我们还需评估个体化牙弓的形态。常见的牙弓形态依次有卵圆、尖圆和方圆形（图 4-4）[42]。

牙弓长度不调，也称牙弓周长不调，意指现有牙弓长度和所需牙弓长度存在差距。所需牙弓长度通过测量上下颌牙弓双侧第一磨牙近中间所有牙齿的近远中宽度之和获得。

11. 什么是 Bolton 分析？

Bolton 分析是一种分析上下颌牙齿大小比例是否协调及其对牙弓间关系的影响的方法。在判断上下牙弓间关系时，需将牙弓前后段分开对待。如牙齿大小比例失调只存在于前牙区，那么相对的补偿治疗只应用于前牙段而非后牙段。所以，Bolton 分析包括前牙比例和全牙比例，后者主要显示后牙段牙齿大小的协调性。前牙比例为下颌六颗下前牙近远中长度之和除以上颌六颗上前牙近远中宽度之和，再乘以 100。平均前牙比例约为 77.2，而全牙列比例为 91.3。后者是通过下、上颌右侧第一磨牙至左侧第一磨牙的宽度之和相除而得到的[43,44]。分析 Bolton 比时应参考前牙和全牙列比例标准表，评估正畸治疗后可能出现的覆𬌗、覆盖关系，以及当存在牙齿宽度比例不调时，可能会导致正畸治疗后无法达到良好的咬合关系。研究表明，错𬌗畸形患者约有 5% 存在牙齿宽度不调[45]。统计学研究表明，人群中牙齿宽度不调的发病例约为 5%，主要原因为上颌存在过小的侧切牙。然而，应用 Bolton 分析法时需关注患者的性别和种族，上述因素影响结果的准确性[46]。

12. 安氏错𬌗分类的基础是什么？

安氏分类法最早发表于 19 世纪 90 年代，其核心观点是将第一恒磨牙作为咬合关键，并按上下颌第一磨牙的前后向关系来划分错𬌗类型。根据安氏分类法，正常 I 类咬合，指正中

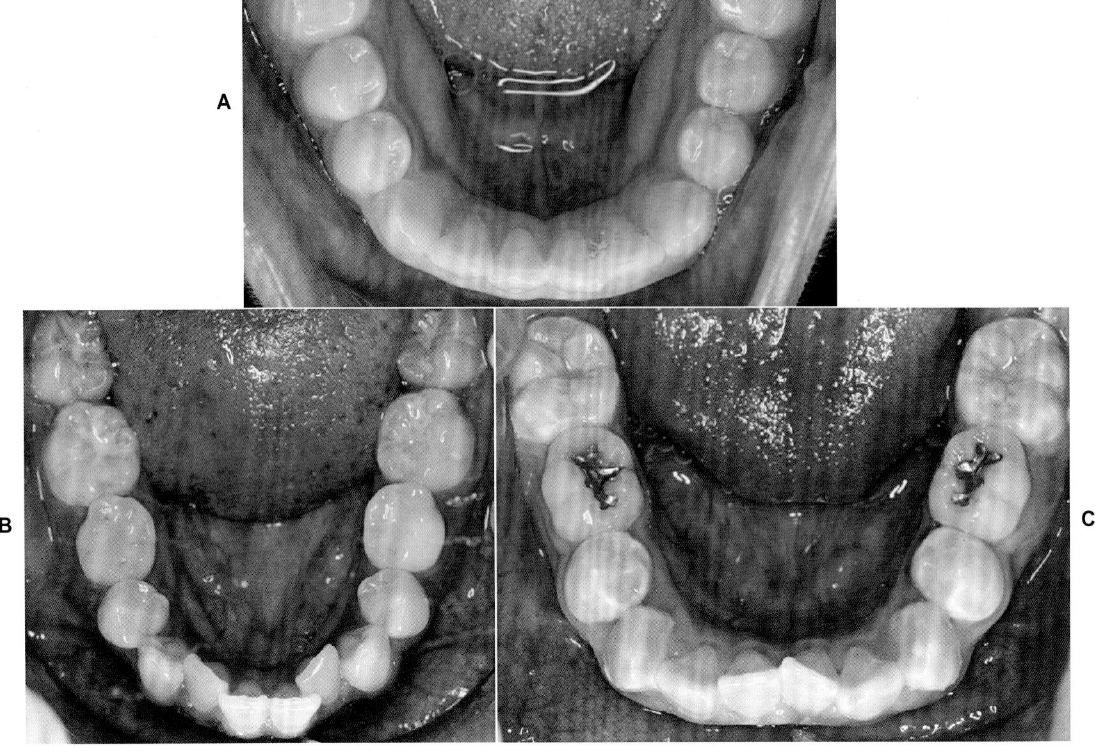

图 4-4 牙弓形态。A．卵圆形；B．尖圆形；C．方圆形

咬合时上颌第一磨牙的近中颊尖正对下颌第一磨牙的颊沟（图 4-5A）。

安氏Ⅱ类咬合是指正中咬合时上颌第一磨牙的近颊尖位于下颌第一磨牙颊沟的近中。当伴有上前牙唇倾及深覆盖时为安氏Ⅱ类 1 分类错殆（图 4-5B）。

如果伴有上前牙过度舌倾以及深覆殆时，则称之为安氏Ⅱ类 2 分类错殆（图 4-5C）。

安氏Ⅲ类错殆为正中咬合时，上颌第一磨牙的近颊尖位于下颌第一磨牙的颊尖远中（图 4-5D）[47]。据 NHANES 的研究表明，30% 的美国人为正常咬合，50%～55% 为Ⅰ类错殆。Ⅱ类错殆的发病率为 15%～20%，Ⅲ类错殆的发病率为 1%[48]。学术界常批判安氏分类法只关注了错殆在矢状向的问题，而未涉及牙弓的拥挤度分析。只评判了齿槽关系，而未涉及骨骼或颌骨的位置关系，此外，使用该系统无法显示所有的错殆问题如单侧牙弓的错殆分析（可参考第 2 章）[49]。

13. 不对称咬合关系是如何分类的？

不对称的咬合关系可能是由于单个牙弓或整个颌骨不对称造成的。如当息止殆位和正中殆位时，下颌中线均与面中线不一致时为真性不对称，称之为偏颌。当下颌骨本身对称，只在咬合时发生中线偏斜，为功能性不对称，称之为偏殆（图 4-6）。当患者因未及时在早期进行上颌扩弓治疗出现功能性偏斜和后牙反殆时，面部的不对称可能发展为永久性骨性偏颌。

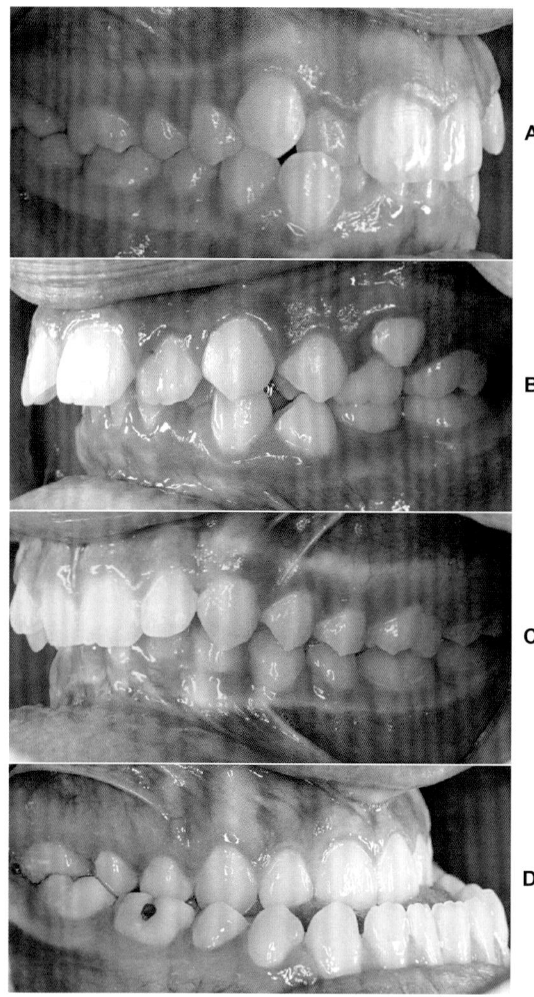

图 4-5　A．安氏Ⅰ类错殆；B．安氏Ⅱ类 1 分类错殆；C．安氏Ⅱ类 2 分类错殆；D．安氏Ⅲ类错殆

当存在咬合不对称时，应仔细分析骨骼和牙齿因素所占的比例，以便更有针对性地制订更合理的治疗计划[50]。值得注意的是，下颌骨和（或）髁状突骨折也可能造成颌骨的不对称。

乳磨牙的滞留造成的邻牙倾斜及上颌第一磨牙的异位萌出，常造成上颌第二乳磨牙早失，继而发生牙弓长度减小，都可能是造成牙弓不对称的因素。先天性缺牙或多生牙及因龋坏造成乳恒牙的早失均有可能造成咬合不对称及牙弓中线的偏移[51]。

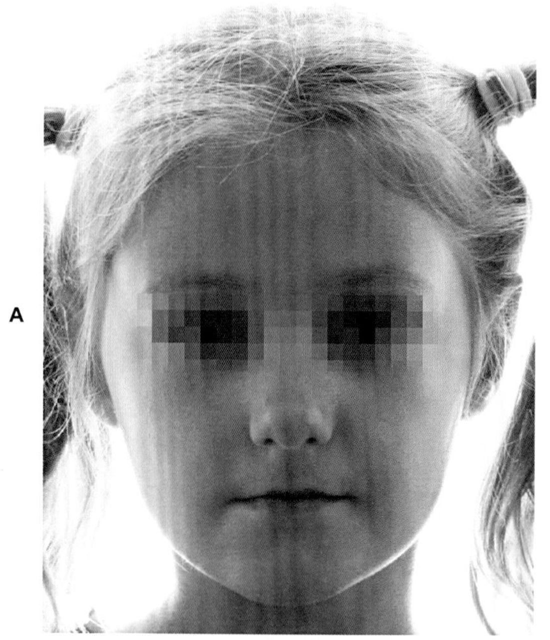

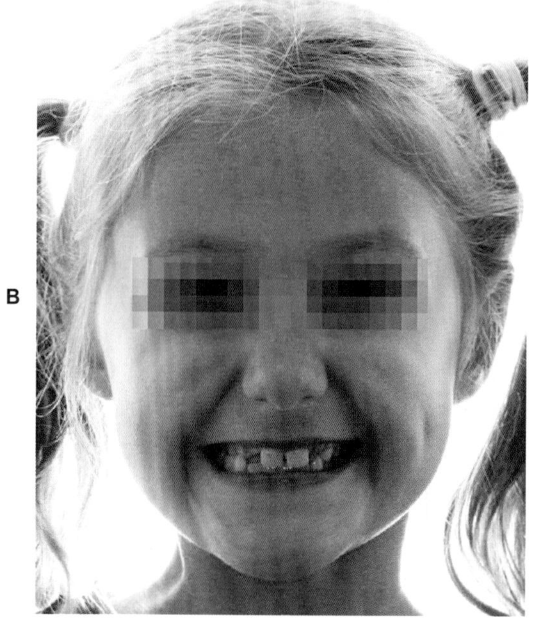

图 4-6　功能性偏斜。A．患者在正中关系位时自然放松；B．患者在正中殆位时表现为明显的下颌功能性偏斜

14. 相比传统石膏模型，数字模型对于诊断的可信度高吗？

正畸计算机辅助模型设计或 e- 模等 3D 模型分析重现牙弓形态的精确性可达到 ±0.01mm，

是可靠的咬合关系评估工具[52]。其配套软件可帮助医生快速进行 Bolton 分析、牙间隙分析和咬合图分析。使用数字化模型除了可以方便获取、保存和重现外，还可以帮助医生与其他从业者的交流更便捷[53,54]。

15. 何时进行诊断性排牙实验？

预测性或诊断性排牙实验是一种技术，其主要方法是在工作模型上将每颗牙齿分割后，再将它们在理想的位置上重新排列，以观察治疗所需的空间和估算牙齿移动的方向及距离。对于需要多学科协作的病例或需要使用骨整合种植体的病例，诊断性排牙实验特别有帮助，少数病例会使用排牙实验评估拔牙的位置及预测治疗效果。但是使用数字化模型相对于传统方法来说更节省时间。

16. 正畸模型上𬌗架是什么？

主张将正畸模型上𬌗架的学者强调使用这一技术的重要性，即通过上𬌗架可以真实反应 CO-CR 的不调，包括前后向的变化，垂直向的不调，咬合平面的倾斜度和因牙齿早接触造成的功能性偏移[55]，尤其有一篇报道特别指出，约有 34% 的青少年和 66% 的成人其 CO-CR 的差值大于 2mm[56]。然而，目前尚无足够证据支持必须将正畸模型上𬌗架进行分析研究[57,58]。将正畸模型上𬌗架（例如，髁状突相对于咬合的位置保持稳定）问题的关键是无法切实反映处于生长发育期患者的咬合变化情况。考虑到 CR 位的记录和转移可能是另一个潜在的错误根源[17]，可以认为将模型上𬌗架的方法并不能改善儿童或青少年患者的诊断性侧貌。在对于需要正颌手术的患者来说，进行治疗设计和𬌗垫制作时需要将模型上𬌗架，特别是进行双颌手术以及记录多学科病例修复设计而需要牙齿过度运动时，或者 CO-CR 位移显示大于 2mm 时都需要上𬌗架[17,55]。

正畸影像学诊断

17. 全口曲面断层片在哪些方面优于口内系列根尖片？

一些患者不需要影像学检查只通过临床检查就可以诊断缺牙（图 4-7A）或多生牙（图 4-7B 和 C）。但是，全口曲面断层片可以为我们提供整个上下颌牙弓和 TMJ 的更多信息（图 4-7D）。它还可以显示颌骨病理性缺损和下颌的对称性以及多生牙或缺失牙、发育或萌出时间的异常、埋藏牙、牙齿形态异常以及一定程度上的牙周健康状况、上颌窦和牙根平行情况[59]。它也是评价种植体或临时支抗装置（TAD）植入时牙槽骨的质量和丰满度以及判断与下牙槽神经管等重要结构位置关系的工具。尽管与全口序列片相比曲面断层片的放射剂量小，但是由于全口曲面断层片拍摄时的旋转照射模式可能会造成前牙区影像失真。

18. 何时需要追加口内根尖片？

尽管全口曲面断层片是判断牙齿异常比较可靠的影像学手段[60]，但当曲面断层片提示存在病变时则需拍根尖片进行更准确的评估[59]。成人患者评价牙周状况时也建议使用根尖片，以判断牙根的形态、牙根吸收患者的牙根长度[61]，以及评估牙周膜腔的间隙以判断是否存在牙根 - 牙槽骨粘连。

19. 拍摄后前位头颅正位片的主要依据是什么？

临床检查发现患者面部明显不对称时，头颅侧位片显示双侧下颌骨投影边缘距离较大时，判断严重牙列中线不调时可拍摄后前位头颅正位片（图 4-8）。下颌的水平向对称性及髁状突的角度和颅面异常可通过颏 - 顶头颅 X 线片做进一步评估[62]。

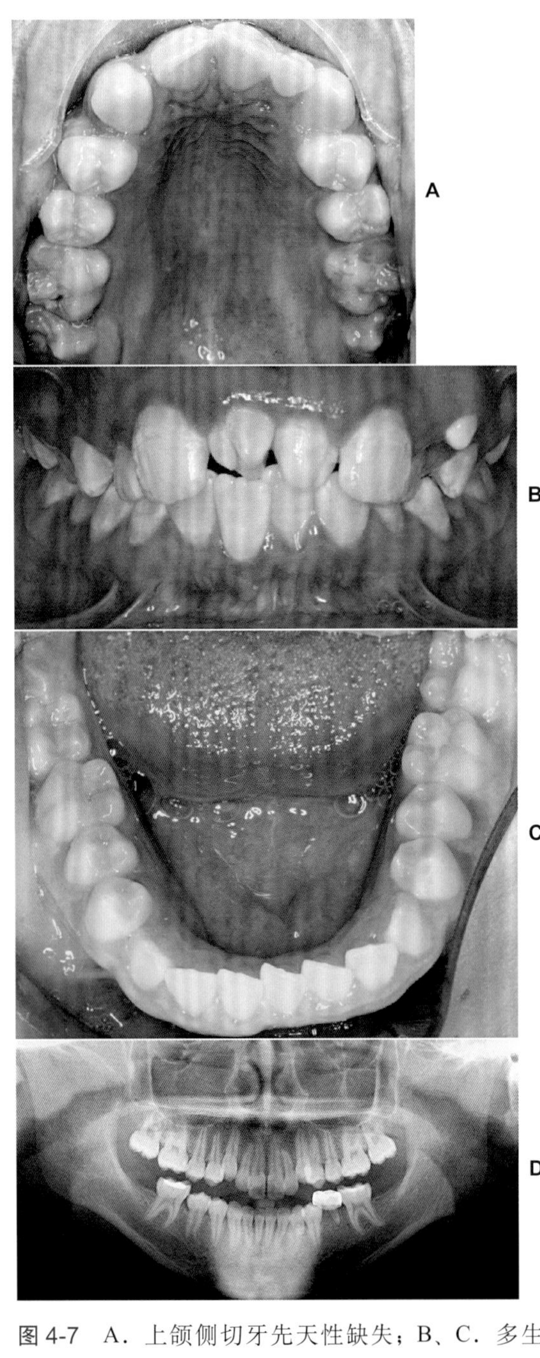

图 4-7　A．上颌侧切牙先天性缺失；B、C．多生牙：两颗上颌多生牙 (B) 和 5 颗下切牙 (C)；D．全口曲面断层片显示牙齿发育不全

20．头颅侧位片有哪些应用?

自 1931 年德国的 Hofrath 和美国的 Broadbent 介绍了头影测量分析，正畸医生了解到一个在

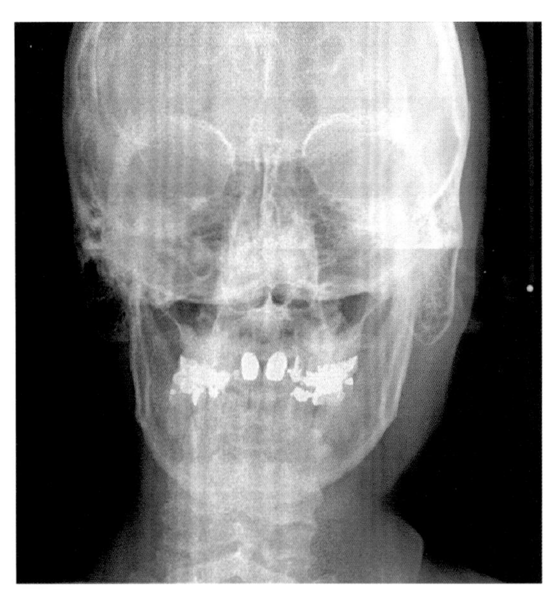

图 4-8　头颅后前位片分析颌骨对称性

解剖结构基础上可以准确评价错𬌗及显示牙列和颌骨关系的工具。所得到的信息包括面部骨骼的轮廓、颌骨基骨的关系、切牙的倾斜度及软组织外形、生长模式和方向，可用于辅助诊断和制定治疗计划，并且可用于预测和总结治疗结果 [65,66]。头颅侧位片的最关键局限性是以二维影像来展现三维组织结构。而颅面影像学的发展将克服这些缺陷 [67]。

21．头影测量分析中重要的软硬组织点有哪些?

标志点

标志点代表了头颅侧位片中用于分析的解剖点（图 4-9）。将测量结果与“正常值”相比较，可以帮助诊断和制订治疗计划。头影测量片上的标志点可分为两类：解剖标志点和引申标记点。解剖标志点代表的是一些实际的颅骨解剖结构。引申标志点是以解剖结构为依据引申而得。位于正中矢状向的某些解剖结构被视为单点。而其余多数的解剖结构都分布于面部两侧，由于两侧面部的 X 线放大率的不同，导致两侧解剖标志点无法重合。为了获得一个可

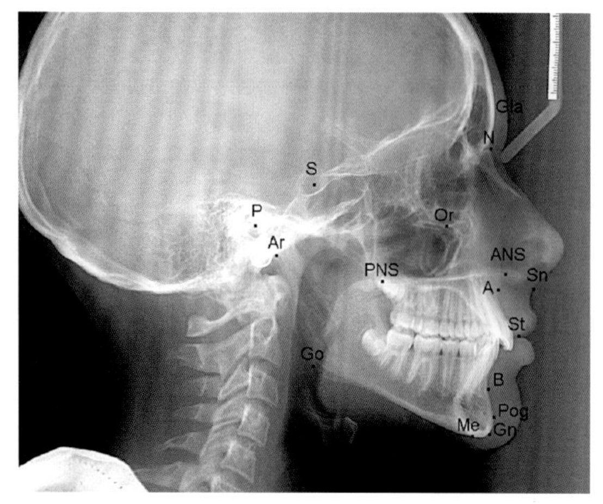

图 4-9　头影测量片的标志点

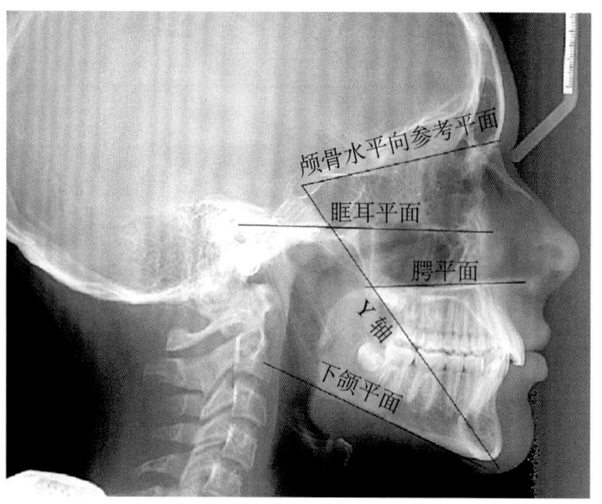

图 4-10　头影测量片显示的诊断基准平面和测量值

用于准确测量的单点，可利用平均法将两侧的标志点进行“均分”。[68]

硬组织标记点

正中矢状向标志点

蝶鞍点（S）： 垂体窝（蝶鞍）中心。

鼻根点（N）： 连接鼻骨和额骨（鼻额缝）的最前点。

前鼻棘点（ANS）： 骨性上颌鼻底部的最前点。

后鼻棘点（PNS）： 硬腭最后缘，在侧位片上位于翼上颌裂前壁与鼻孔底的交叉点上。

上齿槽座点（A）： 前鼻棘与上齿槽缘点间之骨部最凹点。“A”点是上颌基骨的最前点，常位于上颌尖牙牙根水平。

下齿槽座点（B）： 下齿槽突缘点与颏前点间的骨部最凹点。此点常位于下颌中切牙的根尖水平，代表下颌基骨的最前点。

颏前点（Pog）： 颏部（颏联合）的最凸点。

颏下点（Me）： 颏联合的最下点。

颏顶点（Gn）： 颏联合的最下最前点。即颏前点与颏下点的中点。

面部双侧标志点

眶点（Or）： 眶下缘的最低点。

耳点（P）： 外耳道的最上点（不使用机械耳点）。

关节点（Ar）： 颅底下缘与下颌髁突颈后缘的交点。

下颌角点（Go）： 下颌角的后下点。代表下颌伸支与下颌骨体相交的最后下点。[68]

软组织标志点

额点（Gla）： 额部的最前正中矢状点。

鼻下点（Sn）： 正中矢状面上的鼻小柱与上唇的连接点。

口点（St）： 上下唇的连接点。如果姿势位时唇肌功能不全时，则使用上唇最下点来表示此点。[68]

22. 什么是诊断基准平面？

在测量角度、线距、比例之前，先确定连接两标志点的基准线。SN 是最常用的颅骨水平向参考平面，而眶耳平面（FH）是面部的基准平面，Y 轴则反映了颌骨的生长型。头影测量片应该在自然头位（NHP）下拍摄，即患者平视前方镜子中的自己（图 4-10）。因为 NHP 不受颅内标志点的影响，因此具有可精确重复性，在此基础上可描记出真实准确的垂直向和水平向基准平面。[68]

解剖平面

前颅底平面（SN）： 由蝶鞍点与鼻根点的连线组成。是一个相对稳定的解剖结构，称为前颅底平面。由于这一平面在生长发育和治疗过程中，具有相对稳定性，因而常作为测量上下颌骨位置变化的基准平面。

眶耳平面（FH）： 由耳点与眶点连线组成。

腭平面（PP）： 后鼻棘与前鼻棘的连线。通常情况下,PP 平面与 FH 平面几乎是平行的。

下颌平面（MP）： 通过颏下点和下颌角点的连线。通过下颌角点的下颌下缘连线有时是变化的，尤其体现在高角病例中。通过两侧下颌角点的均分点作 MP 平面是最具有可重复性的。

Y 轴（S–Gn）： 蝶鞍中心与颏顶点的连线。通过测量 Y 轴与 FH 平面之间的夹角，可预测出面部生长发育方向的趋势。

23. 在正畸诊断中，哪些线距和角度可以帮助全科口腔医师和正畸医师全面了解患者面部三维空间平面特征？

头影测量分析要素

表 4-1 对以下结果做了概述。[68]

表 4-1　高加索人头影测量片分析

测量项目	均数 / 标准差
前后向颌骨位置关系测量项目	
SNA	82°±3°
SNB	80°±3°
ANB	2°±2°
垂直向颌骨位置关系测量项目	
SN-MP	32°±5°
SGn-FH（Y-axis）	59°±3°
切牙的测量项目	
U1-SN	103°±5°
U1-NA	+3mm±2mm
L1-MP	93°±7°
L1-NB	+3mm±2mm
U1-L1	130°±2°
软组织测量项目	
Pog-NB	+3mm±2mm
E plane	−2mm±2mm

前后向硬组织测量指标

SNA 角： 连接 N 点和 A 点的连线与 SN 平面之间的夹角。

正常值＝82°±3°

SNB 角： 连接 N 点和 B 点的连线与 SN 平面之间的夹角。SNB 角反映下颌相对于前颅底平面的前后向位置关系。

正常值＝80°±3°

SNA 角和 SNB 角分别反映了上、下颌骨相对于前颅底平面的前后向位置关系。大于正常值时说明颌骨前突，小于正常值时说明颌骨后缩。然而，这些测量值可能会受前颅底形态或屈曲的影响而出现错误：相比发散式 SN 平面，水平式 SN 平面更容易使测量值出现差异。SNA 角为 88° 时可能提示上颌骨前突，然而上颌骨却有可能处于一个正常的空间位置关系。由于前颅底过度屈曲，而使上颌骨看来更显前突。因此，通过测量 ANB 角来反映上、下颌骨的相对位置关系是更有效的分析指标。

ANB 角： 即 SNB 角与 SNA 角之差。此角反映上、下颌骨相互的位置关系。

正常值＝2°±2°

当 ANB 角在 0.5°～4.5° 范围内代表 Ⅰ 类骨性畸形。当 ANB 角为正值时说明上颌骨位于下颌骨的前方。当 ANB 角为负值时说明上颌骨位于下颌骨的后方。当 SNB 角大于 SNA 角时，ANB 角则为负值。ANB 角大于 4.5° 时，表示 Ⅱ 类骨性畸形。当 ANB 角小于或等于 0°，则表示存在 Ⅲ 类骨性畸形。

垂直向硬组织测量指标

SN–MP： 下颌平面角是 MP 和 SN 的交角。

正常值＝32°±5°

此角反映了垂直向骨性生长型，当前颅底过度屈曲时，此角的测量会产生错误。如果前颅底过度前屈，过陡的下颌角也可能测量值是正常的。

SGn–FH（Y 轴角）： 蝶鞍中心与颏顶点连线与眶耳平面相交的下前角。

正常值＝59°±3°

Y 轴角反映面部的总体生长型。当患者表现为垂直生长型时，Y 轴角偏大，并表现为“长面”型。

切牙的测量指标

U1–SN（上切牙 –SN 角）：上切牙长轴与SN平面的交角。

正常值＝103°±5°

此角反映上切牙对于SN平面的相对倾斜度。它可以辅助判断是否需要通过拔牙来减小切牙的唇倾度和拥挤度，或如果存在切牙舌倾，是否可以通过扩弓来解除牙列拥挤。

U1–NA（上切牙 –NA 距）：即上中切牙切缘至NA连线的垂直距离，反映上中切牙前后向的位置。

正常值＝+3mm±2mm

如果切牙位于NA前方时，此值为正值，相反则为负值。

L1–MP（下切牙 – 下颌平面）：下中切牙长轴与MP的交角。

正常值＝93°±7°

此角可作为矫治目标的依据：下切牙越前突，此角的角度越大。如果大于100°，应该避免进一步唇倾下切牙。垂直向关系不调测量该角度可能会出现错误。

L1–NB（下切牙 –NB 距）：下中切牙切缘至NB连线的垂直距离。此线距代表下切牙相对于下颌骨的前后向位置关系。

正常值＝+3mm±2mm

如果下中切牙位于NB前方，该值为正值，反之则为负值。

U1–L1（上下切牙角）：上下中切牙长轴交角。

正常值＝130°±2°

此值可作为矫治目标，因为正常的切牙角度是确立前牙在前方的位置和治疗稳定性的重要指标。

软组织测量指标

Pog–NB（颏前点 –NB）：颏部最凸点通常是正畸中一个重要的诊断指标，尤其是涉及拔牙方案。Pog-NB是颏前点至NB连线的垂直距离。

正常值＝+3mm±2mm

覆盖在颏部的软组织或厚或薄。较厚的软组织可以增加颏部的丰满度，或者代偿小颌畸形或颏部后缩畸形，使之看起来接近正常的颏部外貌。较薄的软组织可以代偿前突的颏部，使之看起来比较协调，或者加重了“弱小”的颏部形态，导致侧貌外形不协调。

E平面（美学线）：即下唇最凸点到美学线（鼻尖点至软组织颏顶点的连线）的距离。

正常值＝−2.0mm±2mm

美学线反映了唇部和侧貌之间的软组织协调性。前突的上切牙和（或）下切牙会导致下唇前突（当位于美学平面之前方时为正值）。

24. 在正颌手术病例中，哪些预测分析方法对于病例的诊断是必不可少的？

可视化矫治目标（VTO）作为一件工具，可以预测到因生长发育、正畸治疗和颌骨手术导致的牙槽骨和牙齿位置的变化继而引起的前后向和垂直向的变化结果。它不但可用于辅助制定矫治计划，还可以为患者展示正畸代偿治疗或正颌手术治疗后的预测效果[69]。由于生长发育的预测是以颌骨的平均变化值为依据，因此VTO对预测成人或仅余少量或无生长潜力的青少年晚期患者的治疗效果更加可靠。总之，对治疗结果的预测准确度取决于医生的治疗和患者的生长发育[70]。

25. 为什么要进行头影测量片的重叠分析？

头影片重叠法被用来进行正畸治疗和生长发育后，颌骨和牙齿位置变化的回顾性研究[71]。研究上颌骨的术前和术后变化时，可在硬腭舌侧曲面进行头颅侧位片重合[72]。应用下颌复合体的颏正中联合内侧骨皮质轮廓并配合下颌管来评估下颌牙的移动量以及下颌的生长量[73,74]。以蝶鞍为重叠基准的侧位片片重叠图可用以评估颌骨整体的生长趋势以及矫治治疗的效果[75]。该技术同时可应用于正颌外科手术的病例中，通过重叠术后6～12个月的侧位片可以确认颅面部的生长是否已经停止。如果重叠后发现骨质并无变化，则说明在此期间颅颌面并未增长。

正畸面像照片

26. 从正畸面像照片中可捕获什么信息?

为了评估颅面骨和面部软组织的关系，应该常规为每位患者拍摄侧面像、正面像以及正面微笑像。拍摄时应保持患者的头部眶耳平面与地平面平行，唇部放松，并暴露出两侧的耳朵。此外，面像的大小应为自头顶至颏部底 1/4 尺寸。另外，按照与身高尺寸相同的比例来拍摄口内像，包括正中咬合时的正面口内像，以及左、右侧面口内像。口内像必须完全暴露上下颌的咬合情况以及清晰的上下牙列。这些口内像可以清楚地反映口内的牙齿情况，如牙齿变色以及口腔卫生状况。另外，正面像也可以反映出患者的面型（图 4-11A～C）和唇肌功能（图 4-11D 和 E），而侧面像则有助于判断患者的侧貌外形（图 4-11F～I）。

正面微笑像有助于评估两侧的颊廊大小（图 4-11J 和 K）。黑色颊廊可能提示上颌横向宽度不足，需要扩展两侧磨牙间的宽度。

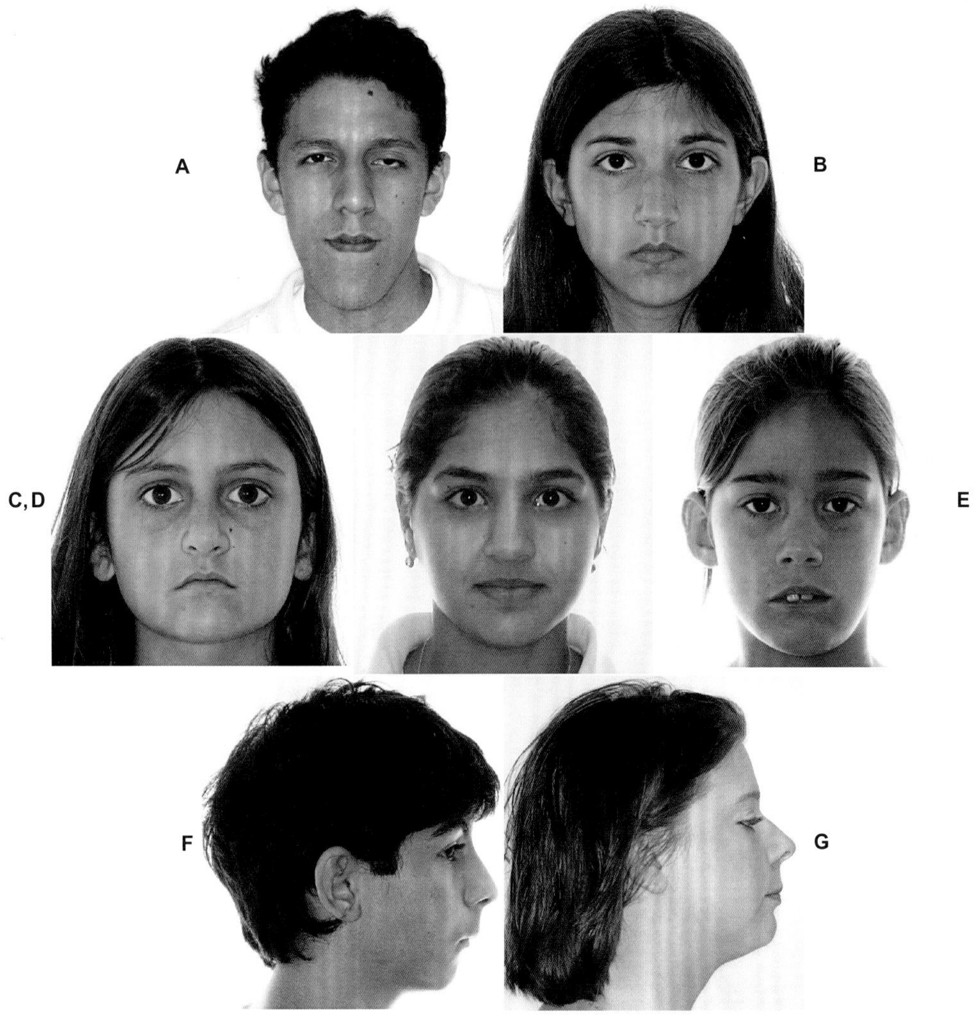

图 4-11　正面像：长面型 (A)、正常面型 (B) 和短面型 (C)；唇：丰满 (D) 和单薄 (E)；侧面像：凸面型 (F)，直面型 (G)

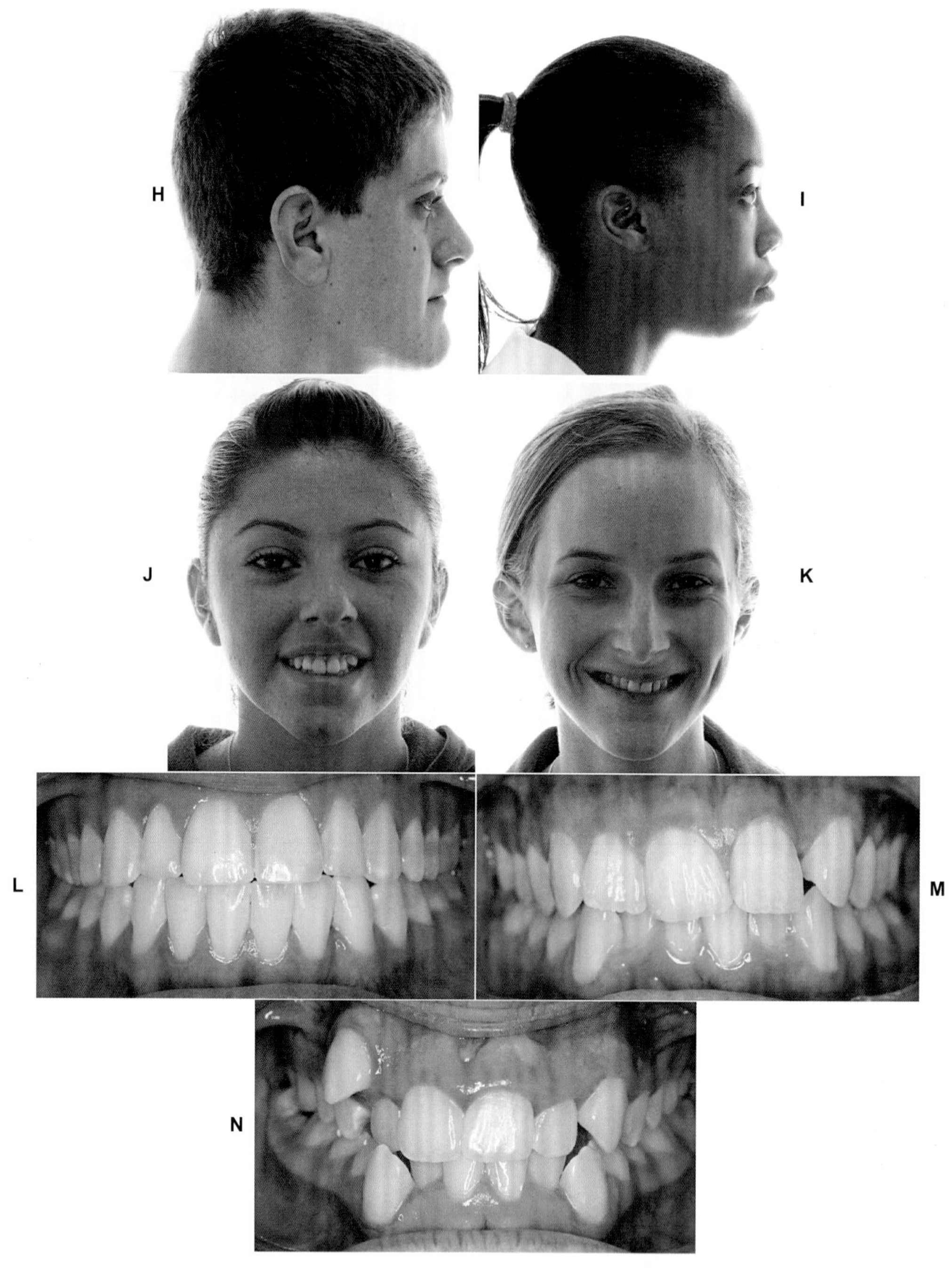

图 4-11（续） 侧面像分析：凹面型 (H) 和双颌前突 (I)；颊廊：正常 (J) 和黑色颊廊 (K)；中线：对齐 (L)，上颌中线左移 (M) 及上颌中线右移 (N)

为了比对牙列中线和面中线的关系，要求患者直立坐姿并面向正畸医生。将牙线置于颌面，自软组织眉间点，通过人中到软组织颏前点，可以帮助判断牙列中线是否处于正中（图 4-11L～N）。对于正畸患者来说，上下牙列中线是否与面中线对齐是正畸治疗的目标之一。此外，上下牙列居中、对齐有助于建立良好的颊侧段牙列的牙尖交错𬌗。

27. 分析正位面像照时应关注哪些方面?

临床中常在垂直向将面部分为从发际点至眉间点、眉间点至鼻下点、鼻下点至颏下点三部分来分析其对称性，称为三等分原则。(图 4-12A)

其中对面下 1/3 的分析与正畸治疗密切相关。临床中可将其再进行划分，上 1/3 为从鼻下点至口点，下 2/3 为从口点至软组织颏下点。

五等分原则（图 4-12B）用于描述理想的面部横向比例关系。每等分与一侧眼的宽度一致。理想状况下鼻翼基部的宽度与眼角间距相等。双眼的宽度与双侧下颌角点宽度一致。

辅助上述参考线，可从横向和垂直向对面部比例和对称性进行分析[76,77]。

28. 侧貌分析的目标是什么?

通过侧貌片，可以评价面型和颌骨前后向位置。另外，还要注意唇的位置和紧张度，前牙突度和鼻唇角的大小。鼻唇角（NLA）是非常重要的拔牙指标（图 4-13）。当患者的鼻唇角是锐角时，拔牙有利于侧貌的改善。而当患者的鼻唇角为钝角时，选择拔牙对于侧貌美观不利。

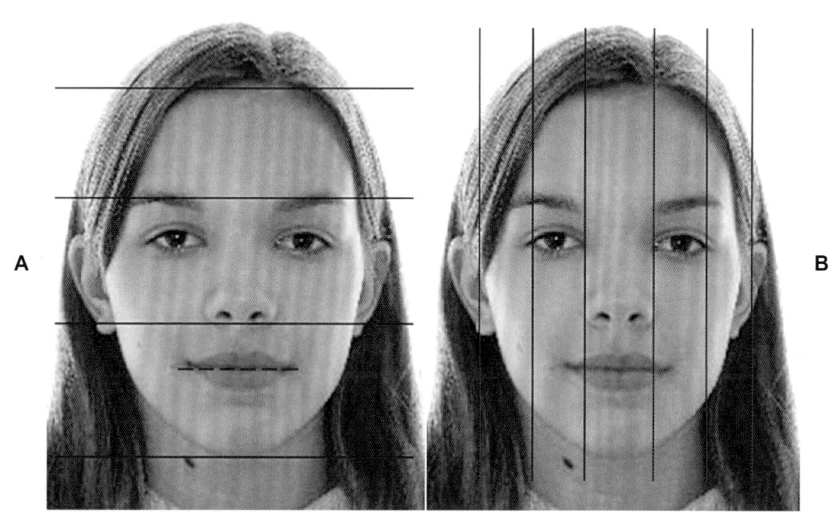

图 4-12　A．三等分原则；B．五等分原则

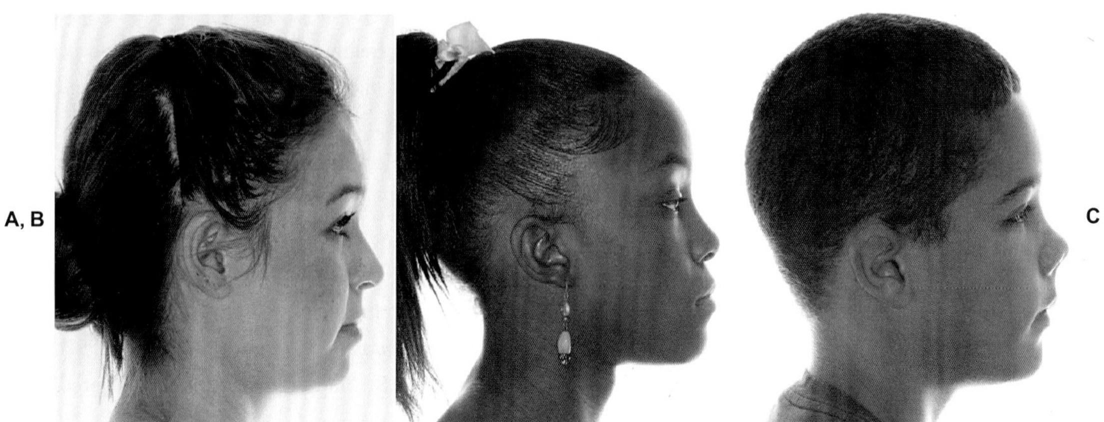

图 4-13　侧貌分析——鼻唇角：正常 (A)、锐角 (B) 和钝角 (C)

此外，还需评估全面部比例和下颌角。必须注意的是侧貌具有民族、种族以及性别特异性，考量时应全面分析[76,78]。

参考文献

1. Rivera SM, Hatch JP, Dolce C, et al: Patients' own reasons and patient-perceived recommendations for orthognathic surgery. *Am J Orthod Dentofacial Orthop* 2000;118(2):134-141.
2. Meraw SJ, Sheridan PJ: Medically induced gingival hyperplasia. *Mayo Clin Proc* 1998;73(12):1196-1199.
3. Igarashi K, Mitani H, Adachi H, Shinoda H: Anchorage and retentive effects of a bisphosphonate (AHBuBP) on tooth movements in rats. *Am J Orthod Dentofacial Orthop* 1994;106(3):279-289.
4. Arias OR, Marquez-Orozco MC: Aspirin, acetaminophen, and ibuprofen: their effects on orthodontic tooth movement. *Am J Orthod Dentofacial Orthop* 2006;130(3):364-370.
5. Tyrovola JB, Spyropoulos MN: Effects of drugs and systemic factors on orthodontic treatment. *Q uintessence Int* 2 001;32(5):365-371.
6. Mossey PA: The heritability of malocclusion: part 2. The infl uence of genetics in malocclusion. *Br J Orthod*. 1999;26(3):195-203.
7. Hägg U, Taranger J: Menarche and voice change as indicators of the pubertal growth spurt. *Acta Odontol Scand* 1980;38(3):179-186.
8. Mathews DP, Kokich VG: Managing treatment for the orthodontic patient with periodontal problems. *Semin Orthod* 1997;3(1):21-38.
9. Zachrisson BU: Clinical implications of recent orthodontic-periodontic research findings. *Semin Orthod* 1996;2(1):4-12.
10. Kluemper GT, Vig PS, Vig KW: Nasorespiratory characteristics and craniofacial morphology. *Eur J Orthod*. 1995;17(6):491-495.
11. Vig KW: Nasal obstruction and facial growth: the strength of evidence for clinical assumptions. *Am J Orthod Dentofacial Orthop* 1998;113(6):603-611.
12. Cozza P, Baccetti T, Franchi L, et al: Sucking habits and facial hyperdivergency as risk factors for anterior open bite in the mixed dentition. *Am J Orthod Dentofacial Orthop* 2005;128(4):517-519.
13. Larsson E: Sucking, chewing, and feeding habits and the development of crossbite: a longitudinal study of girls from birth to 3 years of age. *Angle Orthod* 2001;71(2):116-119.
14. Fraser C: Tongue thrust and its infl uence in orthodontics. *Int J Orthod* 2006;17(1):9-18.
15. Laskin DM: The clinical diagnosis of temporomandibular disorders in the orthodontic patient. *Semin Orthod* 1995;1(4):197-206.
16. Fu AS, Mehta NR, Forgione AG, et al: Maxillomandibular relationship in TMD patients before and after short-term flat plane bite plate therapy. *Cranio* 2003;21(3):172-179.
17. Clark JR, Hutchinson Ⅰ, Sandy JR: Functional occlusion: Ⅱ. The role of articulators in orthodontics. *J Orthod* 2001;28(2):173-177.
18. Laskin DM: Etiology of the pain-dysfunction syndrome. *J Am Dent Assoc* 1969;79(1):147-153.
19. Griffiths RH, Laskin DM: The President's Conference on the Examination, Diagnosis and Management of Temporomandibular Disorders. Anonymous American Dental Association; 1983.
20. Mehra T, Nanda RS, Sinha PK: Orthodontists' assessment and management of patient compliance. *Angle Orthod* 1998;68(2):115-122.
21. Hunter CJ: The correlation of facial growth with body height and skeletal maturation at adolescence. *A ngle Orthod* 1966;36(1):44-54.
22. Fishman LS : Chronological versus skeletal age, an evaluation of craniofacial growth. *Angle Orthod* 1979;49(3):181-189.
23. Malmgren O, Omblus J, Hägg U, Pancherz H: Treatment with an orthopedic appliance system in relation to treatment intensity and growth periods. A study of initial effects. *Am J Orthod Dentofacial Orthop* 1987;91(2):143-151.
24. Pancherz H: The effects, limitations, and long-term dentofacial adaptations to treatment with the Herbst appliance. *Semin Orthod* 1997;3(4):232-243.
25. Baccetti T, Franchi L, Toth LR, McNamara JA, Jr: Treatment timing for Twin-block therapy. *Am J Orthod Dentofacial Orthop* 2000;118(2):159-170.
26. Fishman LS: Maturational patterns and prediction during adolescence. *Angle Orthod* 1987;57(3):178-193.
27. Fishman LS: Radiographic evaluation of skeletal

maturation. A clinically oriented method based on hand-wrist fi lms. *Angle Orthod* 1982;52(2):88-112.
28. Moore R. N: Principles of dentofacial orthopedics. *Semin Orthod* 1997;3(4):212-221.
29. Hassel B, Farman AG: Skeletal maturation evaluation using cervical vertebrae. *Am J Orthod Dentofacial Orthop* 1995;107(1):58-66.
30. Baccetti T, Franchi L, McNamara JA, Jr: An improved version of the cervical vertebral maturation (CVM) method for the assessment of mandibular growth. *Angle Orthod* 2002;72(4):316-323.
31. Lamparski DG: Skeletal age assessment utilizing cervical vertebrae, master's thesis, Pittsburgh, University of Pittsburgh, 1972.
32. Franchi L, Baccetti T, McNamara JA, Jr: Mandibular growth as related to cervical vertebral maturation and body height. *Am J Orthod Dentofacial Orthop* 2000;118(3):335-340.
33. Flores-Mir C, Burgess CA, Champney M, et al: Correlation of skeletal maturation stages determined by cervical vertebrae and hand-wrist evaluations. *Angle Orthod* 2006;76(1):1-5.
34. Kucukkeles N, Acar A, Biren S, Arun T: Comparisons between cervical vertebrae and hand-wrist maturation for the assessment of skeletal maturity. *J Clin Pediatr Dent* 1999;24(1):47-52.
35. Lischer BE: *Principles and methods of orthodontics.* Philadelphia: Lea & Febiger, 1912.
36. Thilander B, Jakobsson S O: Local factors in impaction of maxillary canines. *Acta Odontol Scand* 1968;26(2):145-168.
37. Shapira Y, Kuftinec MM: Maxillary tooth transpositions: characteristic features and accompanying dental anomalies. *Am J Orthod Dentofacial Orthop* 2001;119(2):127-134.
38. Kharat DU, Saini TS, Mokeem S: Shovel-shaped incisors and asso ciated invagination in some Asian and African populations. *J Dent* 1990;18(4):216-220.
39. Tsai SJ, King NM: A catalogue of anomalies and traits of the permanent dentition of southern Chinese. *J Clin Pediatr Dent* 1998; 22 (3): 185-194.
40. Hülsmann M: [Dens invaginatus-its etiology, incidence and clinical characteristics (Ⅰ). A review]. *Schweiz Monatsschr Zahnmed* 1995;105(6):765-776.
41. Ward DE, Workman J, Brown R, Richmond S: Changes in arch width. A 20-year longitudinal study of orthodontic treatment. *Angle Orthod* 2006;76(1):6-13.
42. Nojima K, McLaughlin RP, Isshiki Y, Sinclair PM: A comparative study of Caucasian and Japanese mandibular clinical arch forms. *Angle Orthod* 2001;71(3):195-200.
43. Bolton WA: The clinical application of a tooth-size analysis. *Am J Orthod* 1962;48(7):504-529.
44. Bolton WA: Disharmony in tooth size and its relation to the analysis and treatment of malocclusion. *Angle Orthod* 1952;28:113.
45. Crosby DR, Alexander CG: The occurrence of tooth size discrepancies among different malocclusion groups. *Am J Orthod Dentofacial Orthop* 1989;95(6):457-461.
46. Smith SS, Buschang PH, Watanabe E: Interarch tooth size relationships of 3 populations: "does Bolton's analysis apply?" *Am J Orthod Dentofacial Orthop* 2000;117(2):169-174.
47. Angle EH: Classifi cation of malocclusion. *D ent Cosmos* 1899;41(2):248-264.
48. Proffit WR, Fields HW, Jr, Moray L J: Prevalence of malocclusion and orthodontic treatment need in the United States: estimates from the NHANES Ⅲ survey. *Int J Adult Orthod Orthognath Surg* 1998;13(2):97-106.
49. Siegel MA: A matter of Class: interpreting subdivision in a malocclusion. *Am J Orthod Dentofacial Orthop* 2002;122(6):582-586.
50. Burstone CJ: Diagnosis and treatment planning of patients with asymmetries. *Semin Orthod* 1998;4(3):153-164.
51. Kronmiller JE: Development of asymmetries. *Semin Orthod* 1998;4(3):134-137.
52. Costalos PA, Sarraf K, Cangialosi TJ, Efstratiadis S: Evaluation of the accuracy of digital model analysis for the American Board of Orthodontics objective grading system for dental casts. *Am J Orthod Dentofacial Orthop* 2005;128(5):624-629.
53. Marcel TJ: Three-dimensional on-screen virtual models. *Am J Orthod Dentofacial Orthop* 2001;119(6):666-668.
54. Zilberman O, Huggare JA V, Parikakis KA: Evaluation of the validity of tooth size and arch width measurements

using conventional and three-dimensional virtual orthodontic models. *Angle Orthod* 2003;73(3):301-306.

55. Cordray FE: Centric relation treatment and articulator mountings in orthodontics. *Angle Orthod* 1996;66 (2):153-158.
56. Agerberg G, Sandström R: Frequency of occlusal interferences: a clinical study in teenagers and young adults. *J Prosthet Dent* 1988;59(2):212-217.
57. Rinchuse DJ, Kandasamy S: Articulators in orthodontics: an evidence-based perspective. *Am J Orthod Dentofacial Orthop* 2006;129(2):299-308.
58. Ellis PE, Benson PE: Does articulating study casts make a difference to treatment planning? *J Orthod* 2003;30(1):45.
59. Quintero JC, Trosien A, Hatcher D, Kapila S: Craniofacial imaging in orthodontics: historical perspective, current status, and future developments. *Angle Orthod* 1999;69(6):491-506.
60. Ferguson JW, Evans RI, Cheng LH: Diagnostic accuracy and observer performance in the diagnosis of abnormalities in the anterior maxilla: a comparison of panoramic with intraoral radiography. *Br Dent J* 1992;173(8):265-271.
61. Sameshima GT, Asgarifar KO: Assessment of root resorption and root shape: periapical vs panoramic films. *Angle Orthod* 2001;71(3):185-189.
62. Forsberg CT, Burstone CJ, Hanley KJ: Diagnosis and treatment planning of skeletal asymmetry with the submental-vertical radiograph. *Am J Orthod* 1984;85(3):224-237.
63. Hofrath H: Die Bedeutung der Röntgenfern-und Abstandsaufnahme für die Diagnostik der Kieferanomalien. *J Orofacial Orthop/ Fortschritte Kieferorthopädie* 1931;1(2):232-258.
64. Broadbent BH: A new X-ray technique and its application to orthodontia. *Angle Orthod* 1931;1(2): 45-66.
65. Steiner CC: The use of cephalometrics as an aid to planning and assessing orthodontic treatment. *Am J Orthod* 1960;46(10):721-735.
66. Ricketts RM: Perspectives in the clinical application of cephalometrics. The first fifty years. *Angle Orthod* 1981;51(2):115-150.
67. Harrell WE Jr, Hatcher DC, Bolt RL: In search of anatomic truth: 3-dimensional digital modeling and the future of orthodontics. *Am J Orthod Dentofacial Orthop* 2002;122(3):325-330.
68. Salas-Lopez A: Cephalometric Tracing Technique Manual, University of Texas Dental Branch at Houston, Department of Orthodontics, 2006.
69. Bench RW: The visual treatment objective: Orthodontic's most effective treatment planning tool. *Proc Found Orthod Res* 1971;4(2):165-194.
70. Toepel-Sievers C, Fischer-Brandies H: Validity of the computer-assisted cephalometric growth prognosis VTO (Visual Treatment Objective) according to Ricketts. *J Orofac Orthop* 1999;60(3):185-194.
71. Efstratiadis SS, Cohen G, Ghafari J: Evaluation of differential growth and orthodontic treatment outcome by regional cephalometric superpositions. *Angle Orthod* 1999;69(3):225-230.
72. Bjork A, Skieller V: Growth of the maxilla in three dimensions as revealed radiographically by the implant method. *Br J Orthod* 1977 Apr;4(2):53-64.
73. Björk A, Skieller V: Normal and abnormal growth of the mandible. A synthesis of longitudinal cephalometric implant studies over a period of 25 years. *Eur J Orthod* 1983; 5 (1): 1-46.
74. Cook AH, Sellke TA, BeGole EA: The variability and reliability of two maxillary and mandibular superimposition techniques. Part Ⅱ. *Am J Orthod Dentofacial Orthop* 1994;106(5):463-471.
75. Ghafari J, Engel FE, Laster LL: Cephalometric superimposition on the cranial base: a review and a comparison of four methods. *Am J Orthod Dentofacial Orthop* 1987;91(5):403-413.
76. Peck H, Peck S: A concept of facial esthetics. *Angle Orthod* 1970; 40 (4): 284-318.
77. Morris W: An orthodontic view of dentofacial esthetics. *Compendium* 1994; 15 (3): 378.
78. Bishara SE, Jakobsen JR, Hession TJ, Treder JE: Soft tissue profi le changes from 5 to 45 years of age. *Am J Orthod Dentofacial Orthop* 1998;114(6): 698-706.

第 5 章　正畸中的三维影像

CHAPTER 5

Chung How Kau, Stephen Richmond

在过去二十年，由于新机械设备和先进软件的支持，三维（3D）技术得到了快速的发展。这意味着可以制作临床应用软件，用于常规诊断、治疗计划以及患者教育中。正畸医师发现这些进步也影响着专业，本章目的就是向读者介绍一些基础知识，以理解这一有趣且令人激动的课题。

1．影像技术与设备——这对正畸意味着什么？

新技术无时不与商业和临床接触，渗透到医学与牙科领域的各个方面。正畸医师也处在快速的变化中，这些进步促成了面颌诊断、治疗计划和临床应用中创新方法的出现。

随着强大的计算机软件工具的不断变革和应用，过去二十年中用于投照软组织和硬组织影像的设备层出不穷。正畸医师需要接纳这些新的诊断和治疗方法，这些影像增加了一个新的维度概念，对我们已有的知识体系提出了考验。

2．什么叫 3D 影像？如何获得 3D 影像？

3D 图像重建是应用数学原理的一项复杂工程。3D 图像的本质表现为物体深度的延展。在摄影技术中，3D 影像运用立体视觉原理重建，来自于两台或更多摄像机（已知角度和距离）的影像重叠而形成。在放射照相术中，多层或多角度视图通过复杂的数学算法重建形成了物体的 3D 影像。

3．3D 设备的分类是什么？

3D 图像可以由许多种方法获得。可能的分类系统见表 5-1。

表 5-1　表面影像设备图表

方　法	来　源	产品实例
直接接触	手动探测	a. Polhemus 三维数字转换器 b. ELITE
照相测量	传统照相技术	a. 立体照相测量
激光	670～690 nm Ⅰ级或Ⅱ级 FDA 许可激光	a. 固定的单位 • 医疗图像和影像组，UCL • 网络控件研究 3030 / SP • 其他
	670～690 nm Ⅰ级或Ⅱ级 FDA 许可激光	b. 便携式和平提式 • 美能达系统 (版本信息 700, 900, 910, 9i) • Polhemus 手持 (FASTSCAN)

续表

方　法	来　源	产品实例
结构光	扭曲光模式知照相测量光捕捉	a. 单个相机 b. 多个相机 • Moire 模式 • OGIS • CAM, 三维形态系统 • C3D 一维立体成像 (Glasgow)—计算机辅助 • 3dMD ™ 面部系统 • 其他
视频影像	系列视频	a. 动态分析
(辐射源）放射线	辐射脉冲	a. CT 扫描 b. CBCT（锥形束 CT）
其他		a. MRI（磁共振） b. 超声

4. 临床应用是什么?

有许多已报道的和可能的临床应用。它们被分为两大题目：表面成像和硬组织成像。

表面成像

面部发育

以前曾对颅骨发育做过大规模的调查。然而，关于软组织形态学和发育的报道相对于总的正畸学文献来讲就比较少[1]。外部轮廓是最直观的实体，便于临床医师和外行感知并做出评价。在当今强调软硬组织协调平衡的时代，能够快速获得外部软组织的可靠数据非常重要。目前，缺乏对软组织纵向发育的关注。众多的关于软组织轮廓的可靠数据主要来自头影测量，一小部分来自有限的 3D 数据。软组织研究很困难，其组织结构不可避免地受到运动和形变的影响。然而，患者的小心配合以及好的技术细节可以获得高临床满意度的影像再现。

早期 3D 影像研究表明，面部结构的发育曲线与性别和年龄相一致。发育主要表现在面部结构的改变以及表面和体积的变化（图 5-1）。3D 系统对面部发育不对称十分敏感，在 11～12 岁的儿童中鉴别出 33%。这些病例中的大多数其不对称发育超过一年。然而，只有一小部分儿童持续不对称发育（图 5-2）。

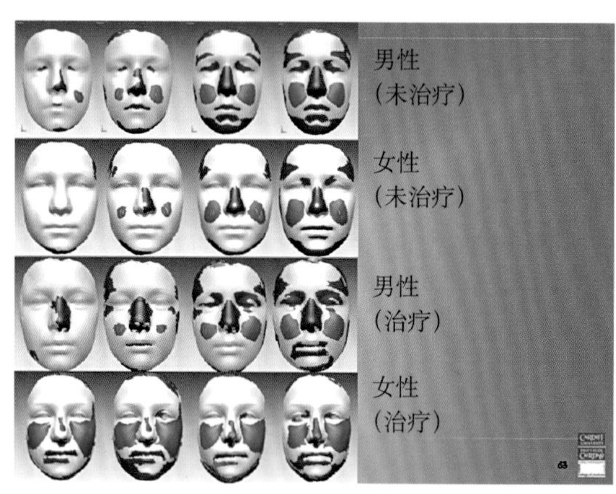

图 5-1　面部发育表现了男性和女性的平均生长变化。红色区域代表发生增长变化，而蓝色区域代表发生减少变化

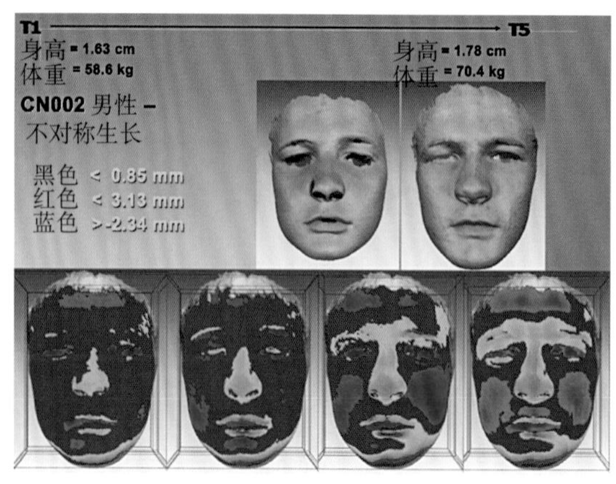

图 5-2　在两年的生长期中孩子的脸呈现不对称的生长，可见下颌发生偏移

面部平均值和影像重叠

3D 影像的面部平均值来自于相同年龄个体的群组[2,3]。获得平均数据的步骤如下：先校准影像主轴（通过计算每个 3D 影像的惯性张量来获得），然后将影像排齐，随后将影像坐标与面部平面重叠。每一点代表所获得的平均面部平面，计算出的标准差表明了被测面部结构与平均值的差异。获得的结果可用于鉴定患者的面部异常（图 5-3）。面部检测用最好的技术进行重叠，构建偏差图显示异常区域。差异可从线、面、容积三方面进行测量。

外科评估

患者都急于知道正颌外科手术的治疗效果，现有的信息只能从 2D 研究数据中获得。因此临床医师不能给患者提供精确的术后图，也不能针对其病情给出精确建议。3D 影像技术在临床试验中的成功应用为进一步的分析提供了一种方法[4]。初始的研究表明手术后第一天的肿胀最严重，随着时间的推移会有显著改善。双颌手术的肿胀量更大，但术后消肿的速度也比单颌手术快。不论是单颌还是双颌手术，大约 60% 患者的初始肿胀在 1 个月后会消退。图 5-4 描述了手术病例。

硬组织影像

3D 影像技术对正畸学和牙科学最大的影响莫过于锥形束技术的引进。这种相对低辐射的技术允许所有可能的 X 线照相在 1 分钟内完成。该技术使正畸医师可以获得有诊断价值的根尖周片、曲面断层片、头颅 X 线片、咬合片和颞下颌关节系列的片子，还有一些在常规

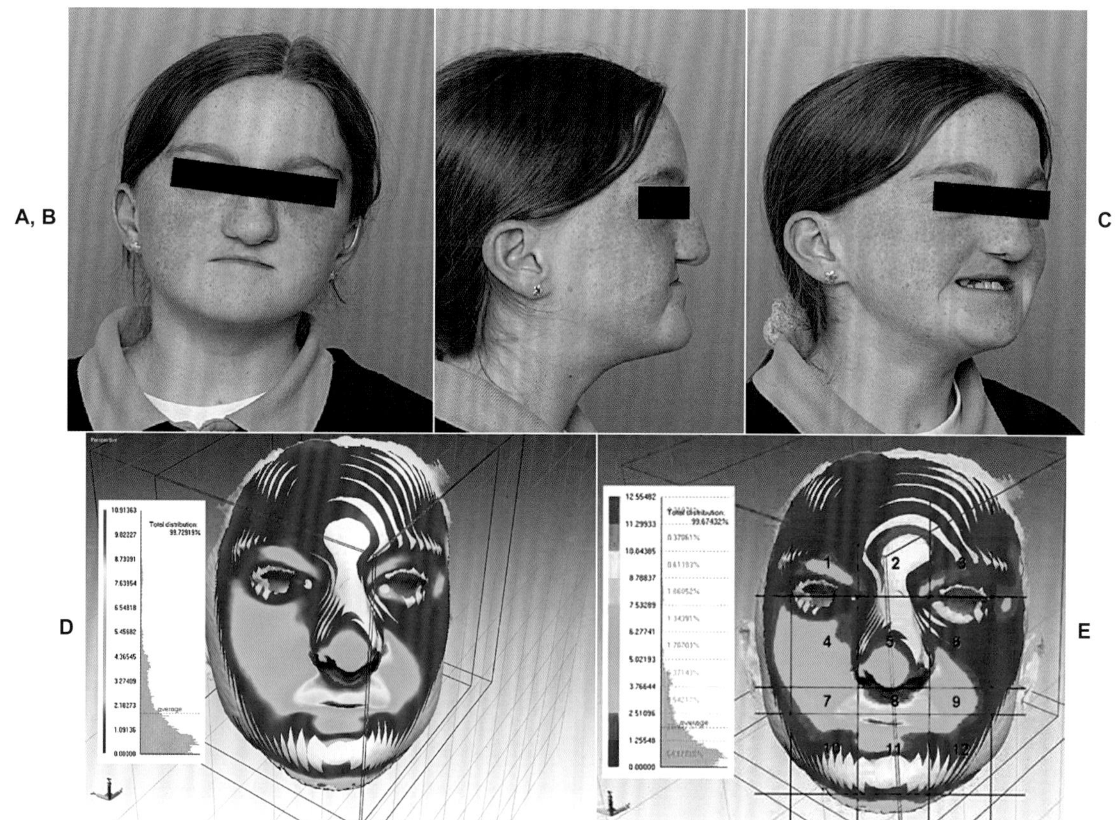

图 5-3　A～C. 11 岁女孩患右侧单侧唇腭裂；D. 将正常 11 岁孩子的面形图与该患者重叠；彩色图提示腭裂周围与正常相比存在严重的后缩（红色 10.9mm；绿色 6.5mm，蓝绿色 3.3mm）；E. Zonal 评估法，显示有 12 个区域与正常值相比存在偏离

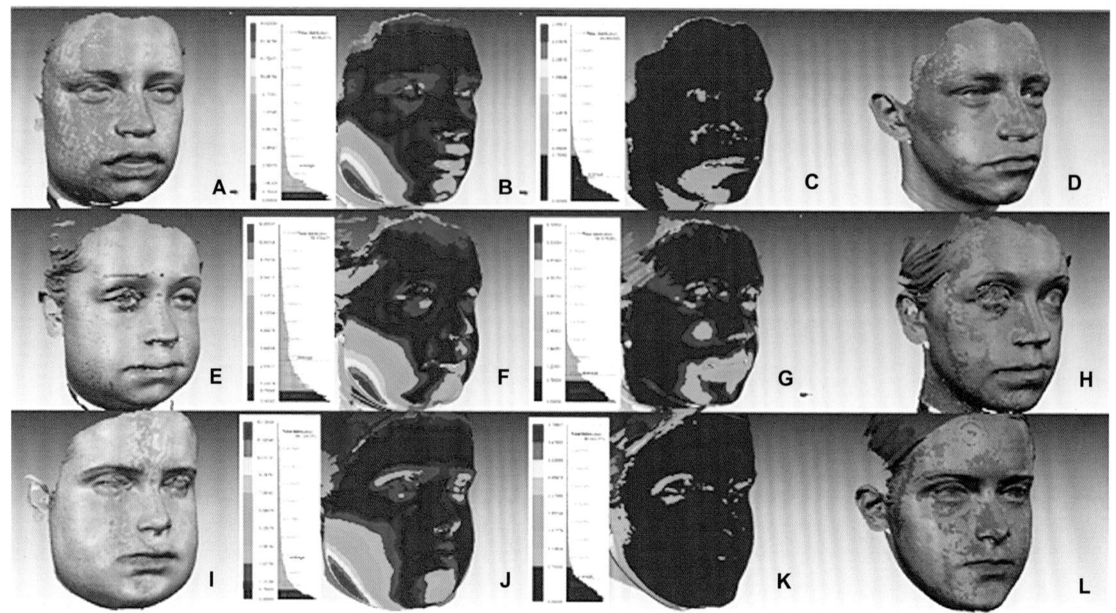

图 5-4 A～D．安氏Ⅱ类 1 分类错𬌗患者面部肿胀变化；E～L．安氏Ⅲ类错𬌗患者面部肿胀变化。可见所有病例在咬肌区肿胀情况相似，随时间推移，肿胀逐渐改善

放射照相不能看到的视图，如轴位片和独立头颅侧位片。许多临床应用已经在文献中被报道（图 5-5）[5]。

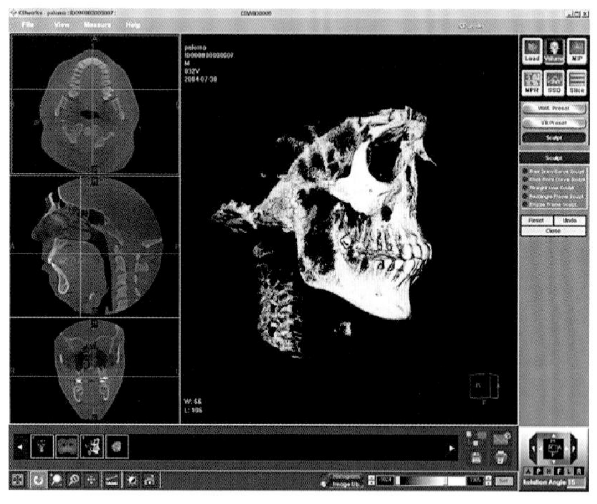

图 5-5 使用 CBCT 进行 3D 评估（图片提供：Mr. Arun Singh, Imaging Sciences, US.）

阻生牙及口腔畸形

上颌异位尖牙在人群中的发生率为 3%。据报道异位尖牙 80% 位于腭侧，20% 位于颊侧。电子管转移技术（又名视差技术）是传统的定位异位尖牙的方法，可以提供尖牙的任意位置。这一研究性技术运用两个传统 X 线照相，X 线照相机移动方式与目标物体一致，以此来定位异位尖牙。此外，由异位牙引起的病变范围及其周围组织结构也被 X 线相机拍摄下来[6]。但是根据临床报告，3D 传统 CT 扫描显示的对邻近牙齿牙根吸收的比率比想象中的要大[7]。

新近报道发现运用锥形束 CT（cone beam CT，CBCT）技术可以为此类患者的医生提供更有价值的资料[8]。作者应用此技术精确定位异位尖牙，制订有助于实行微创手术的治疗计划，帮助设计有效的正畸治疗方案。

CBCT 的另一个有趣应用是定位患者的偶发口腔畸形。美国的一些牙科中心已经将 CBCT 影像检查作为一项常规牙科检查程序。最初的报道显示口腔畸形的发生率比想象中的要多（如口腔囊肿、异位 / 埋伏牙和多生牙）（图 5-6）。

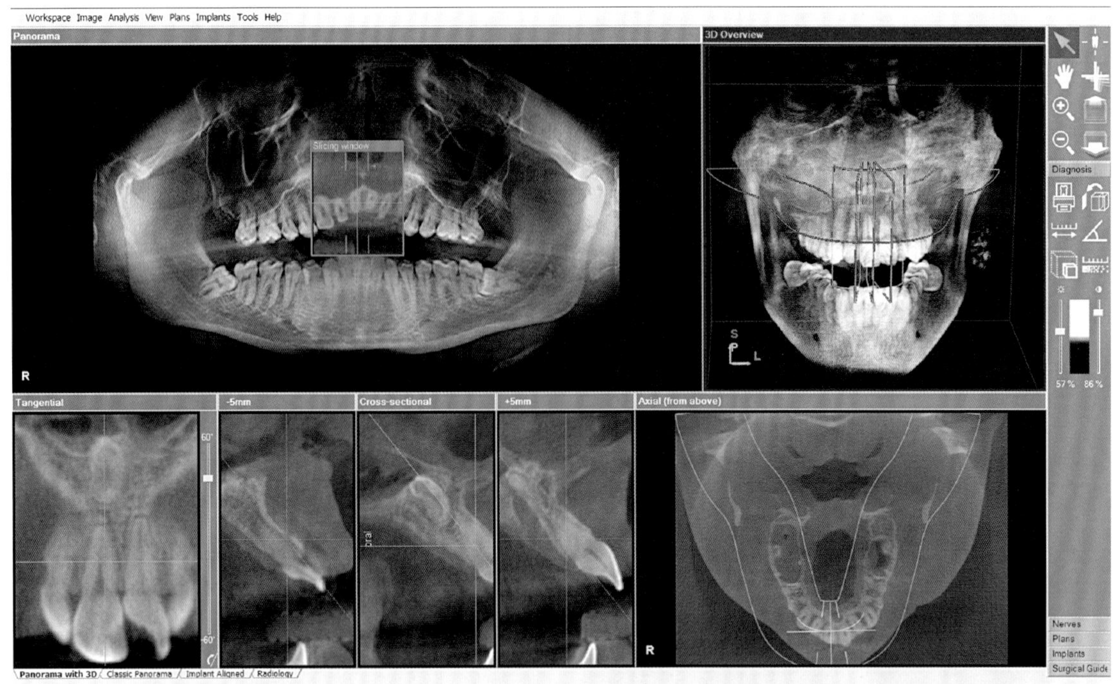

图 5-6　上颌前部阻生评估（图片提供：Dr. JE Zoller, University of Cologne.）

这些发现必须引起人们的重视，可选择的治疗该不该执行？由此提出的问题是 3D 影像中发现的畸形是否每个都需要干预，以及什么病变程度需要告知患者？万一畸形发生了病理改变，医生和患者在决策制订中各自应该承担什么样的责任？这又引出了未来一大堆的伦理学问题，临床医生和患者如何管理信息？

气道分析

CBCT 技术一个重大的改进就是气道分析，可以进行 3D 和容量分析。气道分析的传统方法是使用头颅 X 线片。最近对 11 位患者进行了研究，头颅侧位 X 线片和 CBCT 技术具有中等程度的差异性，主要是上呼吸道面积和容量的测量 [9]。3D 影像气道分析无疑有助于理解临床状况（如睡眠呼吸暂停和腺样体肥大）如何影响临床医生的复杂决策。

牙槽骨高度和体积的评估

种植专家很赏识 3D 技术在他们临床中的作用。传统 CT 扫描作为常规用于观察牙槽骨的量、质以及高度，尤其在进行多个种植体植入时。这一技术提高了口腔种植体的成功率，使牙齿修复更加精确和富有美感。

CBCT 技术的引进意味着花费和有效辐射剂量的减少，提示这一技术的使用可能增加。CBCT 已经应用于牙种植术中 [10]，在正畸治疗中也有用，可以帮助评估唇腭裂患者腭骨手术后的骨移植量 [11]。CBCT 影像具有十分高的精确度，因此它可以帮助临床医生很好地修复种植位点，还有助于决定是否可以把牙齿通过正畸方法移动到修复好的牙槽骨上（图 5-7）。

颞下颌关节形态学

5%～10% 接受正颌外科手术的患者会发生髁突的吸收。最新的 3D 研究想要解释髁突是如何改造的，初始的数据显示髁突的旋转是造成髁突需要外科手术改造的直接理由 [12]。颞下颌关节（TMJ）改变是否需要牵拉成骨治疗和牙面矫形手术仍需要进一步研究。

CBCT 的 TMJ 影像质量堪比传统 CT，且成像更快，费用更低，辐射量小。这开辟了 TMG 成像的新途径（图 5-8）[13]。

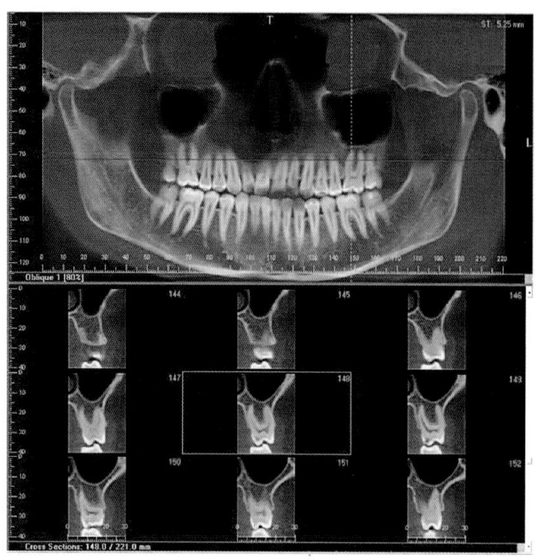

图 5-7 上颌磨牙区颊舌侧牙槽骨评估（图片提供：Mr. Arun Singh, Imaging Sciences, US.）

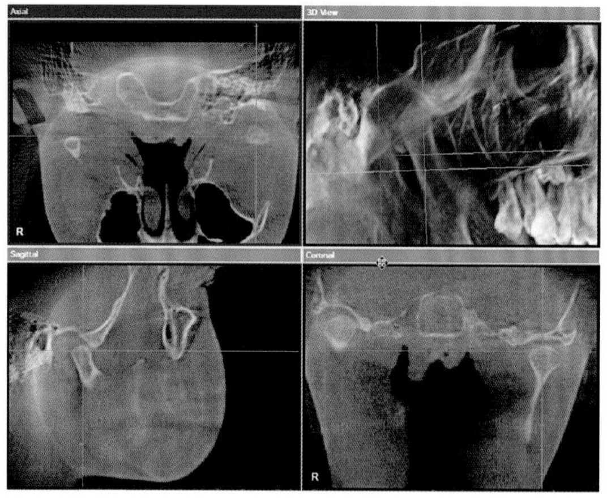

图 5-8 TMJ 形态学（图片提供：Dr. JE Zoller, University of Cologne.）

5．可以做哪些类型的分析？

文献中已报道大量的分析。这些技术来自传统分析技术的延伸。未来的分析将专注于表面积和容量的运用，以评估和量化诊断参数和治疗改变。

6．哪里有这些技术？

面部成像和硬组织成像使正畸专业发生了变革。迄今为止，美国有很多所学校拥有表面成像系统和锥体束技术。在未来的几年中，将不断有讨论诊断、临床结局和应用方面的文献出现。

7．这一技术有局限性吗？

当然有。用 CBCT 作为例子，它在硬组织成像和大多数软组织成像中表现卓越，但却不能精确描绘肌肉结构和它们的附着点。这些复杂的结构需要用传统的磁共振成像（MRI）技术来成像，这却使患者接受了更多的辐射。

此外，CBCT 软组织成像不能正确捕捉皮肤颜色。因此，为了获取照片像素质量，需对所得影像进行处理。传统 CT 已经成功获取软组织影像[14]，如果成为现实，它将成功取代照相记录。另一缺点是获取全视图的时间长（扫描时间为 30～40s），这样不随意肌（鼻孔和呼吸）的运动将造成影像获取的失败。这些局限性说明，立体摄影测量法和激光扫描仍然是获取软组织结构的最佳选择。

8．相关费用如何？

这些设备现在还很贵。表面成像设备大约是 50 000 美元，锥形束 CT 机是 200 000 美元。维修费用是机器价格的 10%。另一个重要开支是机器操作员和结果读取人员的工资。

9．设备使用的最佳临床环境是什么？

目前最佳临床环境是综合资源中心。这些中心的使用方式是全体教职工的成像实验室。软、硬组织成像可以传输至医生办公室或制成 CD。

10．这些设备是否涉及伦理学？

表面成像一般问题不大，除非涉及广告或教学，需取得患者知情同意。主要问题集中在 CBCT 的应用，辐射保护和诊断需要的矛盾成为这一问题的焦点。例如，正畸医师是否需要对超出他临床职责范围的病理诊断负责？有些临床医生告知患者他们只对正畸诊断负责。这些患者被鼓励去寻求其他专科医生的建议。

目前，还没有政策指导这一情况，未来一定会有这方面的规章制度来保护医生和患者。

11．前景如何？

正畸医师的前途是充满光明的。软组织 3D 影像获取和射线照相都需要长时间的等待，这是目前的现状。这些技术仍然有改进的空间。

参考文献

1. Riolo ML, Moyers RE, TenHave TR, Mayers CA: Facial soft tissue changes during adolescence. In: Carlson DS, Ribbens KA, editors. Craniofacial growth during adolescence. Monograph 20. Ann Arbor: Center for Human Growth and Development, 1987.
2. Kau CH, Zhurov AI, Richmond S, et al: The 3-dimensional construction of the average 11-year-old child face- a clinical evaluation and application. *J Oral Maxillofac Surg* 2006;64(7):1086-1092.
3. Kau CH, Zhurov A, Richmond S, et al: Facial templates: a new perspective in three dimensions. *Orthod Craniofac Res* 2006;9(1):10-17.
4. Kau CH, Cronin A, Durning P, et al: A new method for the 3D measurement of postoperative swelling following orthognathic surgery. *Orthod Craniofac Res* 2006;9(1):31-37.
5. Blais F: Review of 20 years of range sensor development. *J Electro Imag* 2004;13(1):231-240.
6. Chaushu S, Chaushu G, Becker A: The role of digital volume tomography in the imaging of impacted teeth. *World J Orthod* 2004;5(2):120-132.
7. Ericson S, Kurol PJ: Resorption of incisors after ectopic eruption of maxillary canines: a CT study. *Angle Orthod* 2000;70(6):415-423.
8. Mah J, Enciso R, Jorgensen M: Management of impacted cuspids using 3-D volumetric imaging. *J Calif Dent Assoc* 2003;31(11):835-841.
9. Aboudara CA, Hatcher D, Nielsen IL, Miller A: A threedimensional evaluation of the upper airway in adolescents. *Orthod Craniofac Res* 2003;6 Suppl 1: 173-175.
10. Hatcher DC, Dial C, Mayorga C: Cone beam CT for pre-surgical assessment of implant sites. *J Calif Dent Assoc* 2003;31(11):825-833.
11. Hamada Y, Kondoh T, Noguchi K, et al: Application of limited cone beam computed tomography to clinical assessment of alveolar bone grafting: a preliminary report. *Cleft Palate Craniofac J* 2005; 42(2):128-137.
12. Bailey LJ, Cevidanes LH, Proffi t WR: Stability and predictability of orthognathic surgery. *Am J Orthod Dentofac Orthop* 2004;126(3):273-277.
13. Tsiklakis K, Syriopoulos K, Stamatakis HC: Radiographic examination of the temporomandibular joint using cone beam computed tomography. *Dentomaxillofac Radiol* 2004;33(3):196-201.
14. Khambay B, Nebel JC, Bowman J, et al: 3D stereophotogrammetric image superimposition onto 3D CT scan images: the future of orthognathic surgery. Apilot study. *Int J Adult Orthod Orthognath Surg* 2002;17(4):331-341.

推荐阅读

Kau CH, Zhurov AI, Bibb R, Hunter ML, Richmond S. The investigation of the changing facial appearance of identical twins employing a three-dimensional laser imaging system. *Orthodontics Craniofacial Research* 2005;8(2):85-90.

Kau CH, Richmond S, Savio C, Mallorie C. Measuring adult facial morphology in Three Dimensions. *Angle Orthodontist* 2006;76(5):771-7776.

Aldridge K, Boyadjiev SA, Capone GT, DeLeon VB, Richtsmeier JT. Precision and error of three-dimensional phenotypic measures acquired from 3dMD photogrammetric images. *A merican Journal of Medical Genetics* 2005;138(3):247-2253.

Harrison JA, Nixon MA, Fright WR, Snape L. Use of hand held laser scanning in the assessment of facial swelling: a preliminary study. *British Journal of Oral Maxillo-facial Surgery* 2004;42(1):8-17.

Mah J. 3D imaging in private practice. *Am J Orthod Dentofacial Orthop* 2002;121(6):14A.

Mah J, Bumann A. Technology to create the three-dimensional patient record. *Seminars in Orthodontics* 2001;7(4):251-257.

Mah J, Enciso R. The virtual craniofacial patient. In: *McNamara JA*, editor. Center for human growth and development, Craniofacial Growth Series; 2003.

Schulze D, Heiland M, Thurmann H, Adam G. Radiation exposure during midfacial imaging using 4- and 16-slice computed tomography, cone beam computed tomography systems and conventional radiography. *D entomaxillofac Radiol* 2004;33(2):83-86.

Frederiksen NL. X rays: what is the risk? *Texas Dental Journal* 1995;112(2):68-72.

Kiefer H, Lambrecht JT, Roth J. [Dose exposure from analog and digital full mouth radiography and panoramic radiography]. *Schweiz Monatsschr Zahnmed* 2004;114(7):687-693.

Bottollier-Depois JF, Trompier F, Clairand I, et al. Exposure of aircraft crew to cosmic radiation: on-board intercomparison of various dosemeters. *Radiat Prot Dosimetry* 2004;110(1-4):411-415.

Bottollier-Depois JF, Chau Q, Bouisset P, Kerlau G, Plawinski L, Lebaron-Jacobs L. Assessing exposure to cosmic radiation on board aircraft. *Adv Space Res* 2003;32(1):59-66.

Brenner D, Elliston C, Hall E, Berdon W. Estimated risks of radiation-induced fatal cancer from pediatric CT. *AJR Am J Roentgenol* 2001;176(2):289-296.

Rogers LF: Radiation exposure in CT: why so high? *A JR Am J Roentgenol* 2001;177(2):277.

Isaacson KG, Thom AR, *editors*. Guidelines for the use of radiographs in clinical orthodontics. London: British Orthodontic Society; 2001.

Kau CH, Zhurov AI, Scheer R, et al. The feasibility of measuring three-dimensional facial morphology in children. *O rthodontics and Craniofacial Research* 2004;7(4):198-204.

Kau CH, Cronin AC, Durning P, Zhurov AI, Richmond S. A new method for the 3D measurement of post-operative swelling following orthognathic surgery. *Orthod Craniofac Res* 2005;In Press.

Kau CH, Richmond S, Zhurov AI, et al. Reliability of measuring facial morphology using a 3-dimensional laser scanning system. *American Journal of Orthodontics and Dento-facial Orthopedics* 2005; 128(4):424-430.

Palomo JM, Subramanyan K, Hans MG. Creation of three dimensional data from bi-plane head x-rays for maxillo-facial studies. *Int Congress Series* 2004; 1268C:1253-1253.

Palomo JM, Hunt DW, Jr., Hans MG, Broadbent BH, Jr. A longitudinal 3-dimensional size and shape comparison of untreated Class I and Class Ⅱ subjects. *Am J Orthod Dentofacial Orthop* 2005; 127(5):584-591.

第 6 章　正畸问题的诊断

CHAPTER 6

Kathleen R. McGrory, Jeryl D. English, Barry S. Briss, Kate Pham-Litschel

瑞典植物学家和分类学家 Carolus Linnaeus (1707—1778)，被认为是命名法二分法的奠基人和现代动植物科学分类法的先驱。引用他的一句话[1]："没有分类就只有混乱。"紊乱的系统中具有内在的现象，凭此可以从貌似随机的数据中发现规律。

在 Edward Hartley Angle 发明他的错𬌗分类法之前，描述错𬌗畸形尚无可靠或简单的方法[2]。这样，他实际上是发现了规律，否则刚兴起的正畸专业可能是一个混乱的局面。他的方案很有效，因为其简单而可靠，而且直到今天我们还在使用。相似的是，我们可以将诊断和治疗计划的拟定视作对初看很混乱的随机数据的规则化。我们观察数据而后创造了规则，这是通过从诊断、制订治疗目标、选择治疗方案、制订治疗计划到最终治疗的合理实施来完成的。该诊断路线图应该能够促成治疗结果的成功。

热力学第二定律（熵定律）是在 19 世纪中叶由 Carnot 早期发现，后来由 Clausius 和 Thomson 制定[3]。他们的主要见解是，世界本质是活跃的，而基本（物理学）规律的预期结果是从无序自发产生有序。熵定律也和生命本身、生物、进化和生态系统有类似关系。在过去十年的重大革命是认识"最大熵产生定律"，由此丰富了对热力学的认识。这种新的理念表明，从无序自发产生有序是基本定律的期望结果[3]。这两个概念（混沌理论和熵定律）是否和我们所从事的事情有共性？如果有，它们与正畸有什么关系？虽然把这些相当深奥复杂的科学和自然概念与正畸诊断作比较，需要思维上的极大跳跃，但是，它可能不像人们想象的那样毫不相关。

每天我们都面对着为了解决自己的特殊问题而寻求治疗的患者，其中有些相对简单，另一些则相当复杂。当然，患者求治的原因多种多样，但是，不论其原因，我们有义务评估和回答他们的问题，并针对他们的主诉提供相关信息。因此，我们进行全面的诊断，建立问题清单，讨论治疗选择，然后建立一个治疗方案以实现这一目标。这一顺序的设计是符合逻辑和有目的性的。毕竟，如果把顺序反过来这样陈述："我们实现目标，处理问题，提出治疗方案，设置治疗目标，最后诊断"，将毫无意义。

正畸是艺术也是科学。因为其本身的特性，对于任何特殊问题，都有多种解决路线，并且每个正畸医生的方法可能都不同。然而，最终，我们必须明确，成功的正畸治疗基于良好的诊断。像内科医生一样，正畸医生做出的诊断常被称为"鉴别诊断"。这是什么意思？它为什么不同于一般医学诊断？在医学上，患者呈现出特定的症状。在问诊并初步检查后，内科医生对他所认为的问题做出假设，并做出鉴别诊断，这不外乎是导致患者主诉的可能原因的一张列表。指导进行了一系列检查之后，他才能缩小列表范围，达到"那"个最有可能的诊断（例如，阑尾炎）。然而，对于正畸医生来说鉴别诊断所代表的概念略有不同。它事实上是对错䝁畸形的全面描述；它包括存在于特定时间的多因素的情况，这使错䝁畸形本身变得独特。换句话来形容，我们不是简单地将一个错䝁畸形描述为Ⅱ类，而是对基本的安氏分类添加全部显著问题的描述，使该错䝁畸形区别于其他同分类下的患者，例如，1 分类、2 分类、亚类、拥挤、深覆䝁、反䝁。

本章中提出的问题是特定错䝁畸形的治疗问题。在解答中，将提供建议治疗方案，并将治疗决策与基于正确诊断的对潜在问题的理解联系起来。因为有多种方法来纠正一个特定的问题，提供这些建议方案的目的仅仅是为了解说。需要重点指出的是，治疗方案（机械疗法）和诊断是紧密联系而不可分割的。糟糕的治疗方案往往是错误的诊断导致的。

作为正畸医生，我们知道我们是在空间的 3 个平面进行治疗：矢状向、垂直向和横向。虽然这 3 个维度可以被认为是 3 个分开的个体，但它们不是，为什么？处理其中一个平面的问题往往影响另一个或两个平面，无论是正面的还是负面的影响。因此，制订治疗方案时，对这些因素及其相互关系的全面理解是非常重要的。

例如，让我们考虑垂直向问题。在考虑治疗计划时，垂直向问题影响了正畸医生的很多决策。当患者呈长面型时，全面的治疗计划常包括控制垂直向高度，而不是使其恶化[4-7]。垂直向问题似乎是正畸医生考虑较多的问题，因为当患者有这类问题时，我们对其所做的一切处理似乎都是对垂直向的负面影响。出于同样原因，在那些呈现出短面型的患者，会出现相反的情况。这些病例中，治疗的目标常常是增加垂直向高度。而在例如安氏Ⅱ类 2 分类 100% 深覆盖的错䝁患者，对增加垂直向高度的治疗方法不敏感。为了作出正确诊断，正畸医生必须坚持开发出一套诊断数据库。

诊断数据库

1．诊断数据库由什么组成？

诊断数据库由多项临床与功能的检查和记录分析组成，使临床医生能够作出正确诊断，并朝着对患者最有益的方向开始治疗[8]。

病史

完整的病史包括家族史和患者本人的病史，可帮助发现已经存在的发育问题。还应该补充和正畸治疗相关的医学状况和心理状况。

临床检查

临床检查是最重要的诊断工具。除了牙齿及其周围组织的发育和健康以外，应评估患者全身生长发育的状态。应进行正位和侧位分析以发现可能列入问题列表的不调情况。还应该重视和评估患者的主诉。

功能分析

功能分析时，应评估头位和息止䝁间隙。在任何不调中都要评估牙列情况，例如功能性偏䝁或假性咬合。应进一步检查吞咽功能以发现有无吐舌习惯，该习惯可能导致正畸治疗完成后的复发。触诊颞下颌关节（TMJ），并询问患者有无关节功能和杂音的问题。任何异常都需要通过临床和放射检查来进一步评估。

放射检查

全口片用于检查整个牙列、TMJ 和周围结构的情况，对正畸诊断来说很有价值。根尖片或翼䝁片应用于成年患者的检查以评估牙槽骨高度。䝁面影像或者锥体束 CT 扫描可以帮助埋伏牙空间定位。

照相分析

拍摄正侧面像以评估软组织和骨支持结构的关系。在拍摄侧面像时，患者的头在自然头位，平行于眶耳平面，眼睛平视前方，耳郭无遮盖。

侧位分析

头颅侧位分析用于评估面部骨骼发育、上下颌骨的关系、下切牙轴倾度、软组织形态、发育类型、错𬌗位置以及治疗限度。

研究模型分析

牙列和错𬌗程度可用研究模型进行三维分析。牙弓弓形可分为上切牙宽度、前牙弓宽度、后牙弓宽度、前牙弓长度以及腭部高度之总和。通过向腭中缝作垂线分析牙弓对称性。通过从牙弓现有量减去牙齿总量或预测的牙量（若处于混合牙列期）来作间隙分析。切牙倾斜度、矢状向不调和 Spee 曲线也可影响间隙。Bolton 分析，是下颌牙齿与上颌牙齿宽度之比，能够反映上下颌牙齿宽度的匹配程度。全牙比应为 91%，如果比值降低，说明上颌牙齿相对过大。前牙比应为 77%。最后，应通过研究咬合来判断错𬌗类型，并检测覆𬌗、覆盖关系 [8-10]。

2．什么是优先问题列表?

为了作出恰当的治疗决策并使患者利益最大化，将正畸或发育的问题以先后顺序列表，以帮助评估每个问题的影响、构成和花费 / 治疗获益 [9]。为了创造正畸问题列表，将所有的相关问题分组归纳为几个主要类别（框 6-1）。例如，面突、下颌后缩、上切牙前突和唇倾、深覆盖，均可归纳为骨性Ⅱ类错𬌗的指征。

框 6-1

正畸问题列表

1．牙性Ⅱ类 1 分类
2．骨性Ⅱ类错𬌗
　a．面突
　b．上切牙前倾 / 前突
　c．覆盖 6mm
　d．下颌后缩
　e．前后向颏部位置后缩
3．后牙反𬌗
　a．单侧（右侧）
　b．下颌向患侧偏斜
　c．存在 CO/CR 偏移
　d．上牙弓相对于下牙弓狭窄
　e．中线偏移
4．轻度拥挤
　a．上颌拥挤度 5mm
　b．上下切牙扭转
5．下颌聚合型生长
　a．下颌平面角正常
　b．前牙深覆𬌗 5mm

3．在空间三维平面中的正畸问题是什么?

前后向平面

前后向平面平行于矢状缝穿过身体，将头颈分为左右两部分。前后向（或称为矢状向维度）与上下颌骨的向前生长有关 [8-11]。头颅侧位分析用于检测基骨是否协调或是否有明显值得注意的不调。检测患者是骨性Ⅰ类、Ⅱ类还是功能性Ⅲ类。在该平面检查侧貌以及牙齿与骨骼的错𬌗分类。还要注意牙齿覆盖。利用软组织分析法，检查患者的面部美学与协调。

横断面

横断面水平向穿过身体，与矢状向、垂直向平面成直角，将身体分为上下两部分。横向维度的骨性评估是通过测量上颌后牙宽度来实现的。上颌第一磨牙近中舌侧牙龈边缘距离小于 36mm 者可能有骨性不调 [8-11]。上颌前磨牙与磨牙的舌倾，下颌前磨牙或磨牙颊倾，使得牙齿的横向宽度不调更为普遍。软组织评估鼻翼基部宽度的偏移和面部整体的协调。该平面的诊断记录，可以反映与左右不对称相关的问题。𬌗面观也是在横断面上进行的。牙性与骨性后牙反𬌗以及尖牙和磨牙间距离在该平面中也需要注意。

垂直面

垂直面从一侧到另一侧纵向穿过身体，将头颈部分为前后两部分。可通过头颅侧位片分析结合临床检查来检测垂直向骨性不调。不调的类型包括面高的增减、下颌平面角的显著增减或者骨性开𬌗 [8-11]。牙性分析可显示开𬌗关系、深覆𬌗、深 Spee 曲线或者未萌出 / 根骨粘连牙齿（覆𬌗在表格的牙齿部分列出）。

4．正面分析包括哪些内容?

正面分析能够评估面容和牙齿的整体关系。分析正貌时 4 个主要的兴趣区是：①中线；②唇位置；③颊廊；④微笑 [4,12,13]。

中线

当评估患者中线时，同时考虑面中线和牙齿中线很重要。应评估牙齿中线是否与面中线一致，以及它们是否互相一致[13]。最好是以直立的姿势和患者面对面进行该检查。应该考虑中切牙邻接点和面中线的关系以排除非平行的牙齿与面中线关系。如果检查出面中线的偏斜，如颏部的偏斜，需要作进一步的影像学检查以明确偏斜原因。后前位头颅 X 线片或三维扫描可帮助检查是髁突、升支还是下颌体的问题。必须仔细地分辨骨性偏斜和咬合导致的功能性偏斜。

唇

应评估休息位和轻接触时的唇部情况。观察唇肌张力和闭合的情况，这可能提示需要拔牙治疗。评估休息位和微笑时上唇长度和牙与牙龈的暴露量。如果休息位时牙齿没有露出，可干燥牙齿，将蜡放置于切端，这样唇长度就以蜡为指征。垂直向不调的量就可以从蜡型反映出来。微笑时展露过多牙龈可归因于上唇长度过短、牙龈组织过长伴临床冠过短或上颌骨垂直向发育过度。女性在休息位时应露出 3～4mm；在完全展露微笑时，上唇应达到中心位置或稍高[4]。

颊廊

产生黑色的颊廊间隙的原因是前磨牙的舌向错位或倾斜。任意扩展牙弓不能保证治疗的长期稳定性，并可造成颊侧牙根处骨开裂[14,15]。需要仔细制订治疗计划，合理地扩弓。

笑线

上牙列与下唇的关系应通过它们的曲线平行程度来评估。应向维持或创造笑线平行度的方向来进行治疗，避免形成平的或反的笑线。

5．侧面观包括哪些内容？

侧面观用于评估上下颌骨与整个面、鼻、唇在前后向平面中的关系和垂直向的不调[8-11]。

前后向

评估上下颌与整个面部的关系。注意面中部和下颌的前突。

鼻

鼻在整个面部的美观协调中起到重要作用。注意鼻部形态的个体差异，并与患者讨论其关注的问题。上翘的鼻尖看起来更年轻，但在考虑采用拔牙方案解除拥挤的病例中可能需要改变治疗计划。

唇

在休息位和轻接触位时，应考虑嘴唇形态。休息位时唇间距应为 1～3mm。评估休息位时的切牙露出量，以及切牙倾斜度与面部协调的关系。鼻唇角是上唇倾斜度的指征。Ricketts 提出的 E 线虽然受鼻和颏部位置影响，但是能帮助评估唇的前突和后缩。

垂直向

从鼻底到颏下点的高度为下面高，可再划分为从鼻底到口点的上 1/3 和从口点到颏下点的下 2/3。这个比例的变化可指示上颌骨垂直向发育过度、上唇过短、骨性开䢃或前面高增加。下面高和后面高的正常比例是 0.69[16]。长面型的一般特征包括前面高 / 后面高比的增加，下颌平面角过大，还可能伴有下唇闭合不全以及颏唇沟浅。

6．什么是 3D-3T 诊断表？为什么使用其作为正畸患者的常规病例记录很重要？

3D-3T 诊断表表示三种组织在矢状向、横向和垂直向平面的诊断信息：骨骼、软组织和牙齿（表 6-1）。该表列出的系统而全面的检查结果对列出优先问题列表和制订治疗计划很有帮助。正畸学诊断是一个客观的诊断过程，是通过每一位医生以相同的测量方法列出问题列表来进行的。一旦列表完成，从和患者共同拟定的优先治疗目标开始，按计划进行治疗。治疗计划是非常主观的过程，根据每个正畸患者的具体情况而定。

表 6-1　3D-3T 表检查结果

3D-3T	矢状向（前后向）平面	横向平面	垂直向平面
骨性指标结果通过头颅侧位分析和模型分析获得	第 1 格 • 骨性Ⅰ、Ⅱ或Ⅲ类错䝢 • 上颌前突 / 后缩 • 下颌前突 / 后缩 • 切牙前突 / 后缩 • 颏部的前后向位置	第 2 格 • 上颌牙弓狭窄 / 宽大 • 下颌牙弓狭窄 / 宽大 • 磨牙间宽度 • 后牙骨性反䝢	第 3 格 • 后牙骨性开䝢 / 深覆䝢 • 后面高 • 前面高 • 腭平面的旋转 • 下颌平面角 • 开张 / 聚合型下颌
软组织检查结果通过临床检查和照片获得	第 4 格 • 侧貌：直 / 凸 / 凹 • 唇前突 / 后缩 • 唇软组织厚度 • 面部肌肉：咀嚼肌强 / 弱 • 鼻唇角	第 5 格 • 面部对称性 • 颌骨偏向一侧 • 颊廊	第 6 格 • 面部比例：上、中、下三等分 • 唇闭合完全 / 不全 • 露龈微笑（上颌垂直向发育过度）
牙性指标结果通过临床检查和模型分析获得	第 7 格 • 安氏磨牙关系分类：Ⅰ类，Ⅱ类 1 分类，Ⅱ类 2 分类，Ⅲ类 • 切牙唇倾 / 舌倾 • 覆䝢 • 前牙反䝢	第 8 格 • 牙弓对称性 • 后牙正锁䝢或反䝢 • Bolton 指数 • 先天性缺牙 • 拔除过牙齿 • 埋伏牙 • 扭转牙 • 牙中线	第 9 格 • 后牙开䝢 / 深覆䝢 • 䝢平面倾斜 • 覆盖 • 前牙开䝢 / 深覆䝢

7. 使用 3D-3T 诊断表制订治疗计划的优点是什么？

以这种形式列出检查项目和正畸分析数据，能确保在制订治疗计划时所有的因素和可能性都被考虑到。每一栏都是为了特定的问题类型而设计的；这样，填完表格就确保了所有的诊断记录都被仔细考虑过。此外，在列出治疗目标和选择最佳治疗方案之前，能够清楚地评估改善某个问题带来的副作用，可能是有助于解决另一个问题，也可能使其恶化。这种方法的另一个优点是对病例难易程度的即刻认识。容易理解的是，涉及所有组织类型或三个空间平面异常的患者比起较少维度发生异常的患者需要引起更多关注。这样一个方案实施后可得到伴有具体实际目标的全面有效的治疗计划。

8. 3D-3T 治疗计划的步骤是什么？

（1）制作 3D-3T 表。

（2）列出正畸问题列表。

（3）列出治疗目标。

（4）制订治疗计划。

9. 每个格包含什么信息？

表 6-1 显示 3D-3T 表，每一格列出了一些常见临床表现。作为一个经验法则，软组织问题是通过临床检查和正畸照片来检测的。例外的是软组织侧貌分析法，它也是在所有空间平面内都有价值的软组织诊断工具。牙的问题是通过临床检查和正畸模型分析来发现的。骨性趋势或者骨骼问题有时是在临床检查时发现的，但是通过头颅侧位片来证实的。3D-3T 表列出了 3 个平面、3 种组织的各种问题（表 6-1）。

10. 治疗目标是什么？

在回顾所有诊断结果、列出问题列表后，临床医生要为每位患者按重要性的先后制订治疗目标[8-11,14]。患者的主诉通常被给予更高的优先级。未纠正患者的主诉通常会导致患者对整个正畸治疗的不满。

理想状况下，应纠正患者的所有错殆畸形，这在很多病例中是容易实现的。然而，对于有些病例，一个或者多个限制性因素会迫使医生把治疗目标限制为对患者最有益的那几项。例如，对于生长发育停止的患者，完全纠正骨性Ⅱ类错殆似乎只能通过正颌手术来实现。如果患者拒绝正颌手术，除了不予治疗以外更现实的方法是正畸掩饰性治疗。当Ⅰ类磨牙关系不易达到时，更好的目标是达到尖牙Ⅰ类关系。在上颌第一前磨牙拔除（下颌不拔牙）的情况下，尖牙达到Ⅰ类关系而磨牙达到完全Ⅱ类关系。然而，为了建立理想咬合，在Ⅱ类磨牙关系下，正常的磨牙 14°旋转必须被消除至 0°以建立理想的咬合。

虽然在作出治疗计划之前目标即已确定，但在治疗过程中有时却会予以修改[8-11]。医生对病例的进一步了解可能会使其改变治疗目标或其优先级。最后，医生能够将治疗计划分解成单个元素，以分别实现每一个目标。正畸医生应该能够有信心预测达到目标的几率。当临床医生预期难以达到目标时，应该告知患者，以免在治疗中产生过高期望。

11. 如何制订治疗计划？

制订治疗计划，应先确定治疗目标，然后选择能够达到预期结果的方法[8-11]。在正畸学中，患者表现出症状和问题，牙科医生和正畸医生致力于诊断这些问题，最终达成一致的治疗方案以解决问题。基于收集到的数据，应选择更有效、更优越的治疗方法。如果患者决定不选择最理想的治疗方案，应提供另一选择以满足其需求，但要意识到，治疗计划可能需要妥协。我们必须确定患者理解了他们的问题，并同意进行双方都接受的治疗策略。

有时，纠正一方面问题的正畸手段可能导致另一方面问题的加重。例如，用四眼簧或“W”形矫治器纠正后牙反殆，若没有控制上磨牙的伸长，将导致下颌离散型生长或前牙开殆的问题恶化。在这些病例中，使用粘接于后牙殆面的 RPE 抑制上颌磨牙伸长可能是更好的选择。当然，如果患者侧貌表现为前面过高过大且处于非生长期，可以选择在手术纠正垂直向问题的同时纠正上颌牙弓的狭窄。为了便于依据问题列表拟订具体治疗计划，医生必须了解很多正畸治疗的手段，掌握其主要功能和副作用、优缺点、适应证和禁忌证。

为了更清楚地证明如何制订出治疗计划，参考问题 2 列出的患者 J.S 的问题作为样本。基于对恰当的矫治时机的掌握，医生应该首先纠正横向的问题（后牙反殆）。J. S 的后牙反殆是单侧的，位于患者右侧，导致下颌向右侧偏斜。CO/CR 偏移的存在提示后牙的反殆是功能性的，是由上颌牙弓的狭窄所致。J. S 是生长发育期患者，所以我们期望能够用扩弓装置扩大牙弓而不需要外科辅助。上颌扩弓的副作用是上颌磨牙的伸长，但在本病例中，这会帮助患者改善前牙深覆殆和聚合型的下颌生长。然而同样的效应，可能会导致下颌平面的逆时针旋转，恶化患者的凸面型。

患者为凸面型且下颌颏部后缩。上颌牙齿前突且唇倾，中度覆盖。其年龄使其尚有生长潜力。有很多矫治器可用于纠正生长期患者Ⅱ类骨性错殆：头帽；生物调节器和双阻板矫治器（以及其他早期矫治器）；Herbst、MARA、Jasper Jumper，在此仅列出了一部分矫治器。头帽被排除，因为它适用于骨性Ⅱ类伴上颌前突的患者。所有的早期治疗装置都被排除，因为它们最有效的治疗时机（如果在各个时期均有效果的话；见第 3 章）是在混合牙列早期。

现在选择局限于 Herbst、MARA、双阻板矫治器，这三种装置都针对混合牙列晚期的生长期患者。最终的选择将依赖于患者的治疗动机和态度以及医生自己的临床技能和经验。对于较不合作的青少年男孩，固定式的 Herbst 矫治器可能是较为明智的选择。记住，治疗计划是主观的，会根据正畸医生的专业知识而有所变化！

本病例中，轻度的牙齿拥挤和扭转将在上下颌固定矫治器粘接之后得到解决。下颌牙弓可在粘接尖牙间固定保持器之后趋于稳定，而上颌牙弓在可摘式上颌保持器佩戴之后趋于稳定。

下面的问题进一步讨论了 3D-3T 诊断表格中的信息。这部分目的是促进使用 3D-3T 表来诊断和制订治疗方案。本章的内容远不足以囊括正畸学所有方面的问题。本书的个别章节以及在参考文献列表中推荐的其他正畸学教科书，进一步阐述了相关的知识。

12．前后向平面的问题是什么？

三种组织的正畸前后向问题都是在空间的矢状向平面中检测的。分析该平面的数据后可对患者软组织、牙齿和骨骼方面的错殆畸形进行明确的分类。治疗开始前对患者侧貌的临床检查，能使临床医生对患者面部以及牙齿和骨骼结构的和谐与美观有一个即刻的印象。随后的正畸模型分析使医生对患者的牙齿错殆有更深刻的理解。而来自侧位片的骨性数据分析将使医生对矢状向错殆的分析更加完整。

矢状平面中的骨组织

骨性Ⅰ类、Ⅱ类或Ⅲ类错殆

分辨上下颌骨与颅底的骨性关系有很多方法。在 Steiner 分析法中，ANB 角（A 点、鼻根点和 B 点形成的夹角）反映上颌相对于下颌的前后向关系。SNA 和 SNB 角与参考值的比较进一步提示了问题是发生在上颌还是下颌、前突还是后缩。Wit’s 分析法，采用了 A 点和 B 点在功能性殆平面上的投影，是另一个反映上下颌关系的常用方法。

矢状向平面中的软组织

评估侧貌

患者侧貌分析是评估前后向平面软组织问题的最佳方法。准确的分析对于患者的美学能提供有价值的信息，并显示下颌在该平面内的位置是否合适。当患者端坐或站立并目视远处目标时，产生一条连接鼻小柱到上唇底部延伸至颏部的假想线[8-11]。当这条线是直线时，软组织侧貌是和谐的。另一方面，颌骨大小比例的失调，导致面形凸出或凹陷。凸面型是颌骨Ⅱ类关系的指征，而凹面型是Ⅲ类关系的指征。由于美观问题是正畸治疗的主要原因，严重的凸面或凹面型，是更复杂的正畸甚至正颌治疗的指征。不协调的侧貌本身并不能显示问题是发生在上颌还是下颌，该信息是从该平面的骨骼组织检测来获得的。

检查软组织侧貌的时候，使 MPA 可视化会很有帮助。这可以通过沿下颌骨轮廓放置镜子柄或者其他工具来实现[9]。当镜子柄位置稍低于耳下时，我们预测 MPA 是正常的。如果倾斜度过于陡峭，提示侧位片中下颌平面角过大或者下颌呈开张型；如果倾斜度过于小，提示 MPA 值过小或者下颌呈聚合型。开张型下颌是垂直距离增大的错殆畸形的指征，通常矫治困难。一般陡峭的下颌角会伴长而窄的面型。长面型患者的面部肌肉组织显示咬肌薄弱且发育不良。强壮肥大的咬肌是下颌聚合型生长的短面型患者的特征，这类患者面高偏小且呈方脸。

唇前突 / 后缩

通过该平面内观察唇位置，可以快速获得相应的牙齿位置的印象，例如上颌牙前突或者在Ⅱ类 2 分类错殆中缺乏对上唇的支持[14]。检测唇前突或后缩也能帮助医生决定是否需要拔牙。

评估唇前后向位置的一种方法是通过 Ricketts 提出的 E 线或称为美容线。这条线是从鼻尖点（Pn）到软组织颏前点（Pog）画出的。理想状况下，上唇大约在这条线后 4mm，而下唇大约在其后2mm。另一种评估唇位置的方法是通过查看面下平面，它是鼻下点（Sn）和Pog的连线。嘴唇应在休息位时呈放松状态。比起嘴唇较厚的患者，薄嘴唇患者正畸内收切牙的效果更明显。应该避免拔牙导致的切牙内收至Sn-Pog连线之后的现象[14]。

矢状向平面中的牙齿组织

磨牙关系和切牙关系

根据安氏错𬌗分类法标记第一磨牙关系是必要的，因为建立磨牙Ⅰ类关系经常是正畸学的目标。

该平面也很好地显示了覆盖。正常的覆盖是上切牙和下切牙的水平向覆盖。理想值是2mm。当覆盖为负值，或者当下切牙位于上切牙之前，称为前牙反𬌗。为了检测是否前牙反𬌗存在骨性因素而不仅是牙齿错𬌗的功能性表现，正畸医生应检查是否存在CO/CR偏移。当错𬌗为功能性的，切牙在正中咬合时呈反覆盖，但是在正中关系位时呈对刃关系。前牙牙性反𬌗的矫治通常比功能性或者骨性反𬌗容易。

评估切牙倾斜度对于安氏磨牙分类（区别Ⅱ类1分类和2分类）和鉴别覆盖的异常都很重要。切牙倾斜度过大和拥挤相关。这在横向平面中进一步重点讨论。上切牙应和SN平面呈103°角，而下切牙应和下颌平面呈93°角。

13. 垂直向平面的问题是什么?

这个问题的范围是讨论在垂直向平面内面部比例和后牙反𬌗与开𬌗的问题。

垂直向平面内的骨组织

头颅侧位分析垂直向问题的一般方法是比较后面高与前面高。前后面高越趋近于一致，患者越表现出短而方的面型，称短面型（brachyfacial），表现为下颌平面角过小、前牙垂直距离的降低和咬合过深。相反，当前面高/后面高之比过大，患者呈长面型（dolichofacial）。

后面高/前面高的比较

Steiner分析法通过测量前颅底（由蝶鞍点到鼻根点的平面界定）和下颌平面（颌下点到下颌角点的延长线）来评估垂直向的下颌位置。SN-GoGn角度的平均值是32°。该角度的增大和前面高增加有关[8-11,14]。

下颌平面角（MPA）对于垂直向定位颏部很有帮助。它是由眶耳平面和Go-Gn（下颌角点－颌下点）连线所成角度形成，与下颌平面相对于眶耳平面的倾斜度相关。MPA的平均值是25°。

垂直向平面内的软组织

面部三等分

比例正常的面部可在垂直向大致分为三部分，上1/3是从前额顶部的发际点（Tr）到前额的最突点——软组织眉间点（G）。中1/3部分是从软组织眉间点至鼻下点（Sn），或者在正中矢状面内鼻小柱和上唇相汇合处。下1/3是鼻下点到颏部轮廓的最下点——软组织颏下点（Me），该点可以通过自骨组织颏下点向水平面作垂线而得到[14]。

评估中下这两部分面容很重要。在初次评估患者时，面中部的塌陷可能是上颌后缩的指征，伴随着骨性Ⅲ类错𬌗。该发现需要用头颅侧位分析证实。

面中部和面下部的垂直向高度比例应为5∶6[14]。上唇长度应占面下部高度的1/3，而从下唇到颏下点的距离占2/3。除了面部比例外，还应该检查该平面内的唇，因为唇的和谐位置是面容美观所必需的。当上下唇在休息位时不能闭合，称为唇闭合不全。当嘱患者闭口时，他们表现为颏肌紧张并伴有部分唇肌紧张。唇闭合不全与上下颌的前后向不调或者垂直向前面高的增加有关。

垂直向平面内的牙齿组织

覆𬌗，或者称为垂直向的上下切牙重叠，正常值为2mm。正覆𬌗增加造成前牙深覆𬌗。当覆𬌗为负值，切牙不能重叠，造成前牙开𬌗。

开殆和深覆殆都是垂直向平面的牙齿错殆。前牙开殆是由于前牙萌出不足或后牙萌出过度。同理，当后牙萌出不足、前牙萌出过度，临床通常会观察到前牙深覆殆。前牙开殆和深覆殆根据病因的不同，需要采取不同的治疗方法。如果前牙开殆是前牙自身的萌出不足造成，这是不良的舌习惯或者吮拇指习惯的表现。治疗目标是伸长前牙。如果开殆是后牙萌出过度造成的，这是骨性开殆的指征。治疗的机制应该包括压低后牙，而保持前牙位于原位。如果发现了更大程度的导致开殆的骨性因素（通过头颅侧位分析），可能就更需要接受正畸正颌联合治疗的方案来纠正。精确的诊断使正畸医生能在治疗过程中获得很大益处，使获得美观、健康结果的成功率达到最大。

14. 横向平面的问题是什么？

虽然没有哪个面容是完全对称的，但是无任何明显的不对称部位对于良好的面部美学来说是必需的。为了评估面部对称性，需要通过软组织眉间点沿面部中心向下画一条至颏部中点的假想连线[14]。上颌和下颌的牙齿中线，也被称为 UDML 和 LDML，应评估它们和面中线的关系。一些牙性因素可能导致中线偏斜，包括拥挤、旋转、阻生牙以及缺失牙和牙齿大小异常。

下颌侧方移位导致的面部不对称可能是后牙反殆或者更复杂的骨性问题的指征。下颌的偏斜，伴有殆平面倾斜，检查方法是固定住患者头部，使瞳孔连线与地面平行，让患者咬压舌板，检测瞳孔连线与压舌板的平行度。

后牙反殆是影响下颌侧方移位的更常见的错殆畸形。在冠状平面内观察后牙反殆是最好的方法，能观察到下颌牙齿咬到上颌牙齿的颊侧。更少见的情况是下后牙弓完全位于上后牙颊侧，经常被称为 Brodie 咬合或者剪刀殆。

后牙反殆可能是双侧或者单侧，牙性或者骨性。在前牙反殆，单侧牙性后牙反殆经常可以通过 CO/CR 移位的存在来和骨性后牙反殆相鉴别。当在正中咬合中存在后牙反殆而在正中关系不存在时，那么咬合是功能性质的，常常是由上牙弓狭窄和下颌在闭口时向患侧偏移导致的。为了发现上颌狭窄是单纯由于牙弓紧缩造成，还是腭部骨量不足，应使用研究模型测量腭横向宽度。测量尖牙间和磨牙间宽度，与列表中该性别和年龄段患者的正常值相比较。当其显著小于正常值，反殆更可能是骨性的。骨性问题越多，越需要侵袭性治疗方案，并且对患者所处发育阶段更加敏感。

表 6-2 是 3D-3T 诊断表的例子，包括那些必要的区域和测量。

表 6-2　3D-3T 诊断表

	前后向	横向	垂直向
骨骼	SNA	6-6 宽度	SN-MP
	SNB		FMA
	ANB	6′-6′ 宽度	
软组织	侧貌	颊廊	唇
	NLA		上颌垂直向发育过度
	E 线		
牙齿	磨牙分类	UDML	覆殆 (OB)
	覆盖 (OJ)	LDML	Spee 曲线
	1-NA	U-ALD	切牙暴露程度
	1′-NB	L-ALD	
	1-SN	3′-3′ 宽度	
	1′-MP		
其他方面	下牙弓形态		
	不调指数（DI）		
	牙周情况		

15. 美国正畸学委员会（ABO）使用的不调指数是什么？

ABO 不调指数是评估正畸病例复杂程度的分级系统[17]。依据表现的严重程度，对 11 种不调指标进行评估和打分：覆盖、覆𬌗、前牙和侧方开𬌗、拥挤、安氏错𬌗分类、正锁𬌗和反锁𬌗、ANB 角、SN-GoGn 角、U1-SN 角。其他特性可能也会加剧病例的复杂性，例如先天性缺牙或者多生牙、异位萌出、牙齿易位、阻生、牙齿大小和形状异常（例如锥形侧切牙）、需要牙齿代偿的严重骨性不对称、严重的中线不调或者 CO-CR 偏移，以及 Wilson 曲线过大。ABO 使用的不调指数表的例子可以在本书附带的光盘中获得。

病例

在本章中列出所有的错𬌗类型是不可能的。下面是一些使用 3D-3T 表来诊断和治疗的病例。

病例 1：头帽（图 6-1 和表 6-3）

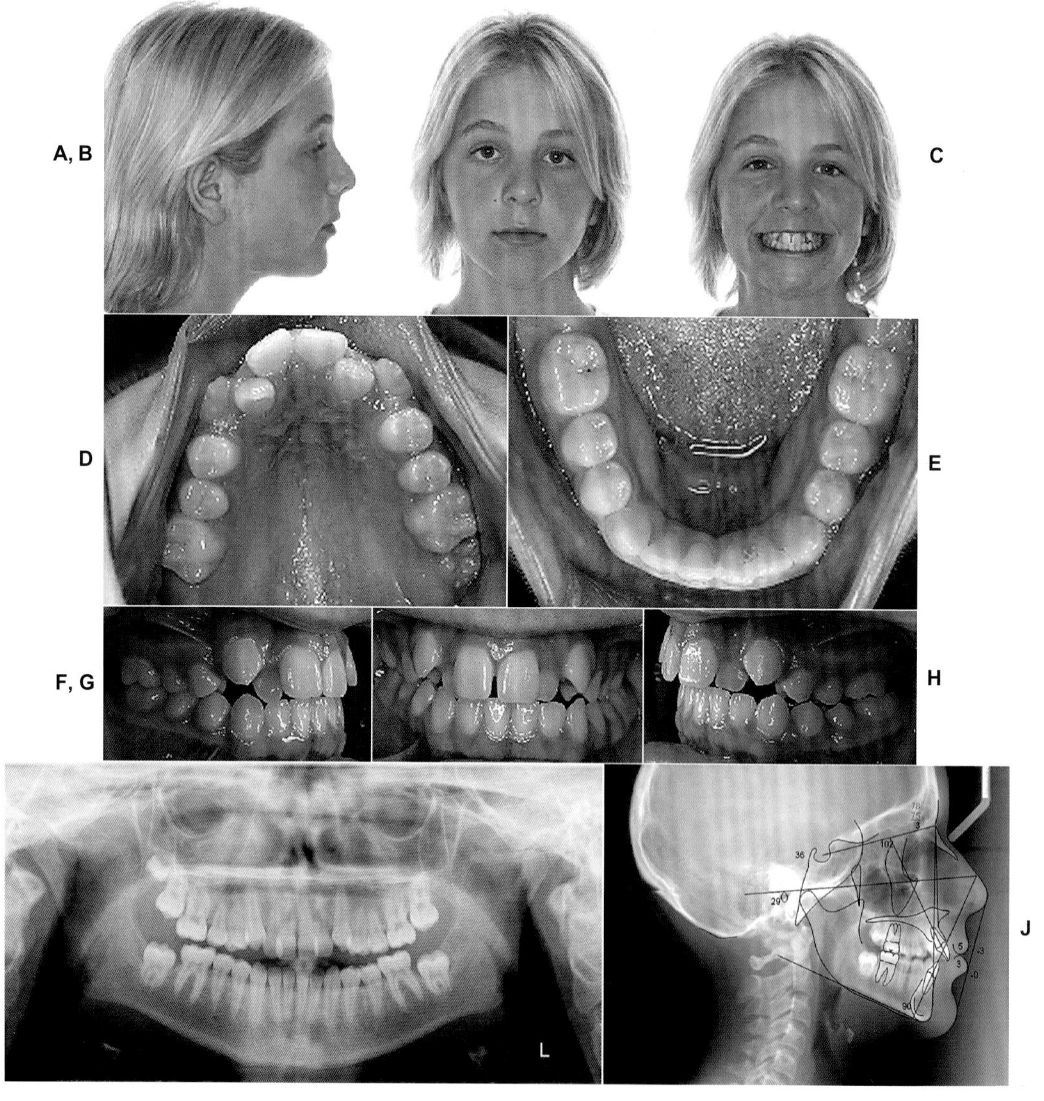

图 6-1 病例 1：头帽。A～H．术前照片。面像 (A～C) 和口内像 (D～H)；I．术前全口片；J．术前头颅侧位描记图

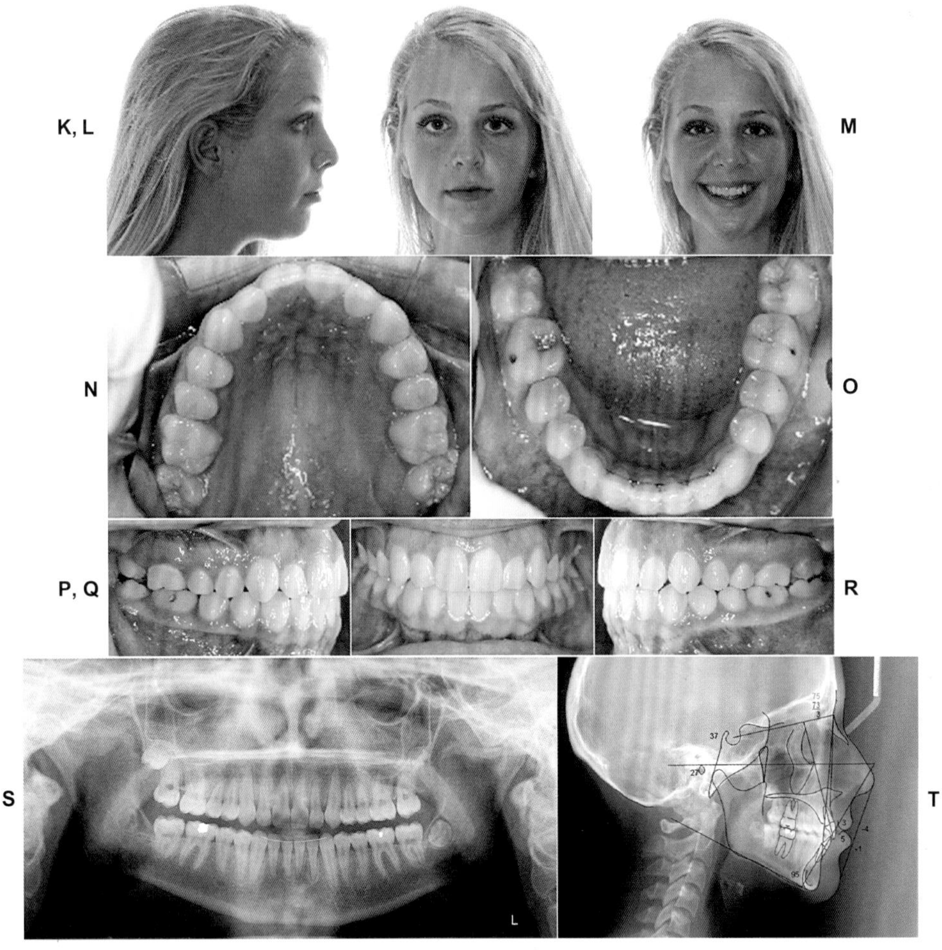

图 6-1（续） K～R．术后照片，面像 (K～M) 和口内像 (N～R)；S．术后全口片；T．术后头颅侧位描记图

表 6-3　3D-3T 诊断总结：病例 1——头帽（M.B.，12 岁 7 个月）

	前后向	横向	垂直向
骨骼	SNA＝78° SNB＝74° ANB＝4°	6-6 宽度＝29.5mm 6′-6′ 宽度＝40.3mm	SN-GoGn＝35° FMA＝27°
软组织	侧貌＝轻度前突 NLA＝钝 E-line＝－3.4mm	颊廊＝狭窄	唇闭合完全 上唇薄 均角型
牙齿	磨牙：左侧Ⅱ类，右侧尖对尖 覆盖＝4mm 1－NA＝3.6mm 1′－NB＝2.8mm 1－SN＝100° 1′－GoGn＝90.2°	UDML＝右偏 3mm LDML＝一致 U-ALD＝2mm L-ALD＝0mm 3′-3′ 宽度＝26.8mm	OB＝0.5mm
其他方面	下牙弓形态＝卵圆形 DI＝17 牙周情况 / 口腔卫生＝良好		

优先治疗目标	治疗计划
1. 建立磨牙和尖牙Ⅰ类关系	1. 头帽颈牵引
2. 纠正上牙中线	2. 全天戴用至磨牙关系纠正，然后仅夜间佩戴
3. 改善面部美观性	3. 上下牙列粘贴带环和托槽
4. 垂直向控制	4. 排齐整平，CCS 打开 U-2s 间隙，并调整上中线
5. 限制上颌前后向生长	5. 精细调整咬合
6. 关闭间隙	6. Ⅱ类牵引
7. 维持口腔卫生	7. 保持：上颌压膜，下颌 3-3

16. 如何决定使用哪种类型的头帽？

开始的时候必须询问一系列问题。患者是儿童还是成人？患者是哪类面型；是聚合型还是开张型？存在哪类错𬌗；是牙性还是骨性的问题？软组织侧貌是什么样的；唇部是平直的还是突出的？当治疗开始后，需要什么样的支抗？该病例的治疗目标是什么？错𬌗是否是Ⅱ类并且如何纠正？这些问题只有在进行完整的诊断记录和对治疗对象全面了解后才能回答[8-11,18]。

在本讨论中假设，患者为Ⅱ类 1 分类错𬌗伴双颌牙列拥挤、双颌前突、开𬌗趋势、高角型以及轻度下颌后缩。假设治疗除了需要最小支抗控制，还需要更多。如果头帽应用于支抗系统，必须做出决定来设计如何使用它。患者的年龄肯定会在该计划中起重要作用。11 岁患者和 21 岁患者的治疗可能有很大的不同。在 11 岁患者，不管水平向生长是否存在，头帽都或多或少能帮助纠正Ⅱ类错𬌗[18]。然而在成人患者，不需要考虑生长的因素，Ⅱ类关系的纠正可能需要通过完全不同的方式来完成。然后，当头帽可能适合儿童的时候，它可能就不适合成人；微种植体可能是更可取的选择。在Ⅱ类成人，治疗的选择通常局限于两种：采用正颌手术前移下颌，或者拔除上颌第一磨牙掩饰性治疗，保持磨牙Ⅱ类关系。两种情况下，如果需要拔牙治疗，必须控制支抗，纠正Ⅱ类磨牙关系。

如上所述，如果患者呈开张型面容，高位头帽牵引是比较好的选择[6]。另一方面，如果这个假想的患者存在聚合型侧貌，头帽应选择水平牵引[18]。

最后，支抗控制、患者年龄、面型和治疗目标等因素将帮助正畸医生依据合适的矫治器做出决定。在这个假想病例中，如果患者是儿童并且如果磨牙是完全Ⅱ类关系，面型呈开张型，那么下颌需要最大支抗，而最终治疗目标是达到磨牙Ⅰ类关系，为了达到这个目标需要每天佩戴几个小时的头帽？由于该病例中，Ⅱ类磨牙关系的纠正不需要伴随近中移动下颌磨牙（最大支抗），Ⅰ类磨牙关系将通过远中移动上颌磨牙和下颌的向前生长和再定位来达到。因此，需要达到期望改变的头帽佩戴时间可能为每日 14 小时或者更多。当然，期望使用高位头帽进行磨牙远中移动并不合适。实际上在这个开张型患者，我们知道远移磨牙容易增加前面高，因为磨牙区楔形效应导致下颌顺时针向后旋转[6]。这是限制这类错𬌗治疗成功的重要因素。在具有类似错𬌗的成人患者，治疗的选择可能不会包括头帽；可能也不仅仅只涉及正畸。此外，由于没有生长发育潜力来帮助治疗，微种植体可能是一个更好的纠正牙性错𬌗的选择。至于骨性的不调，手术可能是仅有的最佳选择[9,10]。

病例 2：拔牙与非拔牙（图 6-2 和表 6-4）

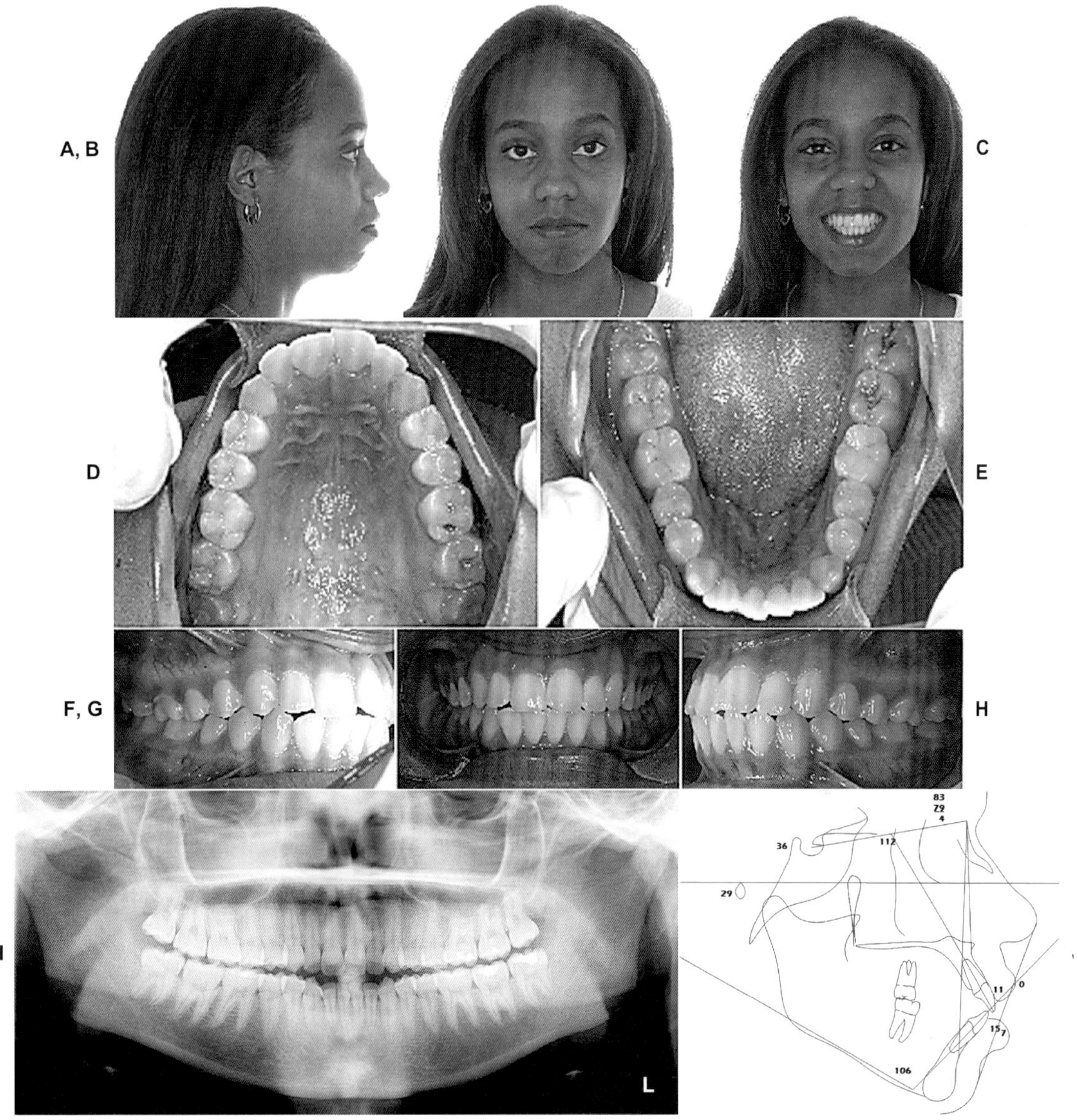

图 6-2　病例 2：拔牙。A～H．术前照片，面像 (A～C) 和口内像 (D～H)；I．术前全口片；J．术前头颅侧位描记图

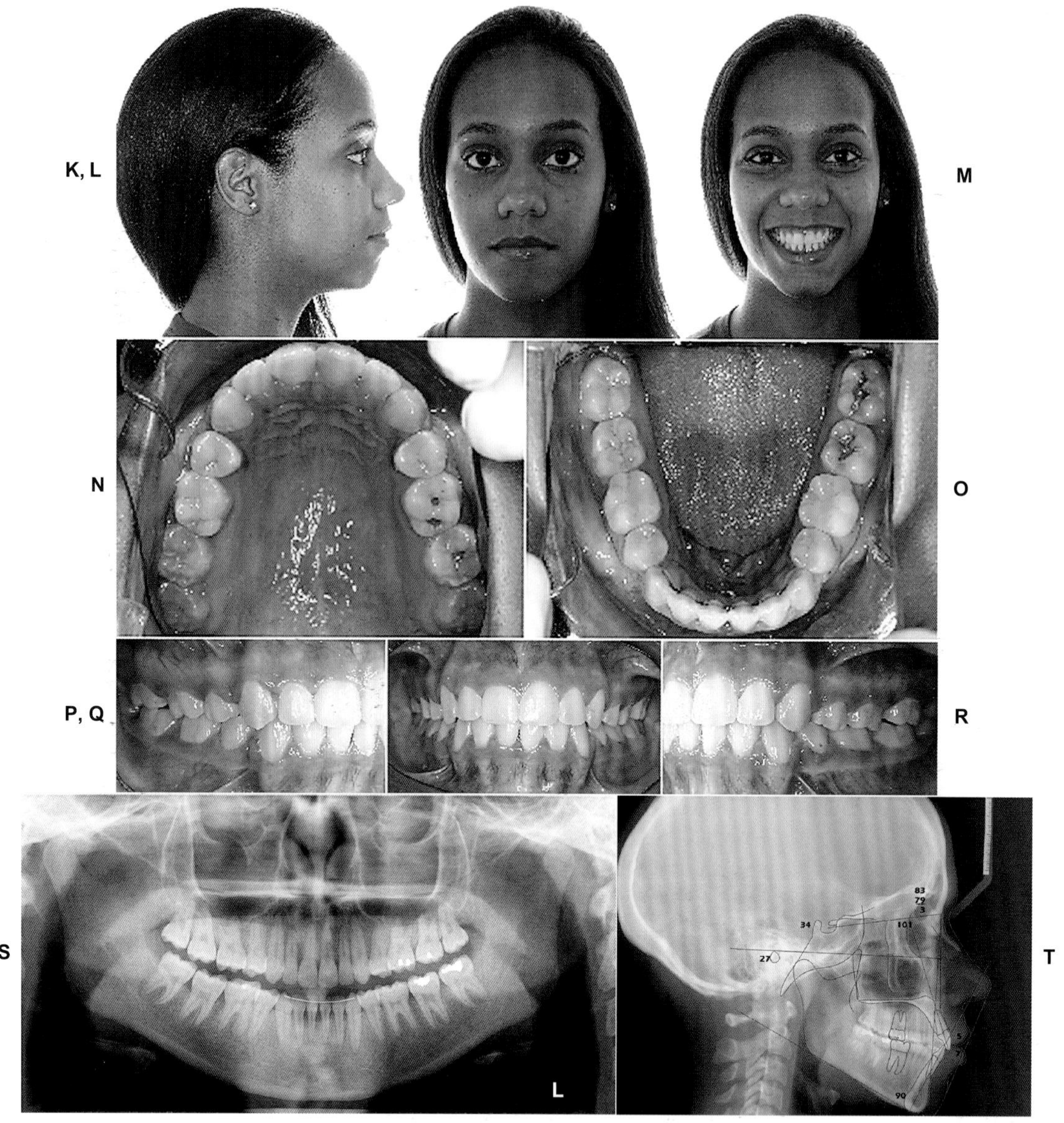

图 6-2（续） K～R．术后照片，面像 (K～M) 和口内像 (N～R)；S．术后全口片；T．术后头颅侧位描记图

表 6-4　3D-3T 诊断总结：病例 2——拔牙（J.M.，17 岁 7 个月）

	前后向	横向	垂直向
骨骼	SNA＝83° SNB＝79° ANB＝4°	6-6 宽度＝32.5mm 6′-6′ 宽度＝40.6mm	SN-GoGn＝36° FMA＝29°
软组织	侧貌＝凸 NLA＝锐 E 线＝＋7mm 双牙弓前突	颊廊＝正常	唇闭合不全 长面型伴颏部肌肉紧张
牙齿	磨牙：Ⅰ类 OJ＝4mm 1－NA＝11mm 1′－NB＝15mm 1－SN＝112° 1′－GoGn＝106°	UDML＝居中 LDML＝居中 U-ALD＝－1mm L-ALD＝－1.5mm 3′-3′ 宽度＝26.8mm	OB＝1.5mm
其他方面	下牙弓形态＝尖圆形 DI＝15 牙周情况 / 口腔卫生＝良好		

优先治疗目标	治疗计划
1. 降低牙槽突度	1. 拔除 4 颗第一前磨牙
2. 解除上下牙列拥挤	2. 上下牙列粘接带环和托槽
3. 内收并直立上下切牙	3. 排齐整平
4. 改善面部与牙齿美观性	4. 关闭拔牙间隙，精细调整咬合
5. 建立理想的覆殆覆盖与一致的中线	5. Ⅱ类颌间牵引
6. 保持口腔卫生	6. 保持：上颌压膜，下颌 3-3
7. 维持磨牙尖牙Ⅰ类关系	7. UR1 冠延长

17. 什么因素可以影响正畸拔牙的决定?

面型和软组织的考虑在决定治疗方法时起重要作用。了解软组织对生长和牙齿移动的正常反应的相互作用关系对于创造令人满意的软组织外观至关重要。研究显示，当评估治疗后的软组织侧貌时，人们难以分辨是否拔过牙齿[19-21]。因此，可以假定合适的诊断治疗计划和最终的治疗方案应该能使患者具有美观的软组织外形。

牙齿不调程度和患者的年龄在决定是否拔牙矫治中起重要作用。例如，对于混合牙列患者，如果正畸医生感到可能能够利用生长发育，通过促进牙弓长度增长来适应恒牙，那么可能就会优先考虑非拔牙方案。在某些情况下，必须决定是否将牙弓扩展和邻面去釉结合以完成治疗目标[22,23]。大量的近远中去釉可以在很多病例中降低拔牙治疗的需求。然而，恒牙列长度严重不调患者的最佳治疗方案可能仍然是拔牙矫治。

一些头颅侧位片的发现也使方案的选择倾向于拔牙治疗，尤其是当伴随有前面提到的其他因素时。在临界拔牙病例，正畸医生在低角病例中倾向于不拔牙，而在高角病例中倾向于拔牙。

例如，当前突程度（也被认为是拥挤的一种表现）与内收的程度和期望的软组织改变以及解除牙列拥挤的需求相结合，拔牙可能就是一种治疗选择[8-11]。

病例 3：上颌扩弓（图 6-3 和表 6-5）

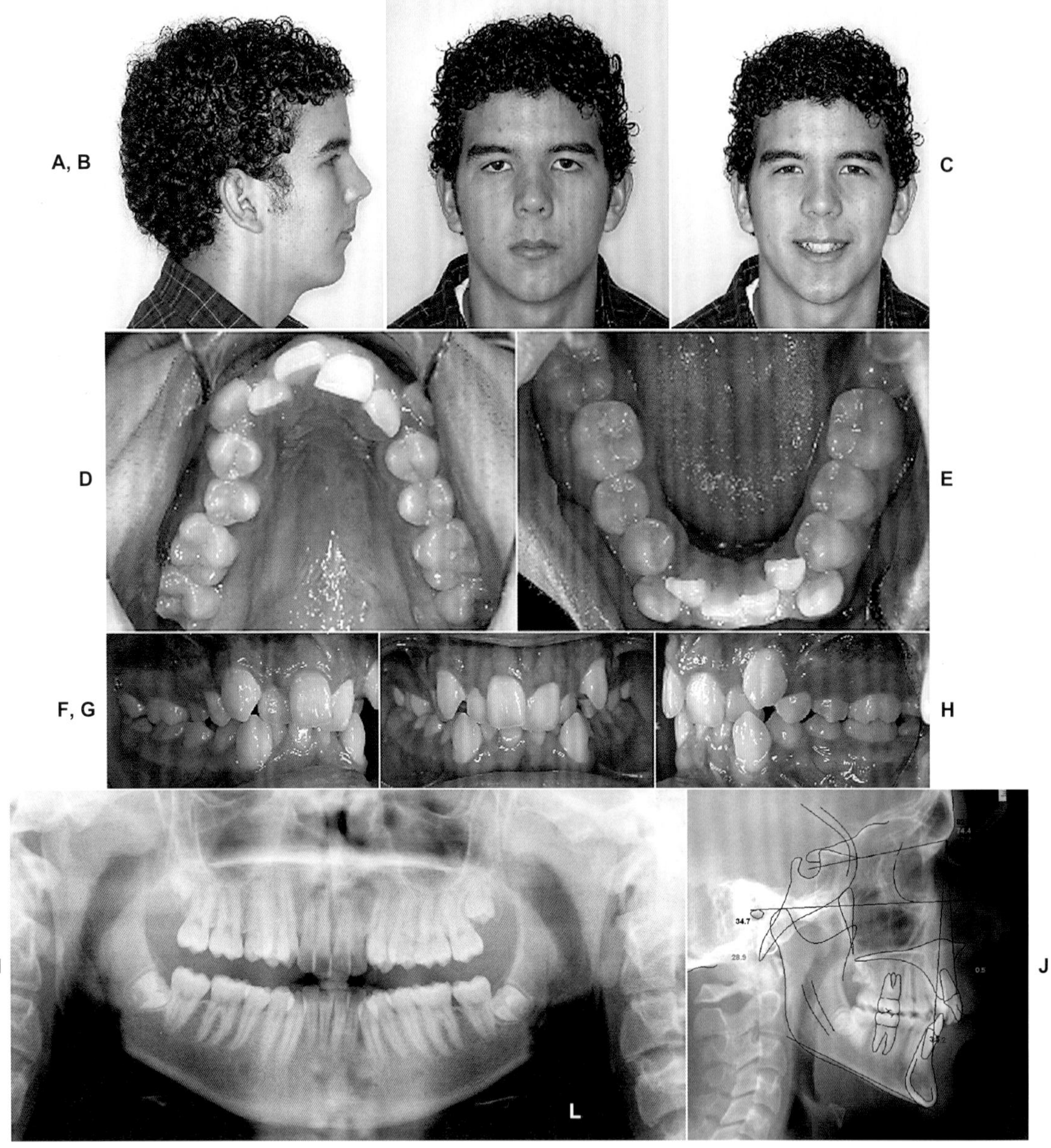

图 6-3 病例 3：上颌扩弓。A～H．术前照片，面像 (A～C) 和口内像 (D～H)；I．术前全口片；J．术前头颅侧位描记图

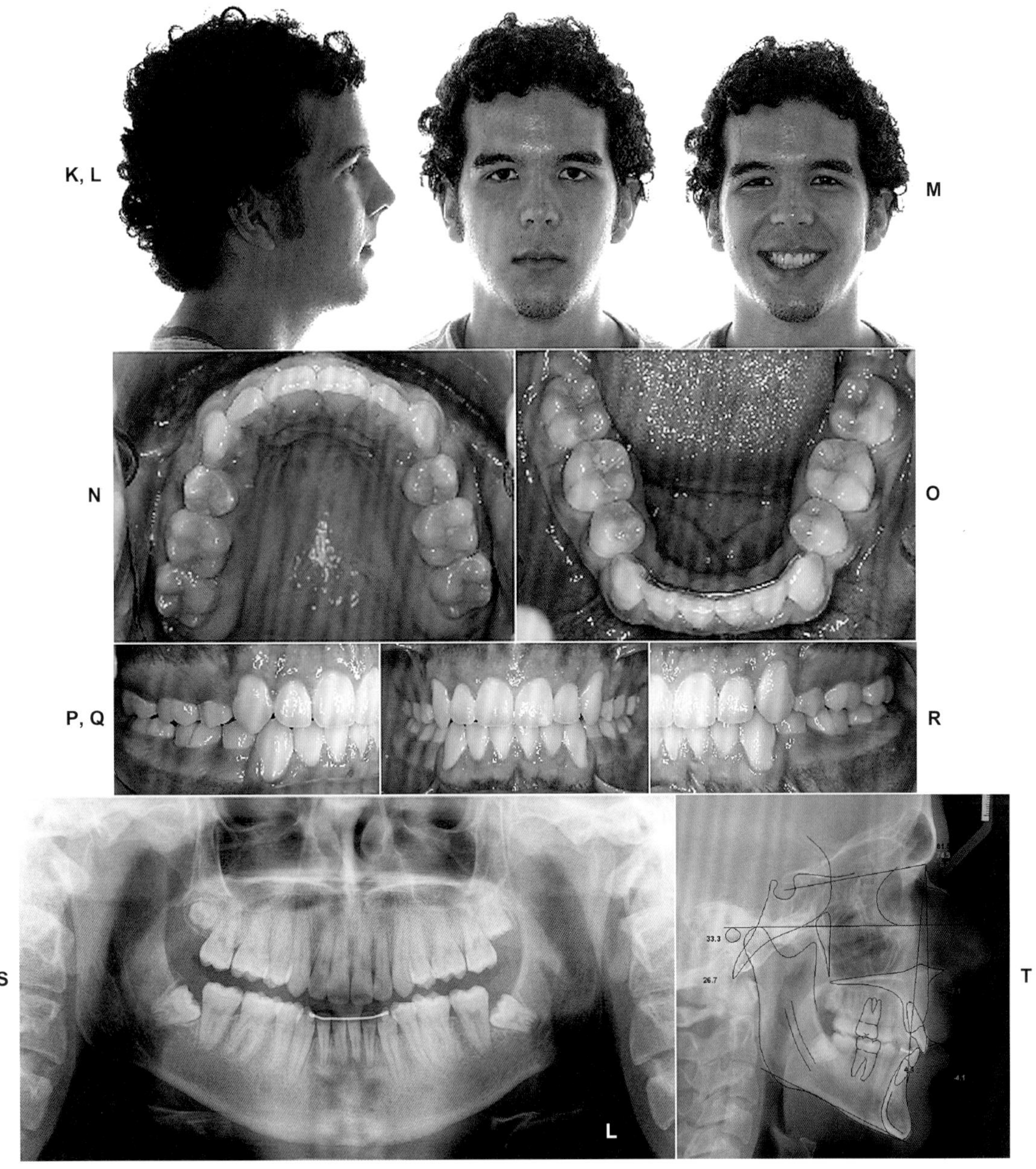

图 6-3（续） K～R．术后照片，面像 (K～M) 和口内像 (N～R)；S．术后全口片；T．术后头颅侧位描记图

表 6-5 3D-3T 诊断总结：病例 3——上颌扩弓（C.M.，15 岁 6 个月）

	前后向	横向	垂直向
骨骼	SNA＝82° SNB＝74° ANB＝8°	6-6 宽度＝29mm 6′-6′ 宽度＝36.2mm	SN-GoGn＝35° FMA＝29°
软组织	侧貌＝突 NLA＝钝 E 线＝－0.4mm	颊廊＝狭窄	唇闭合时张力大 长面型 面下 1/3 高度增加
牙齿	磨牙：Ⅱ类尖对尖 OJ＝3mm 1－NA＝0.5mm 1′－NB＝3.5mm 1－SN＝96° 1′－GoGn＝87°	UDML＝居中 LDML＝居中 U-ALD＝－12mm L-ALD＝－9mm 3′-3′ 宽度＝25mm	OB 6mm
其他方面	下牙弓形态＝尖圆形 DI＝34 牙周情况 / 口腔卫生＝良好 反𬌗－UR5, UL2		

优先治疗目标	治疗计划
1. 消除双牙弓 ALD	1. 拔除 4 颗第一前磨牙
2. 扩展上颌横向宽度	2. 粘接快速扩弓器扩弓约 9mm
3. 建立具有切导的尖牙磨牙Ⅰ类关系	3. 上下牙列粘接带环和托槽
4. 建立理想的覆𬌗覆盖与一致的中线	4. 排气整平，使用反 Spee 曲线的 TMA CLAW 关闭拔牙间隙
5. 降低唇张力	5. 使用弹性牵引精细调整咬合
6. 改善牙齿和面部美观性	6. 保持：上颌压膜，下颌 3-3
7. 维持口腔卫生	7. 建议拔除第三磨牙

18. 需要上颌扩弓的成人和儿童的治疗方法的区别是什么？

所有的病例都需要有恰当的诊断来表明问题的性质 [24-27]。如果患者后牙反𬌗，检查发现牙性的横向不调，那么矫治的方法会和骨性的不调有很大区别。除了临床评估和常规诊断记录，前后向头颅 X 线片将是检查问题性质的有用工具。如果错𬌗是牙性的，那么成人和儿童的矫治机制将是类似的。如果横向的不调是由于上颌基骨的狭窄，那么成人和儿童的治疗将有很大区别 [28]。

让我们首先考虑儿童牙性上颌横向不调的治疗。在混合牙列期，如果恒牙列在乳牙颊侧萌出，有自动纠正的可能性。然而如果没有纠正，可能需要选择正畸扩弓的方法。虽然对于扩弓能够获得的间隙受到限制，但是该治疗方法无疑是合理的。然而如果横向不调是基骨的问题，治疗选择是上颌快速扩弓。因此，理解腭中缝关闭的时机对于上颌扩弓程序的诊断和治疗至关重要 [9-11]。腭中缝的关闭年龄在患者间有差异，但普遍原则是适用的。然而，如果年轻患者远远超过了正畸医生感觉合适的常规扩弓的年龄，可能需要选择外科的辅助。

与儿童类似，在伴有牙性后牙反𬌗的成人患者，正畸扩弓也是一个可接受的治疗，但是扩弓前的牙周评估很重要。在未处理的轻中度牙周病存在下，正畸扩弓可能是危险或者禁忌的。如果成人患者上颌横向的问题是由于基骨的狭窄，治疗选择是外科辅助快速腭部扩展（SARPE）。同样需要以牙周健康为前提。

在开张型侧貌的患者，控制垂直向维度对

于扩弓很重要，无论是正畸还是矫形扩弓。在后牙反殆的纠正中，我们必须常规预期到前牙垂直向高度的增加。这通常导致上牙颊尖高于下后牙颊尖。一般情况下，该现象是暂时的，因为牙尖达到了更加正常的颊舌向关系。在患者处于生长期，我们更容易通过使用口外装置来控制这个问题（例如垂直牵引头帽 / 垂直牵引颏兜）以重新定位垂直向生长。然而在成年患者，控制垂直向的方法可能完全不同。该类型的成年患者经常表现出所谓长面综合征中的其他特征，例如上颌垂直向发育过度。在这种情况下，治疗选择经常是正颌外科和一系列不同的方案，以纠正横向和垂直向的不调[8-11]。

病例 4：尖牙阻生（图 6-4 和表 6-6）

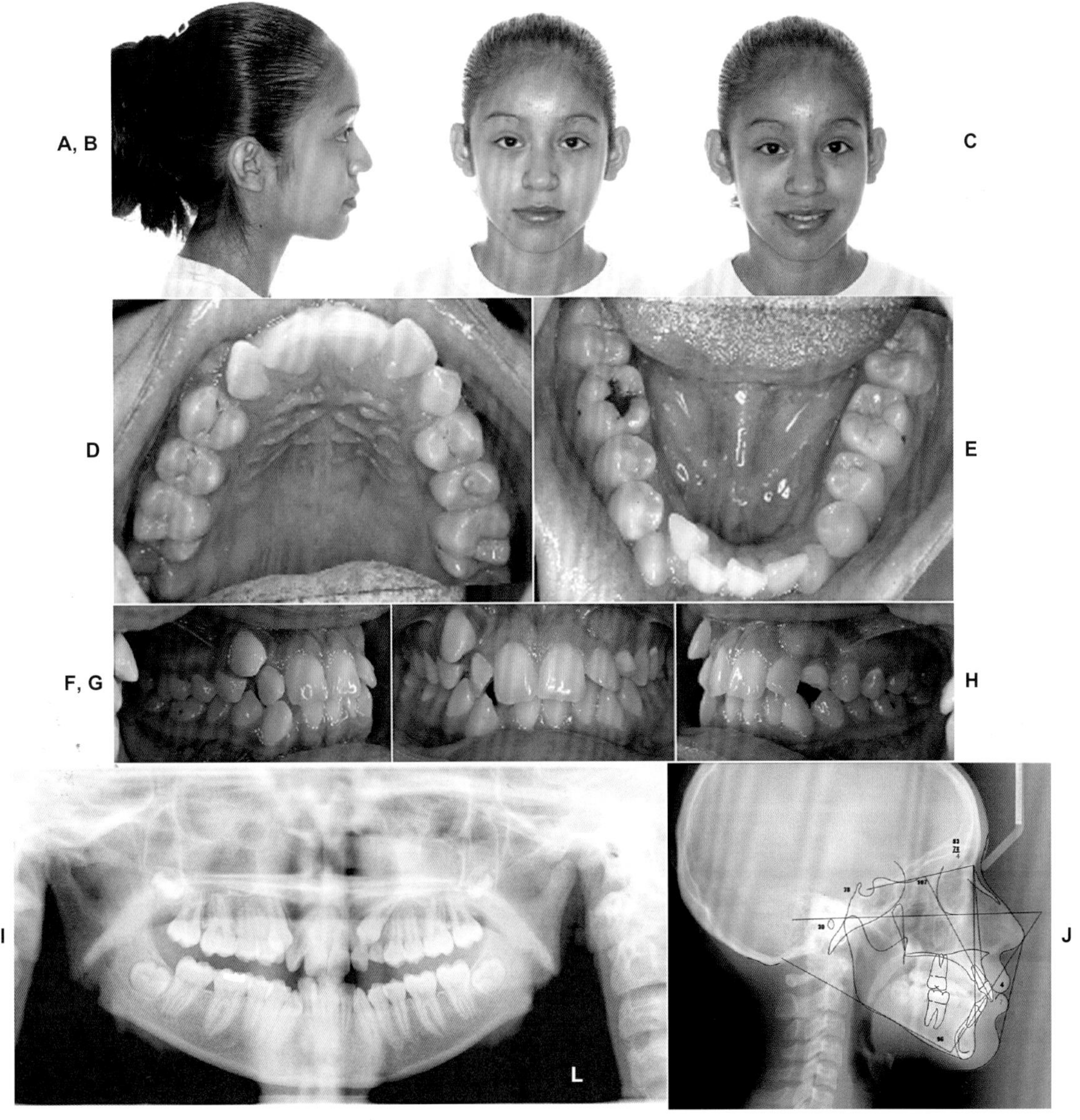

图 6-4　病例 4：尖牙阻生。A～H．术前照片，面像 (A～C) 和口内像 (D～H)；I．术前全口片；J．术前头颅侧位描记图

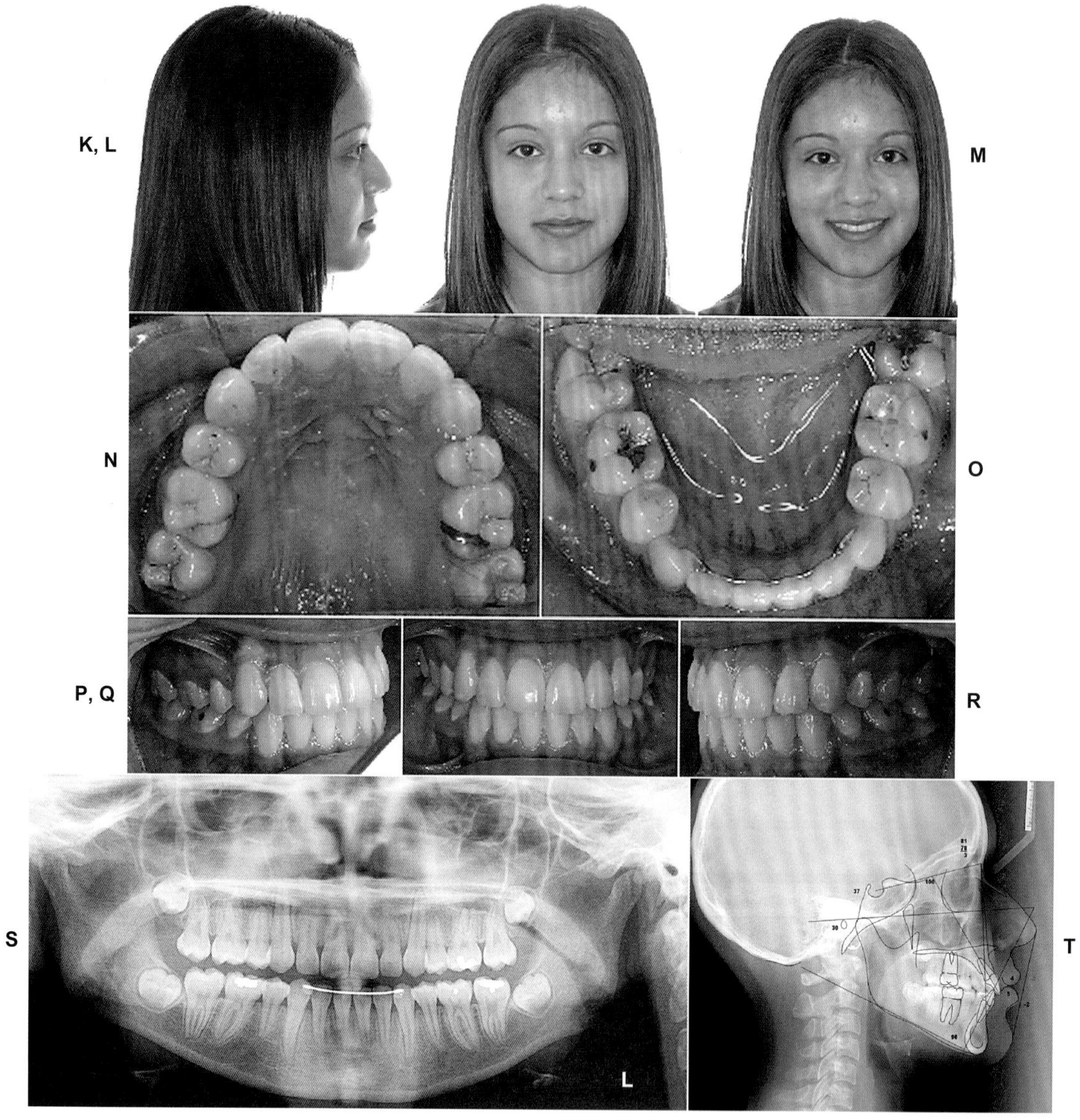

图 6-4（续） K～R．术后照片，面像 (K～M) 和口内像 (N～R)；S．术后全口片；T．术后头颅侧位描记图

表 6-6 3D-3T 诊断总结：病例 4——尖牙阻生（S.M.，14 岁 10 个月）

	前后向	横向	垂直向
骨骼	SNA＝82° SNB＝78° ANB＝5°	6-6 宽度＝38mm 6′-6′ 宽度＝37.5mm	SN-GoGn＝38° FMA＝30°
软组织	侧貌＝突 NLA＝正常 E 线＝－2mm	颊廊＝正常	唇闭合完全 长面型
牙齿	磨牙：Ⅰ类 OJ＝3mm 1－NA＝4mm 1′－NB＝7mm 1－SN＝107° 1′ Go-GA＝96°	UDML＝3mm Rt LDML＝2mm Rt U-ALD＝－10.5mm L-ALD＝－9mm 3′-3′ 宽度＝24.5mm	OB 2mm
其他方面	下颌弓形＝卵圆形 DI＝17 牙周情况 / 口腔卫生＝尚可，但有少量牙齿脱矿 上颌左侧尖牙唇向位阻生		

优先治疗目标	治疗计划
1．解除上下颌拥挤	1．粘接 Nance 弓
2．建立理想 OB/OJ 与一致的面中线	2．拔除 4 个第一前磨牙和上颌左侧尖牙
3．改善面容和微笑的美观性	3．上下牙列粘接带环和托槽
4．增强口腔卫生	4．关闭拔牙间隙
5．建立Ⅰ类保护𬌗	5．精细调整咬合
6．限制上颌生长	6．保持：上颌压膜，下颌 3-3

19. 什么情况下我们可以选择拔除阻生尖牙而不是将其排至正常位置?

阻生牙的诊断和治疗，特别是上颌尖牙，是正畸医生的难题和挑战[29,30]。因为本讨论需要简明扼要，所以我们将问题局限于上颌尖牙。这个特殊问题的诊断有合乎逻辑的方法，但是这个方法不是那么容易检测，而且可能在儿童和成人中有所不同。为了制订合适的矫治计划，必须先了解牙齿发育、保持、生物力学、机械疗法、牙周问题、美学、功能咬合以及其他问题。

虽然大多数正畸医生偏向于将阻生的上颌尖牙牵引至正常位置，但是有一些情况可能需要排除这种选择。

请看下面这个例子。假定左侧上颌尖牙是腭向错位并且一定程度上水平阻生，左侧颊侧咬合是Ⅱ类牙性关系，并且该侧几乎没有间隙供尖牙排入。此外，假定该病例需要拔除口内所有 4 个区域内的牙齿。在完全理解了建立最终咬合相关的治疗目标之后，检测到左侧上颌第一前磨牙将和左侧下颌尖牙建立Ⅰ类关系。这样，问题产生了："有必要拔除第一前磨牙或者尖牙吗？"在这个病例中拔除尖牙的决定可能阻碍了建立理想的尖牙诱导咬合，但是有利于避免风险。这个决定的预测要依靠正畸医生权衡尖牙导萌与拔除相关利弊的能力。外科手术的固有风险、牙周情况下降的可能性、加力的困难性、患者的不适和口腔卫生问题，以及尖牙导萌的失败几率，都是处理该问题需要考虑到的因素。全面的影像诊断和临床诊断与上述因素相结合，才能制订合适的治疗计划[29]。

病例 5：上颌侧切牙缺失（图 6-5 和表 6-7）

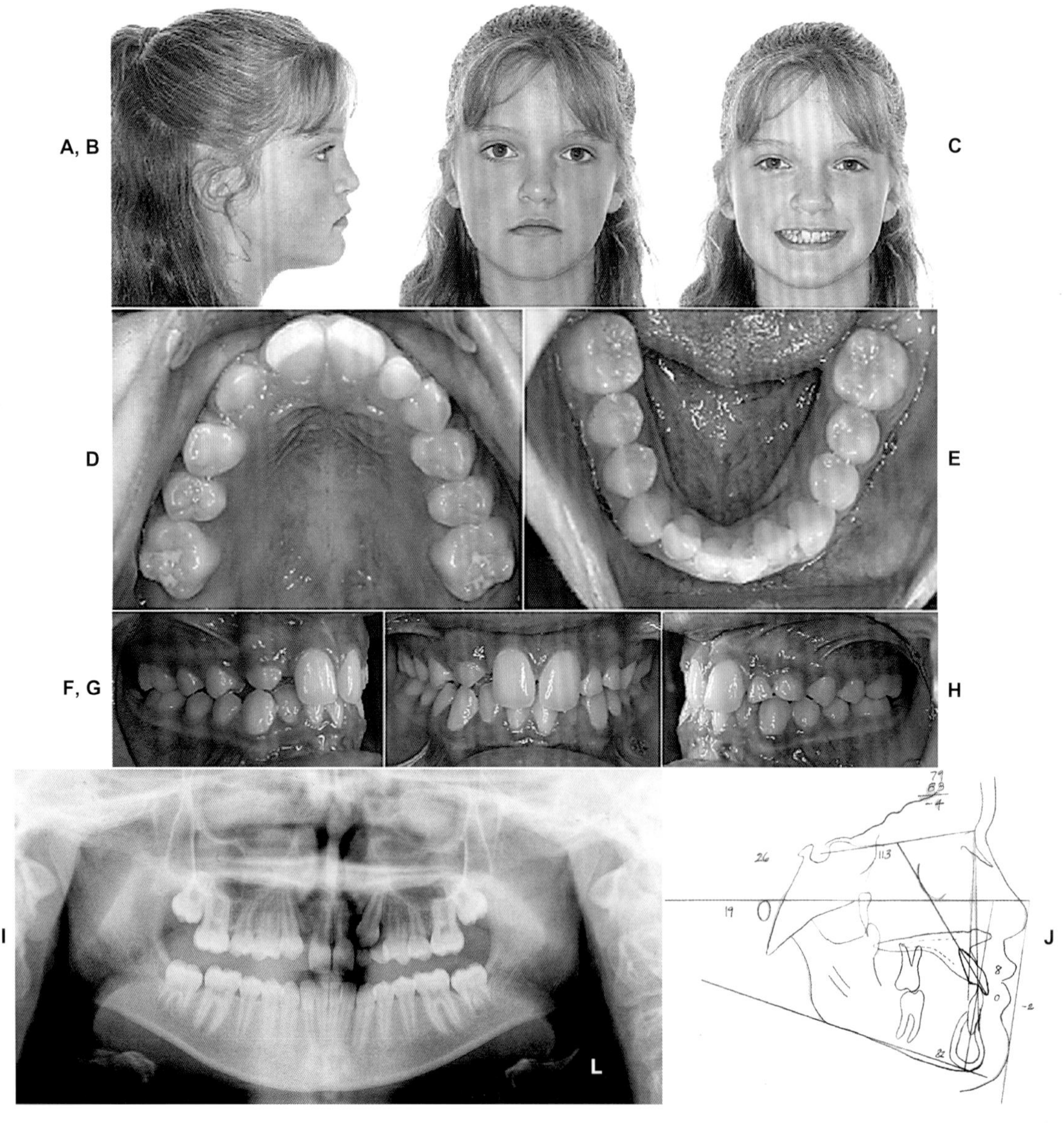

图 6-5　病例 5：上颌侧切牙缺失；A～H．术前照片，面像（A～C）和口内像（D～H）；I．术前全口片；J．术前头颅侧位描记图

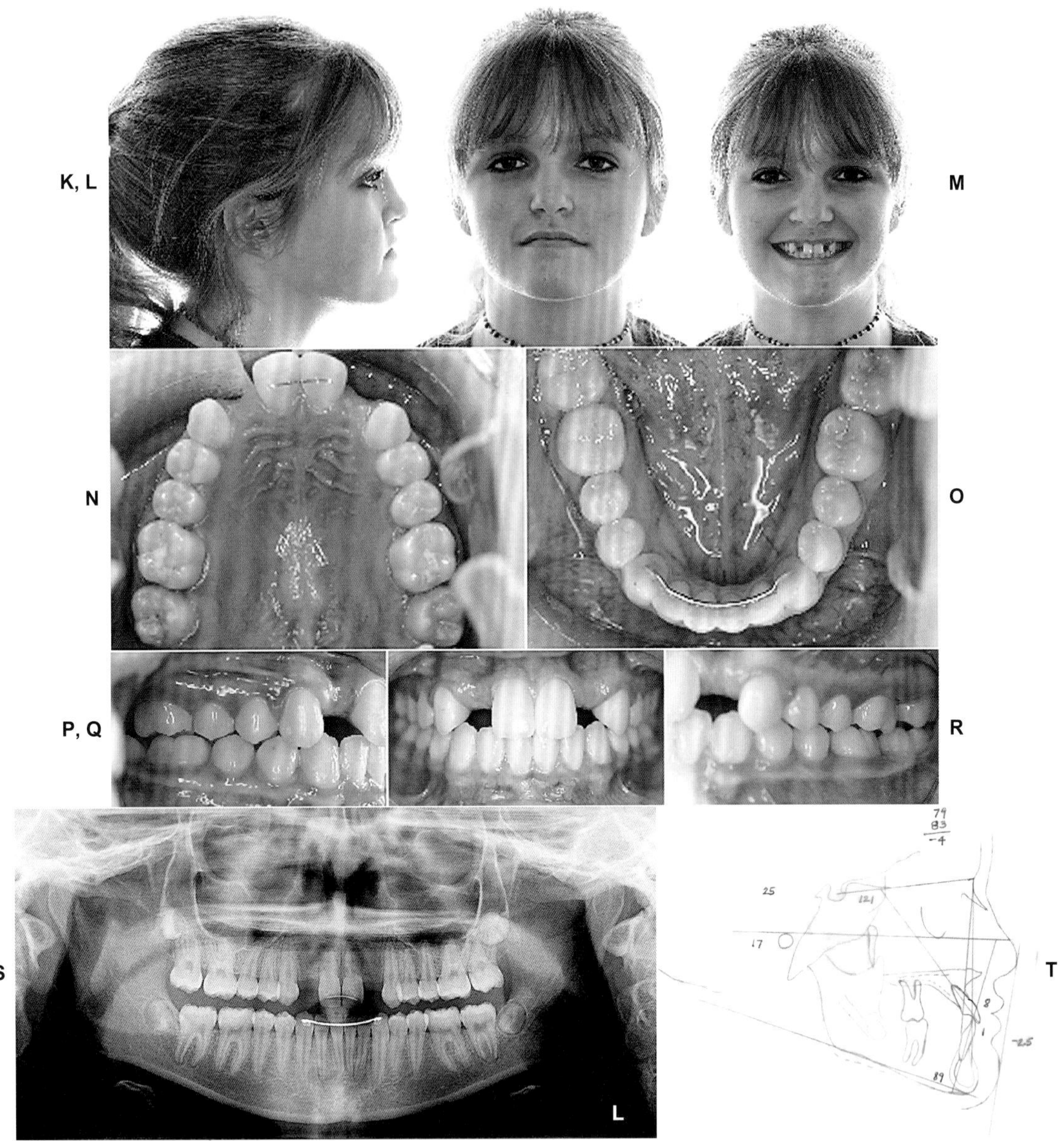

图 6-5（续） K～R．术后照片，面像 (K～M) 和口内像 (N～R)；S．术后全口片；T．术后头颅侧位描记图

表 6-7 3D-3T 诊断总结：病例 5——上颌侧切牙缺失（B.B.，12 岁 3 个月）

	前后向	横向	垂直向
骨骼	SNA＝79° SNB＝83° ANB＝－4°	6-6 宽度＝30mm 6′-6′ 宽度＝38mm	SN-GoGn＝26° FMA＝19°
软组织	侧貌＝凹 NLA＝正常 E 线＝－2mm	颊廊＝正常	唇闭合完全
牙齿	磨牙：Ⅰ类关系 OJ＝2mm 1－NA＝8mm 1′－NB＝0mm 1－SN＝113° 1′ Go-GA＝82°	UDML＝1mm L LDML＝一致 U-ALD＝3mm L-ALD＝2mm 3′-3′ 宽度＝26mm	OB 5mm
其他方面	下牙弓弓形＝卵圆形 DI＝17 牙周情况 / 口腔卫生＝尚可，但有少量牙齿脱矿 上颌左侧尖牙唇向位阻生		

优先治疗目标	治疗计划
1．改善牙齿和面容的美观性	1．拔除 UL B、C
2．建立理想的 OB/OJ 与一致的中线	2．粘贴带环和托槽（U6-6, L6s）
3．纠正牙齿易位、旋转和拥挤	3．在适当时机粘贴 U3s、L5-5 托槽
4．建立Ⅰ类磨牙尖牙关系，建立尖牙的引导	4．排齐整平
5．增强口腔卫生	5．如可能，制作 U2 桥
6．建立Ⅰ类牙间交错、相互保护的咬合	6．调整咬合
7．保持	7．保持：上颌带桥体的压膜保持器，下颌 3-3
	8．生长停止后侧切牙种植修复

20. 先天性上颌侧切牙缺失间隙，种植还是使用尖牙代替？

正畸学中先天性单侧缺失上颌侧切牙是对医生诊断技能的很大挑战。为了找到合适的治疗方法，所采取的决定包括了基于诊断记录的一系列选择。必须回答的问题清单可包括但不限于以下一项或所有内容：

- 对侧侧切牙的形态是什么样的？
- 缺失侧的尖牙的形态是什么样的？
- 缺失侧有多少间隙可用？
- 缺失侧切牙区域牙槽嵴的状况是什么样的？
- 两侧牙列的咬合关系是什么样的？
- 缺失牙将采取哪一类修复计划？

假设，缺牙区至少一半的间隙已经丧失。进一步假设患者是高角型，覆殆很浅或者为零。那么我们可能甚至建议通过正畸远移后牙来开大间隙吗？基于这个假设情况的困难性，我们可能决定放弃“理想”计划而“勉强接受”关闭间隙、尖牙改型的计划，建立尖牙磨牙Ⅱ类关系。这种情况下，必须作出处理未缺失侧的侧切牙的决定。需要保留该侧切牙并且以不对称的外观来结束治疗吗？还是最好拔除这颗侧切牙并且关闭间隙以维持对称性？在这个特殊的情况下，必须考虑前牙咬合、美观性、最终咬合以及在覆盖过浅的情况下该技术的困难性[31]。最终的决定是在患者生长发育结束后植入骨结合性种植体。

病例 6：根骨粘连（图 6-6 和表 6-8）

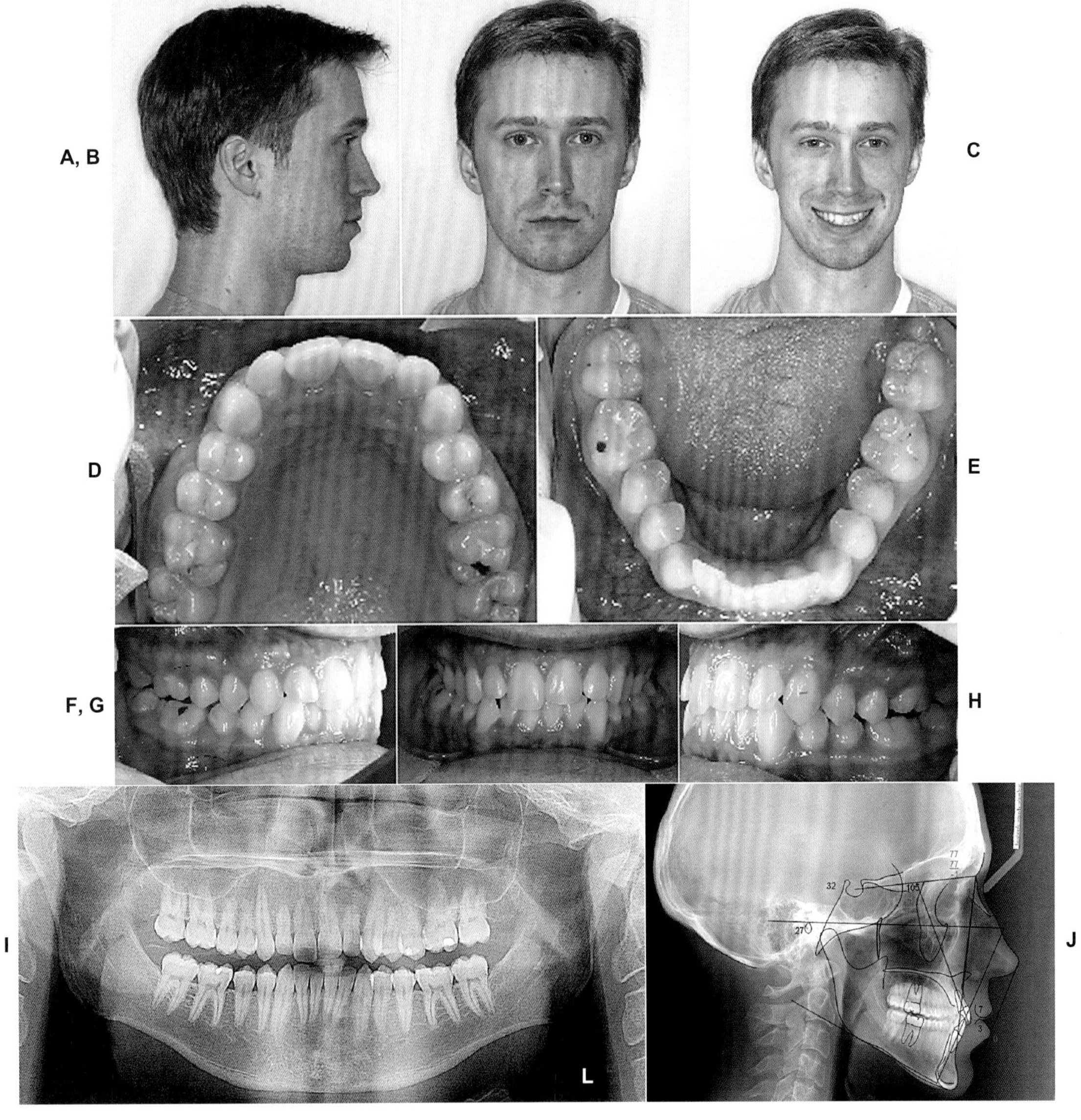

图 6-6　病例 6：根骨粘连。A～H．术前照片，面像 (A～C) 和口内像 (D～H)；I．术前全口片；J．术前头颅侧位描记图

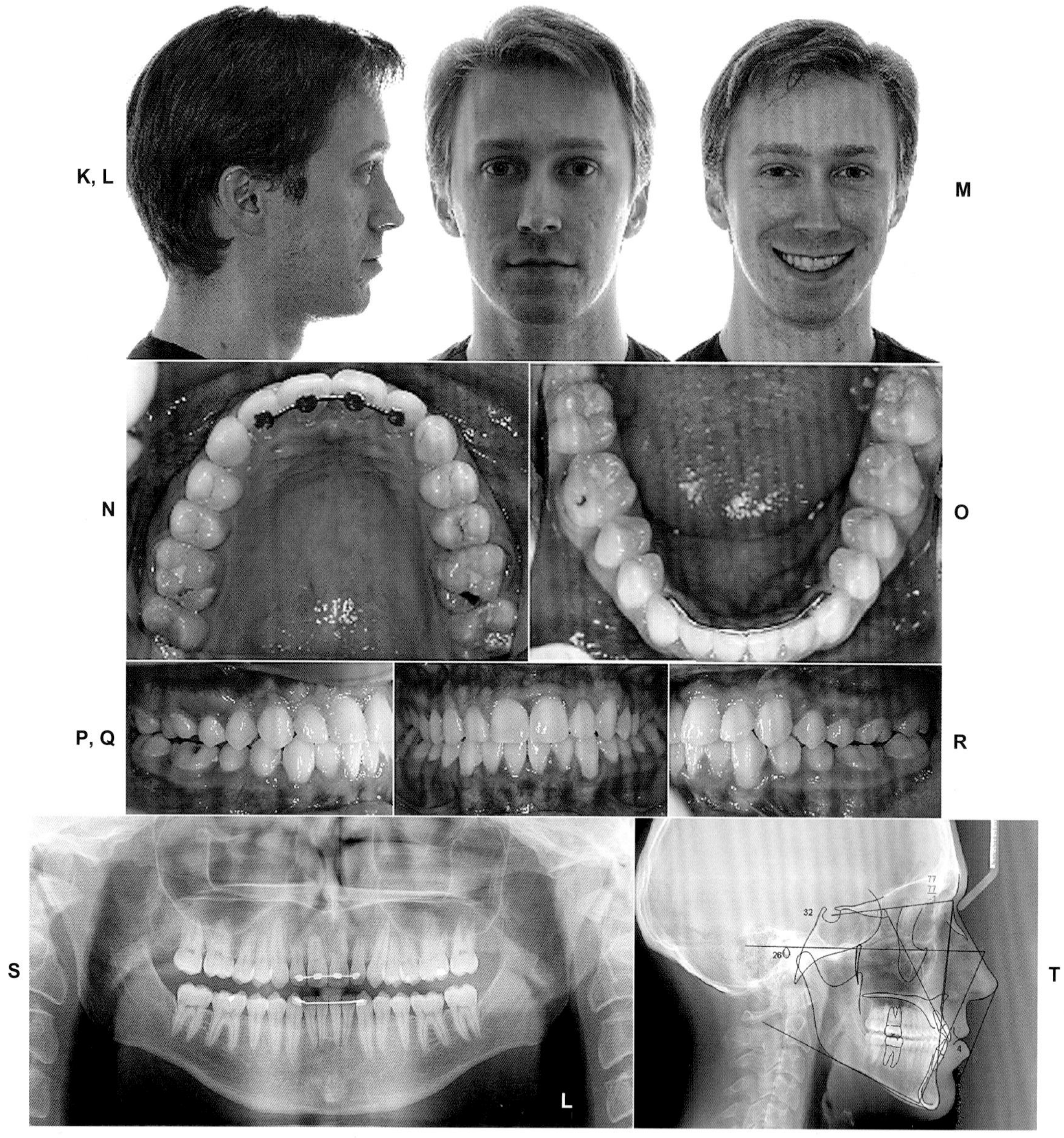

图 6-6（续） K～R．术后照片，面像 (K～M) 和口内像 (N～R)；S．术后全口片；T．术后头颅侧位描记图

表 6-8　3D-3T 诊断总结：病例 6——根骨粘连（K.M.，27 岁 10 个月）

	前后向	横向	垂直向
骨骼	SNA＝77° SNB＝77° ANB＝－1°	6-6 宽度＝34mm 6′-6′ 宽度＝44.9mm	SN-GoGn＝32° FMA＝27°
软组织	侧貌＝直面型 NLA＝正常 E 线＝0mm	颊廊＝WNL	唇闭合完全 均角型
牙齿	磨牙：Ⅰ类 OJ＝3mm 1－NA＝7mm 1′－NB＝3mm 1－SN＝105° 1′－GoGn＝86°	UDML＝一致 LDML＝一致 U-ALD＝1mm L-ALD＝4.5mm 3′-3′ 宽度＝25.5mm	OB＝4mm
其他方面	下颌弓形＝卵圆形 DI＝11 牙周情况 / 口腔卫生＝良好		

优先治疗目标	治疗计划
1．改善牙齿和面容的美观性	1．所有牙齿粘贴带环或托槽
2．建立理想的 OB / OJ 与一致的中线	2．检查 UL1 的情况
3．纠正拥挤、扭转和反㊣	3．如果根骨粘连，行剥离术或骨切开术
4．建立磨牙尖牙Ⅰ类关系，建立尖牙引导	4．排齐整平
5．保持口腔卫生	5．需要时邻面去釉
6．保持	6．精细调整咬合
	7．保持：上颌 2-2，压膜，下颌 3-3

21. 如何处理根骨粘连的牙齿?

结合各种检查才能作出牙齿根骨粘连的诊断。临床检查通常发现牙齿位于相邻牙齿的咬合平面以下。牙齿萌出的停止被认为是根骨粘连，发生牙骨质牙本质与牙槽骨的融合。叩诊该牙可能产生尖锐而坚固的声音，但这种体征仅在大于 20% 的牙根发生粘连的情况下才能检查到[32]。X 线片可显示患牙根骨粘连的区域牙周膜间隙丧失。如果以上检查都无法判定，尝试用正畸牵引力来移动牙齿将得到确定的结果。

当牙齿被确诊为根骨粘连，根据粘连和患牙的位置，有三种治疗方案可以选择：①外科拔除；②牙齿 - 骨片段的牵张成骨；③周围骨组织的骨皮质切开术与牙齿的脱位。每个选择都有优缺点，对根骨粘连牙齿的治疗要具体问题具体分析。下颌第一乳磨牙是最常发生根骨粘连的牙齿，治疗计划经常包括外科拔除以使第二前磨牙能够萌出，或者在第二前磨牙先天缺失的情况下关闭该间隙或使牙齿复位。粘连的恒牙，特别是外伤牙齿，似乎需要牵张成骨或者骨皮质切开复位，可能需要暂时性支抗装置辅助伸长牙齿[33,34]。

病例 7：牙齿易位（图 6-7 和表 6-9）

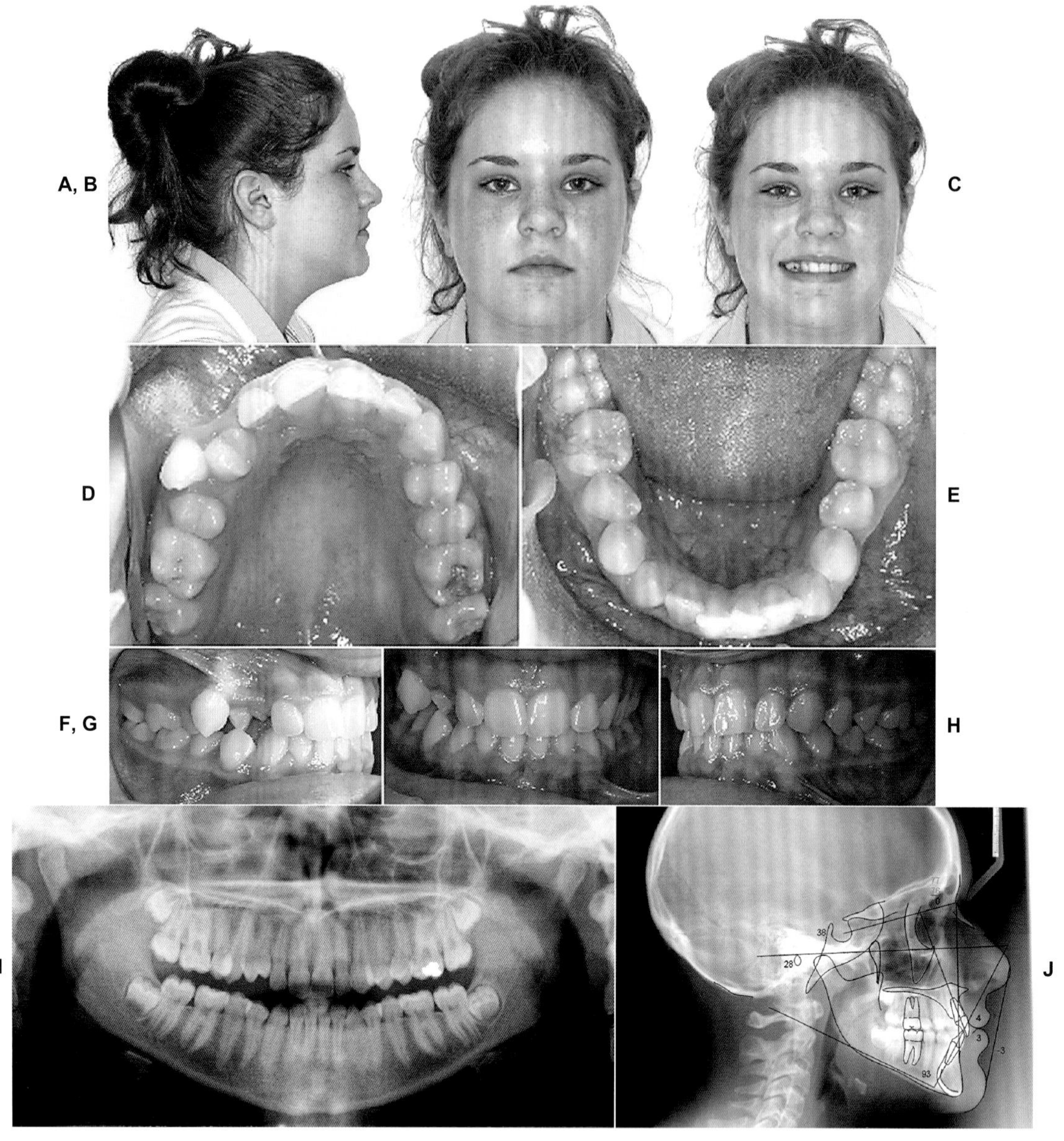

图 6-7 病例 7：牙齿易位。A～H. 术前照片，面像 (A～C) 和口内像 (D～H)；I. 术前全口片；J. 术前头颅侧位描记图

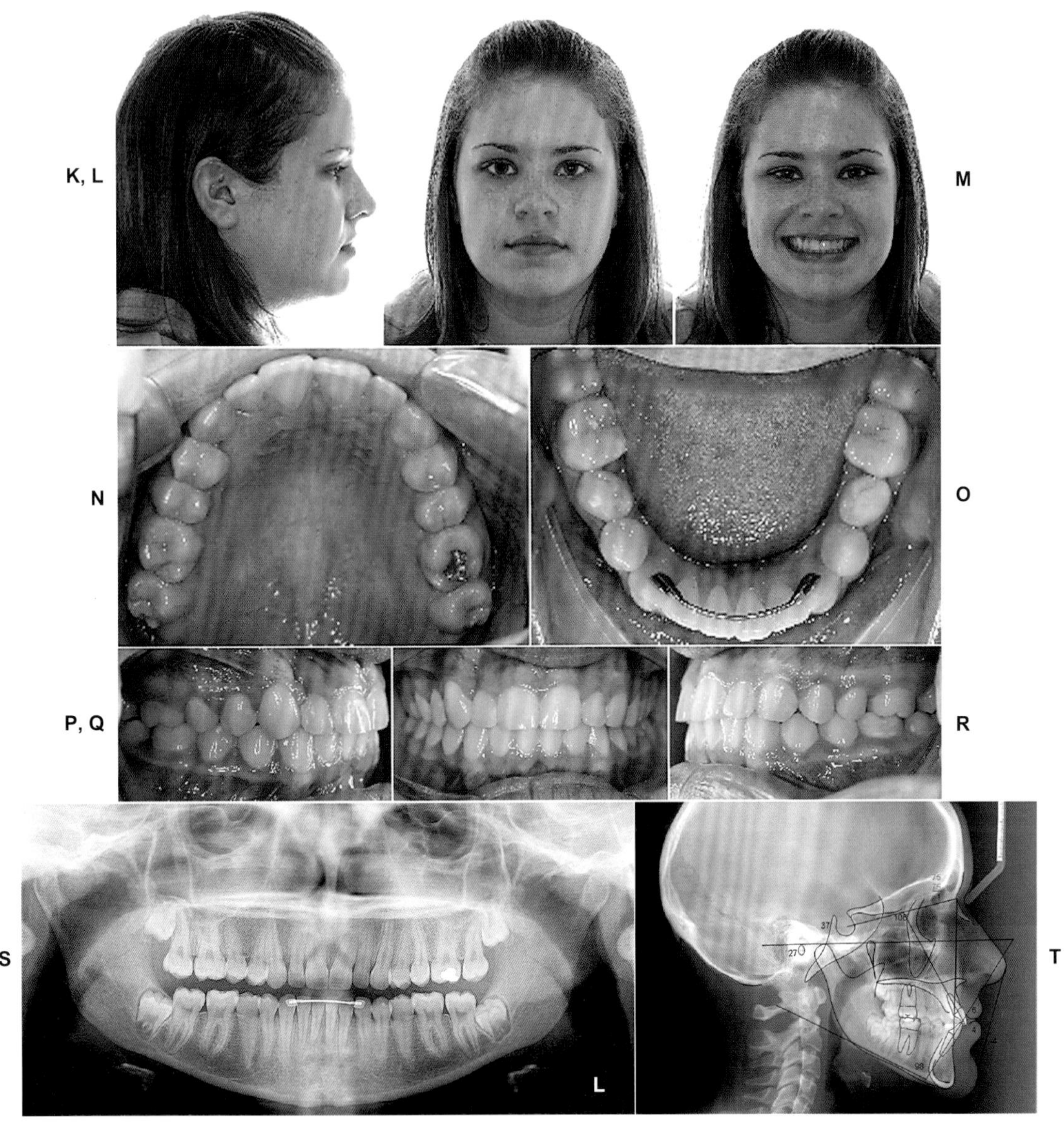

图 6-7（续） K～R．术后照片，面像 (K～M) 和口内像 (N～R)。S．术后全口片；T．术后头颅侧位描记图

表 6-9 3D-3T 诊断总结：病例 7——牙齿易位（B.H.，13 岁 10 个月）

	前后向	横向	垂直向
骨骼	SNA＝77° SNB＝76° ANB＝0°	6-6 宽度＝32.8mm 6′-6′ 宽度＝39.5mm	SN-GoGn＝38° FMA＝28°
软组织	侧貌＝轻度凹面型 NLA＝正常 E 线＝－3mm	颊廊＝正常	唇闭合完全 均角型
牙齿	磨牙：Ⅰ类 OJ＝3mm 1－NA＝4mm 1′－NB＝3mm 1－SN＝97° 1′－Go Gn＝93°	UDML＝偏右 1.5mm LDML＝一致 U-ALD＝2.5mm L-ALD＝4mm 3′-3′ 宽度＝25mm	OB＝3.5mm
其他方面	下牙弓弓形＝卵圆形 DI＝17 牙周情况 / 口腔卫生＝良好		

优先治疗目标	治疗计划
1．改善牙齿和面容的美观性	1．佩戴 RPE，每天扩弓一次，扩弓 30 天；粘贴 L7-7
2．建立理想的 OB/OJ 和一致的中线	2．U7-7 粘贴带环或托槽
3．纠正牙齿易位、扭转和拥挤	3．使用焊接牵引钩的 TPA 代替 RPE，腭向内收 UR4，前牵 UR3
4．建立磨牙尖牙Ⅰ类关系，建立尖牙引导	4．排齐整平
5．保持口腔卫生	5．精细调整咬合
6．建立Ⅰ类牙间交错、相互保护的咬合	6．保持：上颌压膜，下颌 3-3
	7．评估 UR3 是否需要牙周手术

22．牙齿易位应该纠正吗?

牙齿易位是牙齿异位萌出的一种特殊形式，需要在治疗前全面分析治疗计划。牙齿易位是牙齿异位萌出的相对少见的一种极端情况。所有的易位都是异位萌出的一种形式，但不是所有的异位萌出都能称之为易位。易位定义为“两个相邻牙齿位置的交换，特别是牙根的位置，或者牙齿的发育或萌出的位置被另一个非相邻牙所占据”[35]。易位经常伴随着其他牙齿畸形。最常见的包括侧切牙的缺失、过小或者呈锥形，以及先天缺失牙（除了第三磨牙）、邻牙严重旋转或者位置异常、乳牙滞留、牙根弯曲或者牙齿畸形。虽然很多人最初的看法是尖牙易位是由于乳尖牙滞留引起的，但现在知道尖牙 - 第一前磨牙易位有着遗传因素[35]。

治疗方案的选择包括在现位置排齐牙齿、拔除其中一个或者两个易位牙齿或者正畸移动至牙弓内的合适位置。如果潜在的易位能够及早发现，可以采用阻断性矫治，并且可以不用干扰周围支持组织[36]。在牙根平行的完全易位情况下，试图将牙齿移动到它们原来的位置可能对牙齿及其支持组织是有害的[37]。在这些病例中，对患者有利的做法是将它们原位排齐，并且调改咬合面以改善美观性[38]。

在牙齿易位病例的治疗计划拟定时，很重要的一点是考虑治疗前牙根的位置和倾斜度，以及要移动的易位牙齿周围的骨量。治疗时应该密切关注牙齿的移动。牙齿易位对于医生来说是个挑战。理解牙齿是如何易位及其病因学机制可以帮助医生拟定可靠的治疗方案。牙齿易位必须在治疗前仔细评估，使治疗的方法能够给患者带来最大益处。

病例 8：牙根吸收（图 6-8）

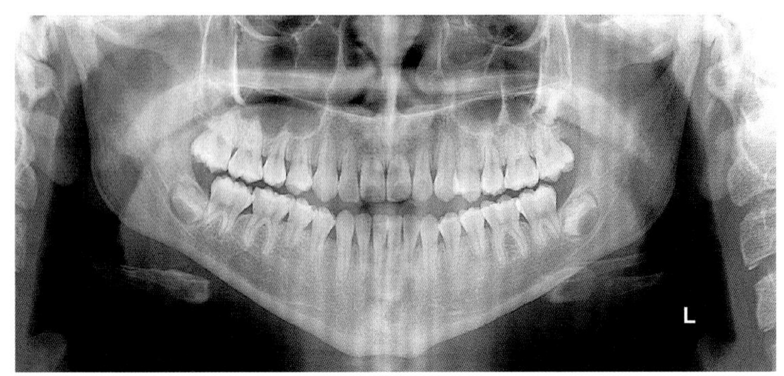

图 6-8　病例 8：牙根吸收。正畸治疗前全口 X 线片显示存在牙根吸收

23. 对于已经存在牙根吸收或者弯曲的牙齿，正畸医生应该采取什么措施?

牙根吸收是指牙根在对䶌、外伤、拥挤、正畸移动或者牙齿替换期生理性移动的应答过程中，被破骨细胞溶解[39-41]。它会导致根尖变钝，牙髓侧牙本质内吸收，以及根据吸收的严重程度可能导致牙齿丧失。如果影像学检测能够观察到恒牙牙根吸收，那么应该观察该区域的临床症状，密切监测冠根比。然而，正畸移动导致的牙根吸收对于在治疗前就已经存在吸收的牙齿要更常见且更严重，但是即使是这些病例，也经常没有临床上的显著不良影响（图 6-8）。牙根弯曲（dilaceration）是牙根的严重变形，而有尖锐弯曲或扭曲的被称为 flexion。正畸医生应确定弯曲牙牙根没有导致相邻牙齿的牙根吸收。在正畸移动牙弓内弯曲牙根的过程中，可能需要调改牙冠的形态以达到更美观的结果。

参考文献

1. Order from Chaos: Linnaeus Disposes. Available at http://huntbot. andrew.cmu.edu/HIBD/Exhibitions/OrderFromChaos/pages/intro.shtml. Accessed on July 25, 2007.
2. Angle EH: *The Treatment of Malocclusion of the Teeth. Angle's System*, edition 6. Philadelphia: The SS White Dental Manufacturing Company, 1907.
3. Magie WF, Carnot S, Clausius R, Kelvin WT: *The Second Law of Thermodynamics; Memoirs by Carnot, Clausius, and Thomson*, New York: Harper & Brothers, 1899.
4. Nanda R: Patterns of vertical growth in the face. *Am J Orthod Dentofacial Orthop* 1988;93:103-116.
5. Pearson LE: Vertical control in fully banded orthodontic treatment. *Angle Orthod* 1986;56:205-224.
6. Sankey WL, Buschang PH, English JD, Owens A: Early treatment of vertical skeletal dysplasia: The hyperdivergent phenotype. *Am J Orthod Dentofacial Orthop* 2000;118(September):317-327.
7. Vaden J: Nonsurgical treatment of the patient with vertical discrepancy. *Am J Orthod Dentofacial Orthop* 1988;113:567-582.
8. Rakosi T, Jonas I, Graber TM: *Color atlas of dental medicine: Orthodontic diagnosis*. New York: Thieme Medical Publishers, 1993.
9. Proffi t WR: *Contemporary Orthodontics*, edition 3. St Louis: Mosby, 2001.
10. Graber TM, Vanarsdall RL, Vig K: *Orthodontics: current principles and techniques*, edition 4., St Louis: Elsevier, 2005.
11. Riolo ML, Avery JK: *Essentials for orthodontic practice*,

edition 1. Ann Arbor and Grand Haven, MI: EFOP Press, 2003.

12. Nanda R, Ghosh J: Facial soft tissue harmony and growth in orthodontic treatment. *Semin Orthod* 1995;1(2):67-81.

13. Arnett GW, Bergman RT: Facial keys to orthodontic diagnosis and treatment planning. Part I. *Am J Orthod Dentofacial Orthop* 1993;103:299-312.

14. Reyneke JP: *Essentials of Orthognathic Surgery*. Carol Stream, IL: Quintessence Publishing, 2003.

15. Schiffman PH, Tuncay OC: Maxillary expansion: a meta analysis. *Clin Orthod Res* 2001;4:86-96.

16. Horn A: Facial height index. *Am J Orthod Dentofacial Orthop* 1992;102:180.

17. Cangialosi T, Riolo ML, Owens SE Jr, et al: The ABO discrepancy index: A measure of case complexity. *Am J Orthod Dentofacial Orthop* 2004;125(3):270-278.

18. O'Reilly MT, Nanda SK, Close J: Cervical and oblique headgear: A comparison of treatment effects. *Am J Orthod Dentofacial Orthop* 1993;103(June):504-509.

19. Chua A, Lim J, Lubit E: The effects of extraction versus nonextraction orthodontic treatment on the growth of the lower anterior face height. *Am J Orthod Dentofacial Orthop* 1993;104:361-368.

20. Bowman J, Johnston L E Jr.: The esthetic impact of extraction and nonextraction treatments on Caucasian patients. *Angle Orthod* 2000;70(February):3-10.

21. Johnson D, Smith R: Smile esthetics after orthodontic treatment with and without extraction of four fi rst premolars. *Am J Orthod Dentofacial Orthop* 1995;108:162-167.

22. Sheridan JJ: Air-rotor stripping. *J Clin Orthod* 1985;19:43-59.

23. Sheridan JJ: Air-rotor stripping update. *J Clin Orthod* 1987;21:781-788.

24. Haas AJ: The treatment of maxillary defi ciency by opening the mid-palatal suture. *Angle Orthod* 1965;35:200-217.

25. Haas AJ: Palatal expansion: just the beginning of dentofacial orthopedics. *Angle Orthod* 1970;57:213-255.

26. Haas AJ: Long-term post-treatment evaluation of rapid palatal expansion. *Angle Orthod* 1980;50:189-217.

27. Wertz RA: Skeletal and dental changes accompanying rapid midpalatal suture opening. *A m J Orthod* 1970;58:41-66.

28. McNamara JA Jr.: Early intervention in the transverse dimension: is it worth the effort?. *Am J Orthod Dentofacial Orthop* 2002;121:572-574.

29. Bishara S: Impacted maxillary canines: A review. *Am J Orthod Dentofacial Orthop* 1992;101:159-171.

30. Kokich VG: Surgical and orthodontic management of impacted maxillary canines. *Am J Orthod Dentofacial Orthop* 2004;126(Sept):378-383.

31. Spear FM, Mathews DM, Kokich VG: Interdisciplinary management of single-tooth implants. *Semin Orthod* 1997;3:45-72.

32. Damm N, Bouquot A, editors: A bnormalities of teeth. In *Oral and maxillofacial pathology*, edition 2. Philadelphia: WB Saunders, 2002.

33. Steiner DR: Timing of extraction of ankylosed teeth to maximize ridge development. *J Endod* 1997;23:242-245.

34. Kofod T, Würtz V, Melsen B: Treatment of an ankylosed central incisor by single tooth dento-osseous osteotomy and a simple distraction device. *Am J Orthod Dentofacial Orthop* 2005;127(1):72-80.

35. Peck S, Peck L: Classifi cation of maxillary tooth transpositions. *Am J Orthod Dentofacial Orthop* 1995;107:505-517.

36. Kavadia S: A clinical study of maxillary canine transposition and their orthodontic management. *Euro J Orthod* 2003;25(5):531.

37. Shapira Y, Kuftinec M: Orthodontic management of mandibular canine-incisor transposition. *Am J Orthod Dentofacial Orthop* 1983;83(4):271-276.

38. Shapira Y, Kuftinec M: Intrabony migration of impacted teeth. *Angle Orthod* 2003;73(6):738-744.

39. Sameshima GT, Sinclair PM: Predicting and preventing root resorption: Parts I and Ⅱ. *Am J Orthod Dentofacial Orthop* 2001;119:505-515.

40. Linge L, Linge BO: Patient characteristics and treatment variables associated with apical root resorption during orthodontic treatment. *Am J Orthod Dentofacial Orthop* 1991;99:35-43.

41. Harris EF, Baker WC: Loss of root length and crestal bone height before and during treatment in adolescent and adult orthodontic patients. *Am J Orthod Dentofacial Orthop* 1990;98:463-469.

第7章 正畸装置

CHAPTER 7

P. Emile Rossouw

对牙齿矫治装置（包括带环和托槽等）的引入是正畸学科的里程碑。正畸治疗选择越来越多，然而对牙齿运动的三维（3D）控制才是正畸治疗的金标准。当代固定矫治器将第一、第二和第三序列弯曲预设在托槽内。大量的附件和（或）辅助装置可以附加在固定矫治器上，因此出现了“固定 - 可摘”这样的术语用来描述头帽、可摘腭弓和可摘舌弓等装置。固定矫治器包括各种设计的托槽（直接粘于釉质面的，或是激光焊接在带环上再用水门汀粘于牙上）、颊面管、舌侧扣等，与激活弓丝结扎在一起，将牙齿移动到新的位置。正畸学应空间时代和生物相容性材料的要求与工业领域合作，使正畸治疗更加便利。因此正畸学科发生巨大的进步就不足为奇了，由 Angle 医师时代的带环和丝进步到了现今的由各种材料制成的小而美观的矫治器，包括不锈钢、钛、陶瓷以及这些材料的合成制品。另外具有惊人记忆功能和热激活特点的弓丝的使用也变成今天的常规。

托槽的设计堪比一流的艺术品，弓丝也十分先进，这些都使正畸治疗由原来艰苦而耗时的过程变成了精致、高效和可靠的一种实践过程。正畸治疗真正成了改善千千万万患者生活质量的重要手段。

固定矫治器发展至今已有百年的历史。本章的目的是通过对固定矫治器发展史的简要回顾，帮助读者洞悉发展，激励更深层次的研究。

1．什么是固定矫治器？

固定矫治器可以固定在牙齿上，托槽通过粘结剂直接粘于釉质表面，包绕在牙齿四周的带环由水门汀粘接，实质上就是不能由患者自行摘戴，除非是像头帽一样的固定可摘矫治器。用持针器、结扎钢丝或橡皮圈将弓丝与托槽、颊面管结扎成为一个整体，弓丝被激活后可以使牙齿发生移动[1]。

2．正畸矫治器应该具备什么特点？

正畸固定矫治器，通常指粘在牙上的托槽，应该具备以下特点：

• 使用简便，可以很容易地推、拉或旋转牙齿。

• 牢固地粘于牙齿上，便于施力并可以不损坏其他组织而去除。

• 牙齿能够发生高效移动（相对于摩擦力而言）且有足够支抗（每个施于牙齿的力都有一对大小相等、方向相反的力）。

• 托槽的大小方便使用，但不造成组织创伤、感染和疼痛。

• 托槽要小而不易被发觉，符合美学要求。

3．方丝弓矫治器是何时、由谁引入正畸学科的？

它是由 Dr. Edward Hartly Angle 于 1928 年引进的[2]。

4．方丝弓矫治器之前使用什么装置？

方丝弓矫治器之前使用的是 Dr. Edward H. Angle（1887）的 Angle 系统（图 7-1）。它由可调整的、形状适应于牙齿的钳式带环组成，利用摩擦力戴于牙上。这种钳式带环焊有收缩螺纹用于关闭间隙；并且，尖牙和切牙的原型带环上焊有插着扭转弹簧的小管。越过上腭的螺旋器用于扩大牙弓。E 形弓（扩弓 expansion arch）代替了螺旋正牙器，后者被焊接在磨牙带环的颊面。E 形弓矫治器被用于扩大牙弓[2]。

5．Angle 为何发明钉管弓矫治器？

Angle 意识到牙齿的长轴斜度应该得到矫治，他发明了钉管弓矫治器（图 7-2），正畸医师可以用它完成牙根的移动。竖钉焊在矫治弓丝上，插入带环上的管中（用同样的方法取下），随弓丝发生移动，再次焊接，再次插入管中。患者每次复诊时都要进行这项精确和巧妙的操作，常常每几天就要进行一次加力，相当费劲且给患者带来不便[2]。

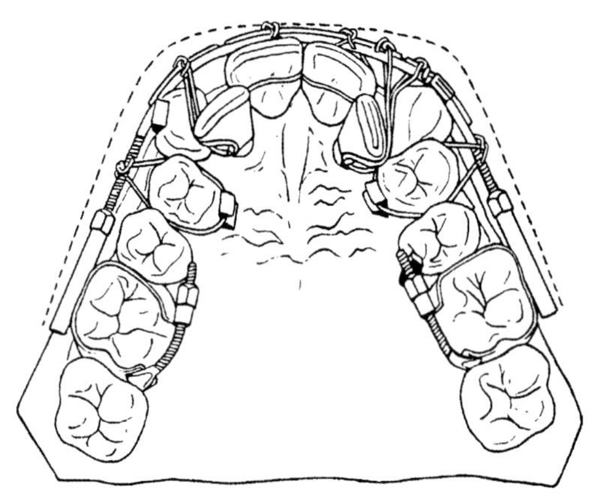

图 7-1　Angle 系统（来源于 Angle EH: Treatment of malocclusion of the teeth, Philadelphia: SS White Dental Manufacturing, 1907.）

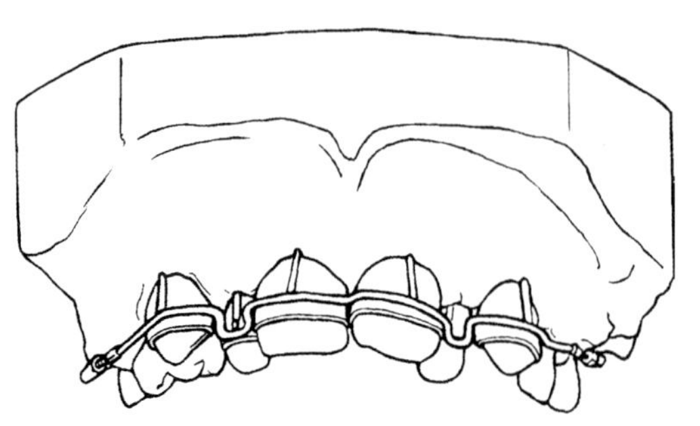

图 7-2　Angle 钉管弓矫治器，注意从𬌗方插入的弓丝（来源于 Steiner CC: Angle Orthod 1933; 3[4]: 277.）

6．1915 年 Angle 又发明了什么矫治器用来代替麻烦的钉管弓矫治器？

带状弓矫治器（图 7-3）更容易操作和加力。托槽是一个垂直槽（与现代的方丝弓矫治器相反，其有一个水平槽），焊接在带环上。黄铜钉从𬌗面插入垂直管以固定弓丝，牙齿就可以像一串珠子一样沿着弓丝移动[2]。

7．基于带状弓矫治器的现代矫治器是哪种？

Dr. Raymond Begg 发明的 Begg 矫治器采用了垂直槽沟原则，但它的托槽是倒置的，弓

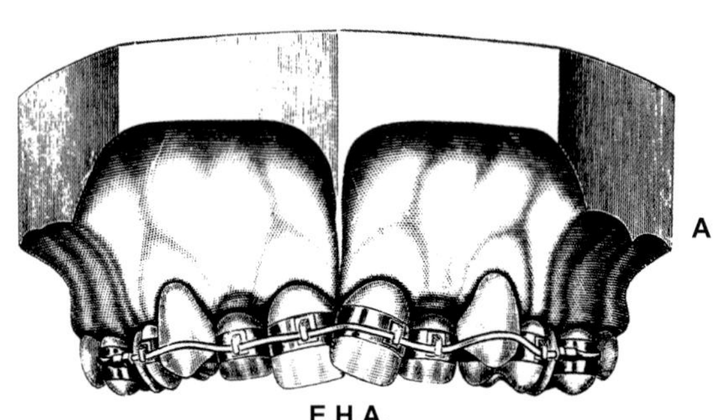

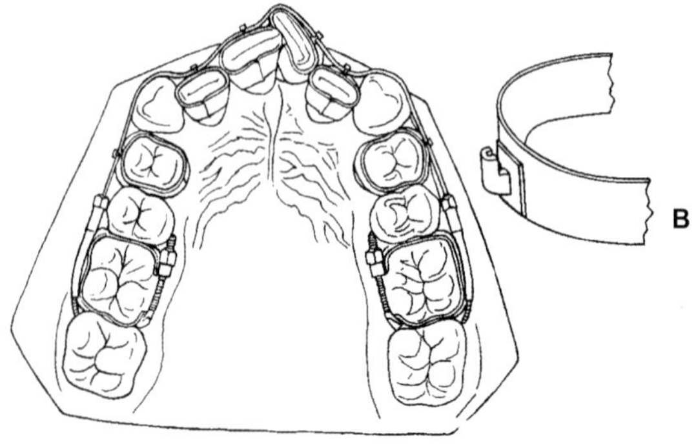

图 7-3　A 和 B. Angle 带状弓矫治器，注意从𬌗方插入的弓丝（来源于 Steiner CC: Angle Orthod 1933; 3[4]: 277.）

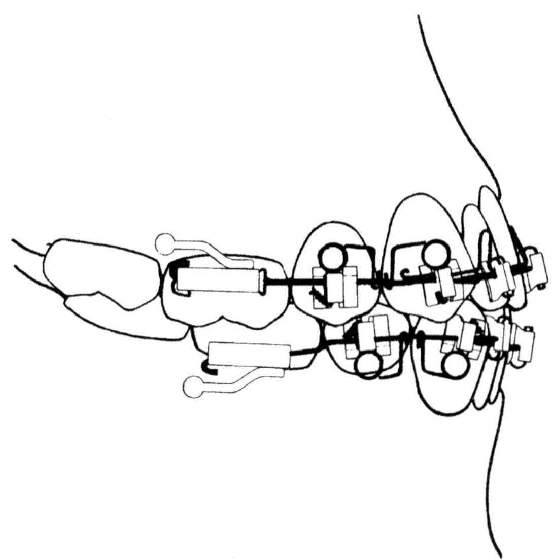

图 7-4 Begg 矫治器第三阶段，这一阶段应用各种各样的弹簧。垂直簧还原牙齿正确的轴倾度。注意插在垂直托槽中的这些弹簧和从龈方插入的弓丝（来源于 Begg PR, Kesling PC: *Begg orthodontic theory and technique*, edition 2. Philadelphia: WB Saunders，1971.）

丝从龈方插入，然后用各种各样的钉令其就位，每个钉完成不同的使命（图 7-4）。Begg 轻力矫治技术和矫治器应用大量的插在垂直槽内的弓丝旁辅助簧来实现牙齿的移动。使用这一矫治器的治疗分为 3 个不同的阶段。第 1 阶段排齐整平和打开咬合，第 2 阶段关闭间隙，最后第 3 阶段是咬合的精细调整[2,4,5]。

8. Tip-Edge 托槽是什么？

Tip-Edge 矫治器是由 P. C. Kesling 发明的[6]，基本上是方丝弓矫治器和 Begg 托槽的组合。托槽被改良成带有特殊槽沟的托槽，一般来说，方丝弓托槽的槽沟两端都被移去楔形的一块（图 7-5A），这样的槽沟在牙齿控根移动后允许牙冠自由摆动。最初的 Tip-Edge 托槽有垂直的槽沟和旋转翼。2003 年 Tip-Edge Plus 托槽被引进，它由旋转翼和水平槽沟组成，水平槽沟可在治疗最后阶段加强牙齿的移动（图 7-5B）。

9. 方丝弓矫治器是如何发展的？

应用带状弓矫治器进行牙齿整体移动极其困难，尤其是前后向的整体移动。Dr. Angle 改良了托槽的形式，他将槽沟置于托槽的中

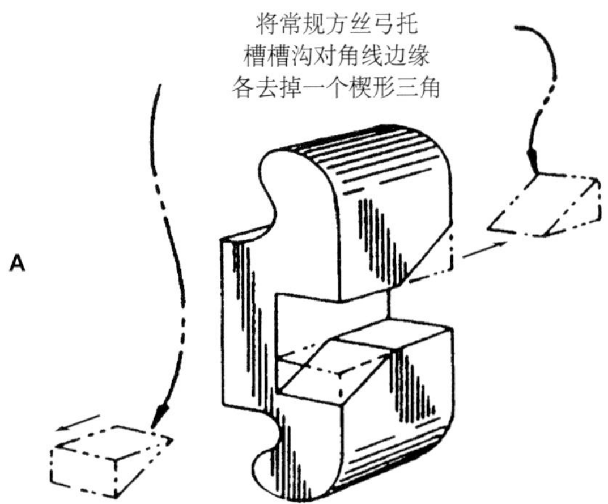

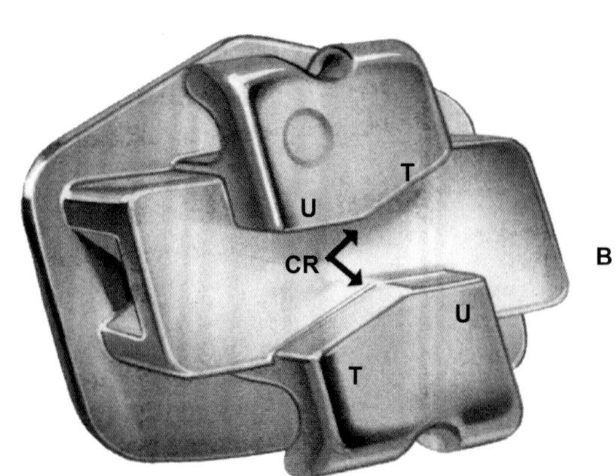

图 7-5 A．将常规方丝弓托槽槽沟对角线边缘各去掉一个楔形三角就形成了 Tip-Edge 托槽；B．增加了与垂直槽沟相交的水平槽沟，因此托槽外形仍低。斜面 Tipping surfaces（T）限制最初牙冠倾斜角度，直面 Uprighting surfaces（U）控制最终的倾斜角度和特定牙齿的转矩角度。中央脊（CR）在牙齿移动时提供垂直向控制（来源于 Kesling PC: Tip-Edge Plus Guide, edition 6. La Porte, IN: TP Orthodontics, Inc., 2006. With permission from Dr. Peter C. Kesling.）

央，将托槽水平而不是垂直地装在带环上。有人说垂直托槽变成了边缘在侧面的水平托槽，弓丝插入后相应地边缘在其侧面，谓之方丝弓矫治器。

10．方丝弓托槽与钉管弓垂直托槽有什么不同？

垂直托槽有两个壁，用钉将弓丝固定；而方丝弓托槽的槽沟是水平方向开口的矩形槽沟，尺寸为0.022in×0.028in（1in=2.54cm），有3个壁。新设计的槽沟有更好的机械性能，能够对牙齿提供转矩力。

11．谁最先开展的方丝弓矫治业务？

Dr. Edward Angle 建议正畸医生如果要专注于方丝弓托槽的使用，就应该精通方丝弓托槽的性能。Dr. Edward Angle 的学生 Dr. Charles H. Tweed 终身信仰这一理念。Tweed 是亚利桑那州第一个拿到专业执照的人，在其执业的 42 年中一直致力于方丝弓托槽的改进。Tweed 的哲学是要经历当代的变化，且依然在亚利桑那州 Tucson 的正畸研究 Tweed 基金会任教，那里被授予最佳 Tweed 基础课程的荣誉。

12．方丝弓矫治器的弓丝如何固定？

曾经应用过多种结扎方法，从最初的黄铜丝结扎到后来的精致不锈钢丝结扎；然而，现在最常使用的是弹性橡皮圈（图 7-6A 和 B）。可买到多种不同颜色的弹性橡皮圈，正畸医师常被要求在万圣节时用彩色皮圈例如橘色或黑色（图 7-6C）。自锁托槽（图 7-6D）的发明是当代正畸学的重要里程碑，它用与其融为一体的弹簧片或推拉盖板将弓丝固定[2,3]。

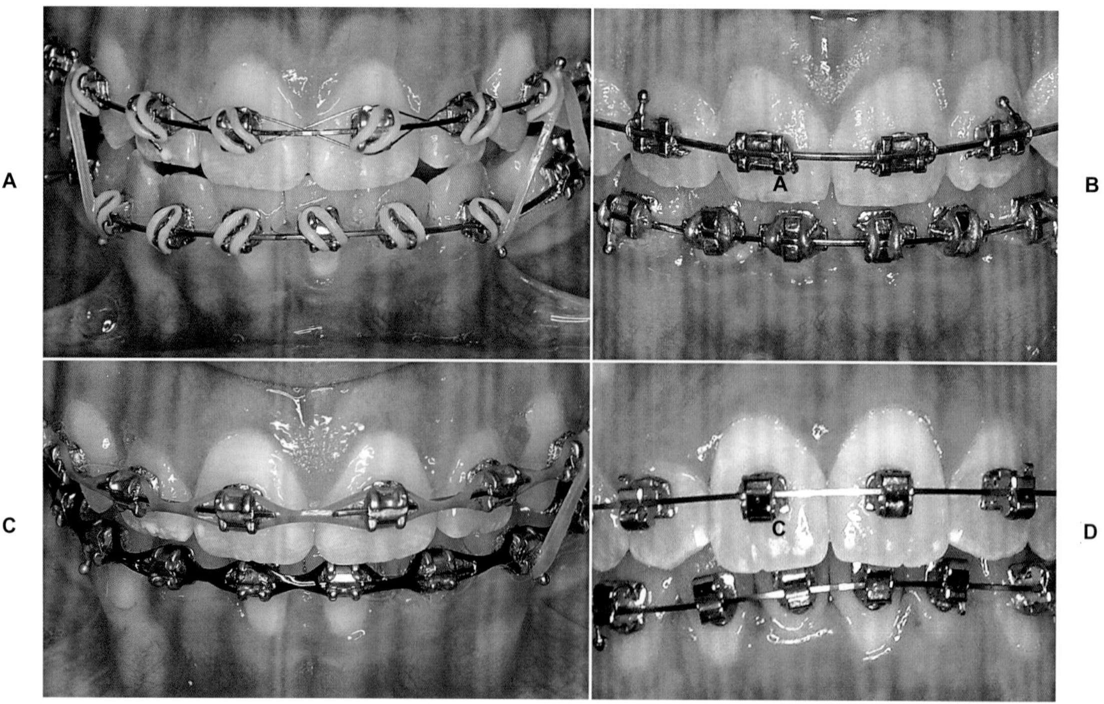

图 7-6　各种各样的将弓丝固定于托槽的方法。A．患者要求的固定方式；B．不锈钢结扎丝用于双翼托槽，注意用于结扎保持的结扎翼；C．万圣节时间用链状橡皮圈关闭间隙；D．自锁托槽

13. 在实施治疗时每种自锁托槽的作用方式都一样吗？

现在可以买到的自锁托槽有大号双翼的（Damon[c], In-Ovation[b] and Time[a]）和小号单翼的（SPEED[d]）。另外还有主动弹簧（SPEED[d], In-Ovation[b]）和被动弹簧（Damon[c]）之分[3,4]。

14. 全带环系列和直接粘接托槽系列的不同之处是什么？

带环系统固定矫治器是将焊有各种各样附件的带环用水门汀粘于牙齿（图7-7A）。这个系统的托槽安装时十分麻烦，因为在紧密接触的牙齿周围要开辟出装带环的间隙，而存在错𬌗畸形时就需要更多的间隙。分牙圈、结扎丝和夹子都被用来开辟牙齿间隙。相反，酸蚀技术的引进改革了正畸治疗，发明了很多类型的托槽，它们可以用复合树脂或树脂加强的玻璃离子直接粘接在釉质上（图7-7B）。如今，大多数临床医生选择直接粘接矫治器，因为这类矫治器可以满足固定矫治器的所有要求，例如：美观、粘接稳定、可快速粘接于牙面上、行使功能时对组织不造成创伤。直接粘接矫治器还能粘在舌侧以满足隐形矫治的要求，还可以将附件粘于牙舌面方便锁𬌗时的交互牵引[4]。

A 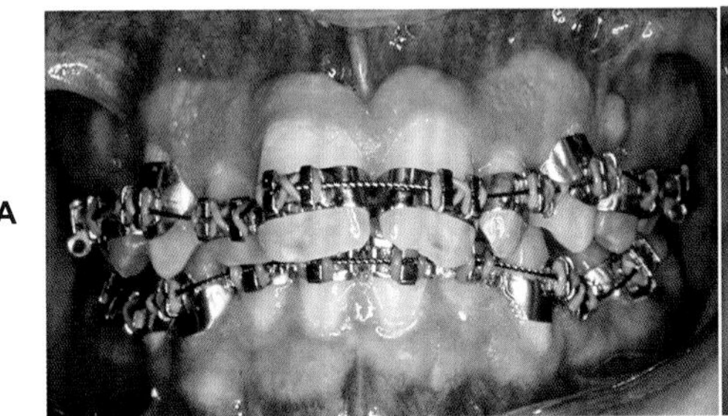

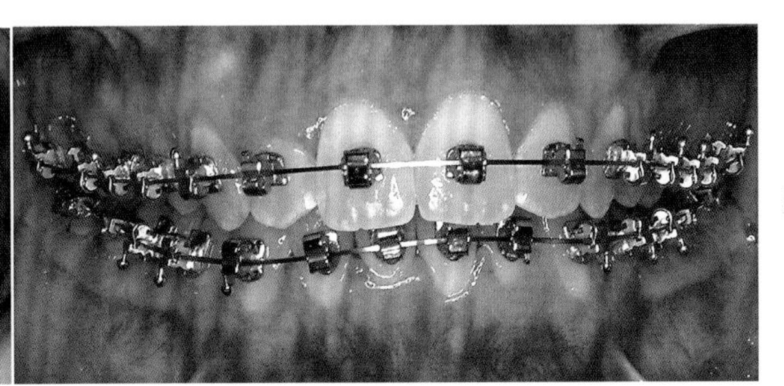 B

图7-7 A．带环粘接与直接粘接的对比；B．SPEED™ 托槽的复合结构

15. 托槽指令和预弯矫治器是什么？

牙齿通常发生三维方向的移动。通过对弓丝进行预先弯制后形成的方丝弓机械疗法来达到三维移动，由此诞生了没有托槽指令的标准方丝弓托槽。弓丝预弯包括第一、第二和第三序列弯曲。第一序列弯曲称为内外弯曲，呈现了托槽槽沟与牙面间的距离，也叫水平弯曲，用以适应牙齿唇颊面解剖形态的不同。第二序列弯曲是垂直弯曲，及上、下或后倾弯曲，适应牙齿长轴的倾斜度，使牙齿近远中移动时排齐牙根。槽沟从近中到远中的斜度适应牙长轴的角度，代表这一弯曲的托槽指令。第三序列弯曲是牙根对应牙冠的颊舌向位置。三个序列弯曲被制造商设计在托槽中就是当代托槽指令，于是有了直丝弓矫治器[2]。

16. 固定矫正器如何让牙齿发生移动？

当通过托槽对牙齿加力时牙齿就发生移动，通常是用橡皮圈、螺旋弹簧、特型环将钢丝固定。牙齿受压侧牙槽骨发生吸收，而张力侧骨沉积，这就是牙齿移动的生物学过程。对牙齿阻抗中心施加的力乘以距离就是力矩，阻抗中心与牙根中心位置一致，是牙根的几何中心，位于根尖和牙槽嵴顶之间。根据力矩的性

---

a American Orthodontics, Sheboygan, Wisconsin;

b GAC International, Bohemia, New York;

c Ormco Corporation, Glendora, California;

d SPEED™ Systems, Strite Industries Ltd, Ontario, Canada.

质不同牙可以发生平移、倾斜移动和转动。转动明显受到弓丝与托槽接触面积的影响。粗丝与细丝使牙齿发生完全不同的移动方式。在大多数实例中固定矫治器令牙齿发生若干阶段的移动，这些阶段包括开始的整平排齐阶段，用弹性镍钛丝或0.016in的丝在0.018in×0.25in的托槽沟。随着治疗的进展，弓丝硬度和尺寸逐渐加大，从而控制牙弓形态。

17. 直接粘接托槽有怎样的构造?

托槽的构建是复杂的过程，制作中需要极高的精密度。为每个牙齿设计的托槽都是个性化的，因为不同的牙有不同的3D指令。而托槽底板的设计要适应不同牙面的解剖形态。SPEED托槽就是现代托槽的一个例子，构成复杂而使用简单（图7-8）。自锁托槽是当今最流行的选择，我们将详细描述SPEED托槽以展现现代直接粘接托槽的各组成元件[3]。

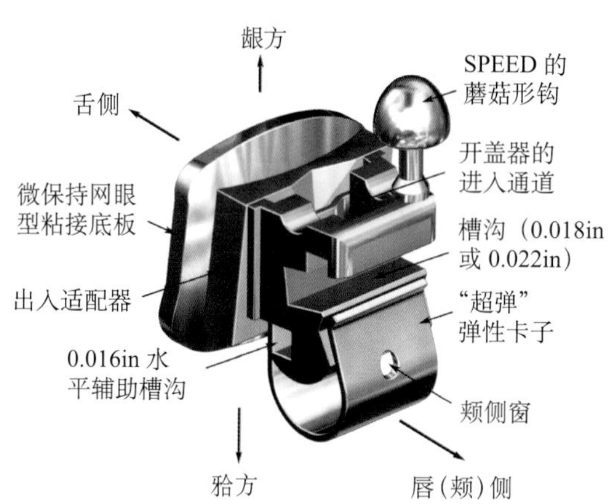

图7-8 从SPEED™托槽上可以看到现代矫治托槽的不同部件（再制自Strite Industries Ltd, Cambridge, Ontario, Canada.）

18. 直接粘接托槽的组成元件是什么?

托槽可以是整体的也可以是复合拼接。整体托槽是由灌注模型制成的精密托槽。复合托槽是将金属碎片碾碎后再焊接在一起形成托槽。不考虑托槽构造，托槽一般有一个底板、槽沟和结扎翼。用结扎丝、O形圈将弓丝固定在槽沟，各种形态的钩子用于颌内或颌间牵引附件。目前流行的自锁托槽还包括主动和被动的弹簧片用以固定弓丝[2-4]。

19. 什么是自锁托槽?

自锁托槽被描述为“一个利用永久安装的、可移动的元件固定弓丝的托槽”。自锁托槽可分为两类：主动托槽和被动托槽[3]。

20. 什么是主动自锁托槽?

主动自锁托槽用弹性部件将弓丝固定在槽沟内（图7-9）。主动元件或弹簧夹将弓丝限制在槽沟内，且能够通过弹性挠曲来储存和释放能量。持续的轻力作用在牙齿上，很好地控制牙齿发生精细的移动。熟练的临床正畸医师选用恰当的托槽-弓丝组合使摩擦力最低或没有摩擦力。当牙齿要发生大幅移动或用大尺寸弓丝对牙齿进行3D控制时，牙齿在弓丝上滑动用的是弹簧片对弓丝施加的压力。主动自锁托槽的范例有SPEED托槽，它可以精细控制牙齿移动[3]。

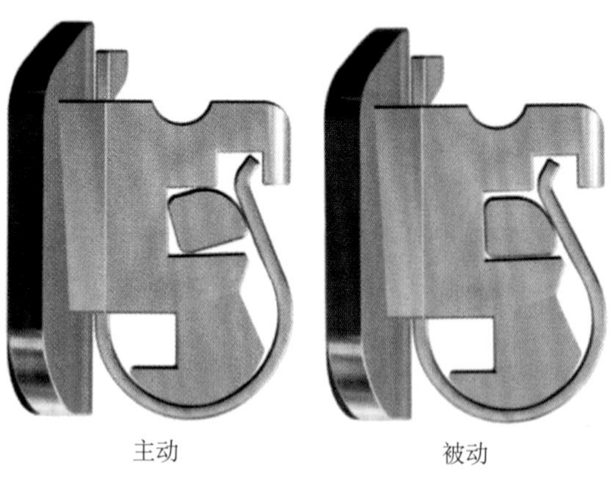

图7-9 主动弹簧片对弓丝施加压力使其进入槽沟（再制自Strite Industries Ltd, Cambridge, Ontario, Canada.）

21. 什么是弹簧翼托槽?

托槽给牙齿间提供很宽的间隙，理论上

用相似弓丝时单翼托槽施加在牙上的力要轻于双翼的。双翼托槽比较宽，粘接在牙上后，托槽间的间隙窄些。然而，当用狭窄的单翼托槽时牙齿很难发生转动，因此在托槽上增加了翼(图 7-10)。这些翼传统上被命名为 Steiner 翼、Lang 防腐翼、Lewis 弹簧翼。这些翼可以根据不同类型矫治的转动和方向而调整。

22. 什么是托槽间宽度？

托槽间宽度指的是托槽接触点之间的距离，也是邻牙间弓丝距离。双翼托槽间距离小于单翼托槽（图 7-6B 和 D）。小的托槽间距离限制了不锈钢丝的尺寸，以适应相邻牙的托槽沟。临床医生越早将粗不锈钢丝放入托槽，牙齿的 3D 控制就能越早开始。不是所有的治疗目标都需要这一步骤，但如果此步骤是治疗计划的一部分，那么有着宽托槽间距的单翼托槽有着明显的优势。过去临床医师在弓丝上增加复杂的曲来调节托槽间弓丝的长度，从而增加不锈钢弓丝的弹性。来源于空间时代材料的新弹性弓丝克服了这些缺陷，这些材料有镍钛、钛等，还在其中增加了热敏感和热激活的特性。而今托槽间弓丝是直的而不是有复杂曲的弓丝。此外当今流行的托槽越来越小，托槽间宽度也逐渐增加，单翼托槽在此领域仍有它的优势[2,4]。

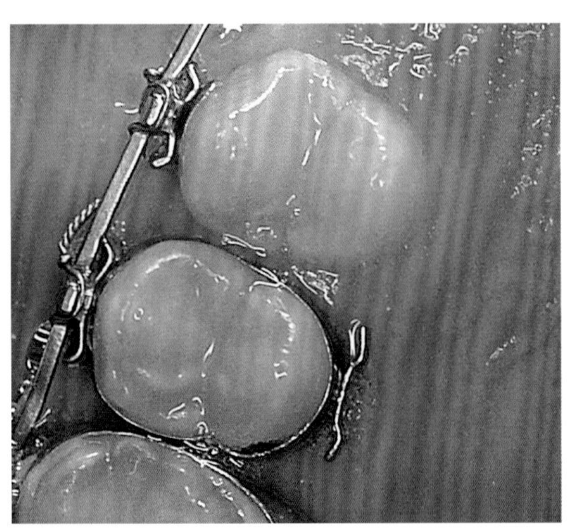

图 7-10 托槽体部两侧各有一个翼，当激活时可以使牙齿发生扭转。注意带环与直接粘接托槽之间的对比，以及不锈钢结扎丝与橡皮圈之间的对比。不锈钢结扎丝常用来加强激活力

23. 什么是单管、双管、三管托槽？

这些术语通常用于描述粘在第一磨牙的附件。临床医师在每一治疗阶段只有一根钢丝，因此仅需要单管托槽，这取决于不同的矫治方法。有时基础弓丝上也要加些辅助附件。例如唇挡通常用在下牙弓，实用弓（20 世纪 70 年代末引进的生物改进系统）可用于上下牙弓，还有口外弓（图 7-11A)。如果用了一根弓丝和如前介绍的辅件，则磨牙上需要用双管颊面管；而如果口外弓、基础弓丝、附件同时使用，则需要在磨牙上使用三管颊面管。SPEED 自锁托槽就在托槽上设计了辅助槽沟，在需要时可以增加一根额外弓丝来辅助牙齿移动，此额外弓丝最粗可以用到 0.016in×0.016in（图 7-11B)。

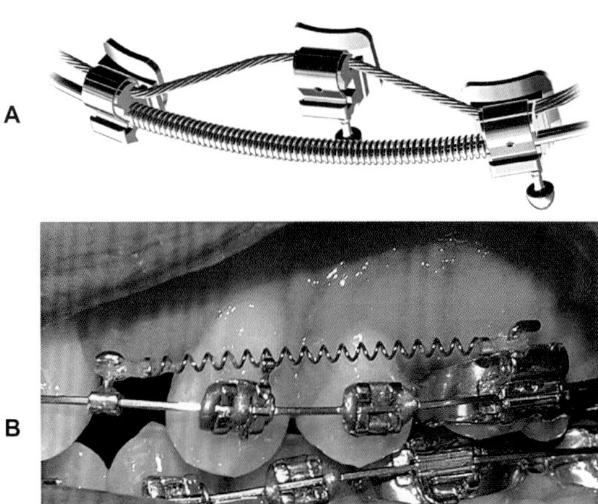

图 7-11 A．当牙弓其余部分被硬钢丝稳定住后，弹性弓丝用于辅助槽沟中；B．上颌磨牙带环双颊管，辅助管用于头帽装置而主管用于弓丝。下颌磨牙带环单颊管，仅用于插入弓丝。注意托槽上用于收缩簧或弹性牵引的钩（A courtesy Strite Industries, Cambridge, Ontario, Canada.）

这一功能在以下情况中尤其有效：当牙列中弓丝换成粗的硬钢丝后，辅助槽沟中的弓丝可以帮助排齐错位牙。例如，手术暴露出来的埋伏尖牙就可以用此方法将其拉入已经排齐的稳定的牙弓中。

24. 直接粘接矫治器粘接于釉质面的机制是什么?

酸蚀技术的出现在正畸固定矫治中有革命性意义。釉质面用 37% 的磷酸酸蚀 15～30 秒，用水冲洗、吹干，用薄层树脂封闭，用复合树脂粘结剂将托槽粘在准备好的牙面上。复合树脂粘结剂有自固化，也叫化学固化；还有光固化粘结剂，是最流行的复合粘结剂。当代临床实践中用的光固化光源有卤素灯、氩激光器、等离子电弧、发光二极管等。在釉质面粘接附件的过程有很多变异，例如用不同浓度的酸、不同种类的酸、间接粘接和直接粘接、水分不敏感底胶、自酸蚀底胶、酸树脂复合体混合并用于单一粘接过程。不同类型的水门汀有树脂、玻璃离子和树脂加强玻璃离子复合体。粘接过程改进后托槽可以被粘接在经处理过的银汞、金、丙烯酸和瓷修复体表面。制造商还制造多种多样的托槽背板（图 7-12），从常规网眼状（不同的托槽网眼数不同；例如 SPEED 托槽底板有 60 网眼，美国 MASTER 系列有 80 网眼，SuperMesh 有 150 网眼）到整体铸造带倒凹的背板。托槽底板还可以经过喷砂或微酸蚀来增加表面积从而加强粘接强度[3,4,7]。

25. 什么是结扎翼?

结扎翼是常规托槽的延长（图 7-6A～C 和图 7-9A）。利用结扎翼的倒凹固定弹性或不锈钢结扎丝从而使钢丝就位。另外，结扎翼还可以用于固定自制牵引钩，例如用于弹性牵引的 Kobayashi 牵引钩（图 7-13），当需要此牵引钩而托槽上又没有设计这样的钩时就可以用 Kobayashi 牵引钩[2-4]。

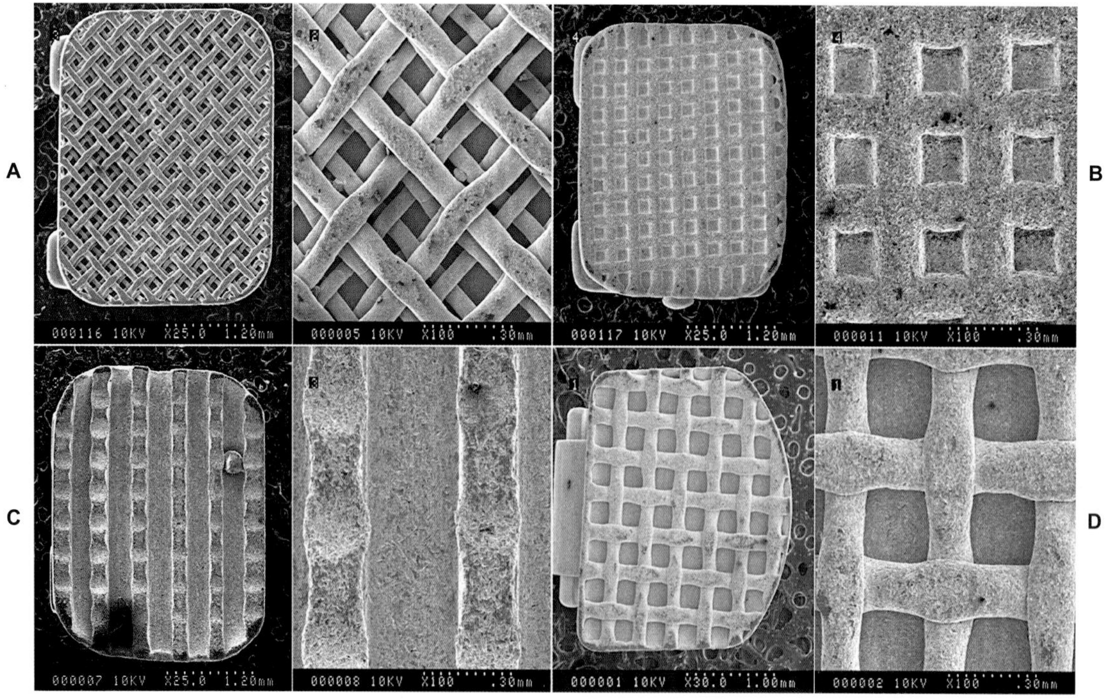

图 7-12　不同托槽底板设计的电镜扫描影像。A．SuperMesh 有 150 网眼；B 和 C．整体铸造有两种模式；D．60 网眼

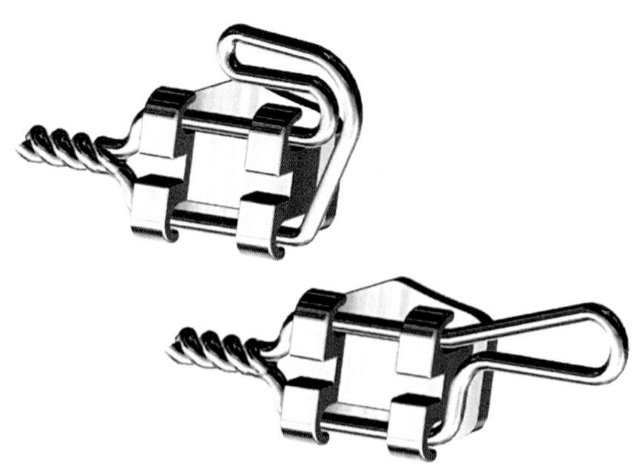

图 7-13 结扎钩用于传统方丝弓双翼托槽，注意此钩可以调整方向以适应不同的弹性牵引（再制自 Strite Industries Ltd, Cambridge, Ontario, Canada.）

26. 托槽槽沟尺寸代表什么？

两种最常用的槽沟尺寸是 0.018in×0.025in 和 0.022in×0.028in。两种槽沟的最大不同点就是 0.022in 的槽沟能容纳尺寸更大的弓丝。没有证据可以证明哪种槽沟更好。槽沟的选择全凭临床医师的个人喜好。第一个数字代表槽沟的殆龈宽度，第二个数字代表槽沟的深度。用于这两种托槽的全尺寸弓丝分别是 0.017in×0.025in 和 0.021in×0.028in，这样的方形钢丝将填满托槽槽沟 [2-4]。

27. 托槽和弓丝间的摩擦力在正畸牙齿移动中扮演重要角色，如何将其最小化？

研究表明两种相似金属的绝对光滑表面相接触并发生滑动时会启动一个所谓冷压焊的过程，从字面上可以理解为两种金属发生了融合。这一过程明显增加了摩擦力，减慢了牙齿移动。这一过程也发生在托槽和弓丝之间。陶瓷托槽也会增加摩擦力，因此在托槽中嵌入金属槽沟以减小滑动摩擦力。当牙齿需要沿弓丝发生滑动时或牙冠牙根需要发生移动，例如扭转或转矩移动时，选择合适的弓丝托槽组合很有必要。当牙齿发生滑动时，例如尖牙远中移动时，需要最小的摩擦力。这一过程需要由在托槽中不受束缚的小直径的弓丝来完成。用不锈钢结扎丝和弹性结扎丝固定弓丝会增加摩擦力。另外，任何弓丝小弯与结扎丝的接触都会增加摩擦力。自锁托槽基本上消除了这一限制。大部分自锁托槽是被动式（例如 Damon 矫治器），对弓丝没有作用，除非弓丝与托槽发生接触。主动自锁托槽用弹性夹子固定弓丝于托槽中。SPEED[d] 托槽的夹子设计独特，可以阻止与弓丝的主动接触，直到换成最粗的弓丝，这一特点使牙齿在滑动和初始排齐阶段只有很小的摩擦力，而当换成用来控制牙齿 3D 移动的粗弓丝后又会增加摩擦力，而这时不再需要牙齿的自由滑动 [3,8,9]。

28. 无摩擦力矫治器是理想矫治器吗？

无摩擦力仅仅在弓丝发生滑动时是有利因素。在牙齿初始排齐阶段，当关闭间隙和打开间隙时需要无摩擦力。相反，在有些牙齿移动中摩擦力却是必不可少的因素，例如牙齿旋转移动、严重错位牙的纠正、支抗牙或牙齿做扭转移动时，摩擦力在这些牙齿移动中扮演重要的角色，且需要明智的决策 [4,8]。

29. 托槽是如何制成的？

两个主要的过程是碾压和灌注成型。碾压是指由一块金属碾压或多块金属碾压而成，再将这几块金属焊接成便于粘接于釉质面或便于焊接在带环的托槽。灌注成型的过程如下：准备好托槽模型，将液态的金属灌注于模型中，液体冷却，托槽成型，取出托槽再进一步处理为粘接做准备。制作托槽的材料有不锈钢、钛、不含镍的合金、镀金不锈钢、陶瓷、强化聚碳酸酯等 [2-4]。

30. 什么是可转换颊面管？

为了在弓丝末端提供一个管供弓丝插入，最后一颗牙（通常是第二磨牙）上通常用颊面管。但是矫治一般开始于第二磨牙完全萌出之前，第一磨牙被当作最后一颗牙。颊面管上有一个可去除的盖板焊接在托槽上，盖板去除后方便弓丝就位（图 7-11A）。当第二磨牙粘接附件后，第一磨牙颊面管就可以通过去除盖板变成托槽，因此称为可转换颊面管[4]。SPEED[d] 矫治器则不大相同，在上颌磨牙近中颊尖的托槽可将弹簧片打开而使弓丝插入。

31. 什么是初始弓丝?

初始弓丝是弓丝序列中的第一根，通常弹性好，对牙齿施加轻力且直径小（图 7-14）。它要求有超级弹性和形状记忆，意味着弹性大到可以将所有不规则排列的牙齿结扎于一根弓丝且弓丝严重形变也不对牙齿施加大力。例如 0.012in 的不锈钢丝、0.014in 的镍钛丝或 0.016in 的超弹弓丝。最近又出现了具有相似特性的方丝，将此方丝选为初始弓丝时牙齿在矫治初期就得到了 3D 控制。初始弓丝首先聚焦于牙齿的扭转和边缘嵴的排齐，然后是垂直方向的排齐；最后用硬钢丝对错殆畸形牙齿行颊舌向纠正，有时还会用到颌间牵引[2-4]。

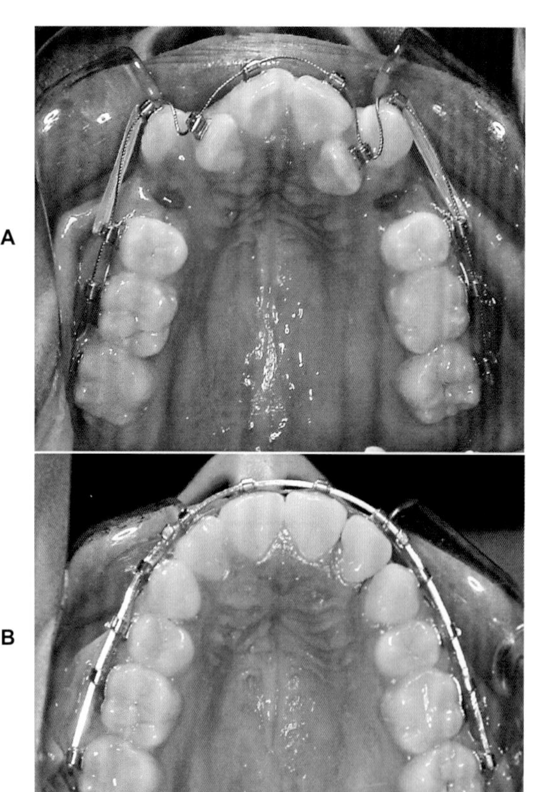

图 7-14　A．拥挤牙列的初始弹性弓丝；B．排齐后的不锈钢硬方钢丝（0.017in×0.025in SS），三维控制很重要，例如牙弓形态和冠根调节

32. 什么是滑动机制?

滑动机制从字面理解就是牙齿在弓丝上的滑动。可以是单一牙也可以是整体滑动。通常用尺寸小于托槽沟的不锈钢丝以减少摩擦力。有很多方法可以激活滑动运动，有链状橡皮圈、传统弹性带、螺旋弹簧（例如 Pletcher 螺簧）、现在用的镍钛簧以及钛金属闭隙簧（图 7-15）。这类运动不同于传统的弓丝关闭曲，它是通过激活关闭曲来使牙齿移动并关闭间隙。

33. 什么是 D 型、C 型或二元弓丝?

这些类型的弓丝在自锁托槽中非常重要，尤其对带有主动弹簧的 SPEED[d] 矫治器来说

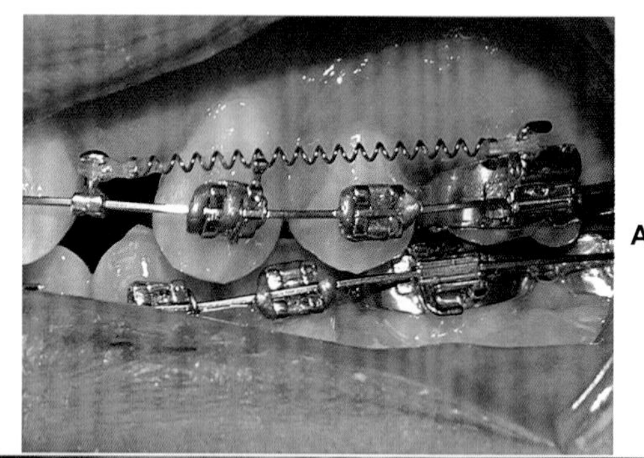

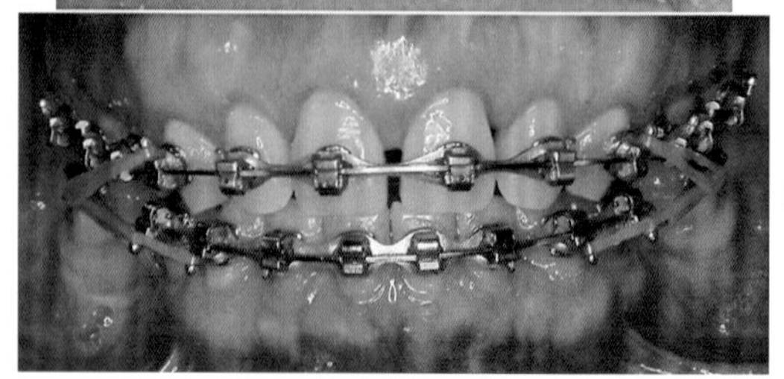

图 7-15　A．传统方丝弓矫治器用橡皮圈固定弓丝，同时镍钛簧内收前牙；B．链状橡皮圈置于 SPEED[d] 自锁托槽弓丝下方用于滑动法关闭间隙。注意用于调整咬合的颌内及颌间弹性牵引

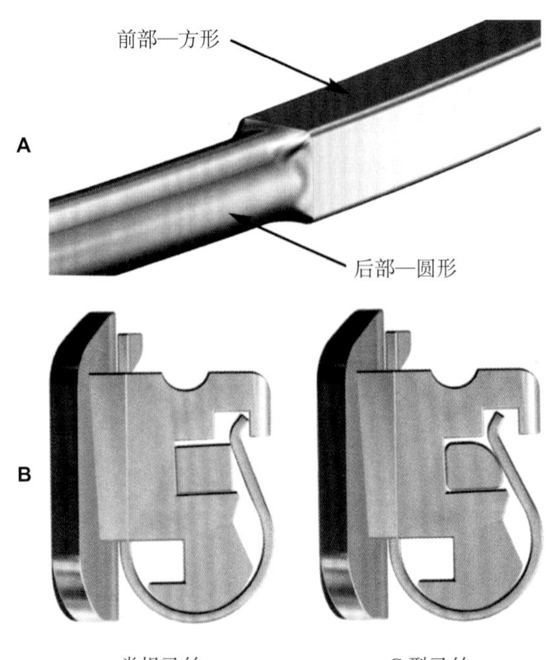

图 7-16 A. 如图示二维弓丝是 SPEED™ Hills 弓丝；弓丝前部为方形，用于转矩控制；后部为圆形，方便弓丝滑动；B. 图中是 C 型弓丝与常规弓丝在 SPEED™ 自锁托槽中横截面的对照。C 型使方丝边缘圆钝，便于锁片安全关闭于正确位置（Courtesy Strite Industries, Cambridge, Ontario, Canada.）

（图 7-16）。为了有效利用自锁主动弹簧施加在弓丝上的能量，弹簧应该处于一个安全的位置，这点很重要。全厚弓丝的应用有利于牙齿的 3D 控制，当 D 型或 C 型弓丝用于此目的时，主动弹簧更便于关闭。同样尺寸的矩形或方形弓丝的边缘嵴使弹簧关闭困难，而且大力关闭弹簧会损坏弹簧，削减了用于精细调整牙齿移动的能量 [3]。

34. 理想的正畸弓丝具备什么特性?

理想的正畸弓丝具有高弹性限度，不能太脆以防在承重时折断，具有低挠曲度。挠曲度取决于钢丝的弹性模量（简言之，钢丝的硬度）。例如。不锈钢的弹性模量是金的 1.8 倍。当用不锈钢做支抗时它的抗弯曲程度是金的 1.8 倍。再进一步讲，不锈钢作用到牙齿上的力产生的挠曲度几乎两倍于施加同样力时金的挠曲度。另外，正畸弓丝暴露在口腔环境中应具有抗腐蚀性，突然受力或在制造过程中不会折断，性状柔软，加热时变硬，且容易焊接附件。制造商提供给临床医生弓丝的横截面刚度（C_s）和原料刚度（M_s）数据以方便不同尺寸不同材料的弓丝之间进行比较。同样的合金，0.014in 弓丝的 C_s 明显小于 0.018in 弓丝，设计相同时前者在力的作用下形变更多 [3,4]。

35. 镍钛、β 钛和不锈钢丝之间的区别是什么?

镍钛和 β 钛（TMA）是具备轻力高回弹力的形态记忆合金。镍钛尤其具备巨大的抗永久变形能力，镍钛的弹性模量是不锈钢丝的 0.26 倍。0.018in 镍钛丝的 M_s 与 0.013in 的不锈钢丝相当。当需要轻力大的形变时镍钛丝比直钢丝有用，例如在正畸治疗早期，牙齿排列太不整齐以至于不能用不锈钢丝来排齐。超弹镍钛丝暴露在口腔温度中时被激活，在室温时十分柔软而在较高的口腔温度中会变硬。当牙齿严重错位时这一特性可以使弓丝入槽（图 7-14A）。TMA 丝的弹性模量在不锈钢丝和镍钛丝之间，可以两倍于不锈钢丝的形变而不发生永久形变。不同于镍钛丝，TMA 丝可以进行弯制并可以焊接类似指簧之类的附件。TMA 丝可以用作激活工作弓丝，当然也可以用作完成弓丝，因为它可以进行弯制用来做牙齿的精细排齐 [3,4]。

36. 什么是直丝弓矫治器，又是谁普及了这一观念?

1972 年 Dr. Larry F. Andrews 发表了他的经典文章“理想咬合的要素”。他用理想咬合的六大要素（图 7-17）来发展和介绍直丝弓矫治器，托槽中设计了 3D 调控来完成牙齿位置的精细调节。当牙齿处于理想咬合状态，托槽正确粘接于牙齿表面时，托槽槽沟的设计与𬌗平面平行。Andrews 的托槽预置了𬌗龈和近远中

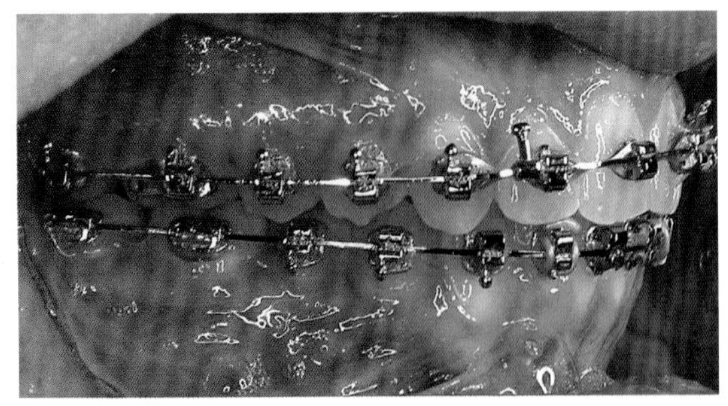

图 7-17　关键是形成 I 类咬合关系。注意上颌第一磨牙近中颊尖咬在下颌第一磨牙颊沟。这样后牙才能处于 I 类关系

数据，当托槽正确粘接于牙面，弓丝无须进行任何弯制就能表达方丝弓矫治器中弓丝三个序列弯曲的数据，这就是直丝弓矫治器 [2,10]。

37. 托槽在牙齿上的位置是否影响矫治效果?

随着预置数据直丝弓矫治器的出现，以及大量托槽系统新进展的需求，托槽在牙面上殆龈、近远中位置的确定变得尤为重要。具体的高度可以用像安德森尺或布恩尺这样的器具来测量。熟练的临床医生大部分时间都可以准确定位托槽位置，但由于效率的要求和现代牙科椅旁时间的高额费用，另一种托槽安置技术出现了。间接粘接技术不同于口内操作的直接粘接技术；先取初印模，然后在实验室精确定位托槽，借助转移托盘将托槽像传统方法一样，酸蚀后用水门汀粘接于牙釉质面 [3,4]。

38. 为什么托槽上要附加力臂?

为了让牙齿发生需要的移动，临床医生必须让所施力的施力点方向适应牙齿的阻抗中心(图 7-18)。大部分牙齿的阻抗中心位于牙根尖和牙槽嵴顶的中间，如果不借助于托槽的附加力臂很难让施加在托槽上的力接近阻抗中心。如果借助附加力臂来施力，临床医生就可以很容易地实现一个牙齿或一组牙齿的整体移动、转动或倾斜移动 [2-4,11]。

39. 什么是陶瓷托槽?

过去 20 年正畸材料学发展迅猛，结果是越来越多的成人患者寻求正畸治疗。这些患者要求使用美学矫治器。直接粘接托槽代替了带环，托槽越来越小，舌侧矫治器开始流行，还引进了陶瓷（透明色或牙色）托槽（图 7-19）。陶瓷托槽开始很脆，与牙齿釉质面通过甲硅烷层发生高强度的化学粘接。托槽不仅在矫治过程中会折断，更重要的是在拆除托槽时会发生牙釉质的断裂。陶瓷比牙釉质耐磨，当对颌牙接触陶瓷托槽时会发生磨损。新生代陶瓷托槽规避了这些缺点，它的外形小且具有机械粘接底板。陶瓷托槽不能与对颌牙发生接触。陶瓷托槽与弓丝间的摩擦力很大，因此将托槽沟设计得尽量平滑，还在槽沟中加入不锈钢从而减小牙齿滑动时的摩擦力 [2-4]。

40. 什么是舌侧矫治器?

每个人的美学需求都不尽相同。大多时候决断是莽撞的。有的人喜欢透明的陶瓷托槽，有人喜欢小的不锈钢自锁托槽，还有人喜欢用各种颜色橡皮圈固定弓丝的传统矫治器，现在又多了一个选项——舌侧矫治器。舌侧矫治器是固定在牙齿舌侧面的托槽（图 7-20）。令人惊讶的是，舌侧矫治器的困难不只是舌侧釉质面难以牢固粘接托槽，而且还有发音困难。这项技术艰难、耗时且工作位置拙劣。托槽间距离减小限制了弓丝弯制。为了使这项技术应用更方便，现在有扫描和计算机设计的专门舌侧托槽及相应的定制弓丝可用 [3]。

41. 如何定义与弓丝相关的胡克定律?

胡克定律是关于弓丝承重和形变关系的定律（图 7-21）。如果承重和形变之间是线性关系，当弓丝上的力加大时形变也增加，这就是胡克定律。不同弓丝的负荷形变图各不相同。激活和失活曲线也可以反映弓丝的承重形变特性 [3]。

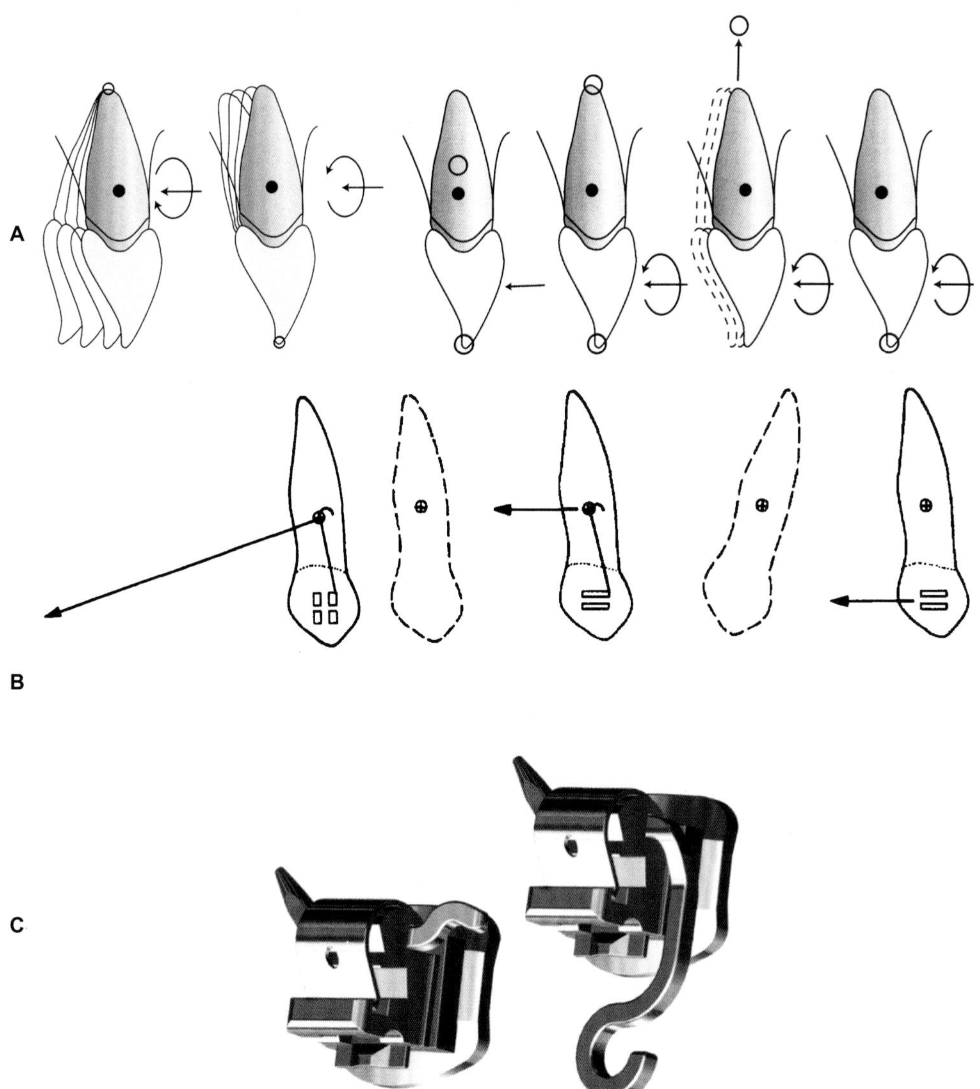

图7-18 A. 图示阻抗中心和旋转中心。水平箭头代表力，图示两种运动：(1) 当旋转中心位于根尖时牙冠发生翻转运动；力量施加在牙冠的托槽上，且弓丝为圆丝。(2) 当旋转中心位于冠顶部时完成的是根转矩运动，应用方丝且加转矩使根翻转。B. 力臂可用插入的 SPEED™ 钩来实现。动力臂促进牙齿的整体运动，它使力通过牙齿的阻抗中心。C. 力臂还可以插入到辅助槽沟中（0.016in×0.016in）(A 来源于 Graber TM, Vanarsdall RL Jr, Vig KWL: *Orthodontics: current principles and techniques,* edition 4. St Louis: Mosby, 2005. B 来源于 Smith RJ, Burstone CJ: *Am J Orthod*. 1984;85[4]:294-307. C 来源于 Strite Industries, Cambridge, Ontario, Canada.)

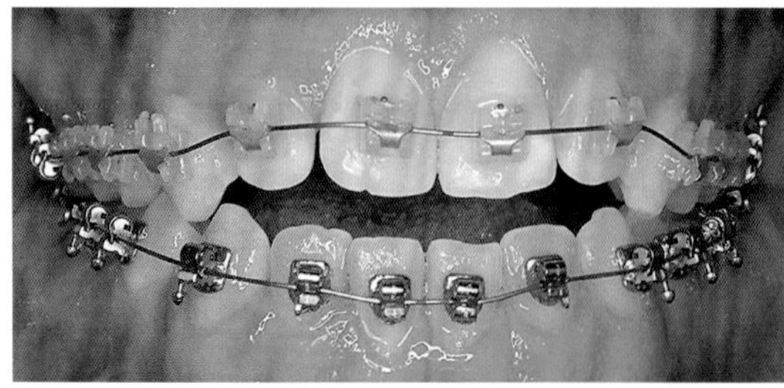

图 7-19 双翼自锁托槽：上牙弓陶瓷 In-Ovation，下牙弓不锈钢 SPEED™ 用于关闭前牙开𬌗

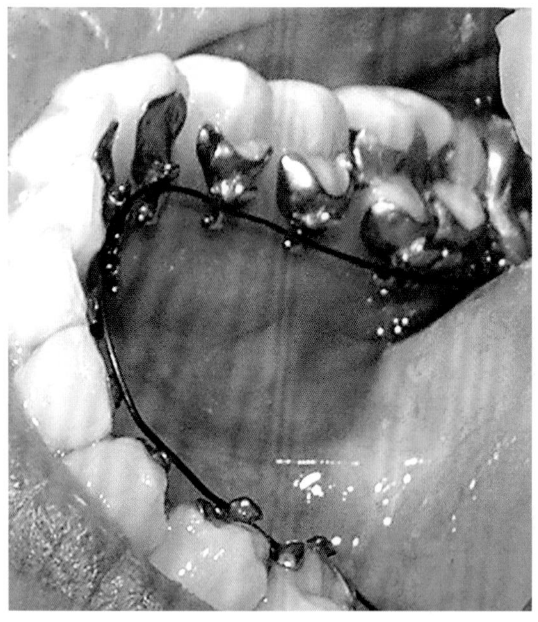

图 7-20 间接粘接的舌侧托槽主动排齐下牙

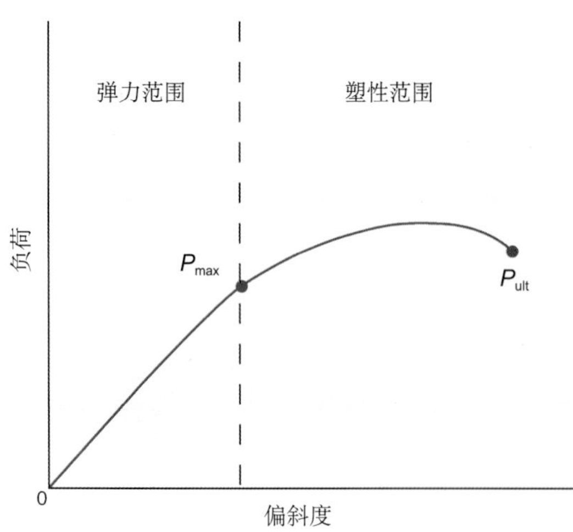

图 7-21 胡克定律线性表（来源于 Graber TM, Vanarsdall RL Jr, Vig KWL. *Orthodontics: current principles and techniques*, edition 4. St Louis: Mosby, 2005.）

42. 托槽底板的污染如何影响托槽与釉质的粘接?

托槽底板的污染，例如滑石粉、皮脂、实验室蜡等，会大大降低托槽与牙面的粘接强度，从而导致托槽粘接的失败。必须严格按照粘接规范进行操作以保证正畸治疗的成功 [12]。

参考文献

1. Daskalogiannakis J: *Glossary of orthodontic terms.* Berlin: Quintessence Publishing, 2000.
2. Vaden JL, Dale JG, Klontz HA: The Tweed-Merrifield Edgewise appliance: philosophy, diagnosis, and treatment. In Graber TM, Vanarsdall RL, Vig W L: *Orthodontics: current principles and techniques*, edition 2. St Louis: Mosby, 2000, pp 627-684.
3. Woodside DG, Berger JL, Hanson GH: Self-ligation orthodontics with the speed appliance. In Graber T M, Vanarsdall RL, Vig WL: *Orthodontics: current principles and techniques*, edition 2. St Louis: Mosby, 2005, pp 717-752.
4. Proffit WR, Fields HW: *Contemporary orthodontics*, edition 2. St Louis: Mosby, 2000, pp 326-361, 385 – 416.
5. Begg PR, Kesling PC: *Begg orthodontic theory and technique*. edition 2. Philadelphia: WB Saunders, 1971.
6. Kesling PC: *Tip-Edge Plus Guide*, edition 6. La Porte, Ind: TP Orthodontics, 2006.
7. Sharma-Sayal, Rossouw PE, Kulkarni G V, Titley K C: The influence of orthodontic bracket base design on shear bond strength. *Am J Orthod Dentofac Orthop* 2003;124(1):74-82.
8. Rossouw P E: Friction—an overview. *Semin Orthod* 2003;9(4):218-222.
9. Rossouw P E, Kamelchuk LS, Kusy RP: A fundamental review of variables associated with low velocity frictional dynamics. *Semin Orthod* 2003;9 (4):223-235.
10. Andrews LF: The keys of normal occlusion. *Am J Orthod* 1972;63:296.
11. Smith RJ, Burstone CJ: Mechanics of tooth movement. *Am J Orthod* 1985;85(4):294-307.
12. Rossouw PE, Penuvchev AV, Kulkarni K: The influence of various contaminants on the bonding of orthodontic attachments. *Ont Dentist* 1996;sept:15-22.

第 8 章　正畸中的生物力学

CHAPTER 8

André Haerian, Sunil Kapila

概括地讲，作用于生物组织的装置的机械原理统称为生物力学。所有正畸治疗的核心就是使用正畸装置或矫治器将力传导至牙齿和颌骨上来发挥效应。因此，机械力学是正畸领域中不可或缺的一部分。而生物力学原理是所有正畸课程的共同主线 [1]。这一章内容主要介绍在正畸临床上应用的一些基本的生物力学原理。对这些力学原理的掌握和恰当的使用会使临床医师更好地控制牙齿移动 [1]。

正畸装置——简单或复杂的，固定或活动式——都要服从物理学定理 [1]。因此，学习机械力学通常要先掌握牛顿力学原理。

1．什么是生物力学？

生物力学是对生物组织和影响生物组织的非生物体的力学特性进行研究与分析的一门学科。在正畸领域中，常利用生物力学原理来确定正畸矫治器对口腔组织（如牙齿和骨）的力学效应。这些非生物体的力学特征都符合牛顿的力学定律。相比较而言，生物组织的生物力学特点往往更加复杂，难以完全掌握 [2,3]。

2．什么是牛顿力学？

牛顿运动的三大定律阐述了物体受力和物体移动之间的相互关系，以此形成了经典力学的基础。力学是物理学的一个分支，描述了物体受力后的反应。这些力学定律是由牛顿首次提出，并发表在他的著作《自然哲学数学原理》（*Philosophiae Naturalis Principia Mathematica*）（1687）中 [4,5]。

3．什么是牛顿运动的三大定律？

- 第一定律：一切物体总保持匀速直线运动状态或静止状态，直到有外力迫使它改变这种状态为止 [4,5]。
- 第二定律：物体的加速度与施加在该物体上的外力成正比 [4,5]。
- 第三定律：两个物体之间的作用力和反作用力，总是同时在同一条直线上，大小相等，方向相反 [4,5]。

4．什么是物理力学？

在物理学中，力是改变物体速率的起因。常见的有上升力、推力或拉力，力有大小和方向，因此代表一种矢量。物体的实际加速度由施加在该物体上所有力的合力决定。力同样可以使物体发生变形或旋转 [6,7]。

5．什么是物理学中的矢量？

矢量具有大小和方向。力是一种矢量，是力单独作用后的物体动量变化率。因为动量是一种矢量，所以与其相对应的力也具有方向性 [6,7]（图 8-1）。

6．矢量和标量的差别是什么？

矢量具有大小和方向。标量只有大小。举

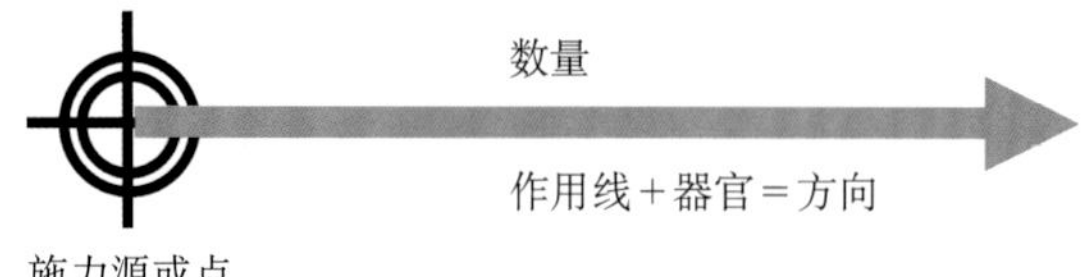

图 8-1　力的矢量

例说明，力是一种矢量，而重量和高度则属于标量。正畸力的描述包括力的大小、力的作用点和力的方向。力的方向是指力的作用线方向（箭头）。力的大小可以通过使用自定义的标尺测量作用线的长度来确定（如，1cm 代表 100gf①）[6,7]。

7．什么是正畸力的水平向和垂直向分力？

任何一种施加于牙齿上的力都可以通过利用正交坐标系统中具有水平向参照的𬌗平面，使其分解为水平向分力和垂直向分力。可以使用几何学方法（图 8-2）或三角法测量作用力的大小和方向[8]。

8．什么是正畸力学系统？

将力传导至牙列上可以通过矫治器的组合使用来实现，包括正畸弓丝、加力簧、橡皮链和头帽。这个力学系统涵盖了所有的作用力，并可以分析和测量这些加载在单个牙齿或一组牙齿上的合力[2]。

9．测量共点力合力的两种方法是什么？

共点力是一种矢量，是可以进行叠加，并通过平行四边形法或在参考系中添加分力法测量其合力的大小和方向。后一种方法是将水平向和垂直向的每个力的分力相互叠加来测量合力：如果两个力是 $F_1=h_1+v_1$ 和 $F_2=h_2+v_2$，那么其合力应该是 $R=F_1+F_2=(h_1+h_2)+(v_1+v_2)$。

平行四边形法测量合力可以通过测量两个力在四边形中的角度大小来实现（图 8-3 中 F_1 和 F_2）。利用平行四边形将这些作用力线进行叠加。两作用力线组成的平行四边形，其对角

① 1gf=0.01N。

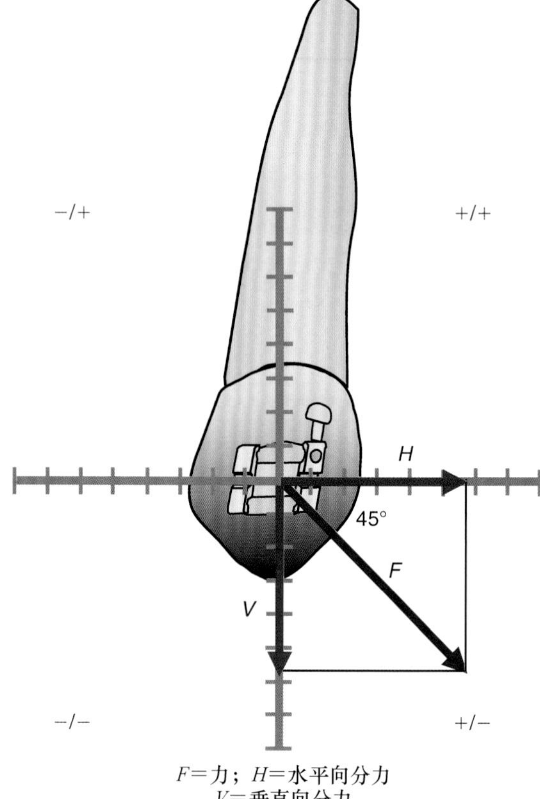

图 8-2　加载在牙齿上的力 F，在水平向和垂直向上的分力

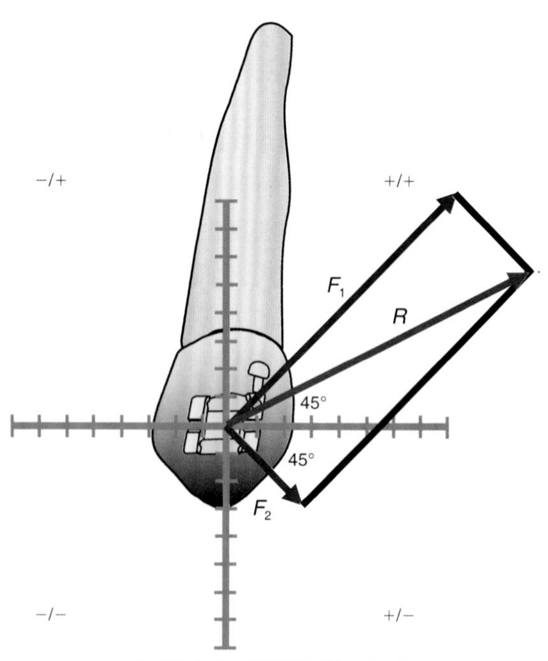

图 8-3　共点力 F_1 和 F_2 作用在牙齿上的合力（R）

线就是两力的合力，可以通过事先定义过的标尺来测量和转化，最终测得合力的大小。合力的方向在任意平面中（例如，殆平面）都可以通过量角器来测得[6,7]。

10. 什么是阻抗中心?

阻抗中心类似于自由体的质心或平衡点。在物理学中，质点系的质心是具体的点，在这个点上质点系以其为中心进行运动。如果物体的密度是均衡的，或者如果物体的形状和密度是对称的，那么它的阻抗中心或矩心应该与质心相吻合。在正畸领域中，牙齿的阻抗中心或矩心对应于牙齿上的某个点，在这个点上加力后可以使牙齿发生平行移动。阻抗中心的位置是恒定不变的，位于自牙骨质釉质界至根尖整个根长的1/3～1/4 处[3,8]。

11. 什么是旋转中心?

牙齿的旋转中心是能使牙齿围绕其发生旋转的点。极小的牙齿旋转移动被看作是整个圆的一部分，而这个圆的圆心就是旋转中心。旋转中心的位置不是恒定不变的，它取决于牙齿受力后的移动类型。例如，在牙齿平移过程中，其旋转中心位于阻抗中心的无限远处[9,10]。

12. 什么是不可控的倾斜移动?

牙冠和牙根向相反的方向移动会导致牙齿不可控的倾斜移动。当对牙齿施加合力后，导致旋转中心接近阻抗中心时，牙齿就会发生不可控的倾斜移动。可摘活动矫治器移动牙齿往往就会产生这种移动模式（图 8-4）[11]。

13. 什么是可控的倾斜移动?

当施加在牙齿上的合力使牙齿的旋转中心接近牙根尖时，就会产生可控的牙齿倾斜移动。结果是牙冠顺着作用力方向移动，但是牙根会出现轻度倾斜移动。正畸治疗很多时候是以这种模式移动牙齿（图 8-5）[11]。

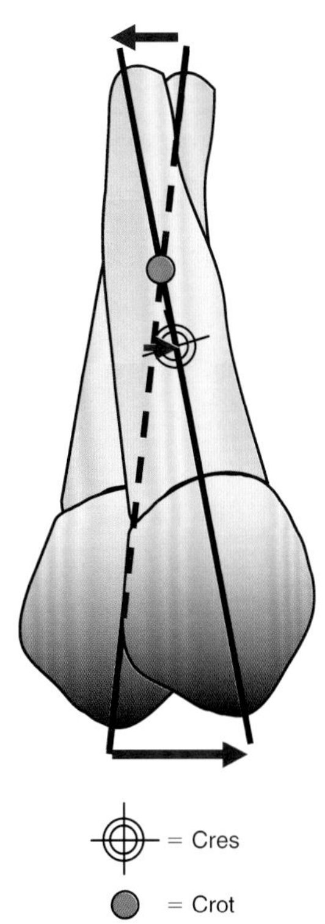

图 8-4　不可控的倾斜移动显示旋转中心（Crot）相对于阻抗中心（Cres）的位置

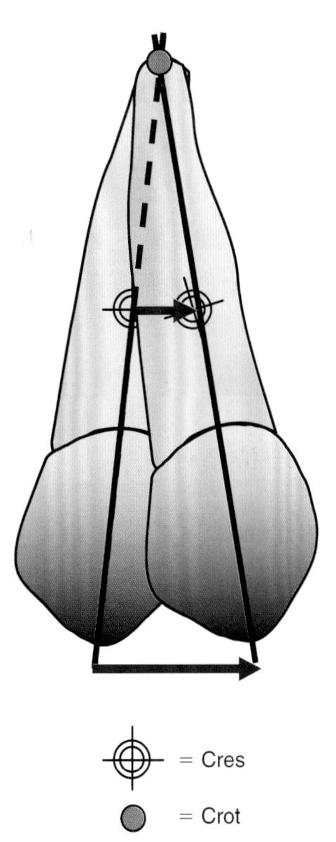

图 8-5　可控的倾斜移动显示旋转中心位于根尖附近

14. 什么是平行移动？

当整个牙齿（牙冠和牙根）在相同的方向上做等量的移动时，就产生了牙齿的平行移动又或整体移动。当施加在牙齿上的合力使旋转中心位于离阻抗中心无限远时，牙齿就会发生整体移动。在正畸过程中，这种移动模式是必不可少的。整体移动牙齿可以通过应用一组力的系统，使之产生可以经过牙齿阻抗中心的力来获得（图 8-6）[11]。

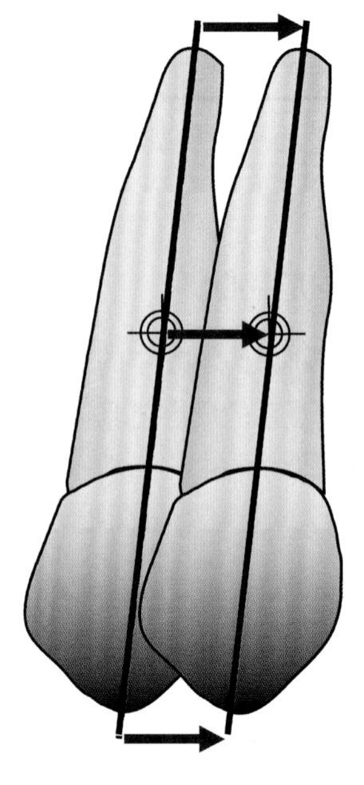

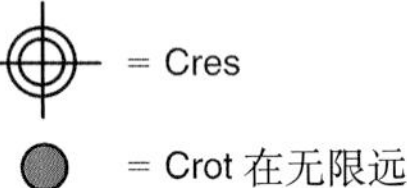

图 8-6 平行移动的牙齿，所有点都向同一方向移动同样距离，旋转中心无限远

15. 什么是牙根转矩？

当牙根和牙冠向相同的方向移动，并且牙根移动的距离大于牙冠时就会产生牙根转矩。当对牙齿施加合力后，使牙齿的旋转中心位于牙齿的切端或殆端时，就会产生这种移动（图 8-7）[11]。

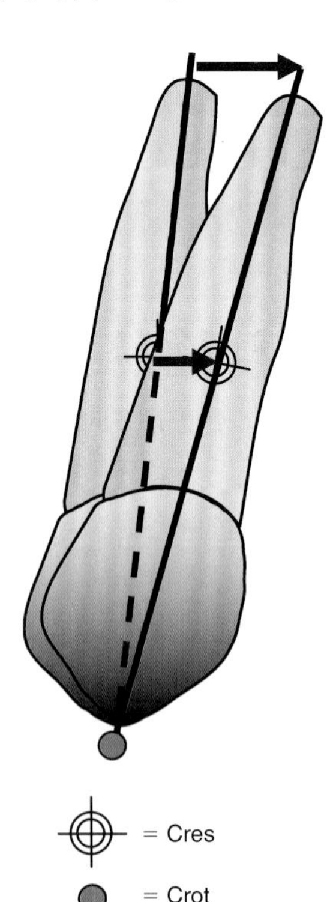

图 8-7 牙根转矩指根尖比切端移动距离多，并且旋转中心位于切端附近

16. 什么是力矩？

在经典力学中，力矩是一种量纲，它代表作用力使物体绕着转动轴或支点转动的趋向大小。依照国际单位制，力矩的单位是牛顿·米（N·m）。力矩（M_f）具有大小和方向（顺时针或逆时针），因此力矩也是一种矢量[12,13]。

力矩＝作用力的大小×作用力到牙齿阻抗中心的垂直距离

或者

$$M_f = F \times D$$

17. 力矩的单位是什么？

力矩的单位是牛顿·米，是由力（牛顿）×距离（米）得来，由此可以计算牙齿在三维方向上所受的力矩大小（图 8-8）[12,13]。

18. 什么是力偶？

将作用于同一物体上的一对大小相等、方向相反、但不共线的一对平行力称为力偶（图 8-9）[11]。

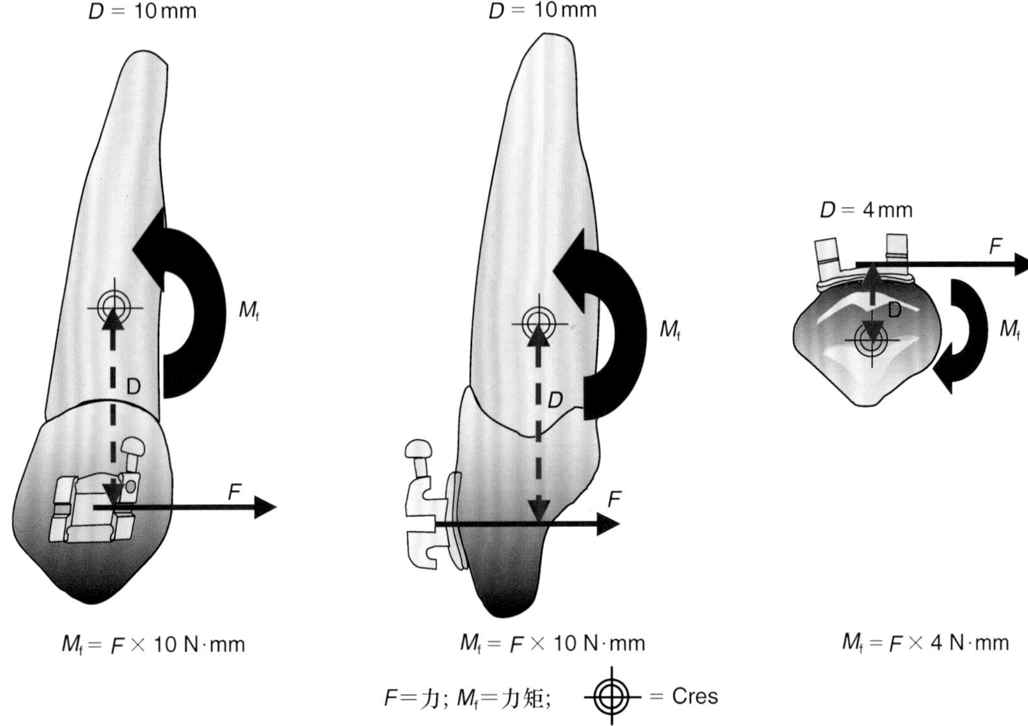

图 8-8　三维空间内的应用力 F 对牙冠产生的力矩（M_f）

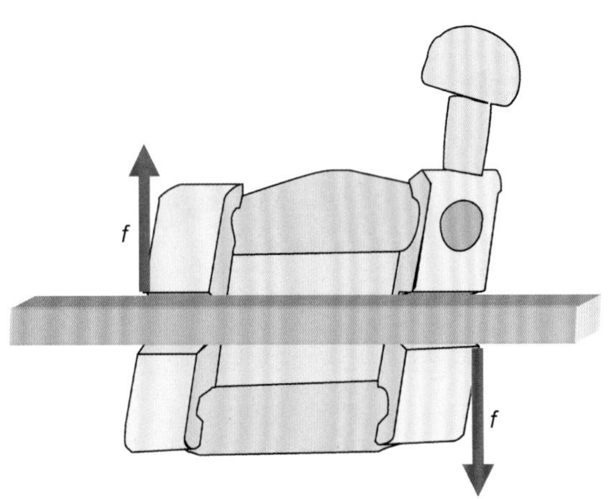

图 8-9　托槽和弓丝相互作用产生的力偶

19. 什么是力偶矩?

力偶矩是两个平行力的合力矩。力偶矩的大小（M_c）等于平行力中的一个力与力偶臂的乘积。在固定正畸治疗中，弓丝相对于托槽槽沟的偏斜角度在托槽和牙齿上所产生的一对力偶，形成了力偶矩（图 8-10）[12,13]。

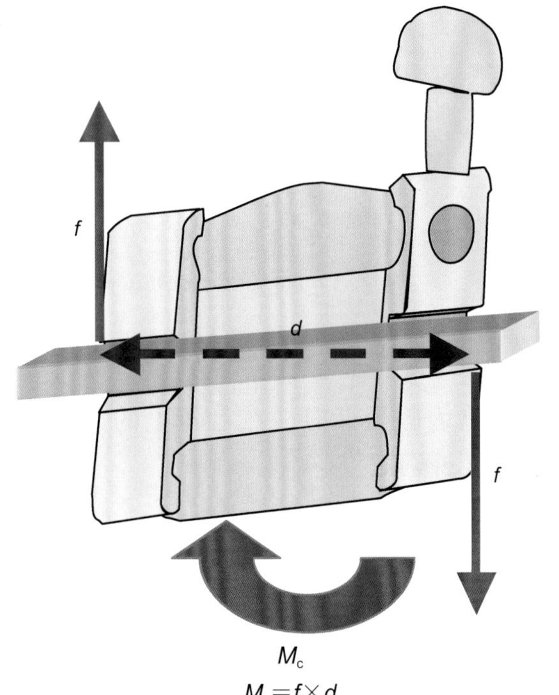

图 8-10　力偶矩：M_c

20. 力偶矩在牙齿整体移动中起着怎样的作用？

当作用力 F 施加于牙齿上时，会对牙齿产生一个力矩（M_f），使牙齿出现逆时针旋转趋势。牙齿和托槽顶端相对于弓丝的倾斜会使弓丝发生弯曲，从而产生一力偶，其力偶矩（M_c）等于 $f \times d$（距离 d 等于托槽近远中的弓丝长度），是顺时针方向。当托槽顶端相对于槽沟内弓丝的距离不断增加时，M_c 也会逐渐增大，最终产生一对大小相等、但方向相反的力矩。M_f 和 M_c 相互抵消，使合力的有效力矩变为 0。这样可以使合力通过阻抗中心，产生牙齿整体移动的效应（图 8-11）[13,14]。

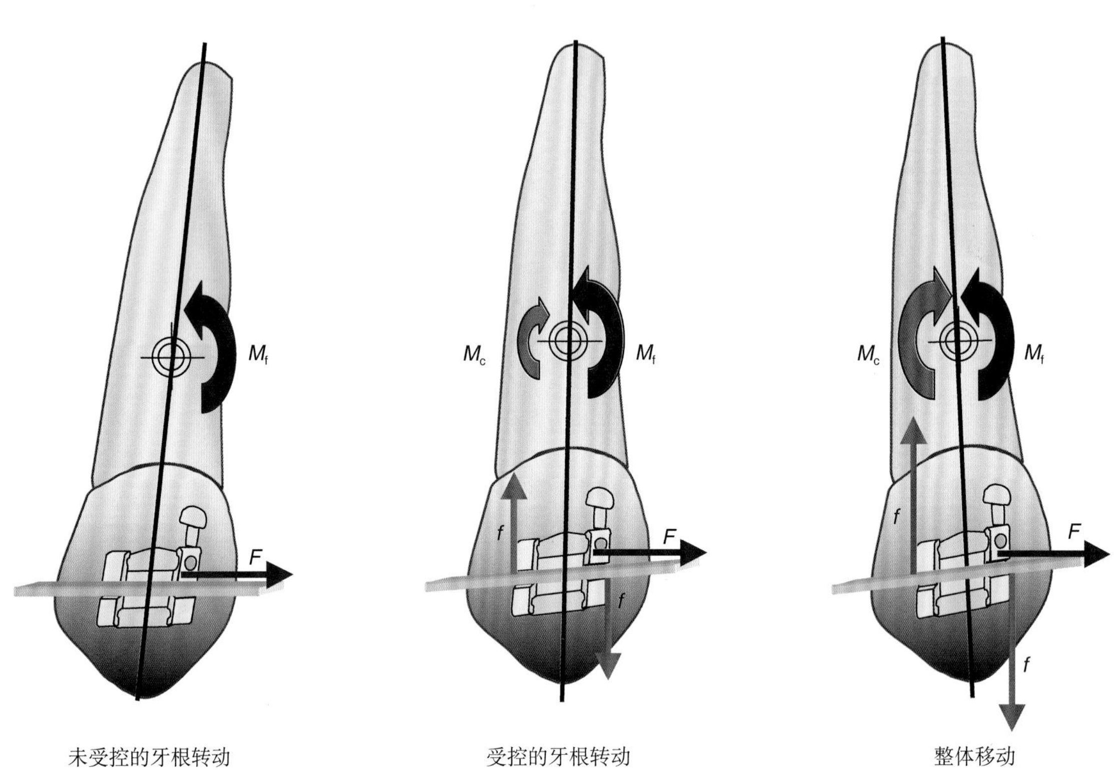

图 8-11 从左至右力偶矩因为弓丝挠曲或硬度的增加而产生牙齿移动类型的改变

21. 当内收尖牙时，在弓丝上的力偶矩怎样确定？

力偶矩常以平行力的大小乘以两平行力之间的距离来计算。在之前的举例中，两平行力的距离（托槽的宽度）是固定的，但基于弓丝托槽尺寸的不同，其平行力的大小是不同的。因此，弓丝对托槽施加力的大小决定了力偶矩的大小，而弓丝产生的力又取决于弓丝的组成成分、几何结构和挠曲度[13,14]。

22. 什么是静力平衡？

一个刚性物体在外力加载后所形成的力和力矩系统之和为 0 时，该物体则将处于静态平衡状态。因此，使物体处于静态平衡的条件包括水平向合力=0，垂直向合力=0，以及它们的合力矩=0。一个处于静力平衡中的物体既不会产生直线运动，也不会产生旋转加速度运动；但是它可以进行匀速平行移动或转动[8,12]。

23. 怎样将力的平衡定律应用于正畸矫治器中？

两个物体之间的作用力和反作用力，在同一直线上，大小相等，方向相反。例如，口外矫治器会在口内产生矫治力，同时口内组织也会对口外装置产生同样大小的作用力。另外一个例子，使用颌间牵引会对上下颌同时产生作用力。类似的还有，在维持牙弓内间隙时也会产生一种静力平衡[8,12]。

24. 在正畸矫治器系统中力平衡的举例。

在之前的举例中，由橡皮链产生的作用力 F_1 和 F_2，其力的大小相等，方向相反，合力为 0。由 F_1 产生的力矩$=M_1$，逆时针方向，反之，由 F_2 产生的力矩$=M_2$，顺时针方向。由于 $F_1=F_2$，并且两者的距离相等，所以 $M_1=M_2$，但方向相反。因此，M_1 与 M_2 之和为 0。由于合力为 0，合力矩也为 0，所以这时的正畸矫治器系统将会处于力平衡状态中（图 8-12）[11,15]。

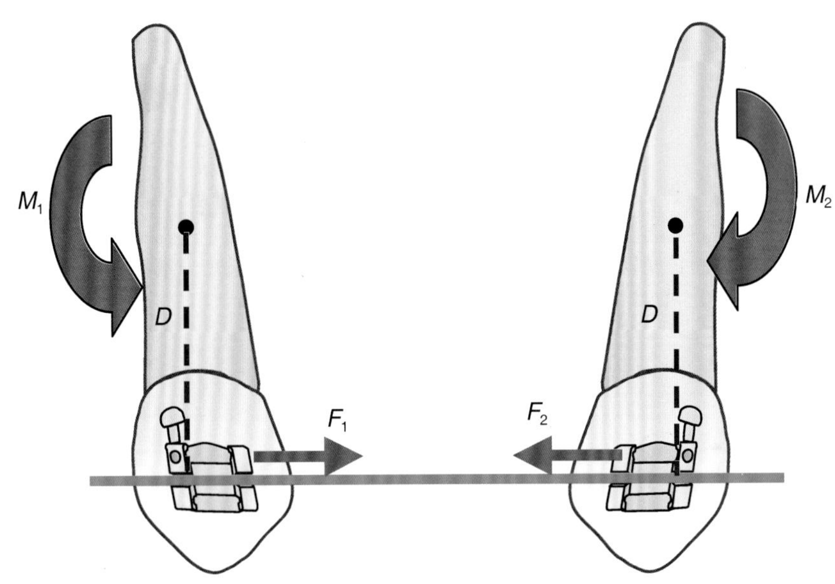

图 8-12　简单正畸力系统中的静力平衡

25. 什么是单力偶正畸矫治力系统？

单力偶正畸矫治力系统来自于正畸矫治器中的两个作用力点，每个作用力点都可以传导作用力，但只有一个作用力点可以产生力偶。应用单力偶正畸矫治力系统的一个例子是压低辅弓的应用，它可以对单个前牙或一组前牙施力，并且在磨牙托槽上也产生作用力，如图 8-13 所示。这样的力学体系可以在磨牙上产生单个力偶矩，并在尖牙和磨牙上分别产生压低和伸长力。在磨牙上的力偶会引起牙齿的逆时针旋转。因为磨牙的伸长和切牙的压低，整个体系会发生顺时针旋转（图 8-13）[11,16-18]。

26. 什么双力偶正畸矫治力系统？

正畸矫治器中有两个作用力点，可以对两个点施力，会在每个作用点上产生独立的力偶，形成双力偶正畸矫治力系统。双力偶正畸矫治力系统的一个例子就是压低辅弓在前后牙上的应用，或在尖牙托槽上的压低辅弓，它可以同时在尖牙和磨牙上加力，如图 8-14[11,16-18] 所示。

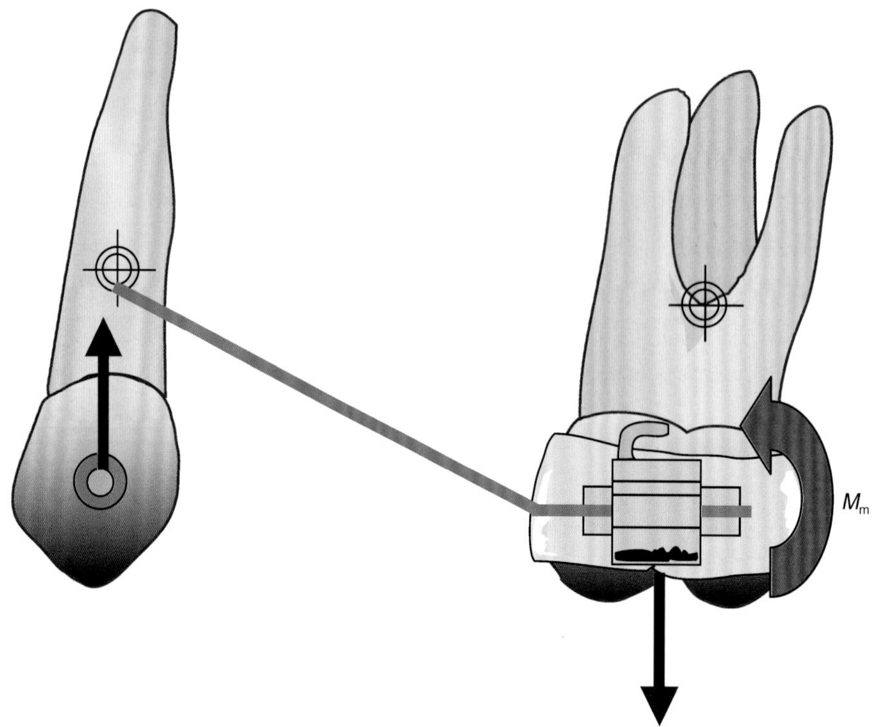

图 8-13　单力偶正畸矫治力系统。弓丝和托槽的相互作用仅在一端产生一对力偶，本例是在磨牙上。M_m：磨牙上的力矩

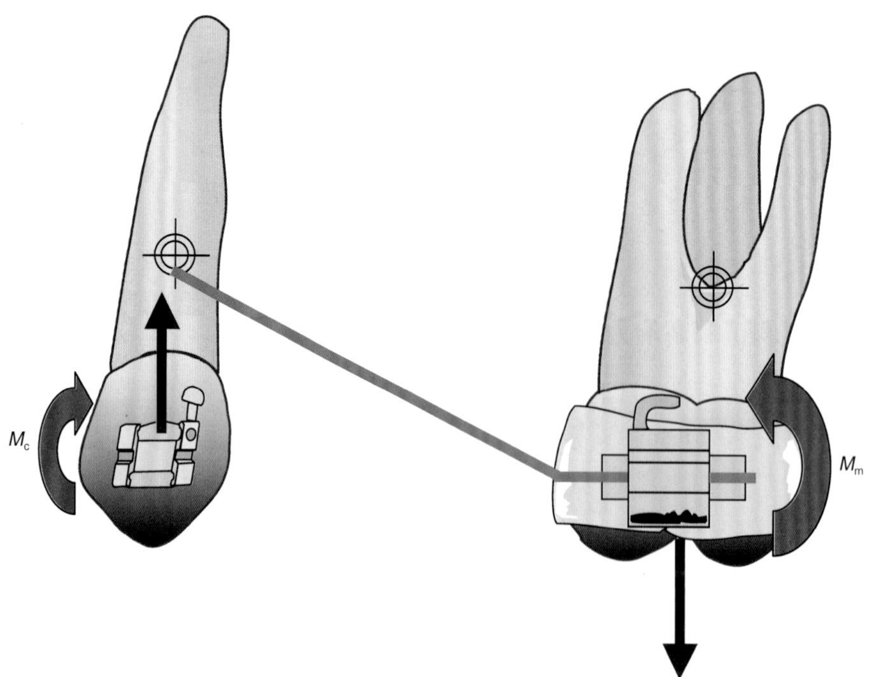

图 8-14　双力偶正畸矫治力系统。弓丝和托槽的相互作用产生两个力偶，每个在系统的一端，本例中分别在尖牙和磨牙上。M_c：尖牙力矩；M_m：磨牙力矩

参考文献

1. Burstone C: Orthodontics as a science: The role of biomechanics. *Am J Orthod Dentofacial Orthoped* 2000;117(5):598-600.
2. Burstone CJ, Koenig HA: Force systems from an ideal arch. *Am J Orthod* 1974;65(3):270-289.
3. Hocevar RA: Understanding, planning, and managing tooth movement: orthodontic force system theory. *A m J Orthod* 1981;80(5):457-477.
4. Cohen I B, Smith GE: *The Cambridge companion to Newton*. Cambridge, UK; New York: Cambridge University Press, 2002.
5. Tait PG: *Newton's laws of motion*. London: A. & C. Black, 1899.
6. Abraham R, Marsden JE: *Foundations of mechanics; a mathematical exposition of classical mechanics with an introduction to the qualitative theory of dynamical systems and applications to the three-body problem*. New York: W. A. Benjamin, 1967.
7. Becker RA: *Introduction to theoretical mechanics*. New York: McGraw-Hill, 1954.
8. Smith RJ, Burstone CJ: Mechanics of tooth movement. *Am J Orthod* 1984;85(4):294-307.
9. Burstone CJ, Pryputniewicz RJ: Holographic determination of centers of rotation produced by orthodontic forces. *Am J Orthod* 1980;77(4):396-409.
10. Christiansen RL, Burstone CJ: Centers of rotation within the periodontal space. *Am J Orthod* 1969;55(4):353-369.
11. Nanda R: *Biomechanics in clinical orthodontics*. Philadelphia: Saunders, 1997.
12. Shellhart WC: Equilibrium clarified. *Am J Orthod Dentofacial Orthop* 1995;108(4):394-401.
13. Tanne K, Koenig HA, Burstone CJ: Moment to force ratios and the center of rotation. *A m J Orthod Dentofacial Orthop* 1988;94(5):426-431.
14. Gjessing P: Controlled retraction of maxillary incisors. *Am J Orthod Dentofacial Orthop* 1992;101(2):120-131.
15. Mulligan TF: Common sense mechanics. 3. *J Clin Orthod* 1979;13(11):762-766.
16. Nikolai RJ: Rigid-body kinematics and single-tooth displacements. *Am J Orthod Dentofacial Orthop* 1996;110(1):88-92.
17. Isaacson RJ, Lindauer SJ, Rubenstein LK: Activating a 2×4 appliance. *Angle Orthod* 1993;63(1):17-24.
18. Demange C: Equilibrium situations in bend force systems. *Am J Orthod Dentofacial Orthop* 1990;98(4):333-339.

CHAPTER 9

第9章　制订治疗计划

James L. Vaden, Cheryl A. DeWood

治疗计划的确定是正畸治疗关键的第一步。缺乏正确的治疗计划就无法实施正确的治疗。事实上，患者的命运被正畸医生所制订的治疗计划所决定。本章着重探讨了制订治疗计划过程中需包含的内容。本章分为牙列的空间变化，以及错𬌗畸形中包含的面型、骨骼和牙齿因素。希望通过阅读本章，读者可以对于正畸治疗计划的确定有更加深入的了解。

1．当制订治疗计划时，治疗目标应该是什么？

治疗目标应贯彻于整个治疗计划中，可帮助医生做出决策，使得：

• 将治疗目的进行次序优化——包括患者和医生的[1]；

• 完成最大程度的治疗效果。

对于多数患者来讲，治疗的目标是美学、健康和功能以及稳定性。如接受治疗的是处于生长发育期的儿童，还需附加的治疗目标有通过正畸力达到生长与发育的和谐[2,3]。

2．制订正畸治疗计划中允许有“错误的空间”吗？

答案是否定的。正畸医生必须对每一个计划，以及计划的每一部分进行系统的评估。而系统评估必须建立在经科学认定的充足的理论基础上[1,4-6]，而不是与科学数据相违背的臆想中[7]。

3．制订治疗计划时是否应考虑患者或家长的诉求？

当然，但只有当患者的期望[1,7-9]：

• 与循证科学依据相符；

• 还需考虑正畸专家所掌握的技能是否能满足这些诉求。

患者期望需与循证医学相一致

一位患者存在少量下颌拥挤，下颌平面角相对较陡，希望通过正畸治疗获得“明星”样的微笑和最佳咬合——但不接受拔牙！图 9-1 A～C 展现该患者的面型。图 9-1 D 和 E 为术前模型。注意拥挤并不严重。图 9-1 F 和 G 为头影测量的结果。患者根据自己及非正畸专业口腔医生的意愿接受了非拔牙矫治。图 9-1 H～M 为术前和术后的照片对比。面型变得怎么样？图 9-1 N 和 O 为该患者的术前术后头颅侧位片及描记轨迹图。从图 9-1 P 和 Q 可以发现牙齿并没有像患者及家长希望的那样发生了直立。面型美观明显受到影响，如图 9-1 H～M 所示。究竟发生了什么？答案很简单。家长的期望与正畸治疗中关于扩弓和面部美学的科学依据并不一致。事实是下颌切牙必须直立于其下方的下颌骨体才能达到面部的美学效果这一理论依据在治疗方案的制订过程中没有被体现。简单说，就是患者的治疗计划和期望与正畸的知识主体不符。所以说向患者及监护人解释所有治疗相关问题是临床医生的职责，否则将会造成灾难。患者或其监护人必须清楚期望往往不能实现，除非将期望进行修改，如上述病例需进行拔牙矫治。

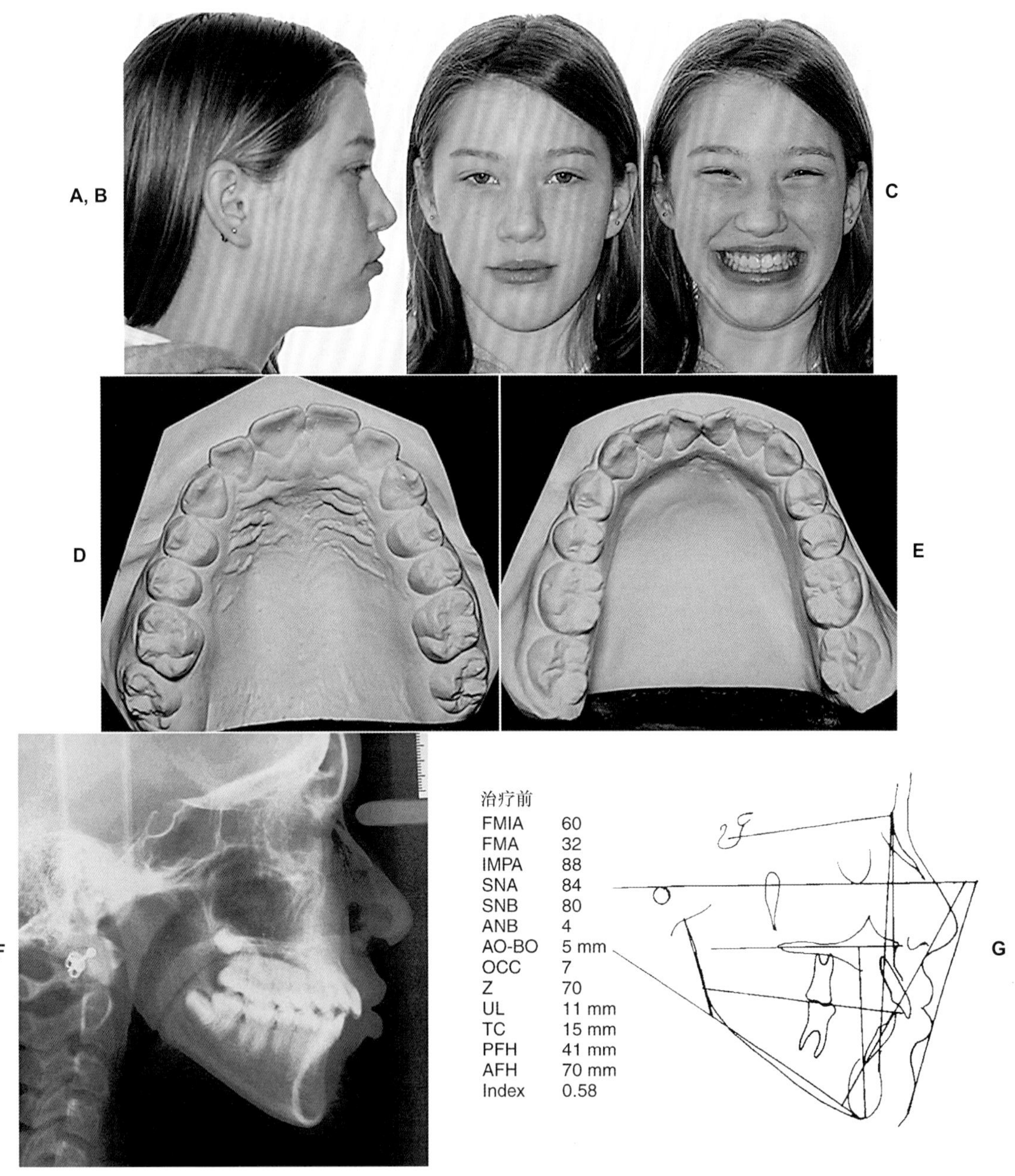

图 9-1 一例下颌轻度拥挤、下颌平面角偏大的患者。A～C. 面像；D 和 E. 模型上的咬合关系；F. 头影测量片；G. 描记图和数值

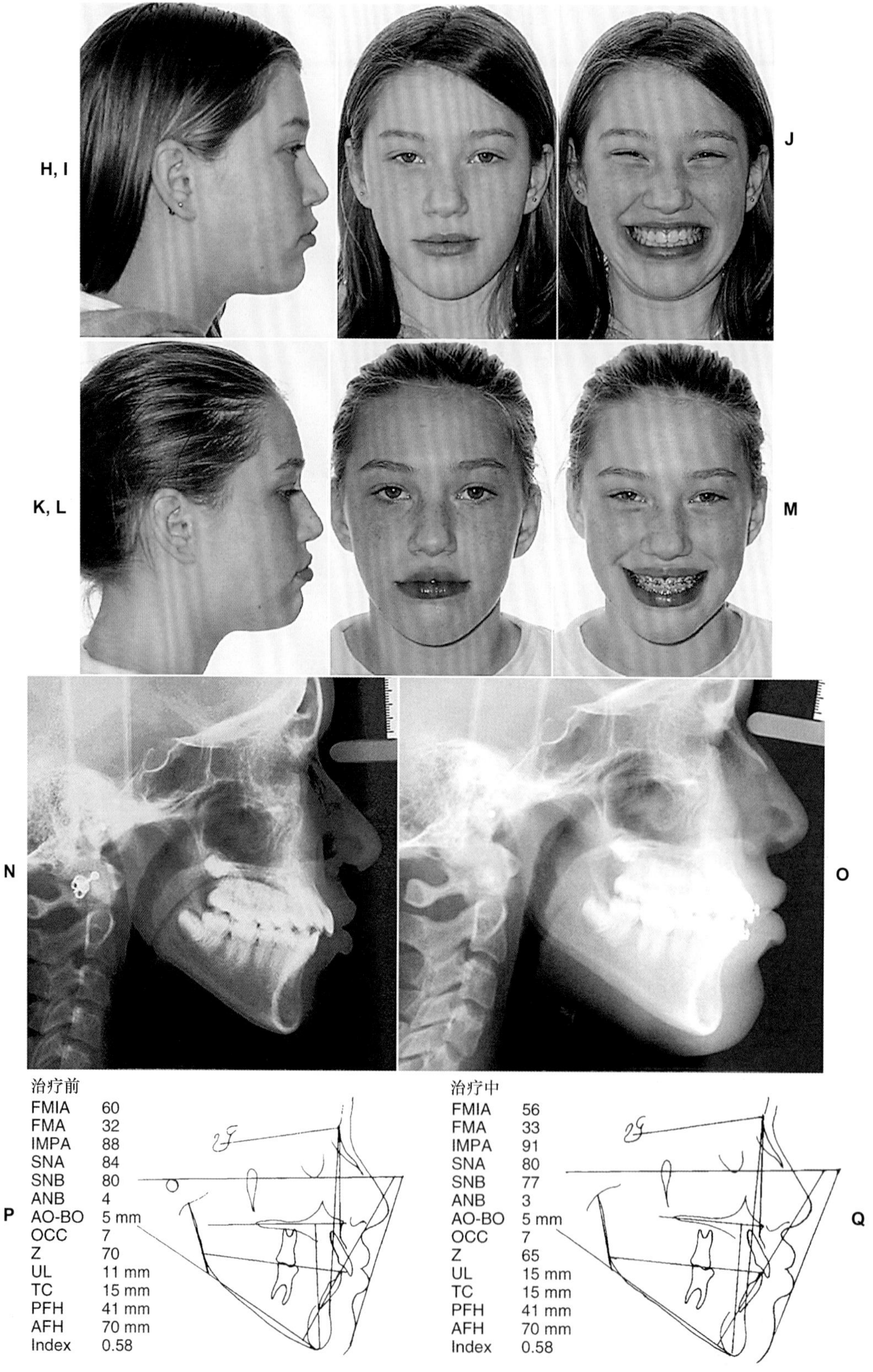

图 9-1（续） 治疗前与治疗中的对比。H～M．治疗前 (H～J) 和治疗中 (K～M) 的面像；N．治疗前头影测量片；O．治疗中的头影测量片；P．治疗前的描记图和数值；Q．治疗中的描记图和数值

可实现的结果

该患者和父母要求重新治疗。4 颗前磨牙被拔除。图 9-2 A～D 为术前术后的牙齿排列情况。图 9-2 E～M 为术前术后的面型。头影测量轨迹描记（图 9-2，N～P）反映了牙齿的运动。图 9-2 Q～S 显示患者在治疗结束后拥有非常良好的面型和笑容。这些结果是"合理的"[10-12]。治疗计划的变更使患者的期望变得与科学依据一致。该患者希望牙齿直立和拥有漂亮的笑容通过科学的治疗方案得到实现。

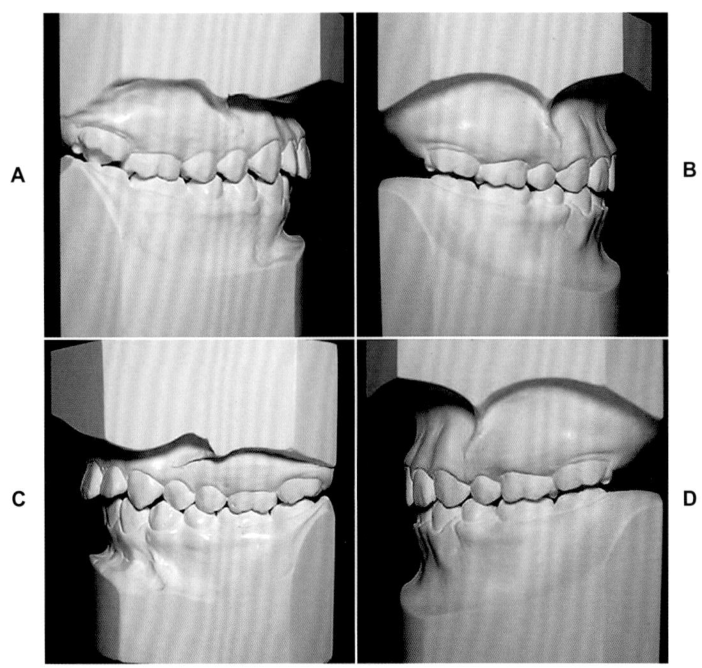

图 9-2　图 9-1 中的患者正畸再治疗。A 和 B．治疗前模型；C 和 D．治疗后模型

4．在制订治疗计划的过程中是否还有一些潜在的概念？如果有，应如何简单清晰地向患者表述？

在所有治疗计划的制订中一个关于治疗最根本的理念是牙列的空间限制性[13]。这一概念可通过多种方式表达。Merrifield[14] 在假设肌肉组织正常的情况下，提出的有关牙列空间限制 4 个前提将这一理念诠释得非常清晰。

前提 1——牙列的前方限制

牙列存在前方限制（图 9-3A）。牙齿不能一致向前超出基骨。如牙齿的位置过于超前，治疗结果将大打折扣。照片（图 9-3B～G）显示的患者说明了这一重要概念。术前照片中可见患者存在面部轻度前突，需要嘴唇内收一些。但这个患者并没有接受拔牙矫治且其下前牙还存在一定程度的拥挤，牙齿被推向前方。这违背了牙列存在前方限制的理念[13-15]。面部美观受到影响。

前提 2——牙列的后方限制

牙列存在后方限制（图 9-4A）。在下颌，第一磨牙后方的牙齿可以向后、向前移动或发生阻生。上颌后牙的远中移动易于下颌后牙的远中移动。上颌后牙的扩弓易于完成但可能带来灾难性的结果。许多情况下，后牙段的扩弓可能导致第二磨牙的阻生，往往由于后牙被推向远中窄小的"楔形区域"，造成后牙段垂直向

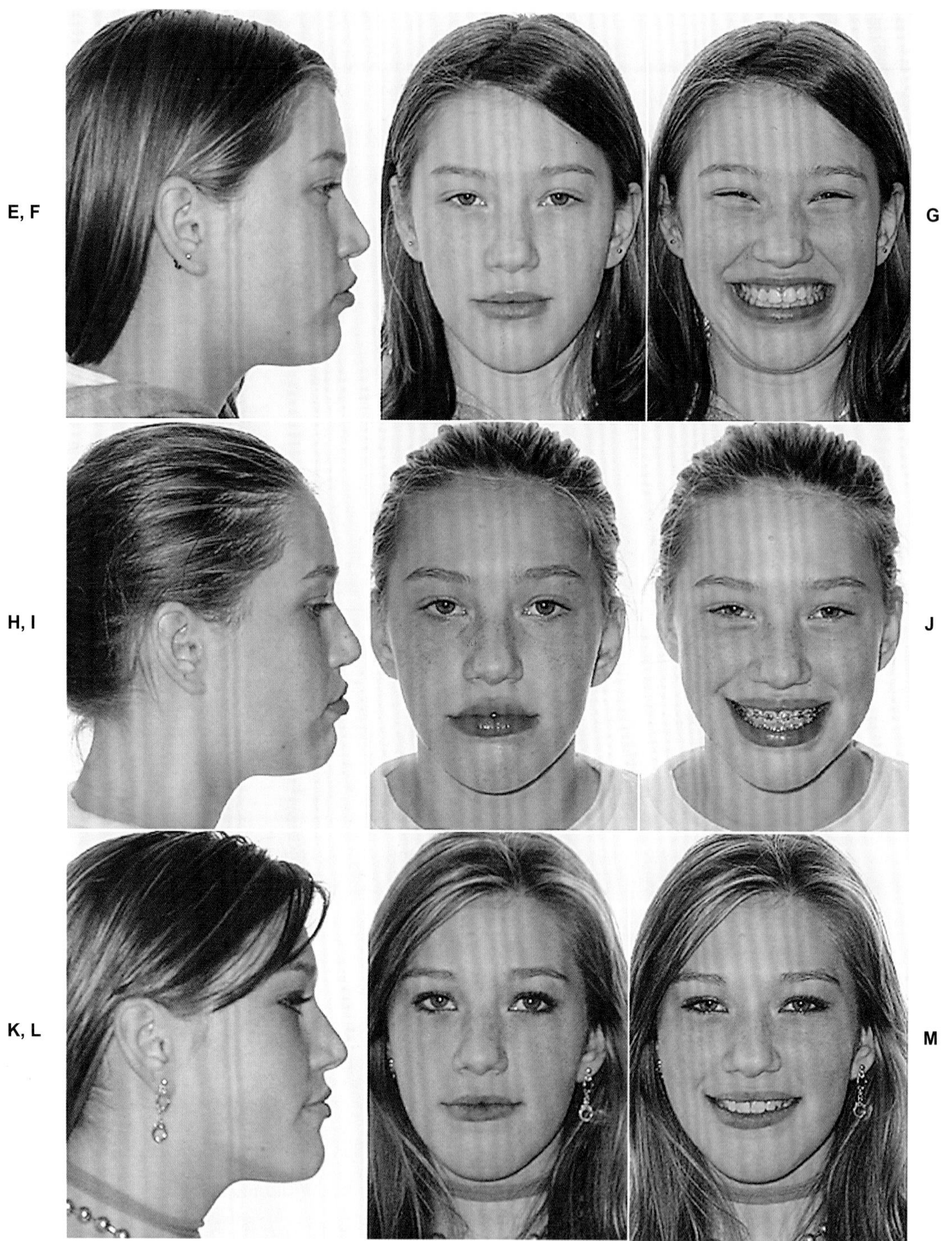

图 9-2（续 1） 面部美学的对比。E～G．治疗前面像；H～J．治疗中面像；K～M．治疗后面像

高度的增加[13]。图 9-4 B 和 C 为患者治疗前 /6 个月的头颅侧位片，可见其存在最常见的问题：第二磨牙的阻生。该患者接受了拔除前磨牙的系列治疗。图 9-4 D 和 E 为其术前 / 术后的头影测量片，图 9-4 F～I 为面像片，可见后牙段的不协调问题被解决，并保持了面型的美观和谐。

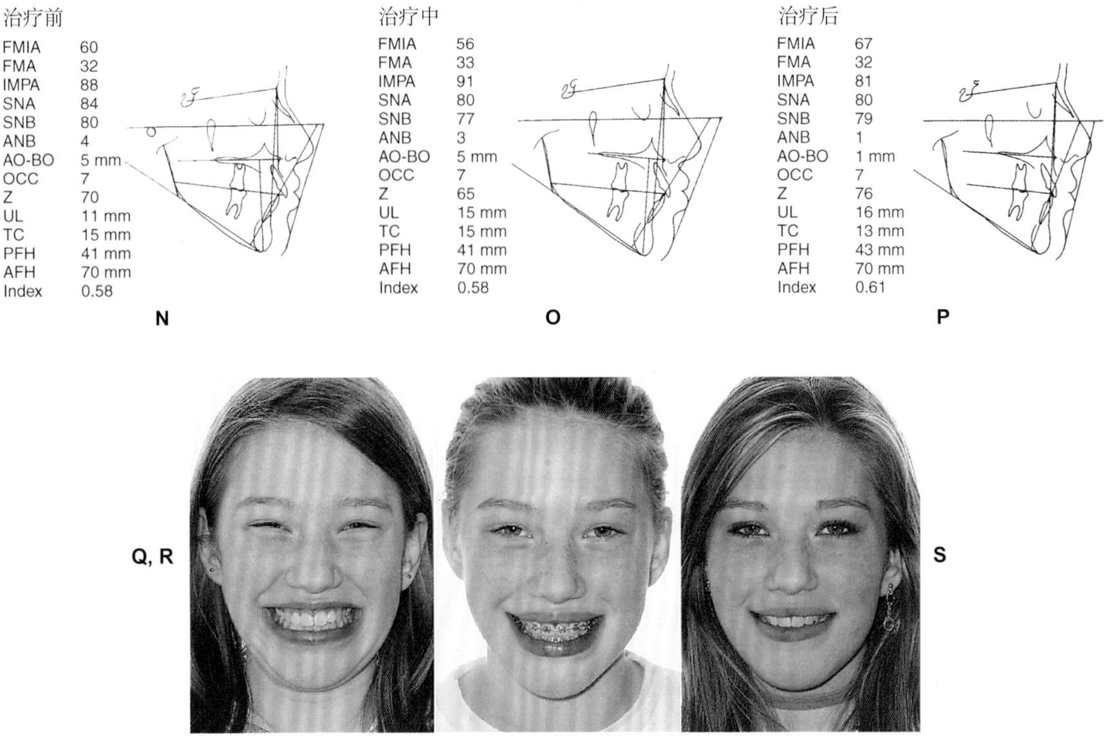

图 9-2（续 2） 描记图和数值的对比：治疗前 (N)、治疗中 (O) 和治疗后 (P)。Q～S．微笑像：治疗前 (Q)、治疗中 (R) 和治疗后 (S)

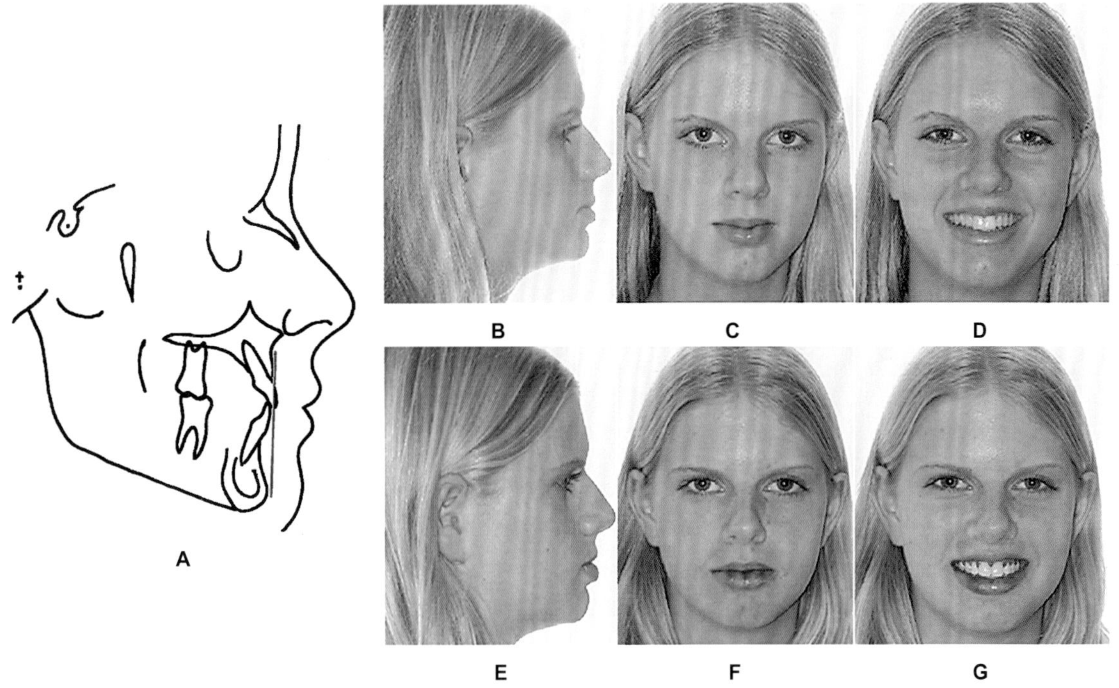

图 9-3　A．牙列的前方极限；B～D．治疗前面像；E～G．治疗后面像

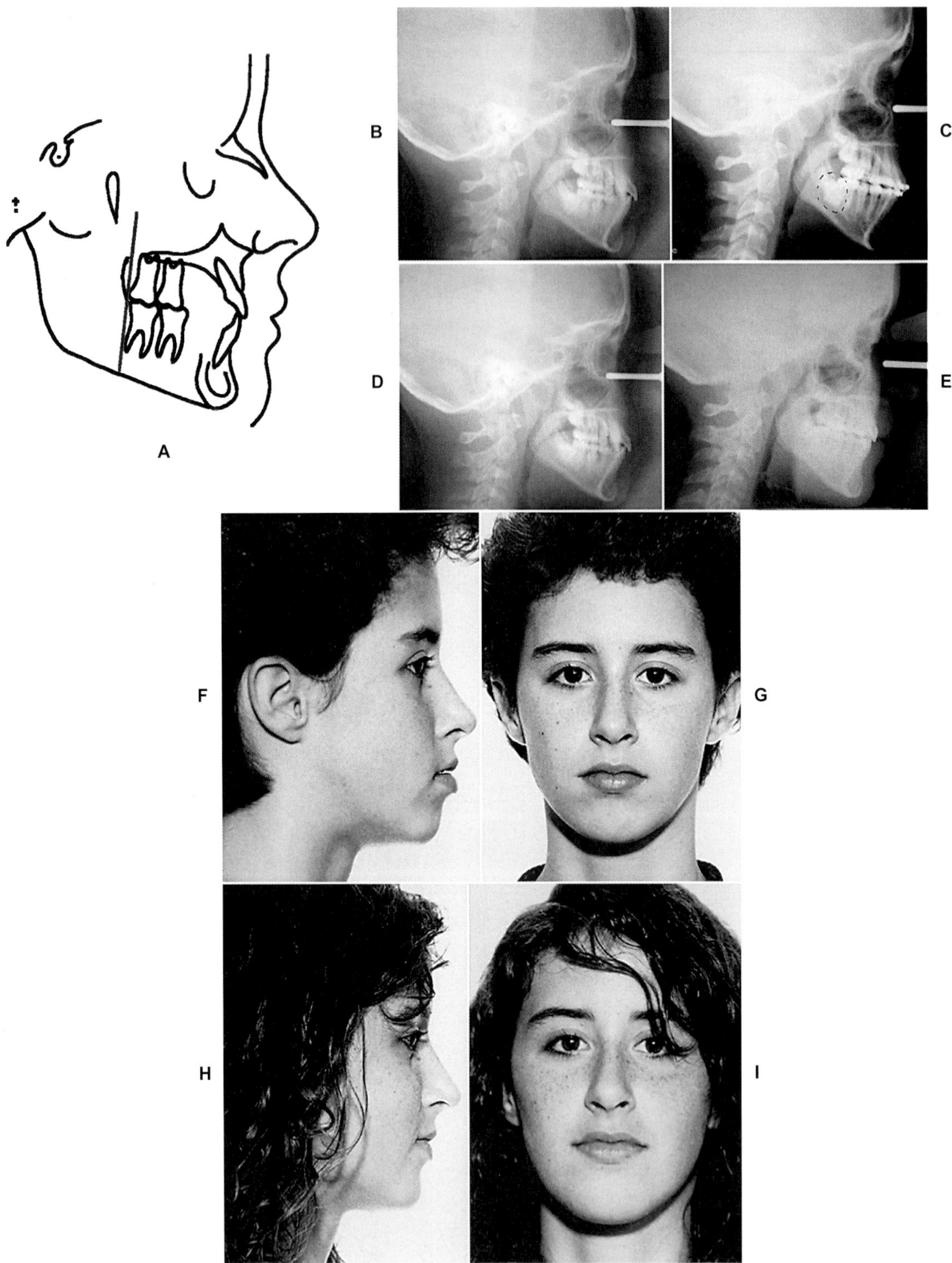

图 9-4　A．牙列的后方极限；B．治疗前的头影片；C．治疗 6 个月后的头影片；D 和 E．治疗前 (D) 和治疗后 (E) 的头影片对比；F 和 G．治疗前面像；H 和 I．治疗后面像

前提 3——牙列的侧方限制

牙列存在侧方限制（图 9-5A）。如果矫治后牙齿向颊侧移动，与嚼肌和颊肌接触，那么未来可能会发生复发。此结论已被多个相关研究证实[16]。一般不进行下颌尖牙间的扩弓。图 9-5 B～C 为一例在十几岁时接受过拔牙矫治和下颌尖牙间扩弓的患者的石膏模型，证实了牙列侧方限制理论。图 9-5 D 见到的复发可能与下颌尖牙间的扩展相关。

前提 4——牙列的垂直向限制

牙列存在垂直向限制（图 9-6A）。除了深覆殆外，矢状向骨性均角和高角患者上颌下颌磨牙的伸长形成垂直向的伸展，可能导致面部在矢状向上发生失衡——面型被拉长[17]。图 9-6 B 为一患者治疗前后的头影测量重叠片，图 9-6 C～F 为该患者治疗前后的面像照片，证实了该论点。

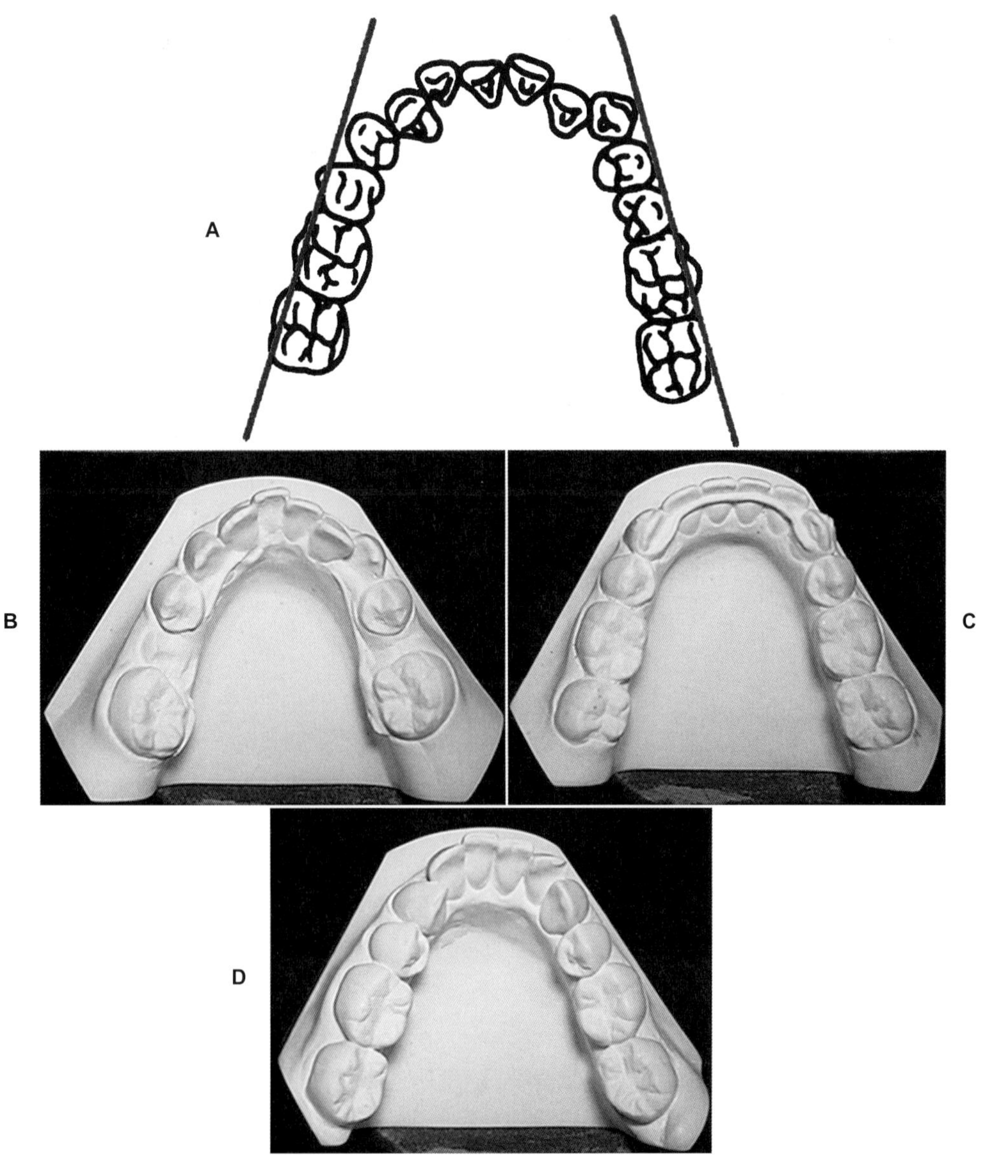

图 9-5　A．牙列的外侧极限；B．治疗前模型；C．治疗后模型；D．“复发”模型

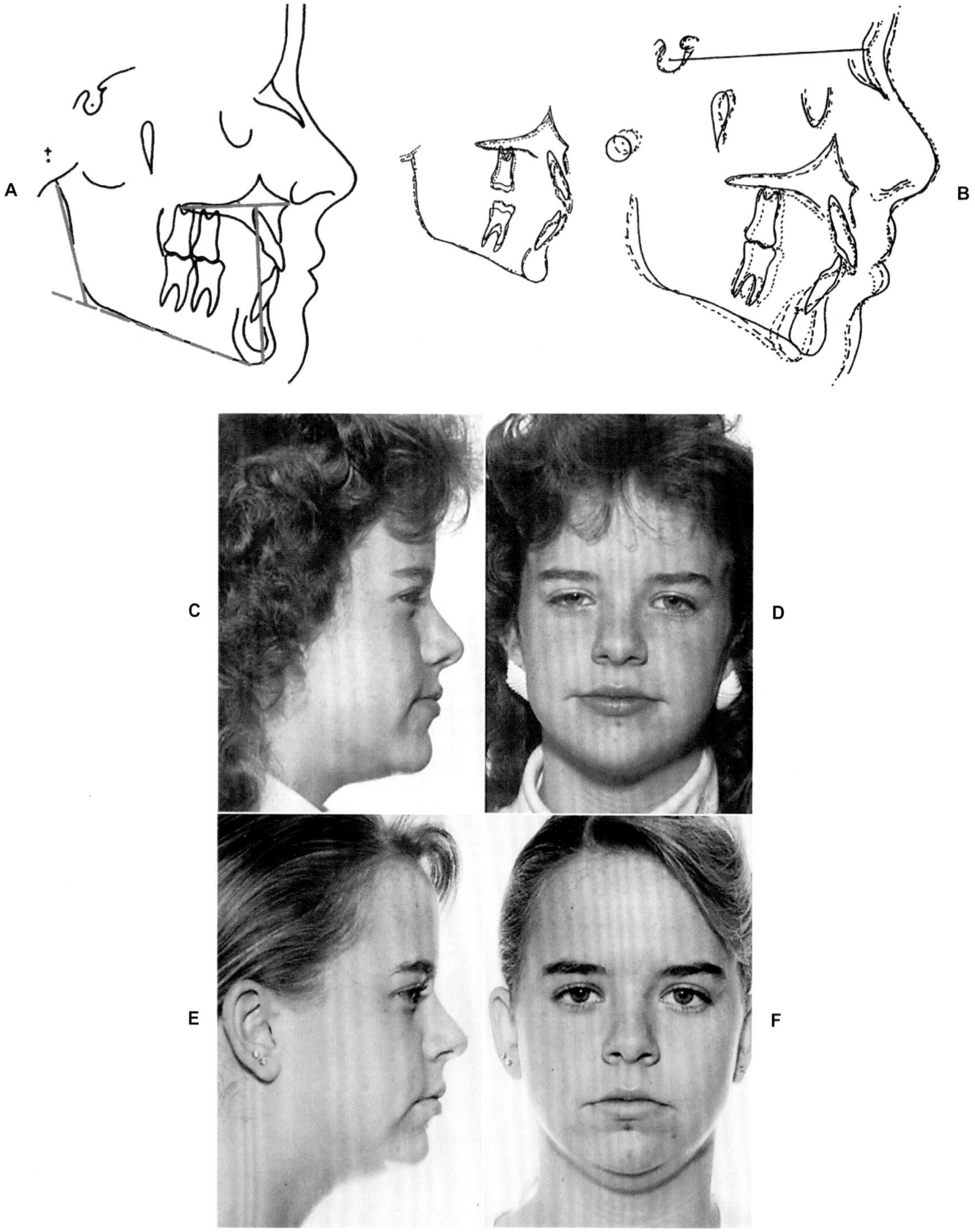

A

B

C

D

E

F

图 9-6 A．牙列垂直向极限；B．重叠图；C 和 D．治疗前面像；E 和 F．治疗后面像

小结

正畸医生开始治疗前需了解患者在正常肌肉平衡存在时牙列移动的限制，治疗计划也需符合这些空间限制。

5．在治疗计划的制订过程中是否存在一种简单的方法来分析错殆畸形的“组成部分”？

通过检查患者下述问题可以系统地分析错殆畸形：

- 面型
- 骨型
- 牙齿

临床医生通过分别检查这 3 个独立但相关的部分，可以获得非常宝贵的患者的完整信息，以帮助治疗计划的制订 [14,18]。

6．评价面型时需要考虑什么？

答案需要书本知识！目前有大量关于“面型”的正畸文章。很多作者和研究人员研究面型。本章的目标是确定治疗计划，所以答案应尽可能简洁。回答这一问题需提出更多的问题，答案将帮助临床实践者全面考量面型对整个治疗计划的影响。随着问题的提出与回答，可指引临床医生制订更合理的治疗计划，以维持患者“好”的面型，改善“差”的面型 [19-21]。

7．评价“美貌面型”的前提是什么？

美貌面型的先决条件是 [22-26]：

- **软组织颏部的位置**。当患者颏部发育不足时（如下颌后缩），不可能拥有一个明显前伸的颏部，除非接受过手术治疗。反之，如果Ⅱ类患者的颏部发育很好时，正畸治疗后患者的面型会更协调（图 9-7）。
- **没有严重的骨凸问题存在**。这个问题与上述提到的“良好的颏部位置”相关 [27-31]。严重的骨凸患者通常在正畸治疗后其颏部易处于后缩状态。图示为一个明显错殆畸形的患者但无骨凸问题，在恰当的正畸治疗后获得了一个类似正颌外科手术的侧貌（图 9-8）。
- **足够的唇丰满度**——下唇位于侧貌线上。下唇严重后缩或很“薄”会影响患者的侧貌美观。对这种患者先天的唇结构不足问题，正畸医生也无能为力 [32]。反之，当患者唇丰满度足够时，在接受恰当的正畸治疗后侧貌往往比较美观（图 9-9）。
- **上唇应具有标准曲度，深度为 3～5mm**。下唇的形状和曲度应与上唇协调（图 9-10）[33]。

8．什么方法可以帮助临床医生量化或测量“美貌”面型？

现有几种方法可以将“美貌”面型量化。一个非常简单的方法就是画侧貌线。侧貌线连接软组织颏部及唇部最突处（图 9-11A 和 B）。如侧貌线位于鼻子的外侧，那么患者的侧貌为前突。如侧貌线在鼻尖内侧，则患者侧貌通常较协调。Merrifield[34] 使用侧貌线及侧貌线与 Frankfort 水平线的交角 Z 角评价侧貌，这是一种非常优秀的量化侧貌平衡的方法 [35,36]。美貌面型的 Z 角值为 72°～78°（图 9-11C 和 D）。Reed Holdway[37] 使用 Holdway 角量化侧貌平衡。Steiner[38] 使用一系列角度量化侧貌平衡（图 9-12）。Ricketts[39] 使用面部美容线。他认为当侧貌平衡时唇应位于软组织颏部与鼻尖的连线内侧 4mm（图 9-13）。

9．什么因素影响面部平衡 / 协调？

有三类因素影响面部的平衡 [14,40-43]：

- 牙齿的位置；
- 骨型；
- 表面软组织。

10．牙齿如何影响面部平衡？

当牙齿前突和（或）拥挤时会明显影响面部平衡，反之，当牙齿后缩时也会有影响。上唇位于上颌切牙唇面的上 2/3，下唇位

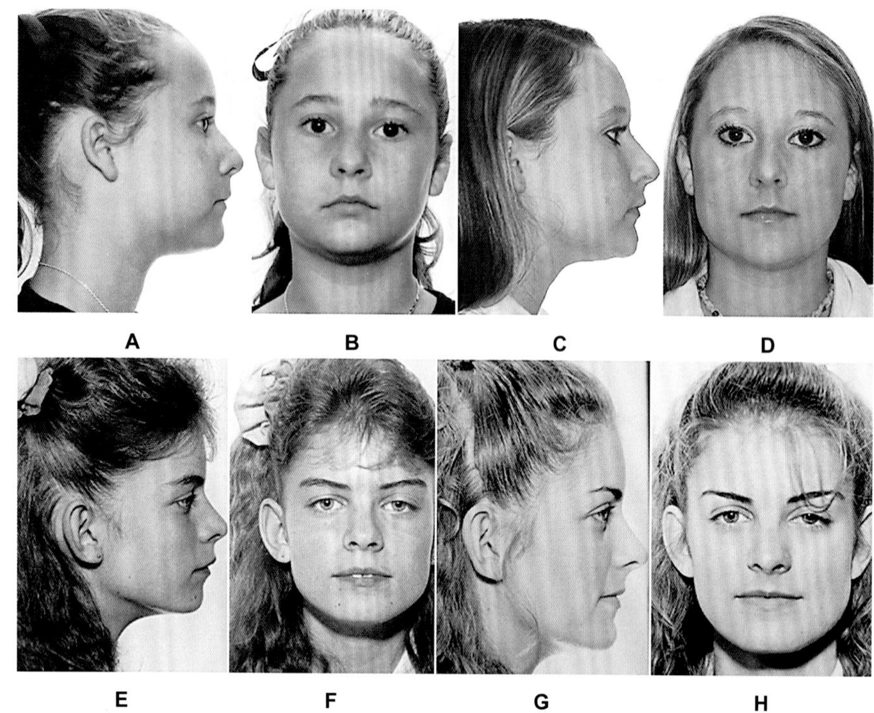

图 9-7 Ⅱ类错殆但颏部发育较好的患者，治疗后可以获得更加协调的侧貌面型。病例 1：A 和 B. 治疗前面像；C 和 D. 治疗后面像。病例 2：E 和 F. 治疗前面像；G 和 H. 治疗后面像

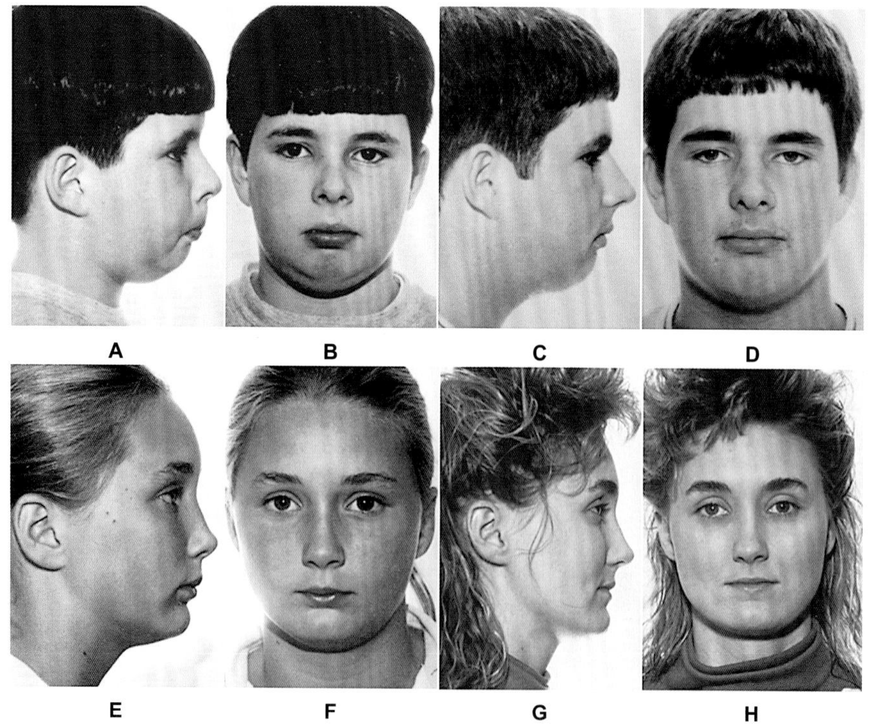

图 9-8 严重的错殆畸形但有轻度骨性前突的患者，正畸后可以获得正颌面型。病例 1：A 和 B. 治疗前面像；C 和 D. 治疗后面像。病例 2：E 和 F. 治疗前面像；G 和 H. 治疗后面像

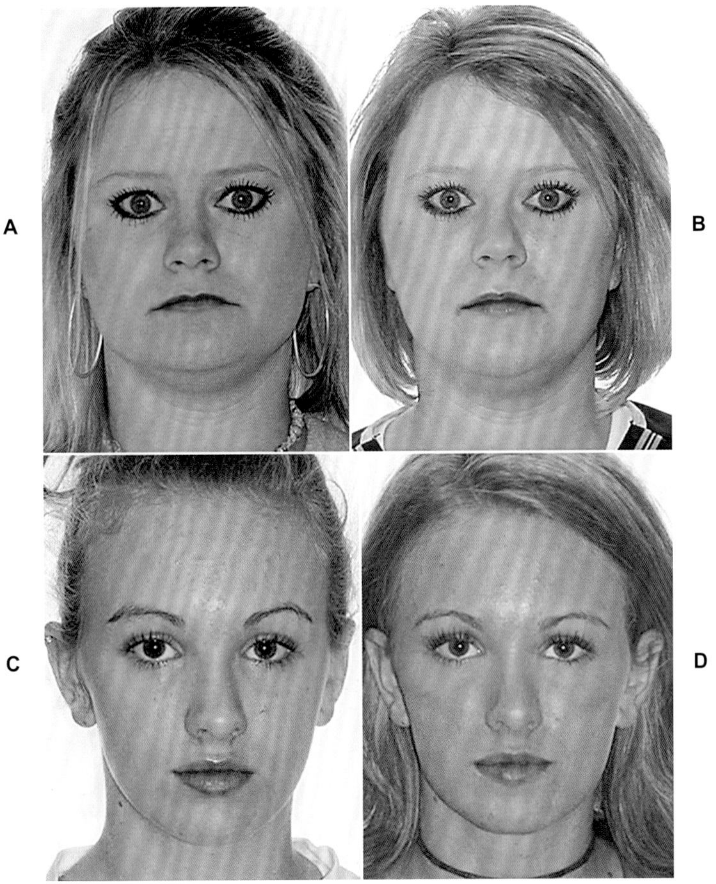

图 9-9　患者的唇较厚，正畸后会获得更良好的面型。病例 1：A．治疗前面像；B．治疗后面像。病例 2：C．治疗前面像；D．治疗后面像

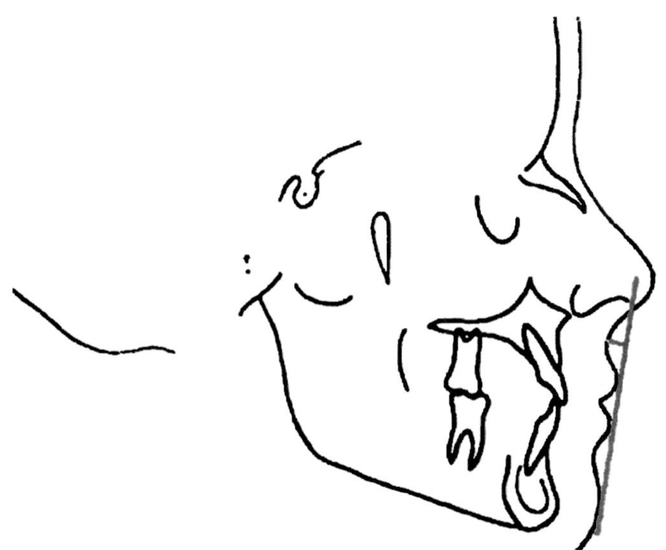

图 9-10　上唇的厚度

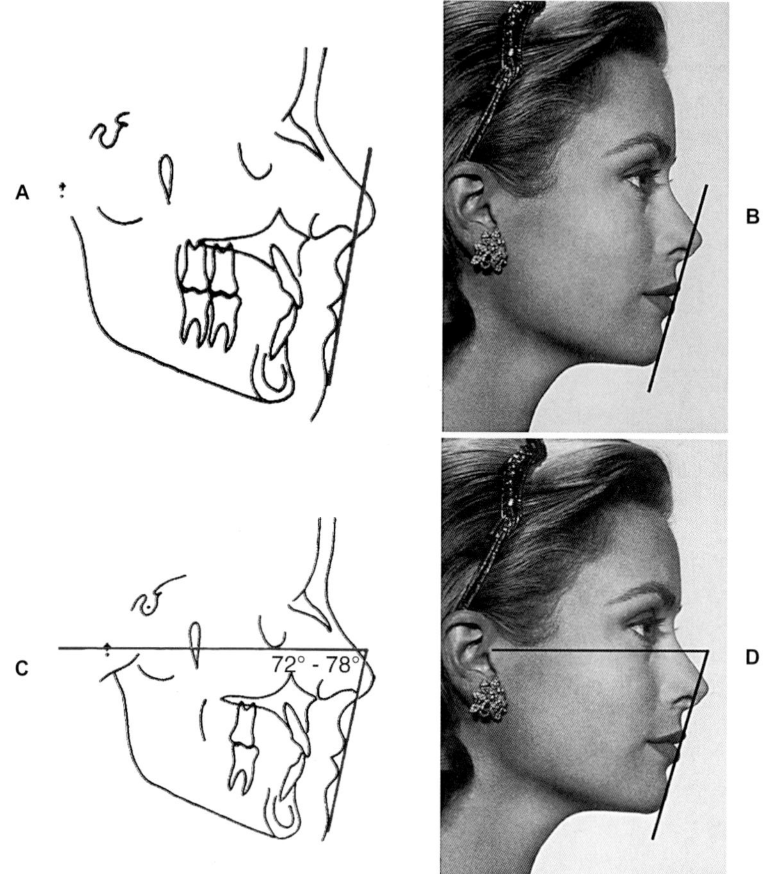

图 9-11　以鼻子为参照的侧貌线，描记图 (A) 和面像 (B)。Z 角，描记图 (C) 和面像 (D)

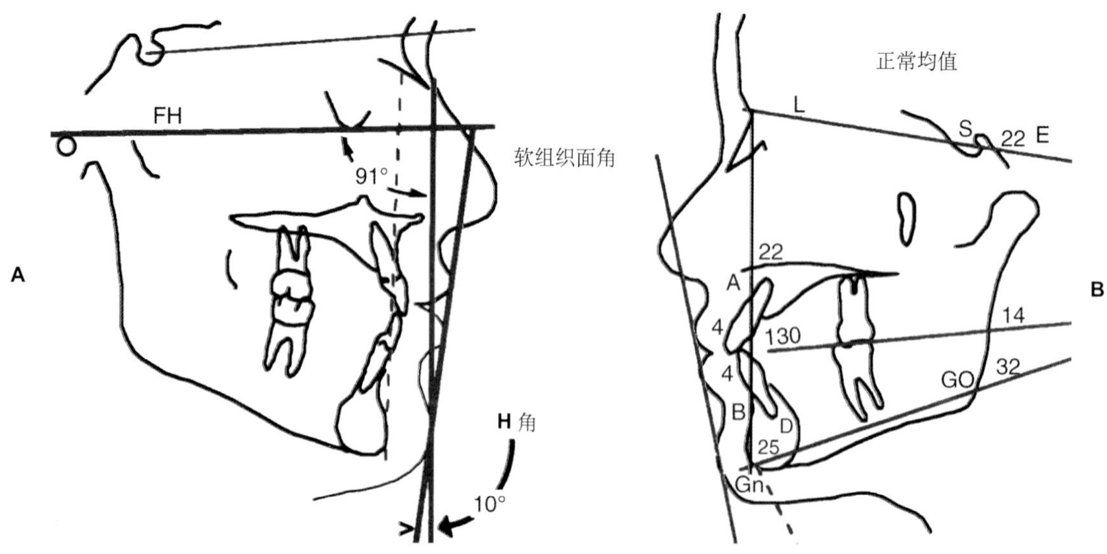

图 9-12　A. Holdway 分析法；B. Steiner 分析法

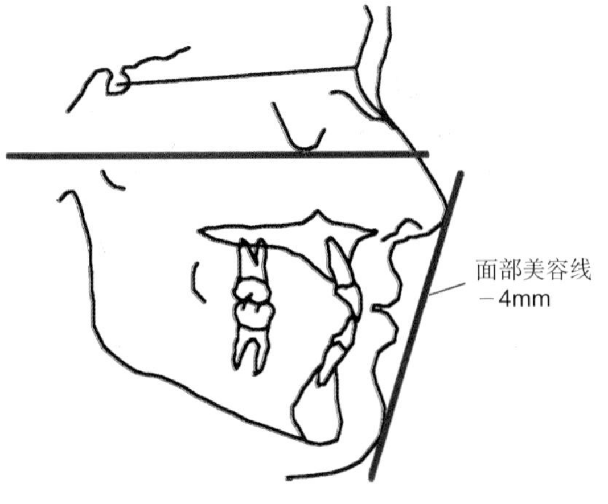

图 9-13　Ricketts 分析法

于上颌切牙唇面的下 1/3；因此唇前突或后缩反映了上颌切牙的位置。而上颌切牙的位置直接关系到下颌切牙的位置。牙齿前突会造成面部失衡。减少前突可以改善面部的平衡（图 9-14）[44-49]。

11．骨型对面部平衡的影响是怎样的？

艺术家和正畸学者都认同一个理念，即除非在正常的垂直向高度限制内，否则无法获得良好的下面部平衡和协调。面部平衡最重要的先决条件是正常的下面部垂直向高

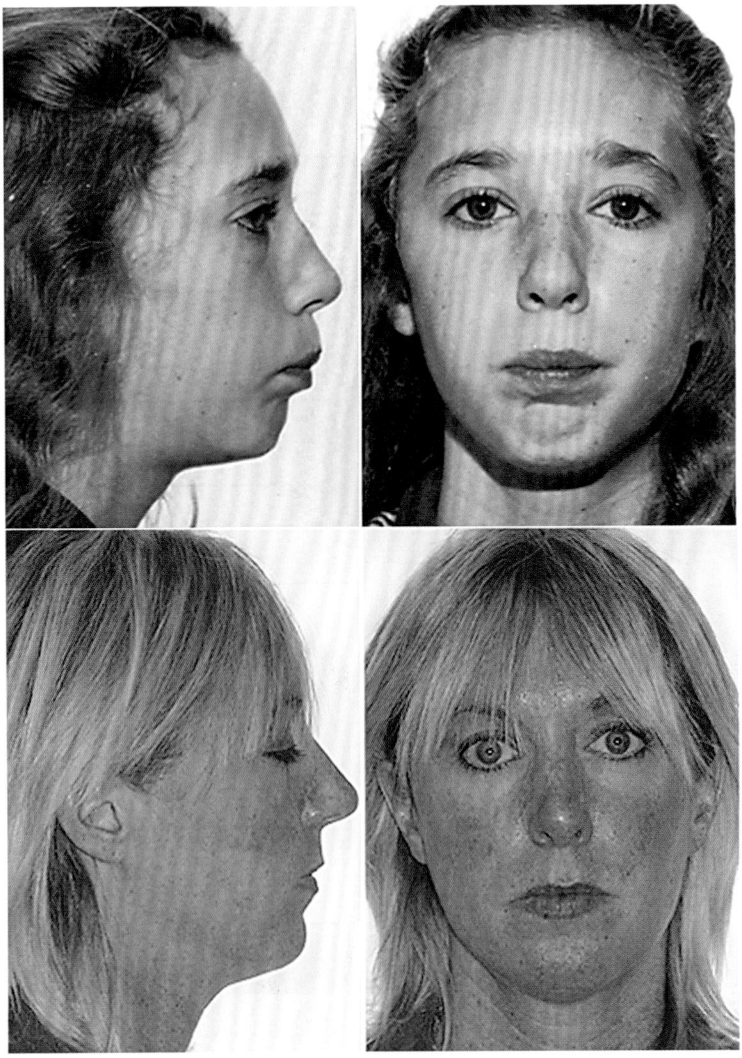

A　B　C　D

图 9-14　减小突度以改善面型。A 和 B．治疗前面像；C 和 D．治疗后面像

度。Poulton[50]做了关于颈牵引的研究，发现前下面高过大会使人显得不高兴。DeSmit 和 Dermaut[51]做的有关软组织的研究，方法为对毕业的牙科学生拍摄 3 个不同系列的 9 张照片，共获得了 200 多张侧貌照片。他们发现性别差异和正畸知识的差异对于这些学生的侧貌美观无显著影响。该研究强调了前后向分离的重要性，但相对于长面结构来讲，前后向分离不及长面对于面部美观的影响——长面更易影响面部的美观。

在讨论异常前，必须清楚什么是正常。“理想”的面型是从垂直向用水平线将面部分为三等分，即发际线、鼻背、鼻翼和颏下线（图 9-15）。面部的划分可以帮助临床医生诊断垂直向问题。例如，患者下面高过长是由于上颌过度发育还是由于颏部过长[52-57]？反之，短面型是由于上颌垂直向不足还是由于颏部过短？使用面部比例为指导，可见图 9-16 A 患者的前下面高过长，而图 9-16 B 的患者前下面高过短。仔细分析面部垂直向比例是诊断垂直向问题的第一步。

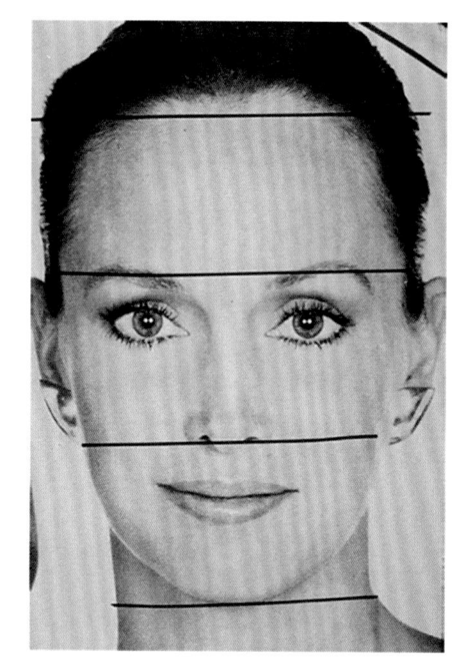

图 9-15 面部的划分

12. 哪些部分软组织分布不当会影响面部软组织平衡？

面部不协调如不是由于骨骼和牙齿的原因，那么应考虑软组织分布不良为其诱因[33,58]。这一问题需在鉴别诊断和治疗计划的制订时予以甄别，以确定治疗所需的牙代偿。任何有关面部平衡的研究中，整个颏部厚度和上唇厚度毫米级的测量都是必要组成部分。上唇的厚度是指自上中切牙唇面最凸点至上唇唇红缘的距离。颏部软组织的厚度是指自 NB 连线（鼻根点至下齿槽座点的连线）与软组织颏前点之间的垂直距离（图 9-17）。颏部软组织的厚度与上唇厚度应相等。如果小于上唇厚度，上前牙需要更加直立以达到更加和谐的侧貌面型，因为前牙内收后，上唇也会出现内收的效果。

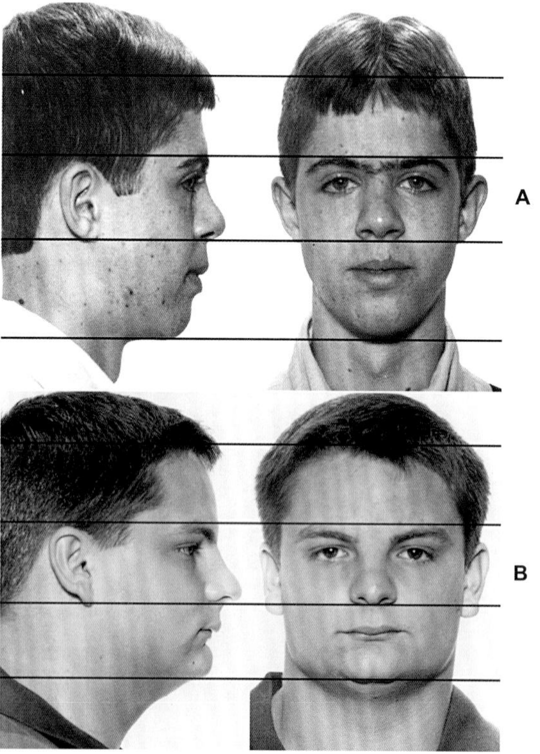

图 9-16 A．前下面高过大；B．前下面高过短

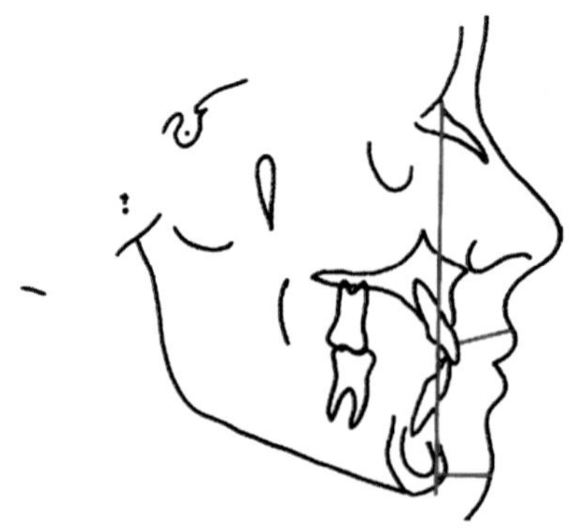

图 9-17　软组织厚度

骨骼部分

13. 如何开始分析骨骼问题及其对错𬌗的影响？

简单地说，骨型分析包括三部分内容：垂直向、前后向和横向。临床医生需诊断的骨型问题不仅是多样的，而且是多因素的。

在分析面型时，我们对颌骨情况的把握要更加谨慎。书里再次对该处内容进行了详述。颌骨畸形往往是联合出现的[59-61]。常出现在以下情况，但并不绝对：

• 上颌：上颌后部牙槽骨发育过度与靠下或靠上发育的上颌骨；

• 下颌：下颌后部牙槽骨发育过度与较短或较长的下颌升支。

其他的颌骨畸形还可能包括髁突窝发育偏上、颅底角较钝以及髁突吸收。

以上任何一种情况，不论是否伴随下颌骨的旋转，都可以导致颌骨畸形。同样可以理解为任何一种畸形都可能是颌骨畸形的联合体现。例如，一位患者的前面高过大或过小，那么他就有可能存在前后向和（或）横向上的不调。

骨型的垂直向部分

14. 垂直向对骨型的影响因素有哪些？

影响髁突生长和齿槽骨发育的因素有很多，但其中有两个最主要的因素[62-67]。对于“环境因素”的影响，如吞咽方式和舌体位置，尚存争论。

15. 髁突生长对骨型会造成哪些影响，最终对制订治疗计划有哪些影响？

下颌骨的生长和旋转往往不利于上下颌牙槽骨的发育[68]。Bjork 和 Skieller[69] 进行了多次研究，发现髁突的生长普遍呈垂直向增长，伴随部分的前向生长。前下面高度明显不足的患者（图 9-18 A～C）常表现为髁突的前上旋转生长。这些患者普遍存在深覆𬌗、较深的颏唇沟，以及聚合型的生长面型。反之，长面综合征的患者（图 9-18 D～F）往往表现为下颌髁突的后向生长。这种向后的旋转生长会增加前下面的高度，表现出颏部后下旋转，甚至会出现前牙开𬌗[70]。

Isaacson 等[71,72] 和 Schudy[73] 延续了 Bjork 的研究，发现髁突的垂直向生长会导致颌骨旋转。总结这些调查研究，发现当髁突过度的垂直向生长超过了上颌骨缝和上 / 下颌牙槽突的垂直向生长总量时，下颌骨就会发生前向旋转。当牙槽突的生长超过髁突的生长量时，下颌骨则会发生向后旋转，面型会变得更长。理解髁突的增长对下颌骨位置的影响，是准确诊断颌骨垂直向不调的基础。

16. 牙槽发育在特定骨型中扮演什么角色？

Isaacson 等[72] 分别研究了在以下 3 种骨型患者中的齿槽发育情况：①前面高度过短的患者；②前面高度正常的患者；③前面高度过长的患者。在前面高度过长的患者中，从𬌗平面到上腭最下缘的平均距离为 22.50mm。对于前面高度正常的患者，该距离平均为 19.6mm，而在前面高度过短的患者中，该距离平均为 17.1mm。在高角和低角组，5.1mm 的齿槽高度差异在研究垂直向骨代偿时，已具有显著的统计学意义。

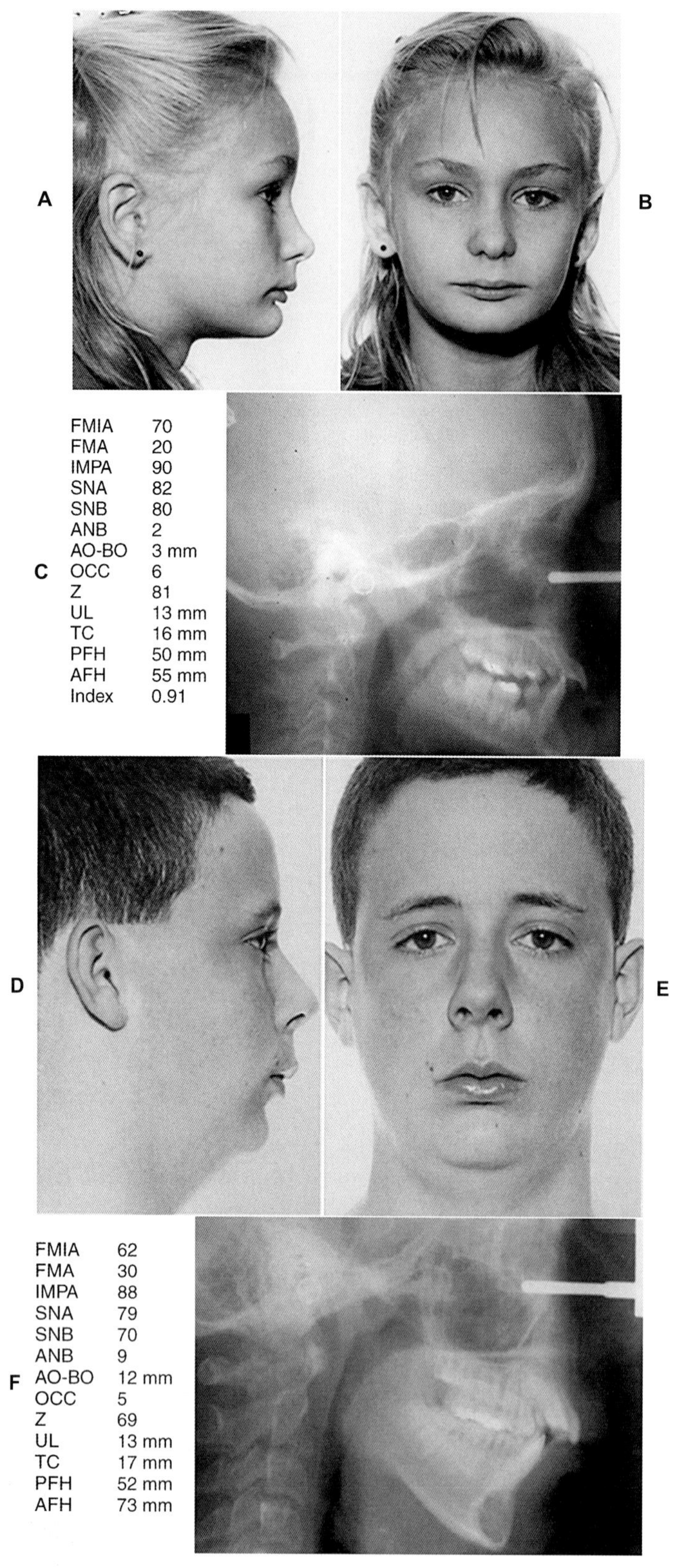

图 9-18 A～C．前下面高过短的患者，面像 (A 和 B) 及头颅侧位片和测量结果 (C)；D～F．长面综合征患者，面像 (D 和 E) 及头颅侧位片和测量结果 (F)

17．在治疗计划的制订过程中考虑存在骨骼问题时，是否搞清环境因素的作用？如何评价这些因素？

舌的位置、吞咽习惯和呼吸方式在正畸中常存在争议。它们对颌骨垂直向的影响需要进一步学习和研究。

口呼吸

关于口呼吸、下颌位置的变化以及错殆畸形的形成，三者之间的相互关系并不像口呼吸看起来在其中充当首要因素那么明确。呼吸系统存在问题，如腺样体或扁桃体肥大，以及鼻中隔偏斜、鼻甲肥大或鼻过敏导致的气道堵塞，常出现在高角患者中，可能会影响下颌骨的位置，引起后牙过度萌出。Linder-Aronson[74]支持这种假设，他展示了在切除肥大的腺样体和扁桃体后，下颌平面角减小，前面高也降低。最近的研究报道仅部分证实了该理论。目前关于错殆畸形与开口呼吸之间关联的实验数据，多来自于正常面型和长面型儿童的鼻 / 口比例的对比研究中。研究数据表明，在实验条件下，正常面型和长面型儿童都以鼻呼吸为主[75,76]。

总之，口呼吸可能会引起错殆畸形，但很难确定它是否是最主要的病因。在临床上，大多数正畸医师会请耳鼻喉专家对口呼吸患者进行评估。在诊断这类存在颌骨垂直向过度生长的患者时，要十分仔细。

吞咽习惯和舌的位置

许多临床医师认为，如果患者的舌头在非运动状态下处于前伸位时，它所产生的静压力即使很微弱，也会影响牙齿在垂直向和水平向上的位置。在吞咽过程中，舌尖的前伸习惯有时与前伸的舌体位置相关[77]。

另外一种看法认为，伸舌吞咽的动作只在很短的时间内进行，不会影响到牙齿的位置。在这种吞咽方式中，舌体对牙齿产生的压力仅持续 1 秒钟。一天当中，在清醒状态下，这种吞咽方式只发生 800 次，在睡眠时每小时只出现几次。因此，整个一天，这个动作通常低于 1000 次。当然，1000 秒的压力，总共只有几分钟——远远不足以改变口腔内环境的平衡。

为垂直向不调的患者制订矫治计划时，正畸医师必须要理解髁突的生长情况、上颌复合体的骨缝增长情况、齿槽骨的发育、牙齿的萌出以及患者的口腔环境 / 习惯是相互联系的。通常，造成患者下面高度垂直向不调的病因并不是单因素的。简单地说，可以总结到一个规律，当髁突垂直向生长超过牙齿萌出（牙槽发育）时，就会出现下颌骨前向旋转。结果会使后面高度增加，后面高与前面高的比值增加。相反，如果齿槽骨的生长和牙齿的萌出大于髁突的垂直向增长量，下颌骨会向后旋转。前面高与后面高的比值则会降低。环境因素会对颌骨和牙齿的发育有一定的影响，但有时很难估计，患者的个体差异也不同。

前后向骨型关系

18．如何评价骨骼的前后向问题？

可以应用几项头影测量值。最常用的如下。

- SNA——这一角度值可以帮助判断上颌骨相对颅底的水平位置。生长发育结束时其正常值为 80°～84°[78]。
- SNB——这一角度值可以帮助判断下颌骨相对颅底的水平位置。其正常值为 78°～82°[78]。当低于 74°以及高于 84°时应考虑配合正颌外科手术治疗（图 9-19）。
- ANB——正常值为 1°～5°。该值反映了上下颌骨间的水平位置关系[79]。Ⅱ类错殆患者 ANB 角越大，治疗越困难。当 ANB 大于 10°时需考虑结合正颌外科手术治疗。当 ANB 为负值时提示存在面部水平向问题。例如，当 ANB 为 -3°，下颌处于正常位置时，应仔细观察是否需要手术修正Ⅲ类问题[78,79]。
- AO/BO——可以代表上下颌的水平向关

系。与 ANB 相比，因其基于咬合平面，因此敏感度更高[80-82]。如所得数值超过正常值范围（0～4mm），治疗难度将增加。由于测量时是从 A 点和 B 点向咬合平面引垂线，因此咬合平面的深或平会影响 AO/BO 值（图 9-20）。

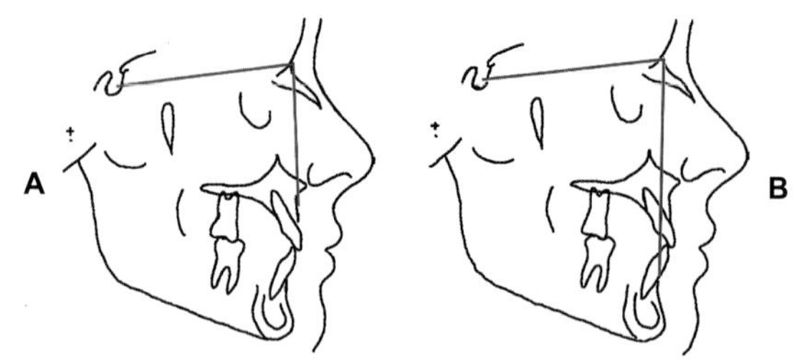

图 9-19 A. SNA；B. SNB

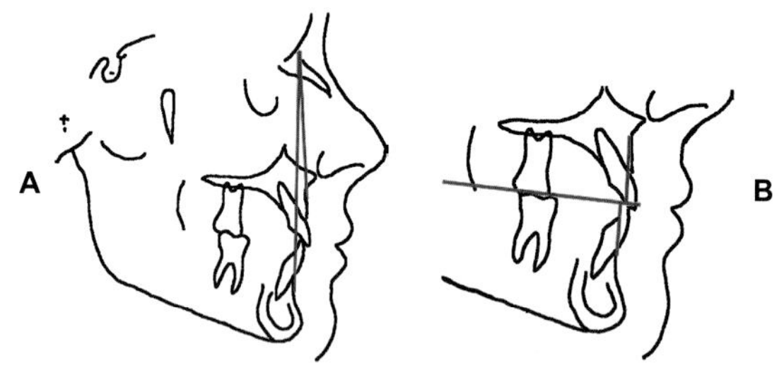

图 9-20 A. ANB；B. AO-BO

骨型的横向部分

19. 如何显示骨骼的横向问题——或者更简单地说，如何发现？

颌骨的横向不调多数在仔细检查牙列时可以被发现。下颌平面角过大的患者（如开张骨型），如果同时存在横向上的不调，常表现为后牙反殆（图 9-21 A～C）。相反，下颌平面角过小的患者——聚合生长型患者——将出现跨殆，即通常所说的“布罗迪咬合（Brodie bite）”（图 9-21 D～F）。

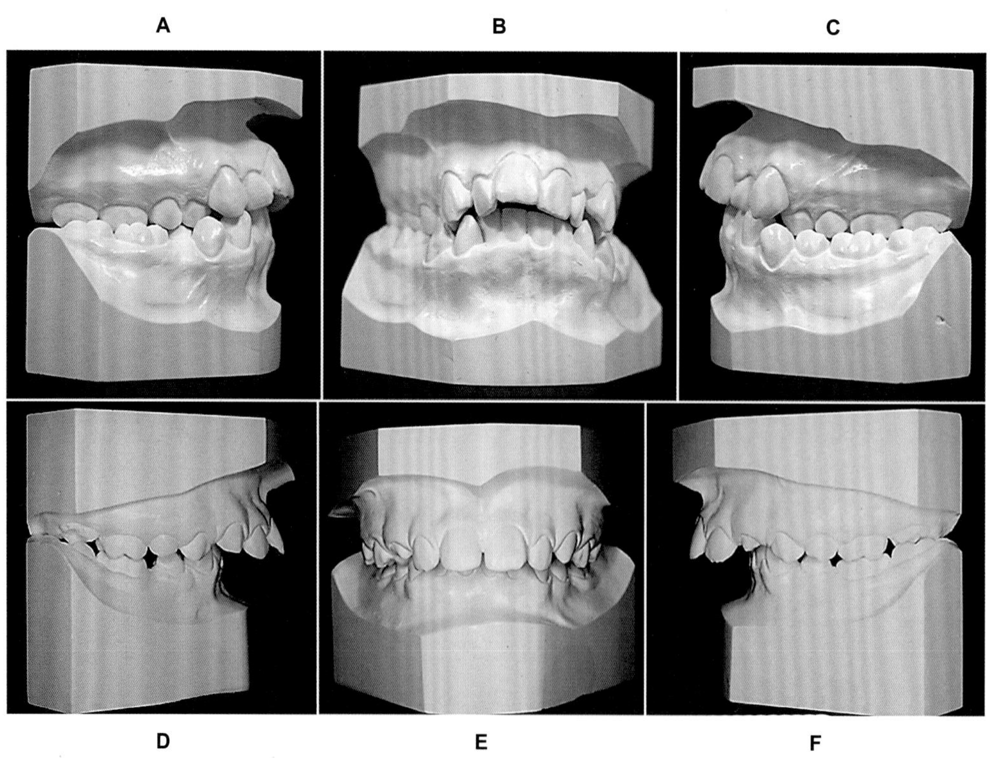

图 9-21 A～C．治疗前模型可见后牙反殆；D～F．治疗前模型可见“布罗迪咬合（Brodie bite）”

牙列

20. 如何细致评价牙齿的排列、存在间隙或所需间隙?

对于大多数患者来说，牙齿的错殆畸形是可纠正的。为了准确诊断牙齿的错殆畸形，仔细分析牙列间隙和咬合关系是必要的。牙列通常被分为三段：牙弓前段、牙弓中段和牙弓后段。这样划分有两个原因：便于定位牙列拥挤或牙列散隙的所在位置，以及有利于更加精确地鉴别诊断 [14,83]。

前段空间分析

下牙弓前段的空间分析包括自下牙弓对侧尖牙的远中面开始，前六颗前牙近远中径的宽度以及相邻牙之间的间隙宽度。本质上，可利用的牙间隙是可以测量到的（图 9-22 A～C）。排齐牙齿需要的牙间隙也是可以测量得到的（图 9-22 D～I）。二者分别称为可用间隙和必需间隙。

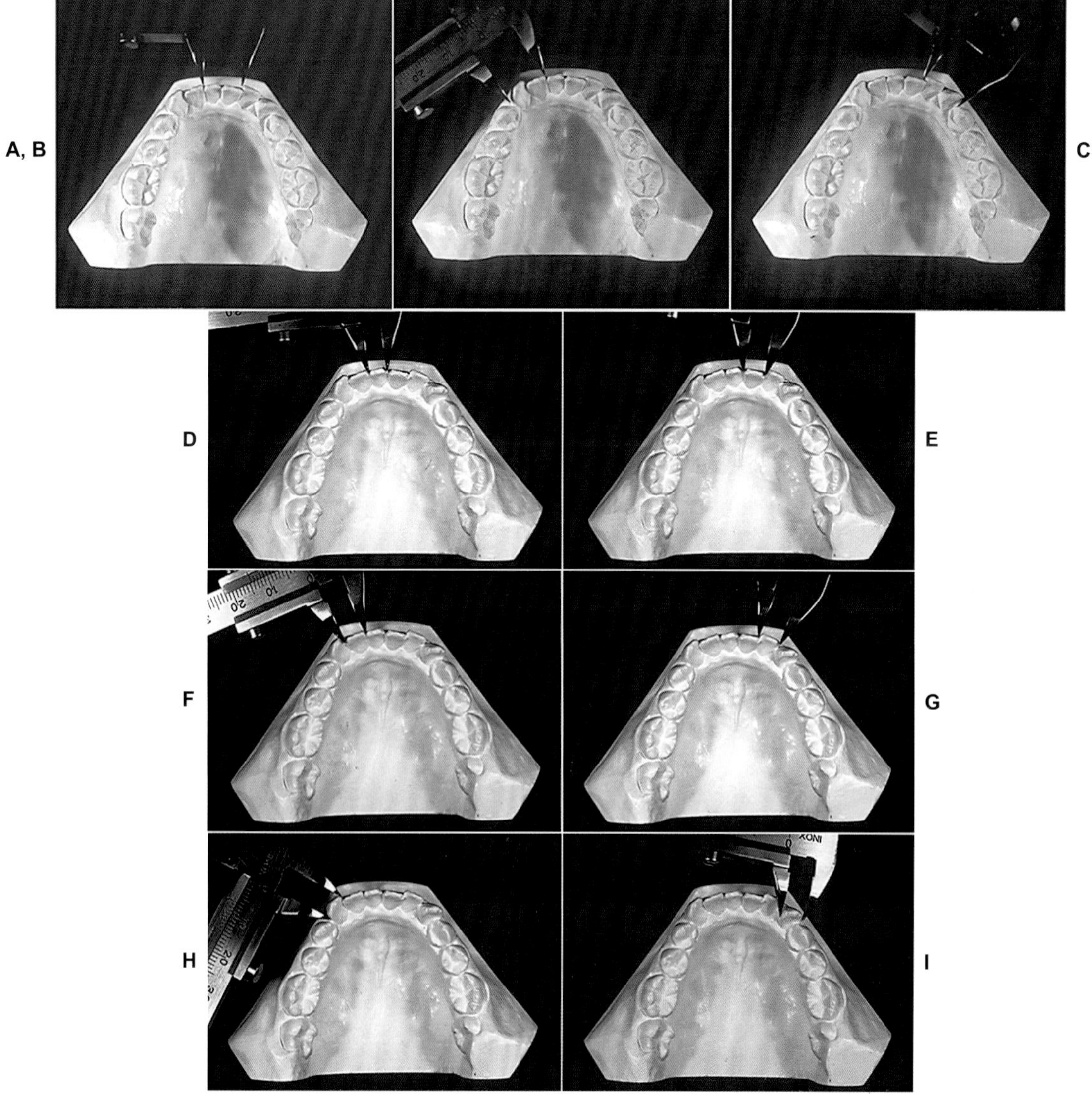

图 9-22　前段空间分析。A～C．前段可用间隙测量；D～I．前段必需间隙测量

头影测量的偏差，或直立下前牙所需的间隙，都必须算入前牙段的可用间隙或必需间隙内。头影测量偏差最初由 Charles Tweed[84] 提出。他通过连续测量 37 位矫治患者的头影片，并将所得到的数据与 Brodie、Downs 和 B. Holly Broadbent 的测量值整合后发现，面部美学较好的患者，不论 Frankfort 下颌平面角（Frankfort mandibular plan angle，FMA）是多大，Frankfort 下切牙角（Frankfort mandibular incisor angle，FMIA）通常都介于 62°～70°之间。于是为了获得良好的 FMIA 值，Tweed 提出了 Tweed 头影测量公式，内容如下：

FMA 为 21°～29°：FMIA 应为 68°；

FMA 大于或等于 30°：FMIA 应为 65°；

FMA 小于或等于 20°：IMPA 不应超过 92°。

Tweed 通过以下方法来校正头影片：

使用根据患者制作的侧位头影板，并用白色墨水在头影板上滑出 Tweed 三角。从下颌切牙的根尖向 Frankfort 平面呈 65°角画虚线，实线与虚线的距离以毫米记，显示下切牙需舌倾才能满足 FMIA 65°的最低要求，实线是患者下切牙目前倾斜度，虚线为下切牙理想的倾斜度（从下切牙切缘测量）。

将理想位置的下颌切牙切缘到实际位置的下颌切牙切缘的距离乘以 2 来确定下颌切牙切缘的位置，因为要考虑到牙弓的双侧（图 9-23）。

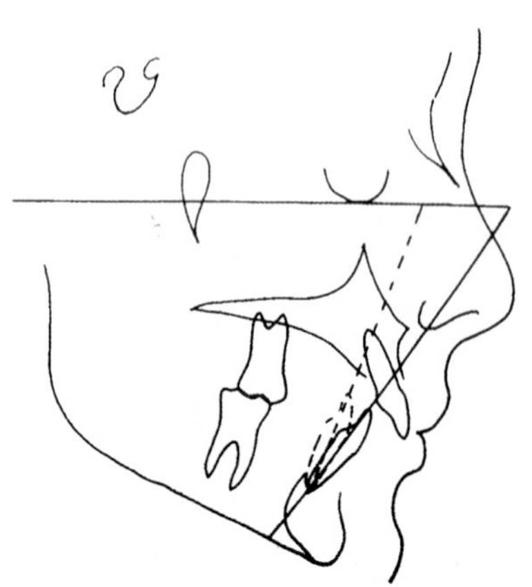

图 9-23　头颅侧位片不调分析

牙弓前段的散隙和拥挤以及头影测量偏差统称为前部不调。

牙弓中段空间分析

牙弓中段包括下颌第一磨牙、第二前磨牙和第一前磨牙。分析这个区域时应非常仔细，有可能出现第一磨牙的近中倾斜、旋转、散隙、Spee 曲线过陡、反䶬、牙齿缺失、不良的口腔习惯、弓外牙以及咬合不调。牙弓中段所承担的作用非常重要，因为它直接影响到牙弓后段错䶬畸形的纠正。自尖牙远中面到第一磨牙远中面的距离作为牙弓中段的可用间隙（图 9-24 A 和 B）。以第一前磨牙、第二前磨牙和第一磨牙近远中径的宽度之和作为牙弓中段的必需间隙（图 9-24 C～H）。分析可用间隙和必需间隙时，必须要考虑到整平牙弓 Spee 曲线所需的间隙。在计算整平 Spee 曲线所需的间隙时，需要测量两侧 Spee 曲线的深度（图 9-24 I），再相加后取平均值[85]。通过测量这些间隙，可以获得牙弓中段总的可用间隙和必需间隙。

然而不能只单纯地分析牙弓中段的间隙，对于该处的咬合不调、安氏Ⅱ类或安氏Ⅲ类的咬合关系也需要分析，因为该处的咬合不调会大大增加错䶬畸形纠正的难度，制订治疗计划时要更加仔细谨慎。

咬合不调可以通过模型上䶬架，以上颌第一前磨牙为参照来进行分析[86]。临床医师需要测量自上颌第一前磨牙颊尖的近中或远中至下颌第一前磨牙和第二前磨牙外展隙之间的距离。两侧的距离平均后就可以确定咬合不调的大小（图 9-25）。在制订矫治计划时，要清楚移动后牙需要良好的间隙控制。

后段空间分析

对牙弓后段的分析是非常重要的。在测量后段牙间隙之前，我们必须理解牙列在后牙段的极限。将下颌功能牙排列在下颌伸支前缘的后方是不利的。不管患者的年龄是多大，伸支前缘是后段牙列排列的极限。

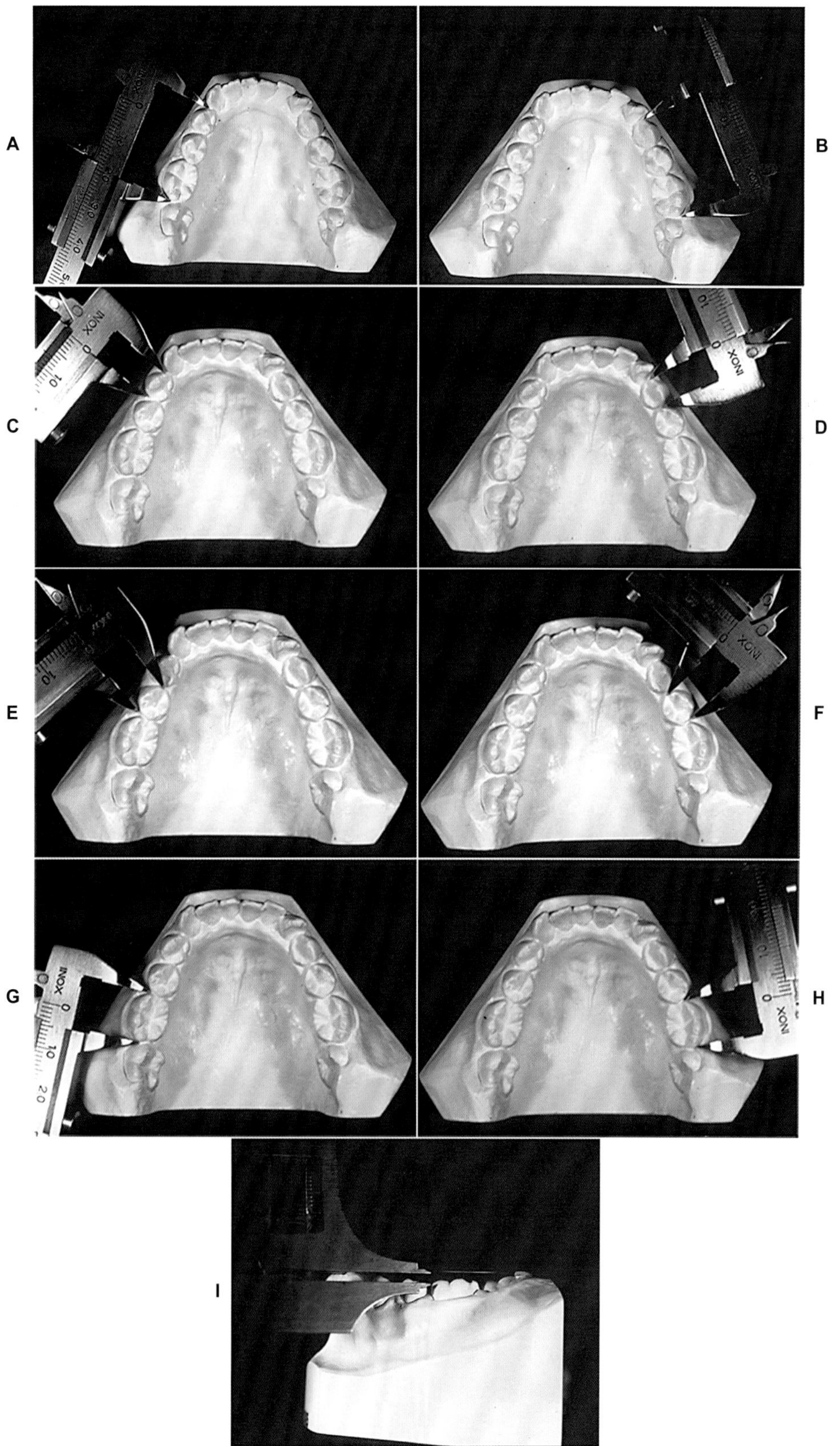

图 9-24　牙弓中段空间分析。A 和 B．牙弓中段可用间隙；C～H．牙弓中段必需间隙；I．Spee 曲线深度测量

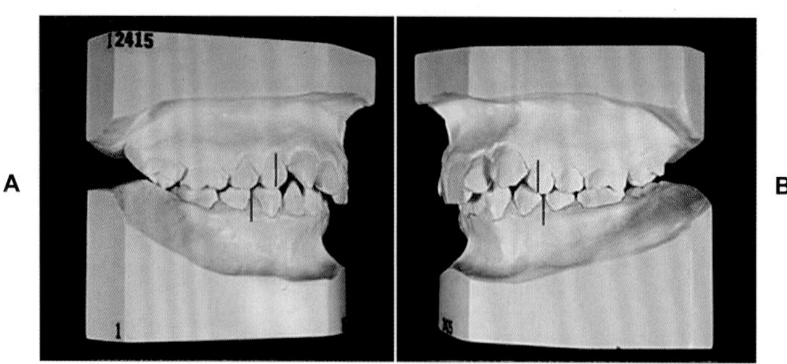

图 9-25 A 和 B．Ⅱ类测量

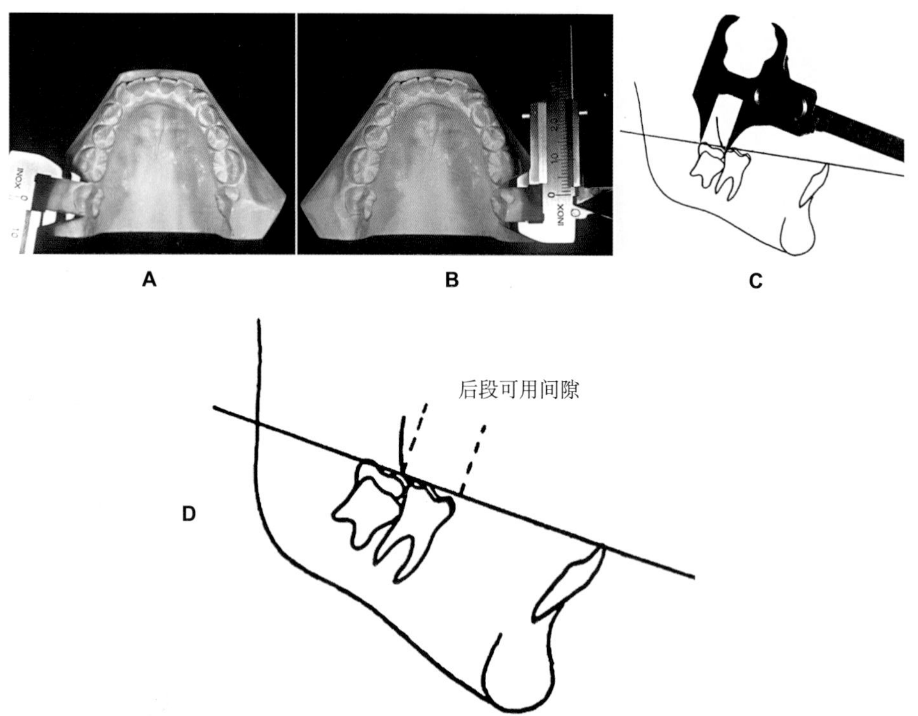

图 9-26 后段空间分析。A～C．后段牙列必需间隙；D．后段可用间隙

牙弓后段必需间隙是指下颌第二磨牙和第三磨牙牙冠近远中径的宽度之和（图 9-26 A～C）。对于处于发育非成熟阶段的患者，很难确定可用间隙量。包括：

• 自下颌第一磨牙的远中面，沿着牙合平面，至下颌伸支前缘的距离（图 9-26D）。

• 牙弓后段长度的增长量与患者的年龄和性别有关。

有文献报道，女孩在 14 岁之前，男孩在 16 岁之前，牙弓后段的长度每年会增长 3mm[87-89]。相当于在第一磨牙完全萌出后，每侧牙弓后段每年会增长 1.5mm。发育成熟的患者，女孩大于 14 岁，男孩大于 16 岁，牙弓后段的可用间隙基本上可以准确测量到。患者牙弓后段是否具有增长潜力，对于制订矫治计划十分重要。正畸医师不应该为了改善牙弓中段和前段拥挤，而人为加大牙弓后段的拥挤度。

21．怎样将仔细收集到的错殆畸形的面、颌骨、牙齿相关数据完整“吸纳”，用以制订矫治计划？

答案是简单而复杂的。首先，分析面型。患者的面型需要改变吗？如果需要，为什么？是颌骨的问题，还是牙齿引起的问题，还是两者都存在问题？如果是颌骨的原因，单纯的正畸治疗可以纠正吗？正畸治疗可能无法做到。纠正骨性畸形需要借助于颌骨手术治疗。患者有牙齿前突情况吗？如果患者是凸面型，但颌骨正常，牙齿不齐并且唇倾，我们可以通过拔牙矫治来改善患者面型。患者的牙齿是舌倾的吗？如果患者的颌骨呈聚合型生长，则会呈现凹面型，改善面型会比较困难。以下的观点非常适用于矫治计划的制订：

• 颌、面生长型越离散，下颌切牙越需要直立，以便获得面型的协调。如果只有少许的牙列拥挤，但需要改善面型，这时拔牙也是必要的。拔哪颗牙，是根据牙列拥挤度、牙列错殆情况、软组织附着情况，以及前后向不调的严重程度来共同决定的。

• 颌、面生长型越聚合，下切牙越需要保持在原有的位置上。下切牙过于直立将会破坏面部的美学。但是，这些患者如果存在牙列重度拥挤，不拔牙就会导致前牙过度唇倾。这样既破坏面型，又不利于矫治后牙齿的稳定[90-93]。

制订矫治计划是个非常复杂的工作。多方面因素都要考虑到。因此，学习面、骨型和牙齿之间的相互关系是非常必要的。三者之间的内在关联是制订各种矫治计划所必须掌握的[94-98]。

参考文献

1. Gianelly A: Evidence-based therapy: an orthodontic dilemma. *Am J Orthod Dentofacial Orthop* 2006;129(5):596-598.
2. Johnston LE Jr: The value of information and the cost of uncertainty: who pays the bill?. *Angle Orthod* 1998;68(2)(99):101-102.
3. Lee R, MacFarlane T, O'Brien K: Consistency of orthodontic treatment planning decisions. *Clin Orthod Res* 1999;2(2):79-84.
4. Curtis DA, Lacy A, Chu R, et al: Treatment planning in the 21st century: what's new?. *C alif Dent Assoc* 2002;30(7):503-510.
5. Huang GJ: Making the case for evidence-based orthodontics. *Am J Orthod Dentofacial Orthop* 2004;125(4):405-406.
6. Sagehorn EG: Competency—that elusive quality. *Am J Orthod* 1980;78(3):341-345.
7. Ackerman M: Evidence based orthodontics for the 21st century. *J Am Dent Assoc* 2004;135(2):162-167.
8. Bass NM: From treatment planning to treatment results: the luck of the draw? *Am J Orthod Dentofacial Orthop* 2000;118(2):142-149.
9. Graber TM: Pride in orthodontics. *Am J Orthod Dentofacial Orthop* 2000;117(5):618-620.
10. Labarrere H: To extract or not to extract: is that the right question? *J Clin Orthod* 2004;38(2):63-78.
11. Roberts-Harry D, Sandy J: Orthodontics. Part 4: Treatment planning. *Br Dent J* 2003;195(12):683-685.
12. Vaden JL, Kiser HE: Straight talk about extraction and nonextraction: a differential diagnostic decision. *A m J Orthod Dentofacial Orthop* 1996;109(4):445-452.
13. Merrifield LL: The dimensions of the denture: back to basics. *Am J Orthod Dentofacial Orthop* 1994;106(11):535-542.
14. Merrifield LL: Differential diagnosis. *S emin Orthod* 1996;2(4):241-253.
15. Merrifield LL, Cross JJ: Directional force. *Am J Orthod* 1970;57(5):435-464.
16. Joondeph DR: Retention and relapse. In: Graber T M, Vanarsda RL, Vig KWL, eds. *Orthodontics: current principles & techniques*, edition 4. St Louis: Elsevier; 2005.
17. Merrifi eld LL, Gebeck TR: Orthodontic diagnosis and treatment analysis: concepts and values, part Ⅱ. *A m J Orthod Dentofacial Orthop* 1995;107(5):541-547.
18. Merrifi eld LL, Klontz HA, Vaden JL: Differential diagnostic analysis systems. *Am J Orthod Dentofacial Orthop* 1994;106(12):641-648.
19. Bowman SJ: Facial aesthetics in orthodontics. *Aust Orthod J* 2001;17(3):17-26.

20. Peck S, Peck H: The aesthetically pleasing face: an orthodontic myth. *Trans Europ Orthod Soc* 1971; 47:175-185.
21. Riggio RF, Widamann KF, Tucker JS, Salinas C: Beauty is more than skin deep: components of attractiveness. *Basic Appl Soc Psychol* 1991;12(1): 423-439.
22. Angle EH: *The treatment of malocclusion of the teeth*, edition 7. Philadelphia: SS White; 1907.
23. Langlois JH, Roggman LA, Musselman L: What is average and what is not average about attractive faces. *Psychol Sci* 1994;5:214-220.
24. McNamara JA Jr, Brust EW, Riolo ML: Soft tissue evaluation of individuals with an ideal occlusion and a well-balanced face. In: McNamara JA Jr, ed. *Esthetics and the treatment of facial form, vol 28, Craniofacial Growth Series*, Ann Arbor: Center for Human Growth and Development, University of Michigan; 1993.
25. Olds C: Facial beauty in Western art. In: McNamara JA Jr, ed. *Esthetics and the treatment of facial form, vol 28, Craniofacial Growth Series*, Ann Arbor: Center for Human Growth and Development, University of Michigan; 1993.
26. Peck H, Peck S: A concept of facial esthetics. *Angle Orthod* 1970;40:284-317.
27. Klontz HA: Facial balance and harmony: an attainable objective for the patient with a high mandibular plane angle. *Am J Orthod Dentofacial Orthop* 1998;114:176-188.
28. Pearson LE: The management of vertical dimension problems in growing patients, the enigma of the vertical dimension. In: McNamara JA Jr, ed. *C raniofacial Growth Series 36*, Ann Arbor: Center for Human Growth and Development, University of Michigan; 2000.
29. Tweed C H: Indications for the extraction of teeth in orthodontic procedure. *Am J Orthod* 1994;30:405-428.
30. Vaden JL: Alternative nonsurgical strategies to treat complex orthodontic problems. *Semin Orthod* 1996; 2:90-113.
31. Wylie WL, Johnson EL: Rapid evaluation of facial dysplasia in the vertical plane. *Angle Orthod* 1952; 22(3):165-182.
32. Satravaha S, Schlegel KD: The significance of the integumentary profi le. *Am JOrthod Dentofacial Orthop* 1987;92:422-426.
33. Burstone CJ: Lip posture and its significance in treatment planning. *Am J Orthod* 1967;53:262-284.
34. Merrifi eld LL: The profile line as an aid in critically evaluating facial esthetics. *Am J Orthod* 1966;52: 804-821.
35. Jacobs JD: Vertical lip changes from maxillary incisor retraction. *Am J Orthod* 1978;74:396-404.
36. Hulsey CM: An esthetic evaluation of lip-teeth relationships present in the smile. *Am J Orthod* 1970;57:132-144.
37. Holdway RA: A soft tissue analysis and its use in orthodontic treatment planning: Part I. *Am J Orthod* 1983;84:1-28.
38. Steiner C: Cephalometrics in clinical practice. *Angle Orthod* 1959;29(1):8-29.
39. Ricketts RM: Perspectives in the clinical application of cephalometrics. *Angle Orthod* 1981;51(2):115-150.
40. Czarnecki ST, Nanda R, Currier F: Perceptions of a balanced facial profile. *Am J Orthod Dentofacial Orthop* 1993;104:180-187.
41. Herzberg BL: Facial esthetics in relation to orthodontic treatment. *Angle Orthod* 1952;22(1):3-22.
42. Ricketts RM: Divine proportions in facial esthetics. *Clin Plastic Surg* 1982;9:401-422.
43. Steiner CC: Cephalometrics for you and me. *Am J Orthod* 1953;39:729-755.
44. Angle EH: *The treatment of malocclusion of the teeth and fractures of the maxillae*, edition 6. Philadelphia: SS White; 1900.
45. Vaden JL, Dale JG, Klontz HK: The Tweed Merrifi eld Edgewise Appliance: philosophy, diagnosis and treatment. In: Graber TM, Vanarsda RL, Vig KWL, eds. *Orthodontics: current principles & techniques*, edition 4. St Louis: Elsevier; 2005.
46. Tweed CH: A philosophy of orthodontic treatment. *Am J Orthod Oral Surg* 1945;31(2):74-103.
47. Tweed CH: *Clinical orthodontics, vols. 1 and 2*, St Louis: Mosby; 1966.
48. Tweed CH: The application of the principles of the edgewise arch in the treatment of Class Ⅱ, Division 1, Part Ⅱ. *Angle Orthod* 1936;6(4):255-257.
49. Tweed CH: The Frankfort mandibular incisor angle

(FMIA) in orthodontic diagnosis, treatment planning and prognosis. *Am J Orthod Oral Surg* 1954;24: 121-169.

50. Poulton DR: The influence of extraoral traction. *Am J Orthod* 1967;53:8-18.
51. DeSmit A, Dermaut L: Soft-tissue profile preference. *A m J Orthod* 1984;86:67-73.
52. Fields HW, Proffitt WR, Nixon WL, et al: Facial pattern differences in long face children and adults. *Am J Orthod* 1984;85:217-223.
53. Isaacson JR, Isaacson RJ, Speidel TM, et al: Extreme variation in vertical facial growth and associated variation in skeletal and dental relations. *A ngle Orthod* 1971;41:219-229.
54. Pearson LE: Vertical control in treatment or patients having backward rotational growth tendencies. *A ngle Orthod* 1978;43:132.
55. Pearson LE: Vertical control. In fully-banded orthodontic treatment. *Angle Orthod* 1986; 56: 205.
56. Peck S, Peck L, Kataja M: The gingival smile line. *A ngle Orthod* 1992;62:91-100.
57. Schendel SA, Eisenfeld J, Bell WH, et al: The long face syndrome: vertical maxillary excess. *Am J Orthod* 1976;70:398-408.
58. Burstone CJ: The integumental contour and extension patterns. *Angle Orthod* 1950;29:93.
59. Bjork A: Facial growth in man, studied with the aid of metallic implants. *Acta Odontol Scand* 1955;13: 9-34.
60. Bjork A: Variations in the growth pattern of the human mandible: longitudinal cephalometric study by the implant method. *J Dent Res* 1963;400-411.
61. Sarver D, Proffi t W, Ackerman J: Diagnosis and treatment planning in orthodontics. In: Graber T M, Vanarsdall RL, eds. *Current principles and techniques*, edition 3. St Louis: Mosby; 2000.
62. Bjork A: Sutural growth of the upper face studied by the implant method. *Acta Odontol Scand* 1966;24: 109-129.
63. Bjork A: The use of metallic implants in the study of facial growth in children, method and application. *A m J Phys Anthropol* 1968;29:243-254.
64. Neilsen IL: Vertical malocclusions: etiology, development, diagnosis and some aspects of treatment. *Angle Orthod* 1978;48:130-140.
65. Schudy FF: Vertical growth vs. anteroposterior growth as related to function and treatment. *Angle Orthod* 1964;24:75-93.
66. Skieller V: Cephalometric analysis in the treatment of overbite. *Rep Congr Eur Orthod Soc* 1967;147-157.
67. Vaden JL, Pearson LE: Diagnosis of the vertical dimension. *Semin Orthod* 2002;8(9):120-129.
68. Bjork A: Prediction of mandibular growth rotation. *A m J Orthod* 1969;55:585-599.
69. Bjork A, Skieller V: Normal and abnormal growth of the mandible: a synthesis of longitudinal cephalometric implant studies over a period of 25 years. *Eur J Orthod* 1983;5:1-46.
70. Proffit W M: The development of orthodontic problems. In: Proffi t WM, Fields HW, eds. *Contemporary orthodontics*, St Louis: Mosby; 2000.
71. Isaacson RJ: The geometry of facial growth and its effects on the dental occlusion and facial form. *J Charles H Tweed Int Found* 1981;9:21-38.
72. Isaacson JR, Isaacson RJ, Speidel TM, et al: Extreme variation in vertical facial growth and associated variation in skeletal and dental relationships. *Angle Orthod* 1971;41:219-228.
73. Schudy FF: The rotation of the mandible resulting from growth: Its implications in orthodontic treatment. *A ngle Orthod* 1965;35:36-50.
74. Linder-Aronson S: Effects of adenoidectomy on the dentition and facial skeleton over a period of five years. In: Cook JT, ed. *Transactions of the Third International Orthodontic Congress*, St Louis: Mosby; 1975.
75. Vig KWL: Nasal obstruction and facial growth: The strength of evidence for clinical assumptions. *A m J Orthod Dentofacial Orthop* 1998;113:603-611.
76. Fields HW, Warren DW, Black K, et al: Relationship between dentofacial morphology and respiration in adolescents. *A m J Orthod Dentofacial Orthop* 1991;99:147-154.
77. Ingervall B, Thilander B: Relationship between facial morphology and activity of the masticatory muscles. *J Oral Rehab* 1974;1:131-147.
78. Reidel RA: The relation of maxillary structures to cranium in malocclusions and in normal occlusion. *Angle Orthop* 1952;22:140-145.
79. Riolo ML, Moyers RE, McNamara JA, Hunter WS:

An atlas of craniofacial growth, volume 2. Ann Arbor: 1974.

80. Jacobson A: Update on the "wits" appraisal. *Angle Orthod* 1988;58:205-219.
81. Jacobson A: The 'wits' appraisal of jaw disharmony. *Am J Orthod Dentofacial Orthop* 1975;67:125-138.
82. Gramling JF: The probability index. *Am J Orthod Dentofacial Orthop* 1995;107:165-171.
83. Merrifield LL: Differential diagnosis with total space analysis. *J Charles H Tweed Int Found* 1978;6:10-15.
84. Tweed CH: *Clinical orthodontics, volume 1*, pp 252–265 St Louis: Mosby; 1967.
85. Baldridge D: *Leveling the Curve of Spee: Its Effect on Mandibular Arch Length, unpublished master's thesis*, Memphis: The University of Tennessee; June 1960.
86. Katz MI: Angle Classification revisited 2: A modifi ed Angle Classifi cation. *AM J Orthod Dentofacial Orthop* 1995;102(9):277-284.
87. Richardson ME: Late lower arch crowding: the role of the transverse dimension. *Am J Orthod Dentofacial Orthop* 1995;107:613-617.
88. Richardson ME: The effect of mandibular first premolar extraction on third molar space. *Angle Orthod* 1989;59(4):291-294.
89. Ledyard BC: A study of the mandibular third molar area. *Am J Orthod* 1953;39:366-373.
90. Glenn G, Sinclair PM, Alexander RG: Nonextraction orthodontic therapy: Posttreatment dental and skeletal stability. *Am J Orthod Dentofacial Orthop* 1987;92:321-328.
91. Haruki T, Little RM: Early vs. late treatment in crowded extraction cases: A postretention evaluation of stability and relapse. *Angle Orthod* 1998;68:61-68.
92. Little RM, Reidel RA, Artun J: An evaluation of changes in mandibular anterior alignment from 10 to 20 years postretention. *Am J Orthod Dentofacial Orthop* 1988;93:423-428.
93. Little RM, Reidel RA, Engst ED: Serial extraction of first premolars: Postretention evaluation of stability and relapse. *Angle Orthod* 1990;60:255-262.
94. Little RM, Wallen TR, Reidel RA: Stability and relapse of mandibular anterior alignment–first premolar extraction cases treated by traditional edgewise orthodontics. *Am J Orthod* 1981;80:349-365.
95. Little RM: Stability and relapse of mandibular anterior alignment: University of Washington studies. *Semin Orthod* 1999;5:191-204.
96. Nance H: The limitations of orthodontic treatment. *Am J Orthod* 1947;33:253-300.
97. Paquette DE, Beattie JR, Johnston LE: A long-term comparison of non-extraction and premolar extraction edgewise therapy in "borderline" class Ⅱ patients. *Am J Orthod Dentofacial Orthop* 1992;102:1-14.
98. Vaden JL, Harris EF, Zeigler Gardner RL: Relapse revisited. *Am J Orthod Dentofacial Orthop* 1997;111:543-553.

第 10 章　三维空间中存在牙槽面部不调时的治疗对策

CHAPTER 10

Burcu Bayirli, Christopher S. Riolo, Michelle Thornberg, Michael L. Riolo

所有的正畸矫治器会导致牙齿发生希望或不希望的移动。正畸学中将科学与艺术结合的关键在于如何平衡这些力量，使希望的力量最大化，不希望的力量最小化。这种平衡可通过三方面得以实现：①矫治器的正确选择；②矫治器的使用；③矫治器使用的时机。

矫治器的正确选择是治疗成功的关键。例如，当选择使用功能矫治器时，需考虑到其可能会导致下前牙的唇倾。为尽量减小这种副作用，需辅助使用保持下颌前牙直立的矫治器。如果关注了下前牙可能发生唇倾这一点，无论是组织支持式或牙齿支持式的矫治器，如MARA，配合下前牙全尺寸钢丝的使用可以减少下前牙的唇倾。另外，使用Ⅱ类牵引时应注意支抗问题，因为会导致后牙伸长、前牙开殆和咬合平面的过度倾斜。

尽管矫治器的选择与使用对于正畸治疗的成功很重要，但如果忽略了治疗时机这一重要因素，正畸治疗也无法达到良好的疗效。治疗时机选择失误会产生不良的疗效或牙齿移动失误。例如，给骨发育成熟患者使用快速扩弓器（rapid palatal expander，RPE），可能会引起后牙过度颊倾、舌尖咬合干扰、前牙开殆、严重的牙周病变，以及正畸治疗后的高度复发率。矫治器使用时机也会影响正畸治疗效果。若在没有良好的支抗预备情况下，关闭间隙和内收前牙过程中可能会引起不良的牙齿移动，并且这种移动往往难以逆转。因此，矫治器的选择、应用和使用时机之间是相互关联的，它们共同影响着牙齿在横向、垂直向以及前后向上移动。

横向不调

1．在什么情况下应使用上颌扩弓器?

• 纠正单侧或双侧牙性和（或）骨性后牙反殆[1-3]。

• 纠正前牙反殆且伴有功能性偏斜或者外伤性错殆。早期扩弓在与前牵面具联合应用时，或应用于上中切牙和侧切牙的固定矫治器上，可以通过牙齿和骨的移动来前移牙槽骨[2]。

• 通过扩展牙弓周长来解除牙列拥挤。

• 纠正后牙牙轴倾斜。

• 通过面具矫形器打开上颌骨缝系统来前牵上颌骨。

2．扩弓器都有哪些不同种类?

带环式扩弓器

Hyrax 扩弓器

Hyrax 扩弓器通常在上颌两侧的磨牙和第一前磨牙上粘接带环（图 10-1A）。接近腭中缝处的 Hyrax 扩弓螺钉焊接在带环的舌面。扩弓螺钉通常每天拧开一圈（约 0.25mm）。如果需要大量扩弓，在设计扩弓器时，应尽可能将扩弓的力量加载于更多的牙上，以减少牙冠颊倾（倾斜而非横向移动）和舌尖“垂吊”。对于牙冠过度颊倾应予避免，否则会导致不良的牙周状况、扩弓后复发率增高以及舌尖的咬合干扰。

Haas 扩弓器

Haas 扩弓器是一种固定式上颌扩弓器，在扩弓时利用塑料树脂基板和大尺寸舌侧丝将扩弓的力量传至牙齿和上腭组织。多数人认为这种扩弓器引起牙齿颊倾的副效应较小（图 10-1B）。舌侧丝焊接在第一前磨牙和第一磨牙的带环上，其延伸部埋在塑料树脂基板中。Haas 扩弓器和 Hyrax 扩弓器都可以横向扩展牙弓，其每横向扩展 1mm，牙弓周长增加 0.7mm。大多数人认为 RPE 在横向扩大上牙弓的同时，也会使上颌发生向下、向前的移动。

粘结式快速扩弓器

粘结式 RPE 是另外一种带环设计的扩弓器。这种固定扩弓装置使用后牙丙烯酸树脂殆垫并将其直接粘接在牙齿上（图 10-1C 和 D）。后牙殆垫可以避免咬合干扰。在 RPE 上可以附加头帽口外弓管、弓丝颊管和反向牵引钩，可以用面具前牵。该扩弓装置可以有效减少牙弓颊侧段牙齿的颊向倾斜，适用于混合牙列期上颌第一前磨牙未萌、乳磨牙未脱落的患者。另外，该扩弓装置因使用了后牙殆垫，因此可以应用在有开殆趋势的患者中。

下颌 Schwartz 活动扩弓器

下颌 Schwartz 活动扩弓器（图 10-1E）适用于下颌少量扩弓的病例[4]。该扩弓装置与前面介绍的 RPE 不同，只要求每周加力一次。

下颌固定扩弓器

下颌固定扩弓器是除 Schwartz 扩弓器以外的另一种下颌扩弓装置。这种固定式金属扩弓器可以扩展下颌侧方牙弓段（图 10-1F）。当患者的依从性较差时，这种下颌固定扩弓器会是个不错的选择。

四眼簧扩弓器

这种固定式金属扩弓器可以通过调节装置而加载不同方向的扩展力（图 10-1G）。根据矫治需求，四眼簧（其中两个圈簧位于第一前磨牙区域，另外两个位于第一磨牙区域）可以同时或单个打开加力来扩展相应部位。该装置是焊接在第一磨牙的带环上，其舌侧臂自带环伸展至尖牙或第一前磨牙以达到相应的扩弓目的。总体来说，四眼簧扩弓器主要应用于牙性扩展。

W 弓

W 弓装置类似于四眼簧扩弓器，但没有四圈簧设计（图 10-1H）。这种扩弓装置与 Haas 扩弓器和 Hyrax 扩弓器相比，会导致更大的牙性扩弓效果。

钟摆矫治器

钟摆矫治器是一种固定扩弓器，可用于远中移动和远中旋转一侧或双侧上颌第一磨牙（图 10-1 I）。钟摆矫治器通过远中移动牙齿来降低对患者依从性的关注。扩弓器的加力螺丝通常与树脂塑料基板联合应用。这种装置可以在前磨牙上设计带环，并常与粘接在前磨牙或乳磨牙殆面上的弓丝末端相连接以加强支抗。

唇挡

唇挡（图 10-1J）由一根从一侧第一磨牙到对侧第一磨牙、位于颊沟内的大尺寸圆丝组成。另外在前牙区还有一个塑料板。唇挡可以远移第一磨牙，并且可以通过去除颊肌的力量使牙弓宽度得到扩展。

传统固定矫治器

在上下颌可以通过横向扩大弓丝的弓形宽度来扩展牙弓。

3．如何选择使用扩弓器？

影响扩弓器选择的因素（但非绝对禁忌因素）包括患者年龄或骨骼发育情况、需要牙性扩展还是骨性扩展、支抗牙的数量、患者依从性，以及是否需要与固定矫治器或其他矫治器（如面具）联合应用[5]。通常情况下，患者骨骼发育越成熟，所需支抗牙的数量越多，以减小牙性扩展的效应。另外，骨发育越成熟的患

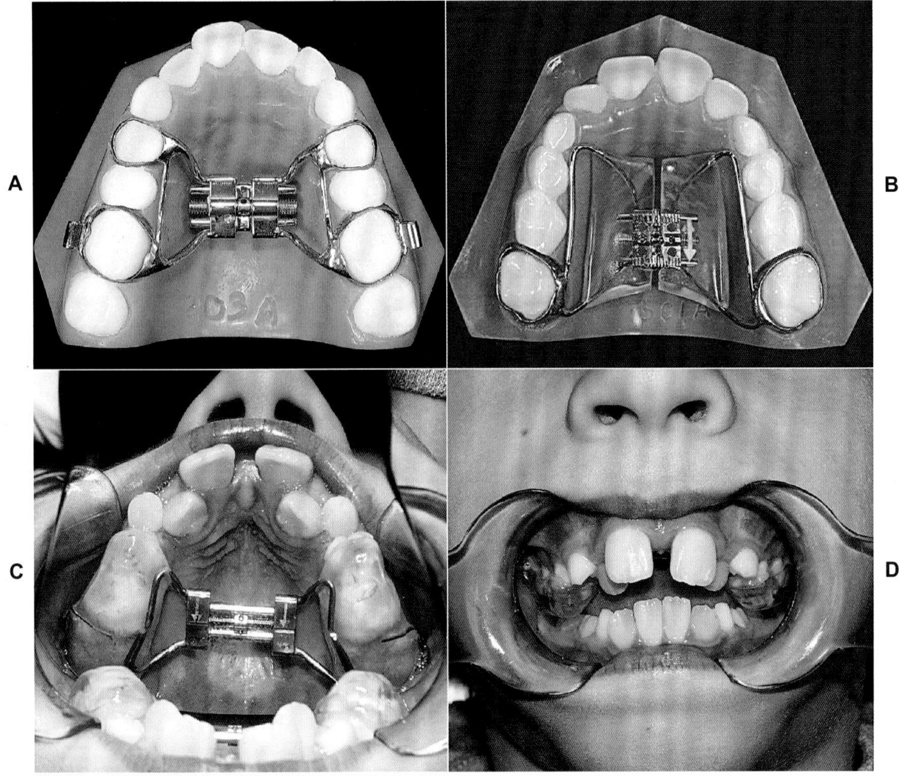

图 10-1　A．上颌 Hyrax 扩弓器；B．上颌 Haas 扩弓器；C 和 D．粘结式快速扩弓器：腭向观 (C) 和前面观 (D)

者，对扩弓器的刚性要求也越大，以此减小颊侧段牙齿的颊倾。

4．什么时候应该开始应用扩弓器？

纠正反殆并伴有功能性偏殆时，在诊断明确后就应立即扩弓，否则会不利于颌骨的正常发育。如果下颌向一侧偏斜，那么下颌骨会出现不对称性生长，颏部也最终会偏斜。另外，上牙弓严重狭窄时也应尽早进行扩弓治疗。当患者颌骨发育成熟后，骨性扩弓的难度会增大。上牙弓狭窄往往合并有牙列的重度拥挤，这时应该尽早在颌骨发育成熟前进行扩弓，有利于牙齿排齐。对颌骨发育已成熟的患者进行扩弓，可能会引起不良的牙齿移动。因此，对于牙弓狭窄的患者，应该早在混合牙列期就开始扩弓。

前后向和垂直向不调

5．怎样使用固定矫治器纠正Ⅱ类错殆畸形？

使用非拔牙固定矫治器纠正Ⅱ类错殆，需要远移上颌牙和（或）近移下颌牙。可以使用口外支抗装置（如 J 钩或口外弓）来远移上颌牙列，或使用下牙弓为支抗的口内支抗（如Ⅱ类颌间牵引或 Jet 远移装置和钟摆矫治器）远移上颌牙列。

6．如何选择头帽或面弓？

口外牵引可用于移动牙齿和调整颌骨的生长。可根据患者的颌骨生长型来选择头帽的类型。牵引方向可根据颌骨和牙齿的移动需要来

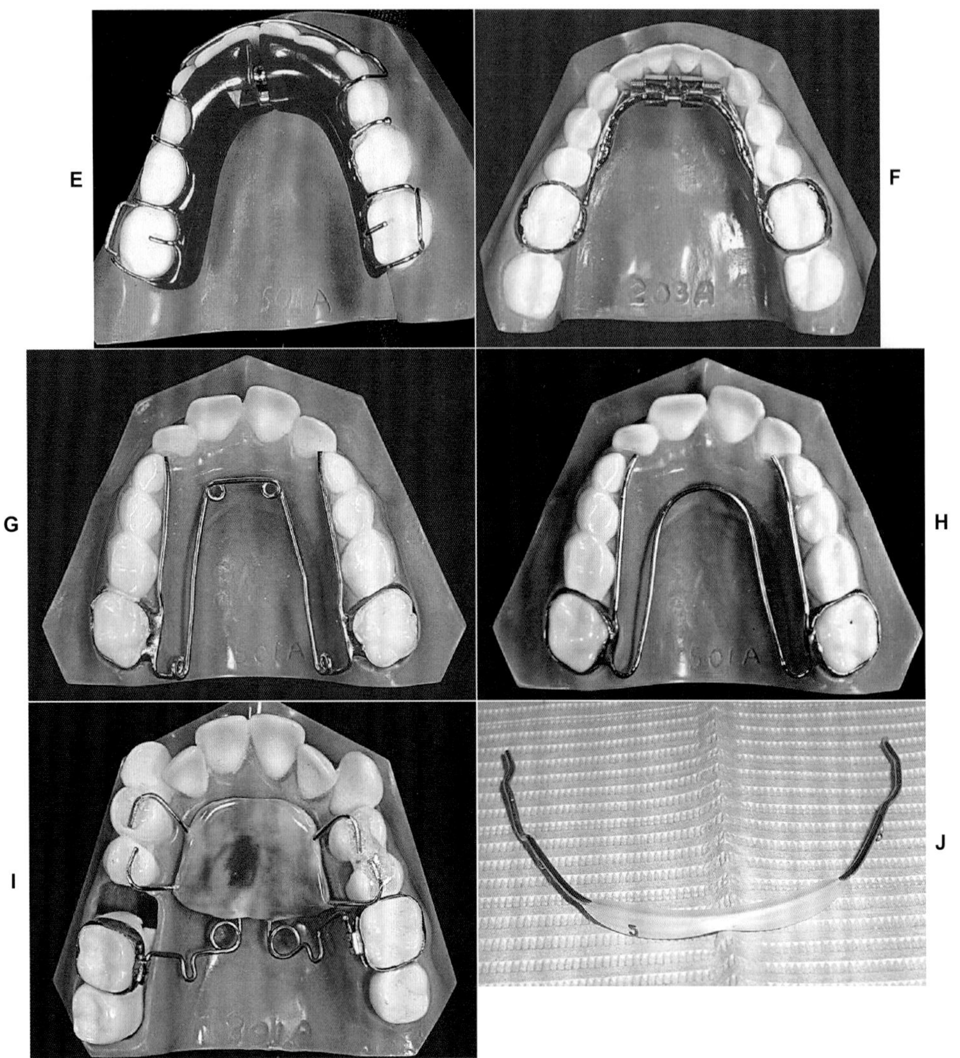

图 10-1（续） E．可摘式 Schwartz 矫治器；F．固定式下颌扩弓器；G．四眼簧扩弓器；H. W 弓；I．钟摆矫治器；J．唇挡矫治器（A、B、E～I，获认证的 AOA 正畸矫治器，Sturtevant，威斯康星州）

确定。例如，颈牵引头帽不可应用于开张骨面型或有此发育趋势的患者，但是适用于聚合型颌骨发育的患者。在开张骨面型的患者中，最好选用枕骨或高位牵引头帽。另外，影响牵引方向的因素还有牙齿移动的方式，是需要整体移动还是倾斜移动。需要牙齿整体移动时，牵引力的方向应该尽量通过磨牙的阻抗中心。如果是倾斜移动，力的方向应该位于磨牙的阻抗中心之下。

7. 什么时候应该开始口外牵引治疗？

早在混合牙列期就可以进行口外牵引，尤其是当需要进行颌骨的矫形治疗时。口外牵引也可以用于成人患者，目的是移动牙齿和增加支抗。

8. Ⅱ类牵引的适应证和禁忌证是什么？

适应证

- 磨牙或尖牙Ⅱ类咬合关系。

- 完成阶段时调整前牙咬合。
- 深覆𬌗。
- 骨性Ⅱ类面型。

禁忌证

- Ⅲ类骨性错𬌗。
- 牙性开𬌗或者有骨性开𬌗趋势。
- 严重的下颌后缩。
- 在细丝上使用Ⅱ类牵引来抑制牙齿伸长。
- 前面下高度过大。

9. 在什么情况下需要正畸拔牙?

正畸拔牙适用于牙量大于骨量或牙量过大的病例。同时，拔牙也易于前后牙的移动以建立上下牙列的Ⅰ类咬合关系。此外，拔牙还有利于改善牙槽骨前突和骨性开𬌗的趋势。最后，拔牙还适用于依从性差、拒绝戴头帽或挂皮圈的患者。

10. 治疗牙列拥挤的选择方案是什么?

以下是纠正牙列拥挤的 3 种基本方法：

- 扩展牙弓，包括远移牙弓的后牙段。
- 拔牙。
- 牙齿片切减径。

可使用不同类型的扩弓装置来扩展牙弓。在选择扩弓方案时需要综合考虑某些因素。例如，牙列拥挤是否由于牙间隙丧失引起？是否存在单侧或双侧牙弓狭窄？如果存在牙弓狭窄，那么是属于牙性狭窄还是骨性狭窄？牙间隙丧失造成的牙列拥挤通常是由于第一磨牙的异位萌出或乳牙早失引起。如果在单个或多个乳牙早失后，没有及时维持缺隙，牙弓周长就会减小。如果出现牙弓周长减小，正畸医生必须进行恢复间隙或间隙维护治疗。或者正畸医生可以等到患者乳牙全部替换后，通过拔除恒牙来纠正牙列拥挤。如果选择恢复间隙治疗，通常是越早越好。在第二恒磨牙萌出之前，要恢复后牙（主要是第一恒磨牙）近移前的牙间隙是相对较容易的。由于牙齿的异位萌出而导致的牙间隙丧失多发生于上颌第一恒磨牙（图 10-2）。在恢复牙弓周长之前，为了能让异位的第一恒磨牙顺利萌出，第二乳磨牙会被迫过早脱落。

图 10-2 显示了异位的上颌第一恒磨牙和第二乳磨牙牙根过早吸收的全景片。

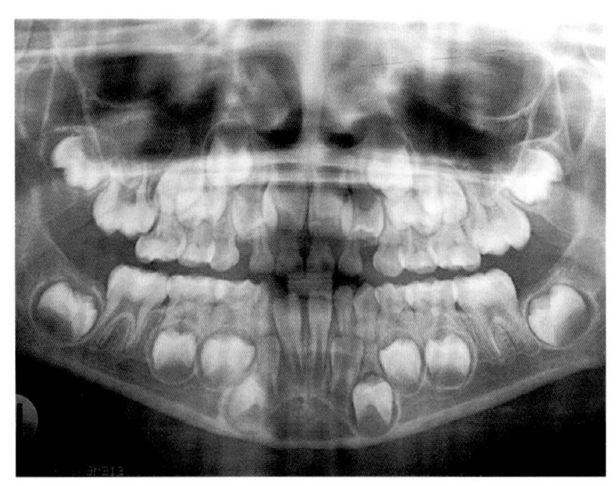

图 10-2　全景片显示了上颌第一前磨牙异位和上颌第二乳磨牙牙根过早吸收

拔牙矫治常用于纠正牙量 / 牙弓长度不调。在决定拔除哪颗牙时，医生需要同时考虑是否存在前后向和垂直向的不调。在解除牙列拥挤后，又将怎么纠正前后向上的错𬌗呢？患者是否存在面部不对称？如果患者面部不对称，利用不对称拔牙是否更有利于改善面部畸形呢？患者是否有开𬌗趋势呢？如果有，那么拔除靠后的牙能否有助于减小下颌平面角的高度呢？通常情况下，排齐牙列是正畸治疗中最简单的部分。正畸医生应预先考虑怎样获得具有功能的、稳定的尖牙中性咬合关系，何种拔牙模式会有利于 / 不利于正畸治疗，这些对于正畸方案的制订都是非常重要的。

牙齿片切是利用片切条或高速机头去除部分牙齿近中和远中表面的牙体组织或修复材料的一种技术 [6]。主要应用于牙弓轻度或中度拥挤，避免增加前牙唇倾的病例。在片切过程中，要注意维持片切牙的形态，避免与相邻牙形成面接触。

11. 何时应考虑序列拔牙?

序列拔牙是为了促进重度拥挤的牙能够尽量萌出到理想位置，而选择性拔出乳、恒牙（通常为第一前磨牙）的一种方法。随着序列拔除乳、恒牙，以及在恒牙萌出后自行调整到最佳位置后，要紧接着进行恒牙列的综合正畸治疗。

序列拔牙的适应证

• 每侧牙弓的前牙区有至少 7.0mm 的拥挤度。

• 上下牙列中线一致。

• 双侧的咬合均为中性关系。

• 在三维方向上无骨性错𬌗。

序列拔牙的副作用

• 安氏Ⅲ类磨牙关系。

• 安氏Ⅱ类磨牙关系。

• 骨性不调（横向、前后向或垂直向）。

• 上下牙弓拥挤度不等。

• 牙弓两侧的拥挤度不等。

• 中线偏斜（>2mm）。

• 开𬌗或深覆𬌗。

12. 什么情况下不适于正畸拔牙?

一般情况下，正畸拔牙不应用于调整前后向关系的安氏Ⅱ类 2 分类病例。除非存在牙列重度拥挤的情况才予考虑拔牙矫治。另外，对于鼻唇角过大的患者，拔牙间隙的关闭也是个问题。上前牙内收过程中会更加增大鼻唇角的角度，这样会使面部侧貌看起来不美观。并且，对于某些非常在意拔牙后牙齿移动可能会带来一些不利影响的患者，正畸医生在考虑拔牙方案的时候要十分谨慎。这些患者可能属于以下人群：

• 牙周病患者。

• 在先前的正畸治疗中出现牙根外吸收的患者。

• 牙根短且钝的患者。

• 牙槽嵴宽度较窄的患者。

口腔卫生差也是个问题，尤其是在矫治过程中，口腔卫生变差或牙齿脱矿会造成严重的后果。这时应终止治疗直到拔牙间隙关闭，但正畸的疗效就会无法保证。多数时候由于患者依从性差，拔牙间隙会很难关闭。

13. 纠正Ⅱ类错𬌗时为促进正畸牙齿移动应该拔除哪颗牙齿?

这是个非常复杂的问题，因此只有个大体的准则。拔除恒牙是为了利用支抗前移或矫治牙远移来建立安氏Ⅰ类尖牙和磨牙关系[7,8]。在决定拔除恒牙前，有一些重要的因素需要考虑到，包括：

• 牙列拥挤度。

• 前牙唇倾度，牙周支持组织和唇的功能情况。

• 上下切牙间的角度和切牙舌面的腭部形态。

• 侧貌面型（正颌面型、凹面型、凸面型或前面下高度过大）。

• 骨性或牙性开𬌗或有开𬌗趋势。

• 口周软组织的厚度。

• 磨牙和尖牙的咬合关系。

• 上下颌中线偏斜——可能需要非对称性拔牙。

• 牙齿缺失。

• 牙周健康状况，或有牙周病的治疗史。

• 有牙根外吸收史，或牙根呈细短的锥形。

• 患者的依从性。

在制订拔牙矫治方案和决定拔除哪颗牙时，正畸医生必须全面考虑到以上每个可能会影响拔牙治疗效果的因素。

大多数纠正安氏Ⅱ类错𬌗时，需要拔除前磨牙。其中更多的时候是拔除上下颌第一前磨牙。但是，在很多安氏Ⅱ类患者中，较理想的是拔除上颌第一前磨牙和下颌第二前磨牙，这样更有利于纠正Ⅱ类错𬌗的咬合关系。在Ⅱ类错𬌗并伴有下牙列轻度拥挤时，有时会选择仅拔除上颌前磨牙。治疗后会获得磨牙的完全Ⅱ类和尖牙的Ⅰ类咬合关系。

此外，如果是在过大的前面下高度和开殆或有开殆趋势的基础上，所表现出来的安氏Ⅱ类错殆畸形，通常情况下需要拔除上下颌第二前磨牙[9]。同时，不对称拔牙模式往往是一侧拔除第一前磨牙，另一侧拔除第二前磨牙，或者单侧拔除前磨牙，这种拔牙模式更有利于纠正单侧的Ⅱ类错殆关系。

14. 有什么类型的功能矫治器可供使用?

功能矫治器纠正Ⅱ类错殆主要是通过改变上下牙列的神经肌肉环境来促进下颌的生长和引导下牙的萌出以及牙槽骨的发育[10]。

功能矫治器的设计有很多种，但所有的功能性矫治器通常都有两个特点：打开咬合和导引下颌向前。功能性矫治器按照不同的设计可以被分为两大类：软组织支持式和牙支持式功能矫治器。通常情况下，相对于牙支持式矫治器，组织支持式活动矫治器（如，Fränkel 功能矫治器）（图 10-3A）产生牙性代偿的效应要更小些。牙支持式矫治器（图 10-3B 和 C）又分为两种类型：可摘型和固定型。图 10-3 A 和 B 分别展示的是 MARA 和 Herbst 固定型矫治器。图 10-3D 展示的是一种可摘型牙支持式生物调节器。

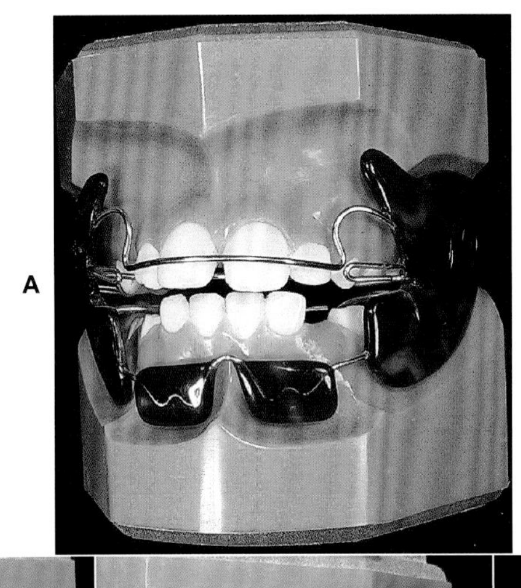

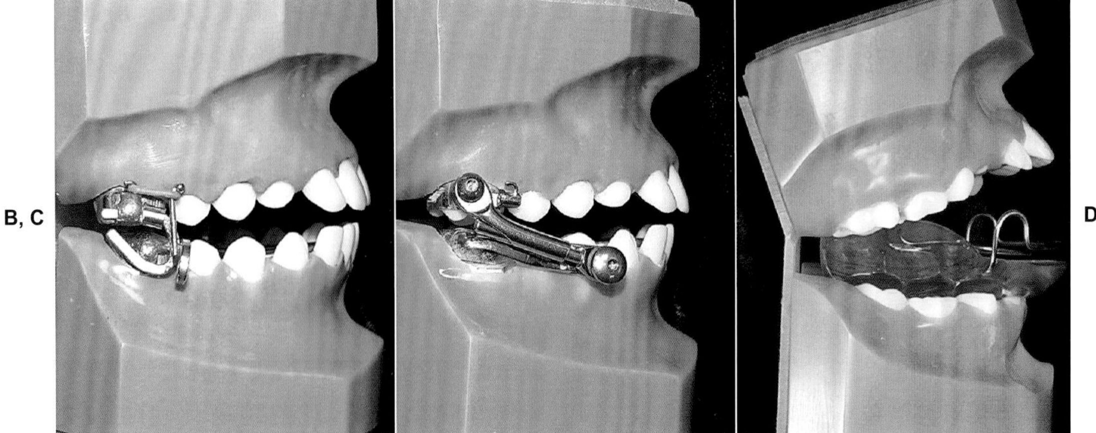

图 10-3　A. Fränkel 矫治器；B. MARA 矫治器；C. Herbst 矫治器；D. 生物调节器（获认证的 AOA 正畸矫治器，Sturtevant，威斯康星州）

15．如何选择功能性矫治器？

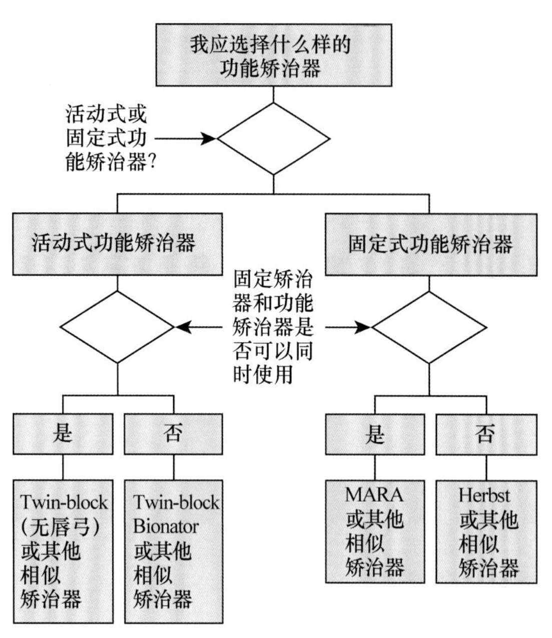

16．什么时候应该开始功能性矫治器治疗？

对功能矫治器Ⅰ期矫治时机的把握，会对之后的Ⅱ期正畸疗效起到关键作用。当颌骨处于生长发育阶段就要开始进行功能性矫治，这一点很重要。拍摄腕骨X线片可以辅助评估患者的骨生长发育阶段[11]。另外，可摘式功能矫治器需要患者具备高度的依从性。因此，在早期使用可摘式功能矫治器前，要考虑到患者的心理成熟度，是否能够很好地配合医生的治疗。在功能矫治器加力前，可能需要先使用固定矫治器对上颌侧切牙和中切牙进行代偿，以去除导下颌向前时的前牙咬合干扰，这样更有利于导下颌向前至理想位置，并建立Ⅰ类磨牙关系。同时，上牙弓也可能需要进行扩弓以便于下颌前移，建立Ⅰ类磨牙关系。

17．什么时候应该开始前牵面具治疗？

前牵面具可以在安氏Ⅲ类错殆并伴有下颌平面角过小的病例中得到很好的应用。6～9岁的儿童患者对前牵骨矫形的反应较青少年患者更好，而青少年患者在佩戴前牵面具后，得到更多的是牙性矫治。

18．在何种情况下应使用正畸拔牙来纠正Ⅲ类错殆？

• 双颌前突（牙列拥挤）；

• 前牙开殆或有前牙开殆趋势；

• 生长发育已基本结束或者对于拔牙方案有足够的把握。

19．纠正Ⅲ类错殆时为促进正畸牙齿移动应该拔除哪颗牙齿？

Ⅲ类错殆可以通过拔除恒牙来纠正[8,12]。利用拔牙间隙前移上后牙和远移下前牙来建立磨牙和尖牙的中性关系。

不对称拔牙模式可用于纠正单侧Ⅲ类错殆。如果恒牙胚缺失，而需要拔除该处的乳牙时，在正畸治疗过程中要十分谨慎，因为该处恒牙胚缺失后的牙槽骨发育情况不利于之后拔牙间隙的关闭。在拥挤度较小的病例中，通过近移后牙来关闭间隙也存在一定的风险。

双尖牙的拔除可以最大限度地纠正磨牙、尖牙的Ⅲ类错殆。拔除下颌第一和上颌第二前磨牙为纠正磨牙、尖牙Ⅲ类错殆提供了很大的便利。拔除上下颌第一前磨牙模式对于纠正Ⅲ类错殆又伴有双颌前突的病例效果较好。特别是在治疗这类病例时，于直立上下前牙的过程中，使用差动支抗可以纠正磨牙、尖牙Ⅲ类关系。在Ⅲ类错殆伴有骨性或牙性开殆或骨性开殆趋势时，有时会拔除四颗第二前磨牙。在这种情况下，差动支抗可用于纠正磨牙、尖牙Ⅲ类关系。拔除第二前磨牙有利于近移后牙以及降低下颌平面角增大的趋势。

单独拔除下颌第一前磨牙纠正Ⅲ类错殆只是一种妥协性矫治，治疗前必须要和患者交代清楚。该拔牙模式最终只能建立磨牙Ⅲ类关系和尖牙Ⅰ类关系，难以建立正常的后牙咬合关系。这种拔牙模式只适用于患者不接受手术方案时的妥协矫治。

拔除下切牙纠正Ⅲ类错𬌗也是一种选择[13,14]，适用于以下情况：

- 保留牙弓颊侧段的咬合完整性。
- 矫治目标是建立深覆盖，用于之后的修复治疗。
- 以降低疗程（9～12 个月）为首要目标。
- 存在 Bolton 不调。

诊断性排牙实验（图 10-4）在制订下颌拔牙方案时是个很好的辅助方法。

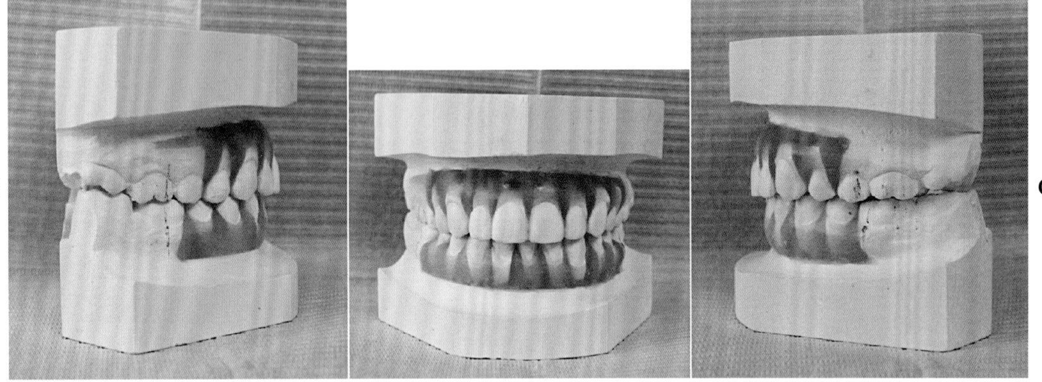

图 10-4　A．诊断性排牙实验——右侧；B．诊断性排牙实验——前方；C．诊断性排牙实验——左侧

参考文献

1. Hayes JL: Rapid maxillary expansion. *Am J Orthod Dentofacial Orthop* 2006;130(4):432-433.
2. Pangrazio-Kulbersh V, Berger JL, Janisse FN, Bayirli BM: Longterm stability of class Ⅲ treatment: rapid palatal expansion and protraction facemask vs Lefort I maxillary advancement osteotomy. *Am J Orthod Dentofacial Orthop* 2007;131(7):709-719.
3. Salemi G. A photogrammetric technique for the analysis of palatal three-dimensional changes during rapid maxillary expansion. *Eur J Orthod* 2007;29(1):26-30.
4. O'Grady PW, McNamara JA Jr, Baccetti T, Franchi L: A longterm evaluation of the mandibular Schwartz appliance and the acrylic splint expander in the early mixed dentition patients. *Am J Orthod Dentofacial Orthop* 2006;130(2):202-213.
5. Gottlieb LE, Brazones MM, Malerman A, et al: Early orthodontic treatment. 2. *J Clin Orthod* 2004;38(3):135-154.
6. Riolo ML, Avery JK: *Essentials for orthodontic practice.* Ann Arbor and Grand Haven, Michigan: EFOP Press. 2003.
7. Battagel JM: Profi le changes in class Ⅱ, division 1 malocclusions: a comparison of the effects of Edgewise and Frankel appliance therapy. *Eur J Orthod* 1989;11(3):243-253.
8. Russell DM: Extractions in support of orthodontic treatment. *NDA J* 1994;45(2):15-19.
9. Ngan P, Fields HW: Open bite: a review of etiology and management. *Pediatr Dent* 1997;19(2):91-98.
10. Fränkel R: The theoretical concept underlying the treatment with functional correctors. *Rep Congr Eur Orthod Soc* 1966;42:233-254.
11. Uysal T, Ramoglu SI, Basciftci FA, Sari Z: Chronologic age and skeletal maturation of the cervical vertebrae and handwrist: Is there a relationship? *Am J Orthod Dentofacial Orthop* 2006;130(5):622-628.
12. Battagel JM, Orton HS: Class Ⅲ malocclusion: a comparison of extraction and non-extraction techniques. *Eur J Orthod* 1991;13(3):212-222.
13. Bahreman AA: Lower incisor extraction in orthodontic treatment. *Am J Orthod* 1977;72(5):560-567.
14. Kokich VG, Shapiro PA: Lower incisor extraction in orthodontic treatment. Four clinical reports. *Angle Orthod* 1984;54:139-153.

CHAPTER 11

第 11 章　I 期：早期矫治

James A. McNamara, Jr., Laurie McNamara

早期矫治也叫 I 期矫治，是在混合牙列阶段实施的正畸治疗，一般在恒牙完全萌出后还需要进行 II 期矫治[1]。早期矫治的目标是纠正已经存在的或正在发生的颌骨、牙槽和（或）肌肉的不协调，从而在恒牙列完全萌出以前改善口腔环境。如果在幼年时实行了早期矫治，大部分患者的错㕵畸形（例如牙列拥挤、深覆盖、咬合不足等）在 II 期的固定矫治时会相对容易很多。因此，包括拔除恒牙和（或）颌骨正颌手术在内的复杂矫治的概率就会降低。

近二十年来，随着关于此课题的文章在一些诸如《纽约时报》《华尔街日报》和《美国新闻和世界报道》等著名刊物上的发表，正畸界和人民大众对早期矫治的兴趣越来越浓。口腔界开始更多地关注早期发现的口面部异常的阻断和纠正。对这一课题的兴趣的增加同对预防牙医学的关注度增加一样，父母常常在孩子幼年时就寻求矫治，一部分基于美学驱使的社会需求。

1．早期矫治的禁忌证是什么？

早期矫治并不总是必要的或恰当的。不是所有的早期矫治都好，例如年幼患儿的扩弓治疗，若没有明确的治疗目标和完善的治疗方案且结果不能预料，就不是好的治疗。在这样的例子中，早期治疗延长了治疗时间，增加了治疗费用，患者和家长可能会因此被激怒。这些例子中，早期干预未能改变口腔环境使之有利于牙面发育和恒牙萌出，这是早期矫治的禁忌证。

2．混合牙列的哪些问题可以进行有效和高效的矫治？

通过临床实践，对于矫正和正颌手术的时机我们正有着更好的见解。随着医学和口腔医学越来越强调“循证”医学，我们开始认同对应不同牙㕵发育阶段的特定治疗方案。正畸医生有很多方案可供选择，每一方案都有其特定的适应证。从简单的缺隙保持器到各种主动矫治再到正颌手术，都可以是早期矫治手段。

3．间隙维持器的目的是什么？

保持剩余间隙的重要性是普通牙科医生和专科医生都理解的重要共识之一，这一间隙是第二乳磨牙被第二前磨牙替换时出现的。在很多临界拥挤病例中，剩余间隙的维持与否决定了两种截然不同的治疗方案——拔牙或非拔牙矫治。

在上牙弓平均每侧有 2mm 的剩余间隙，而下牙弓平均每侧有 2.5mm 剩余间隙，上下颌的差异是由第二乳磨牙和继承第二前磨牙的大小不同造成的[2]。保持此间隙可以用焊接在第一磨牙带环上的舌弓，放置时间是第二乳磨牙开始松动或该牙在全景 X 线照片上可以看到明显的牙根吸收时。舌弓的主要作用是在混合牙列晚期，第二前磨牙替换第二乳磨牙时防止第一恒磨牙近中移动。

上颌腭杆（transpalatal arch，TPA）（图 11-1A）从一侧上颌第一磨牙沿上腭轮廓延伸到另一侧第一磨牙。这一装置可以使磨牙发生旋转，还可以使根转矩和角度发生改变；腭杆可以保留在原位直至最终复杂的正畸治疗完成时 [1]。下颌舌弓（图 11-1B）从一侧第一磨牙沿下牙弓舌侧轮廓延伸到另一侧的第一磨牙。下颌舌弓比上颌腭杆使用率低，是因为许多患者接受早期矫治，不需要进行下颌第二前磨牙区域的间隙维持。下颌舌弓仅用在需要强支抗的患者，且下颌舌弓在下颌第二前磨牙完全萌出建殆后就可以拆除。

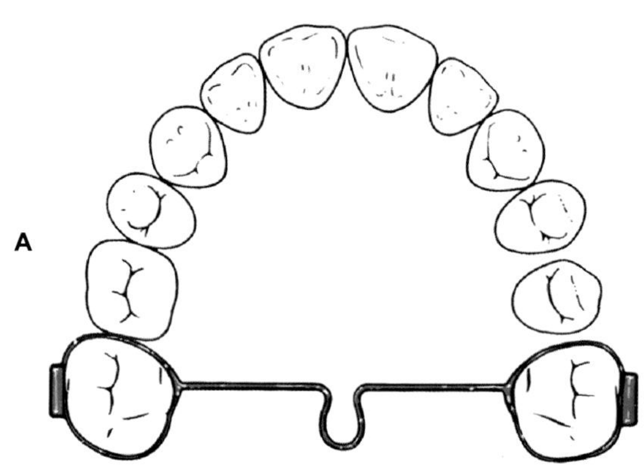

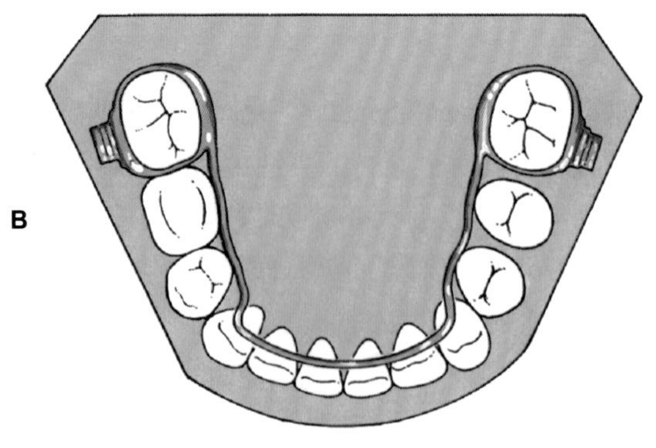

图 11-1　A．腭杆用来维持混合牙列向恒牙列转换后形成的剩余间隙。它还可用于扭转上颌第一磨牙以及必要时的根颊向转矩。B．固定舌弓用于维持下颌牙列替换后的剩余间隙。它也可用于上颌快速扩弓的同时下牙弓的扩大

4．牙列拥挤患者如何处理？

发生中到重度牙量 / 骨量不协调的患者可以在 8～9 岁时开始有效且高效的治疗。这一治疗在下颌四个恒切牙和上颌恒中切牙萌出后开始，很多病例中上颌侧切牙没有足够的间隙萌出。根据恒牙的大小可以选择序列拔牙法或矫形力扩弓治疗。

5．什么是序列拔牙？

序列拔牙指依次拔除乳牙以便恒牙可以顺利萌出。这一治疗常常需要拔除四个第一前磨牙，但不是每个患者都需要。序列拔牙开始于恒侧切牙萌出时，此时恒侧切牙位置发生旋转，或萌出受到乳尖牙的阻挡（图 11-2）。

最常用的序列拔牙法，先拔除乳尖牙，恒侧切牙就会自然萌出并向远中调整。6～12 个月后拔除 4 个第一乳磨牙，最后拔除第一前磨牙。在这一过程中常会观察到邻牙向拔牙间隙倾斜，同时切牙直立。一旦第二恒磨牙开始萌出，就可以用固定矫治器对牙列进行精细调整。

6．序列拔牙指征是什么？

依照 Graber[3]，当牙弓没有足够间隙容纳所有恒牙使其正确排列时，就是序列拔牙指征。牙量 / 骨量不调在 7～10mm 或更多时就是序列拔牙的适应证 [4,5]。

当需要序列拔牙时最主要的是要对个别牙的大小进行测量。很多病例的牙尺寸大，例如中切牙尺寸过宽，就适合用序列拔牙法。中切牙近远中宽度 10mm 或更宽时表明患者牙尺寸比平均尺寸大 [2]。

下颌一个或两个中切牙唇侧牙龈退缩或牙槽嵴吸收也是序列拔牙的指征 [3]。另外下颌单侧或双侧尖牙早失造成中线偏斜也是序列拔牙的指征。

7．序列拔牙的禁忌证是什么？

众所周知序列拔牙并不是解决所有牙量 /

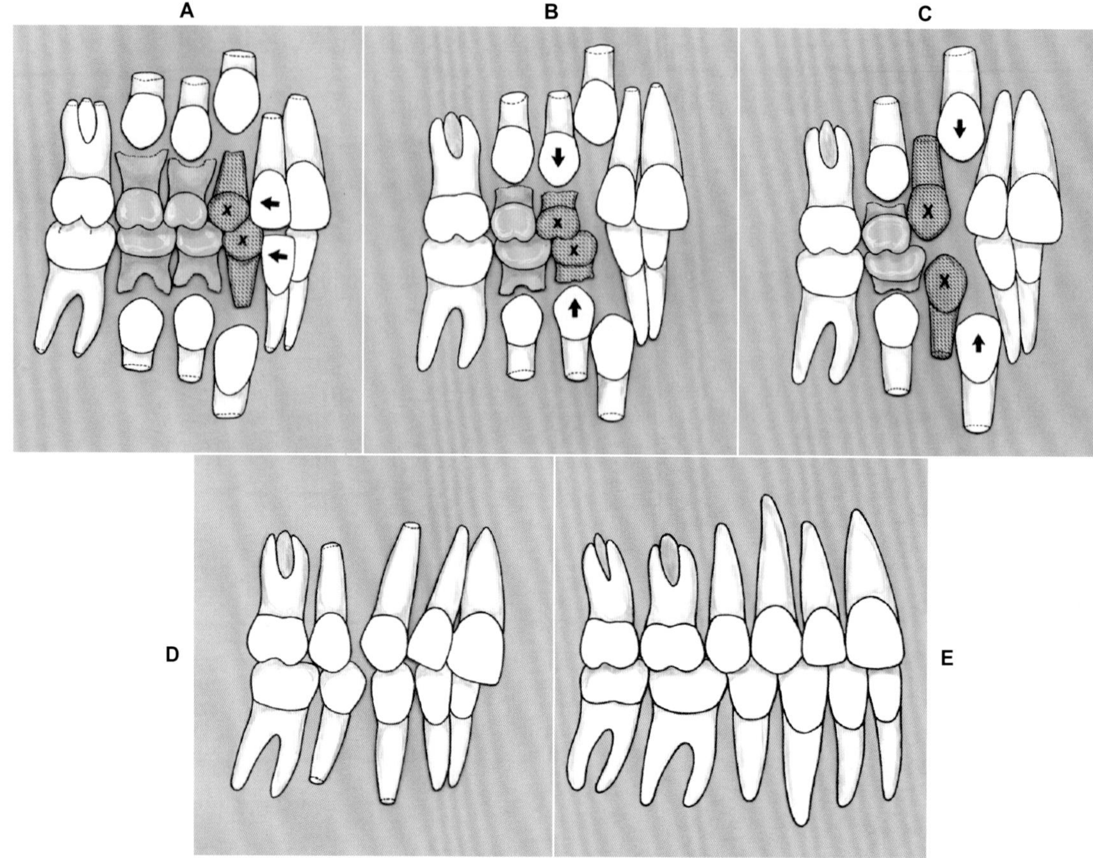

图 11-2 序列拔牙。A．上下颌乳尖牙拔除以改善上下颌恒切牙的排列。B．拔除第一乳磨牙促进第一前磨牙的萌出。有些临床医生选择同时拔除第一前磨牙从而利于尖牙在萌出前的远中移行。C．拔除第一前磨牙促进恒尖牙的萌出和远中向移动。D．剩余牙齿向拔牙间隙倾斜。下切牙舌倾。E．下颌第二前磨牙接近萌出时，用固定矫治器排齐牙齿和整平咬合面

骨量不调的万能药，事实上我们实践中也很少用到序列拔牙。必须注意避免下切牙的舌向复发和上下颌牙列的矢状向不利改变。另外序列拔牙可能导致一些不需要的牙弓间隙的出现。序列拔牙在颌骨重度不调患者也是禁忌证。此法不推荐用于完全Ⅱ类和Ⅲ类错𬌗畸形，因为这两类患者不仅存在颌间不调，还有牙弓内不协调。

8．如果牙弓过小不能使牙齿正常排列时怎么办？

有一些病例牙弓宽度是有限的，这类病例就不适合序列拔牙法而是扩弓治疗的指征。快速扩弓法（rapid maxillary expansion，RME）[6,7]是用矫治器对上颌骨的真性扩展，主要是产生基骨结构的改变而不是牙齿在牙槽骨中的移动。RME 不仅对腭中缝有作用，还会影响颧骨周围和上颌骨周围骨缝。

开始于混合牙列期的矫治的目标是通过消除牙弓长度的不协调和纠正基骨的不平衡减少恒牙列时期的拔牙需求。RME 治疗最开始的方案是每天转螺旋扩弓器两圈（0.4～0.5mm 螺旋扩大），这一数据是基于 Haas 的报道[6]。实践中我们使用的方案是每天转一圈（0.20～

0.25mm）[1]。另一种扩弓治疗法是慢速扩弓，每 2～3 天转一次扩弓器[8]。

9. 有哪几种快速扩弓器?

有三种经典的快速扩弓器：用于混合牙列的粘接型丙烯酸酯夹板扩弓器，用于混合牙列晚期和恒牙列期的 Haas 扩弓器和 Hyrax 扩弓器。

粘接型丙烯酸酯夹板扩弓器

丙烯酸酯夹板扩弓器（图 11-3）由 3mm 厚的加热成型丙烯酸酯制成，覆盖在后牙咬合面上担当殆垫的功能。殆垫避免了后牙的伸长[9]，从而有效控制垂直高度。

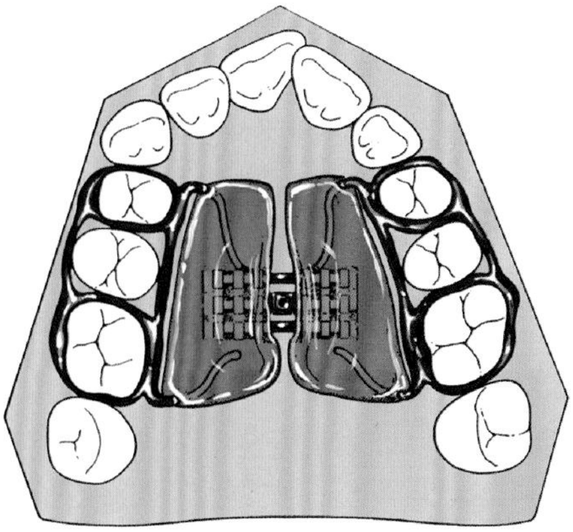

图 11-4　Haas 扩弓器有一个整合在丙烯酸腭基托中的螺旋扩弓器。这一设计用于恒牙列患者上颌骨需要扩弓时

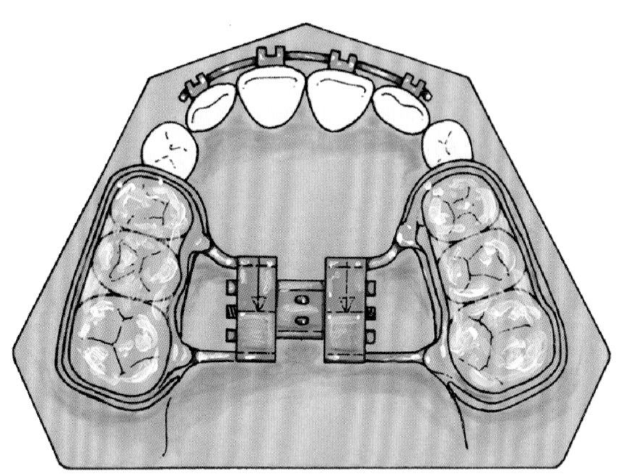

图 11-3　丙烯酸酯夹板快速扩弓器粘接于乳磨牙和第一恒磨牙上。夹板用 3mm 厚的 Biocryl 制成而不是冷凝丙烯酸树脂。上颌切牙粘接托槽用以排齐这些牙齿

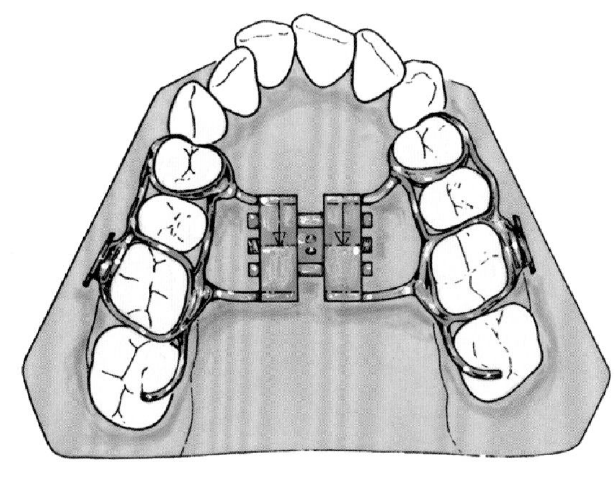

图 11-5　Hyrax 扩弓器最常用于恒牙列早期，也可用于混合牙列，带环戴在上颌第一恒磨牙，有弓丝延伸到上颌乳磨牙的舌侧

Haas 扩弓器

Haas 扩弓器[6]（图 11-4）是一种牙和软组织混合支持式扩弓器，由第一磨牙和第一前磨牙带环以及整合在两片丙烯酸基托里的螺旋器组成，螺旋器位于腭中缝处，丙烯酸基托与腭黏膜紧密贴合。这类扩弓器用于重度牙列拥挤，丙烯酸基托的目的是使后牙的倾斜移动降到最小。缺点是会造成腭黏膜的感染并发症。

Hyrax 扩弓器

Hyrax 扩弓器[10]（图 11-5）是一种牙支持式扩弓器，由上颌第一磨牙和第一前磨牙带环以及整合在金属骨架里的螺旋器组成，没有丙烯酸成分，是最卫生的扩弓器。这种扩弓器比前两种更灵活，主要是通过后牙的颊侧倾斜达到扩弓的目的。

10. 上颌扩弓的指征是什么?

使用快速扩弓器的最明显指征是前牙和（或）后牙的反咬合。还可以用于其他情形，例如增加牙弓可用长度，同时纠正上后牙轴倾度。RME 还可以为功能性颌骨矫形患者、上

颌面具前方牵引患者和颌骨手术患者做前期准备。RME 的另一个作用是增加鼻通道的宽度，从而减小空气阻力，方便患者进行鼻呼吸[11]。

11．下颌可以用同样的方法扩弓吗？

不能，因为下颌骨中缝在出生后就不存在了。下颌牙萌出时都向舌侧倾斜，尤其当上牙弓狭窄时。虽然通过矫治扩大下颌牙弓是不可能的，但可以用可摘式下颌 Schwarz 矫治器[1]（图 11-6）使牙齿直立，尤其是当上颌牙弓由 RME 扩大后。

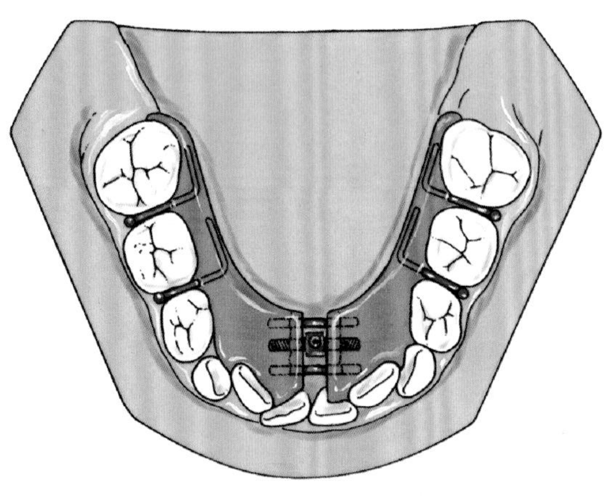

图 11-6　可摘式下颌 Schwarz 矫治器用于上颌扩弓前的下颌牙失代偿。因为下颌骨没有骨中缝，该矫治器使牙倾斜而不是整体移动

12．Ⅲ类错𬌗需要早期矫治吗？

Ⅲ类错𬌗畸形可以通过早期矫治或早期干预而成功治愈。在乳牙列晚期或混合牙列早期诊断为Ⅲ类错𬌗畸形的患者要比Ⅰ类错𬌗患者更早接受治疗[12]。早期矫治（例如前牵面具、颏兜、Fränkel FR-3 矫治器）的最佳时机是上颌乳切牙脱落和恒中切牙萌出。早期干预的结果是从开始矫治到恒牙列萌出后的综合治疗要经历一段很长的时间。Ⅲ类错𬌗在混合牙列时期的早期矫治往往不止一期。

Ⅲ类患者早期矫治最常用的方案是面具前牵（图 11-7）配合粘接型（图 11-3）或带环形扩弓器，前牵钩焊接在扩弓器上。这类矫治器组合可以有效促进上颌骨向前移动，同时使下颌骨发生远中移动，从而使Ⅲ类关系得到纠正。这类患者在Ⅰ期矫治时要过矫正，使覆盖达到至少 4～5mm[13]。使前牙覆𬌗最大化也是矫治目标。

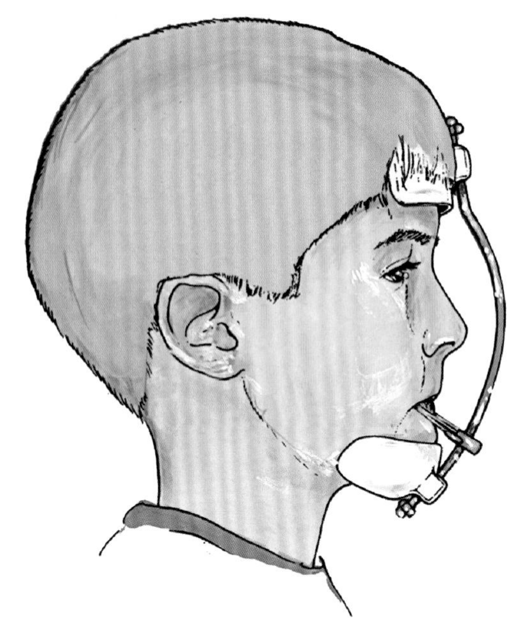

图 11-7　正畸前牵面具与上颌粘接型扩弓器上的钩通过强力橡皮圈连接，产生 600gf 的力

13．Ⅱ类错𬌗畸形需要早期矫治吗？

不论Ⅱ类还是Ⅲ类患者，是否早期矫治取决于错𬌗的严重程度，即是否影响了孩子的社交活动。如果一个Ⅱ类畸形的孩子社交贫乏（例如，患者有严重的神经肌肉、颌骨和牙槽问题），就需要早期矫治。但是Ⅱ类错𬌗患者的矫治时机比前面所述Ⅰ类和Ⅲ类错𬌗患者的矫治时机晚。

14．Ⅱ类错𬌗畸形的矫治方法都一样吗？

如果Ⅱ类错𬌗是由于下颌发育不足造成的，颌骨功能矫治器可用于解决矢状向问题，包括颌骨和牙槽骨的适应性改变。颌骨功能矫治器推荐在混合牙列晚期或恒牙列早期使用，因为患儿在青春期发育阶段对功能矫治器有更好的生长反应[14]。理想状态下功能性矫治（如 Herbst、Twin-Block、FR-2 of Fränkel）结束后应该直接进行固定矫治从而排齐恒牙列。

我们发现用于Ⅱ类错𬌗畸形的最具预测性和最有效的矫治装置是 Herbst 矫治器，它是在美国应用最广泛的矫治器[1]。下颌骨被 Herbst 矫治器的咬跳装置推向前方，双侧的装置用带环或不锈钢冠戴在上颌第一磨牙和下颌第一前磨牙上（图 11-8A）。Herbst 也可用于覆盖在双侧牙弓的丙烯酸夹板上（图 11-8B）。

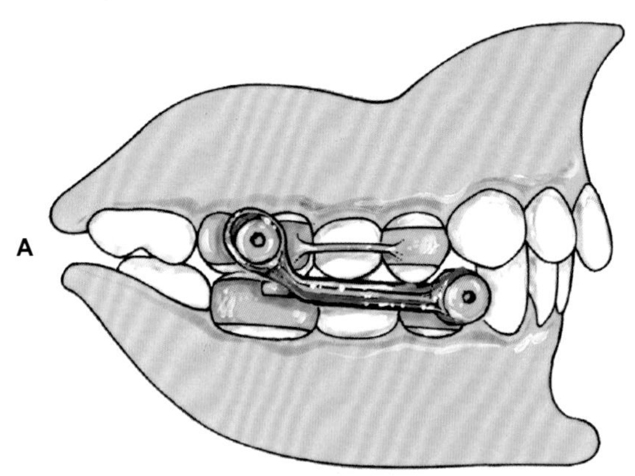

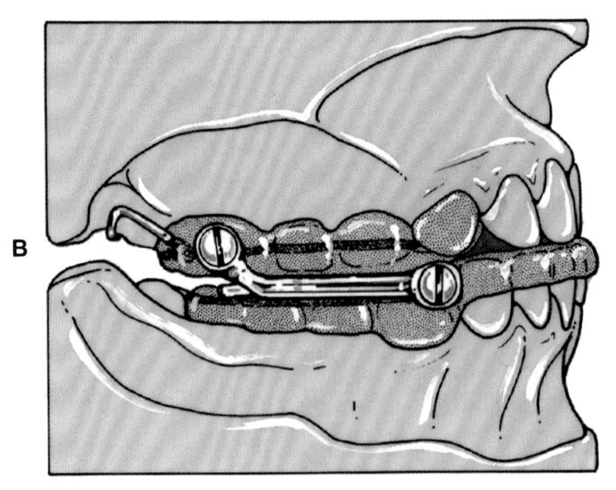

图 11-8 A．Herbst 矫治器在上下颌第一前磨牙和第一磨牙上装有带环。其他设计还有上颌第一磨牙和下颌第一前磨牙上戴不锈钢牙冠。B．丙烯酸酯夹板 Herbst 矫治器，上颌部分是粘接的或可摘的，下颌夹板总是可摘的

15. 如果Ⅱ类错𬌗病因在上颌，该用什么方法矫治？

如果一个Ⅱ类错𬌗患儿的表现是上颌骨或上颌牙槽前突，则应该用口外牵引力来矫治[15,16]。针对这一问题最常用的头帽装置是颈带口外弓（图 11-9A），连接在上颌第一磨牙上。该装置可用于上颌牙列的远中移动，也可以在两颗上颌第一前磨牙拔除后作为支抗。其他装置例如摆式推磨牙装置（Pendulum 或 Pendex）[17]（图 11-9B），不依赖于患者的配合，也可用于使上颌磨牙推向远中。

16. 是否有其他用于Ⅱ类错𬌗患者混合牙列早期的矫治方法？

Ⅱ类错𬌗畸形 7～9 岁组患者可以开始着手解决一些牙弓内问题（例如拥挤、有散在间隙等）；而牙弓间的不协调（例如Ⅱ类错𬌗的矢状向不调）则应该稍后治疗。也就是说，用于Ⅰ类错𬌗畸形的方法（例如扩弓、拔牙）同样可以用于有牙弓长度不调的Ⅱ类错𬌗；而轻到中度牙弓前后向不调问题最好延迟到混合牙列晚期再开始治疗。

17. Ⅱ类错𬌗畸形的自我调整是什么意思？

当Ⅱ类错𬌗患者在混合牙列早期进行快速扩弓后，会发生一个有趣的现象：颌骨的矢状向不调会自发纠正[18]。随着上颌骨被拓宽并保持这种关系，下颌骨在混合牙列向恒牙列过渡的过程中会自动向前移动以达到更好的牙尖交错位（牙齿似乎发生了内源性的功能矫治）。Ⅱ类错𬌗会随着时间推移发生改善。如果Ⅱ期矫治开始时仍然遗留Ⅱ类错𬌗问题，则应该很明确地应用Ⅱ类矫治（如 Herbst 矫治器）开始矫治。

18. 开𬌗、深覆𬌗等垂直向不调患者早期矫治是否有效？

大多数正畸医生都认为垂直向高度也就

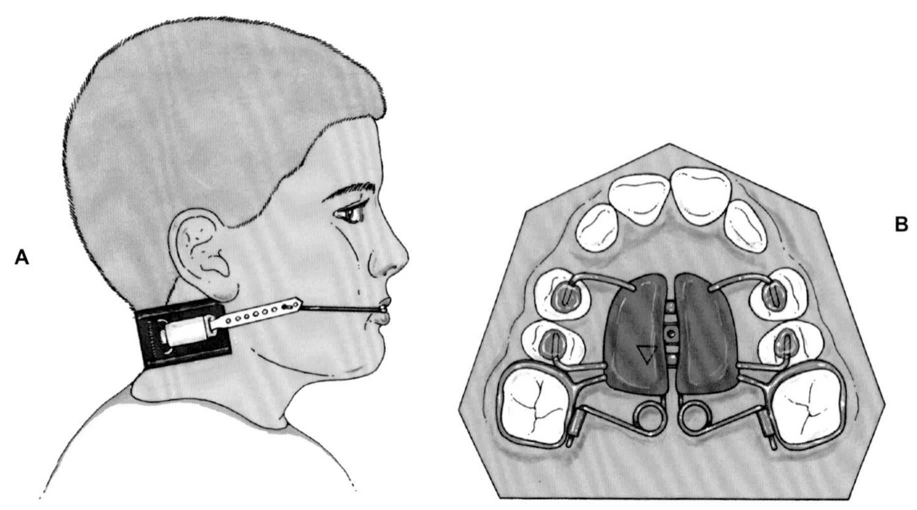

图 11-9　A．颈带口外弓。内弓上弯制曲作为停止曲插入上颌第一磨牙颊管。外弓比内弓长，并与弹性颈带连接或通过橡皮圈与颈托上的钩连接。B．摆式推磨牙装置。锁闭钢丝将上颌第一磨牙带环与丙烯酸扣相连，扩弓完成后钢丝被去掉

是面高度是最难纠正的问题。从诊断学角度来说，临床医师必须区分牙槽骨和颌骨基骨问题的不同。例如前牙开𬌗可能是吮指习惯造成的，终止这一习惯就可使问题得到解决，正畸治疗也能顺利进行。

骨性垂直向不调对正畸医师是一大挑战。处于生长发育中的患者，短的下面高可以用生长引导矫治器例如 Twin Block[19]（图 11-10）或 Fränkel FR-2[20] 实现有效治疗。这类矫治器应用于生长发育中的患者，通过垂直打开咬合，使后牙萌出从而增加垂直高度。长脸患者要控制其垂直高度极其困难。例如，粘接型上颌扩弓器和垂直牵引颏兜[21]（图 11-1）对混合牙列有效果，但对恒牙列效果微弱[22]。

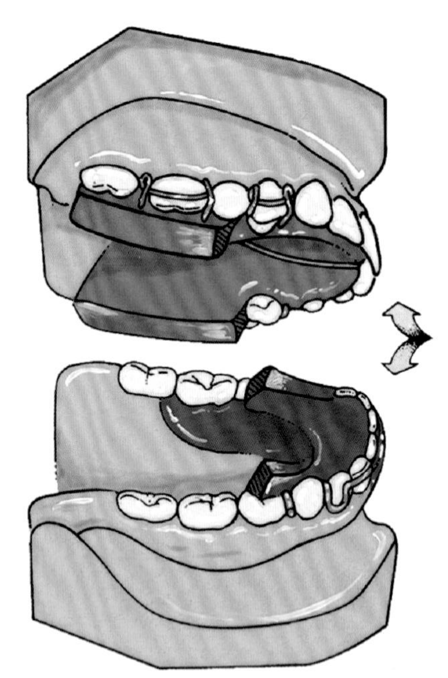

图 11-10　改良 Twin Block 矫治器[19]。上颌部分双侧𬌗垫位置靠后，下颌部分双侧𬌗垫位置靠前。这样的树脂𬌗垫可以改善后牙的垂直高度

19. Ⅰ期矫治持续时间是多久？

早期矫治一般在颌骨生长发育阶段进行，治疗者需要透彻理解颅面生长发育和牙弓形成过程，从而能为患者制订最有效和高效的治疗方案。努力使治疗在最合适的时间进行，以在最短时间内使治疗效益最大化。混合牙列期患者接受的治疗，最好能有确定的持续时间和可预测的治疗结果。一般情况下早期矫治持续时间是一年左右，随后混合牙列向恒牙列替换期间需要定期观察。

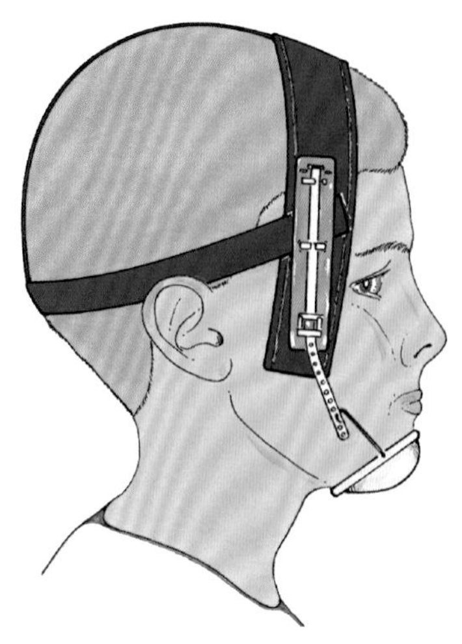

图 11-11　垂直牵引颏兜侧面像。硬树脂颏兜通过弹簧连接器与头帽连接

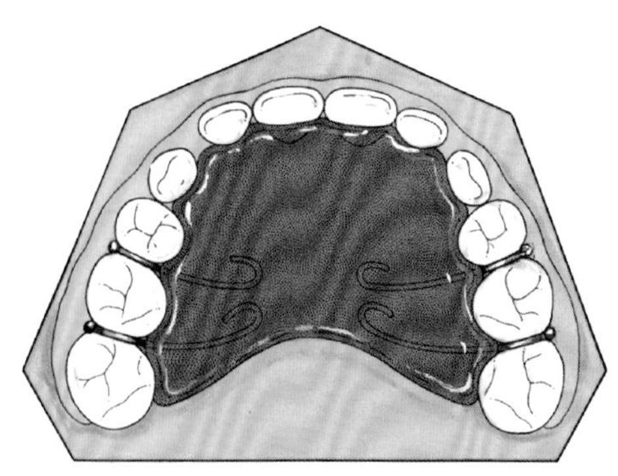

图 11-12　腭托保持器𬌗面观，用于快速扩弓后的保持。唇弓并不常用，临床医生可以确定上颌切牙在过渡时期的复发潜力

20. Ⅰ期和Ⅱ期矫治期间会发生什么？

早期矫治和二期固定矫治之间的时间被我们称作“过渡时间”。这期间患者要戴一个不带唇弓的可摘腭托（图 11-12），作为保持器至少头一年全天佩戴，然后晚上佩戴。患者每 4～6 个月复诊，直至第二乳磨牙脱落替换至恒牙列。这时 90% 的患者要戴上腭杆，30% 的患者因戴下颌舌弓而受益。固定矫治器在所有恒牙（除第三磨牙以外）萌出后或即将萌出时装配。

21. Ⅱ期矫治时会发生什么？

Ⅱ期矫治由复杂的方丝弓矫治器完成，全口牙都要进行矫治。Ⅱ期矫治要录入病例且错𬌗畸形患者要进行再评价。即使Ⅰ期已经快速扩弓，Ⅱ期矫治时若有需要再次进行上颌扩弓也并不罕见（约有 20% 的患者），常用 Hyrax 扩弓器。患者的侧貌也需要进行测量以决定是否需要拔除恒牙。我们在临床实践中做过上颌快速扩弓或下颌 Schwarz 矫治器扩弓的患者组中，仍有 10% 的患者需要拔牙。

Ⅱ期矫治开始时磨牙关系仍然是Ⅱ类时我们选择固定矫治配合 Herbst 矫治器，最后再用Ⅱ类弹性牵引。Ⅱ期矫治时遗留Ⅲ类关系的在 Hyrax 扩弓器上加前牵钩，夜间配合使用面具前牵器。固定矫治器粘上后要全天Ⅲ类弹性牵引直至Ⅲ类关系被纠正。

Ⅱ期矫治持续时间一般是 18 个月，根据不同情况矫治时间有所变化。如果患者只要求轻微调整咬合，则一般在一年左右完成治疗。另外，如果是拔牙患者则需要 18～24 个月。

22. 对于有治疗指征的患者，延迟治疗的风险是什么？

Ⅰ类、Ⅱ类、Ⅲ类错𬌗畸形的患者如果错过了生长潜力期，就只能进行拔牙或手术治疗。对 RME、功能性矫治器、口外牵引装置、面具前牵装置等的应用取决于医师对患者生长发育的利用能力。对于牙量 / 骨量不调的患者，延迟治疗的最大风险是牙齿的埋伏或异位萌出。例如，上颌尖牙的异位萌出会导致上颌侧切牙牙根的丧失和（或）需要进行手术暴露尖牙以使其纳入牙弓。

23. 最后小结

早期矫治在正畸界一直存在争议，两方都有支持者。一部分人支持等待，数据来自对早期矫治年轻患者的预期性和回顾性临床研究。

本章及其他文献[1]所描述的早期矫治方案已经在我们的常规临床实践中使用了将近30年。随着时间的推移这些治疗方案被不断完善，但基本的治疗理念依然保持不变。可能最大的转变是对Ⅱ类患者的治疗。如前所述，大部分Ⅱ类患者在进入青春期才开始矫正。仅对有社会交往障碍的Ⅱ类患者在混合牙列早期或中期开始行矢状向纠正。对于Ⅲ类和牙量/骨量不调患者则提倡混合牙列早期进行干预。

回顾早期矫治的各种方法，显而易见，临床医师能改变面部发育的最容易途径是横向尺寸的扩展、上颌骨的矫形和下颌牙齿的移动[18]。发育中患者矢状向问题的管理也能取得显著功效。而颌骨垂直向问题不管早治疗还是晚治疗都是一个严峻的挑战。

参考文献

1. McNamara JA Jr, Brudon WL: *Orthodontics and dentofacial orthopedics*. Ann Arbor: Needham Press, 2001.
2. Moyers RE, van der Linden FPGM, Riolo ML, McNamara JA Jr: Standards of Human Occlusal Development. Monograph 5, Craniofacial Growth Series, Center for Human Growth and Development. Ann Arbor: The University of Michigan, 1976.
3. Graber TM, Vanarsdall RL Jr, Vig KWL: *Orthodontics: principles and practices*, edition 4. St. Louis: WB Saunders, 2005.
4. Ringenberg QM: Serial extraction: stop, look, and be certain. *Am J Orthod* 1964;50:327-336.
5. Proffit WR, Fields HW Jr., Sarver DM: *Contemporary orthodontics*, edition 4. St Louis: Mosby, 2007.
6. Haas AJ: Rapid expansion of the maxillary dental arch and nasal cavity by opening the mid-palatal suture. *Angle Orthod* 1961;31:73-90.
7. Haas AJ: The treatment of maxillary deficiency by opening the mid-palatal suture. *Angle Orthod* 1965;35:200-217.
8. Hicks EP: Slow maxillary expansion. A clinical study of the skeletal versus dental response to low-magnitude force. *Am J Orthod* 1978;73:121-141.
9. Wendling LK, McNamara JA Jr, Franchi L, Baccetti T: Shortterm skeletal and dental effects of the acrylic splint rapid maxillary expansion appliance. *A ngle Orthod* 2005;75:7-14.
10. Biederman W: Rapid correction of Class Ⅲ malocclusion by midpalatal expansion. *Am J Orthod* 1972;63:47-55.
11. Hartgerink DV, Vig PS, Abbott DW: The effect of rapid maxillary expansion on nasal airway resistance. *Am J Orthod Dentofacial Orthop* 1987;92:381-389.
12. McNamara JA Jr: An orthopedic approach to the treatment of Class Ⅲ malocclusion in young patients. *J Clin Orthod* 1987;21:598-608.
13. Westwood PV, McNamara JA Jr, Baccetti T, et al: Long-term effects of early Class Ⅲ treatment with rapid maxillary expansion and facial mask therapy. *Am J Orthod Dentofacial Orthop* 2003;123:306-320.
14. Baccetti T, Franchi L, McNamara JA Jr: The Cervical Vertebral Maturation (CVM) method for the assessment of optimal treatment timing in dentofacial orthopedics. *Semin Orthod* 2005;11:119-129.
15. Kloehn SJ: Evaluation of cervical anchorage force in treatment. *Angle Orthod* 1961;31:91-104.
16. Watson WG: A computerized appraisal of the high-pull facebow. *Am J Orthod* 1972;62:561-579.
17. Hilgers JJ: The pendulum appliance for Class Ⅱ non-compliance therapy. *J Clin Orthod* 1992;26:706-714.
18. McNamara JA Jr: Maxillary transverse defi ciency. *Am J Orthod Dentofacial Orthop* 2000;117:567-570.
19. Clark WJ: *Twin block functional therapy*. London: Mosby-Wolfe, 1995.
20. Fränkel R, Fränkel C: *Orofacial orthopedics with the function regulator*. Munich: S Karger, 1989.
21. Pearson LE: The management of vertical problems in growing patients. In: McNamara JA, Jr, editor: The enigma of the vertical dimension. Monograph 36, Craniofacial Growth Series, Center for Human Growth and Development. Ann Arbor: The University of Michigan, 2000.
22. Schulz SO, McNamara JA Jr., Baccetti T, Franchi L: Treatment effects of bonded RME and vertical pull chin cup followed by fixed appliances in patients with increased vertical dimension. *Am J Orthod Dentofacial Orthop* 2005;128:326-336.

第 12 章　隐形矫治系统

CHAPTER 12

Orhan C. Tuncay

隐形矫治系统是一种相对新型的牙齿移动系统，但其组成部分并不是全新的。临床医生已熟知如何取模和制作热塑性压膜矫治器。也已经熟知如果热塑性压膜矫治器不能完全与模型或牙列适合，那么牙列将会产生适应性的改变。事实上，当发现较小程度的线性复发时，许多正畸医生将会卸下旧的矫治器来重新排列牙齿。这样经常会起效。

我们之所以称这个整个过程为“系统”，是因为与其称隐形矫治为一种工具，不如称之为一种理论系统。在临床医生对患者的每一颗单个牙齿进行操作前，都要在电脑图像上花很长的时间。对整个矫治过程的准确预测需要大量的临床经验。

对于隐形矫治技术初学者来说，非骨性的牙列拥挤患者是最适宜的。它的结果常常是可以预测的，矫治过程也会比较舒服。图 12-1 中的数据即可支持这样的观点。

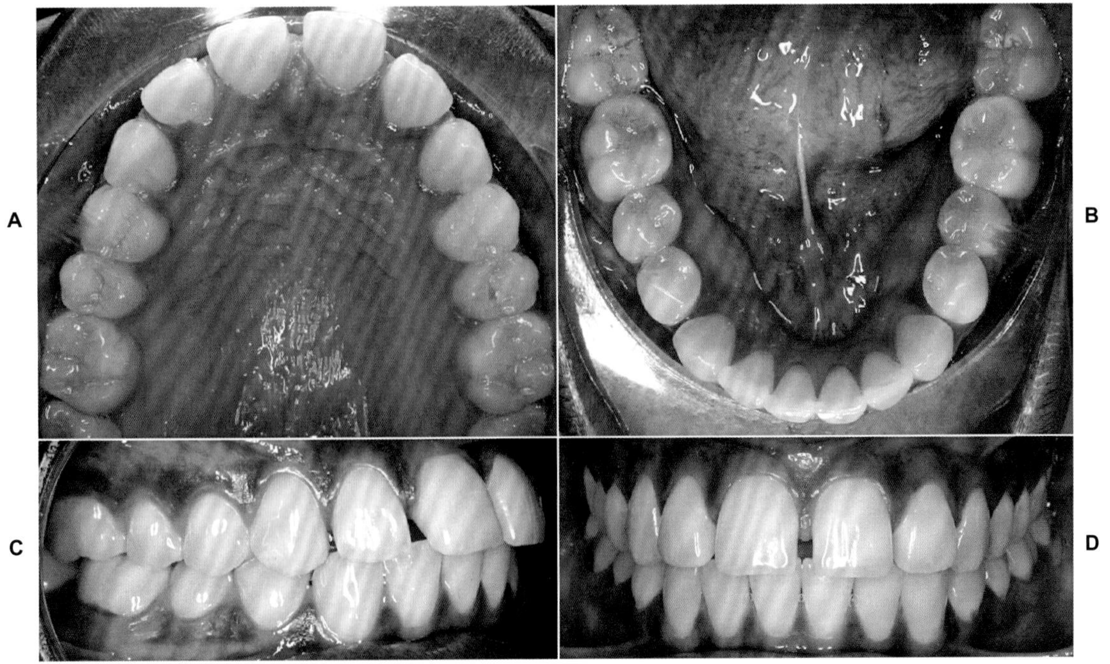

图 12-1　A～E．该患者表现出良好的后牙咬合并且前牙区间隙增大。这些图像描述了隐形矫治器治疗的一个完美适应证；治疗时间缩短并且安全

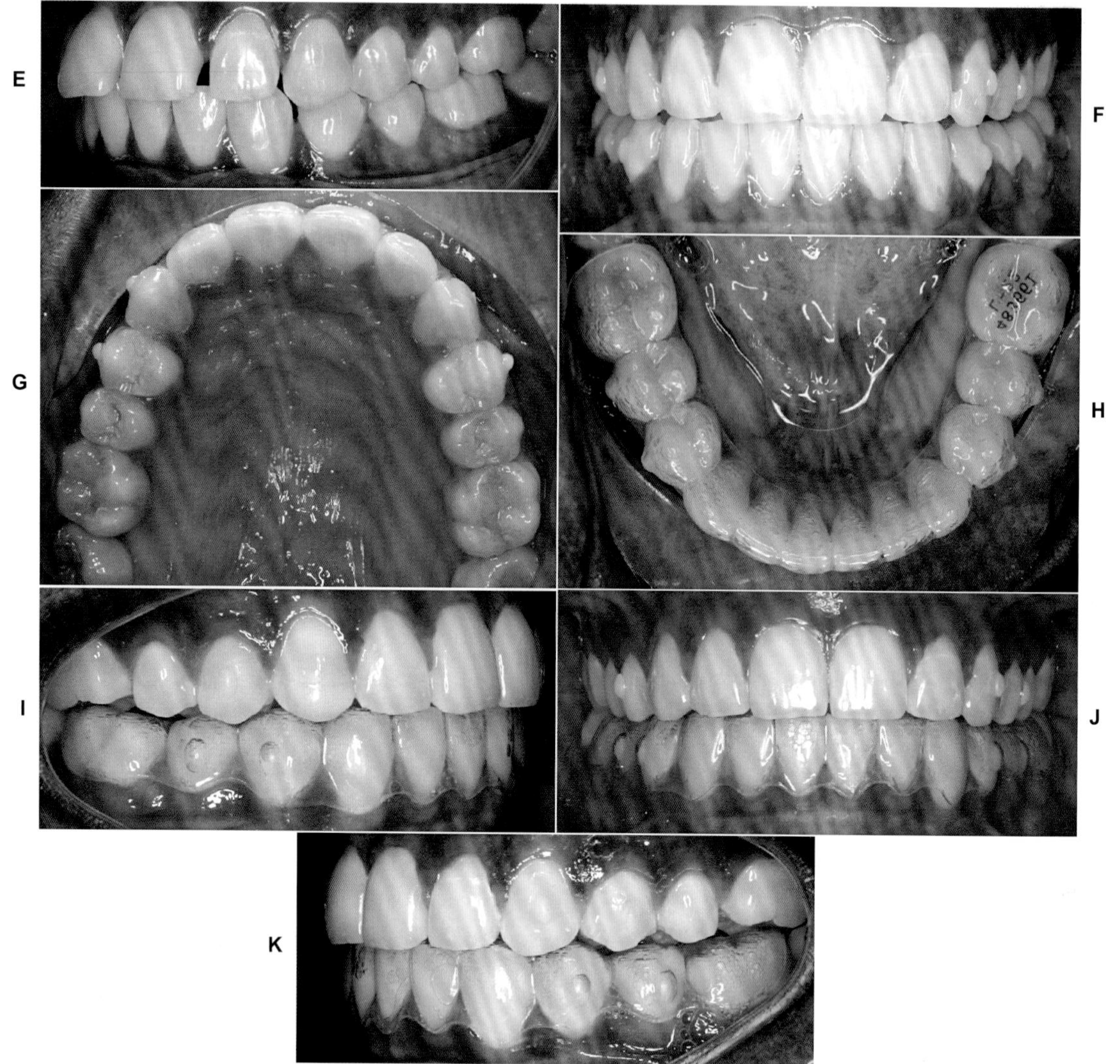

图 12-1（续） F．位置标记错误的龈缘。过度长的托盘可以推开牙龈组织。通常，这是由于在 PVS 印模上龈缘位置未记录造成的。另一个可能的错误出现在技工身上，他构建的真正牙龈组织比实际的薄。在矫治过程中，临床医生和患者可能会使用普通指甲钳修剪过度延伸的部分。G～K．正如图像中显示的那样，间隙已经关闭，且牙龈反应良好，无过度增生

隐形矫治系统包括以下几个方面：理论、软件、印模（代替托槽的放置）、计算机辅助、对热塑材料性能特征的理解、确保力量施加在牙齿上以及患者管理。像其他的矫治系统一样，隐形矫治系统也是优缺点共存。临床医生应该掌握这些优缺点，并完成一份含有治疗目标的矫治计划。

当然罗马不是一天建成的，方丝弓技术如此，隐形矫治技术发展到现在的完美程度也是如此。然而对矫治技术进行相互比较是不恰当的。隐形矫治普遍应用于牙齿重度磨损、牙列缺损，正常殆的成年患者。这些元素并不能定量评估疗效。但是，隐形矫治的病例均可进行定量评估。

1．隐形矫治的发展进程如何？

在引入隐形矫治系统之前，最广泛使

用的矫治器是一种固定矫治器的附属物，它在带环和托槽移除后会被磨损。在 1945 年，Kesling 介绍了一种由硬橡皮制作的起辅助定位的定位器，它可以对由于某些原因固定矫治器不能进行矫治的某个单个牙齿进行有效移动[1]。之后，乳胶成为了制作的标准材料。但在更早之前，Remmensnyder 于 1926 年就介绍了一种治疗牙龈疾病的 Flex-O-Tite 牙龈按摩装置[2]，并将其产生的牙齿移动称之为副效应。第一个被用来使牙齿移动的热塑形薄片是在 1964 由 Nahoum 发明的[3]。他称之为牙列成型矫治器。进而被 Sheridan 在 1993 年改良并称之为 Essix 矫治器[4]。隐形矫治技术（1997 年）延续了这种原则，并运用 CAD/CAM 技术制作了一系列的隐形矫治定位器用来移动牙齿。

2．聚乙烯硅氧烷（PVS）印模是如何转换成数字化图像并制作矫治器的?

在矫治器制作过程中，使用了很多的图像处理技术。最初，由 Cyberware 制造的激光扫描仪进行扫描，但倒凹很难被捕捉到。为了提高图像捕获的速度，早期隐形矫治器在制作的过程中会破坏原始模型。在这个过程中，多层二维图像被叠加以形成三维图像。不幸的是，这种技术是烦琐、昂贵而且凌乱的。结构光是捕获表面图像的一种常用方法，但依然不够准确；它不能呈现足够的倒凹细节和邻面缺损。目前，采用 CT 扫描技术，这样避免了印模在制作矫治器过程中的损坏。

从获取图像之后，光固化的聚合物模具被制造出来。这个过程就是我们所熟知的立体光刻技术（SLA）。这些为每个患者建立的模具可以用于对塑料薄片进行热塑形。塑料模型的修剪是由机器来完成，但最终的抛光仍然由手工来完成。在包装和运输之前，隐形矫治器都会被紫外线消毒机进行消毒。

3．隐形矫治器制作过程中会有哪些工序和软件?

聚乙烯硅氧烷（PVS）印模的 CT 图像被传输到一种称为“Treat”的特殊软件中[5]。该软件有许多组件组成，分别执行着不同的功能。最初，印模的缺陷之处会被修正抛光，然后提交给 ClinCheck 技师。制作过程中涉及的步骤如下。

（1）分割（牙齿的虚拟切割）；

（2）最终的形态（正畸治疗期望的最终矫治目标）；

（3）分期（如何逐步达到最终目标）；

（4）评估（由临床医生检查 ClinCheck）；

（5）制造（生产出 SLA 模具，热成形塑料用来制作隐形矫治器）。

这些虚拟步骤就像是人工制作工序中在石膏模型上制作蜡型一样。

4．什么是隐形矫治器作用于每颗牙齿所产生的力系统?

这是在固定矫治系统和塑料矫治中的一个重要研究领域。目前，它还没被完全理解[6]。当然，人们可以在插入弓丝或矫正器时主动测量力系统，但是只要设备被插入，所测量的力系统就会全部改变。实际上，我们目前对正畸生物力学的理解局限于牙齿移动的第一毫秒。邻牙的移动，牙周对力的反应性质，支架、矫正丝、附件、塑料的精确性，患者掌控硬件的方式，这些都会影响力系统。

5．什么是产生的环绕力在较长时间的隐适美矫治中?

热塑性材料是黏弹性的；因此，它们的性能与时间相关。隐适美矫治中的牙齿伸缩和移动是通过程序控制的。而伸缩矫正试图移动牙齿，它是通过在恒定不变的张力中进行。反过来，塑料中的应力松弛和正畸中产生的力量随时间的减少。这个过程在潮湿的环境中会加速。

6. 是否较厚的矫治器材料（Ex40）会产生更好的牙齿移动?

矫治器材料的厚度从 0.03～0.04mm 不等，每增加 0.01mm，矫治器的刚度就会增加 1/3。这个概念与在正畸弓丝中所看到的表现没有什么不同。但临床试验没有提供这样的征象，即较厚的矫治器能更好地完成一个病例。同时，在积极治疗阶段，矫治器厚度增加并不影响牙齿移动的效果[8]。当然，作为一种保持器材料，较厚的 Ex40 会更加坚固。

7. 牙齿倾斜能否在拔除前磨牙的病例中得到控制?

即使使用固定矫治器，牙齿向拔牙间隙倾斜几乎是不可能避免的[9]。但在成年人中，牙齿倾斜被夸大。根尖将不能很好地移动，尤其是牙根在上颌窦内的上颌唇倾牙齿（就像在全景片中看到的那样）。这是因为上颌窦的内衬上皮不容易改建（图 12-2）。

为拔牙位点邻近的牙齿进行复杂的附件设计可以帮助减轻牙齿倾斜，几乎每次局部固定矫治器的使用都是必要的。拔牙间隙关闭后看到的另一个常见问题是边缘嵴的水平。第一与第二磨牙边缘嵴很少能正确对齐。局部固定矫治器应该针对这个问题进行设计并使牙根平行。

8. 隐形矫治的缺点有哪些?

最大的难题便是患者的依从性。尽管成年人比孩子更容易合作，但是大部分患者佩戴矫治器难以坚持 300～400 小时。过早地更换矫治器会导致追踪的丢失。但是并没有报道过任何问题，因为所有的矫治器佩戴时间都超出了 400 小时。严格按照规定合作的患者能够获得预期的 ClinCheck 牙齿移动。

第二个最常见的问题是牙齿间的挤压问题，特别是上颌侧切牙。但是新近的证据提示这可能是由于邻牙的移动迟缓引起，尤其是尖牙。如果尖牙不移动，非常不利于邻牙，

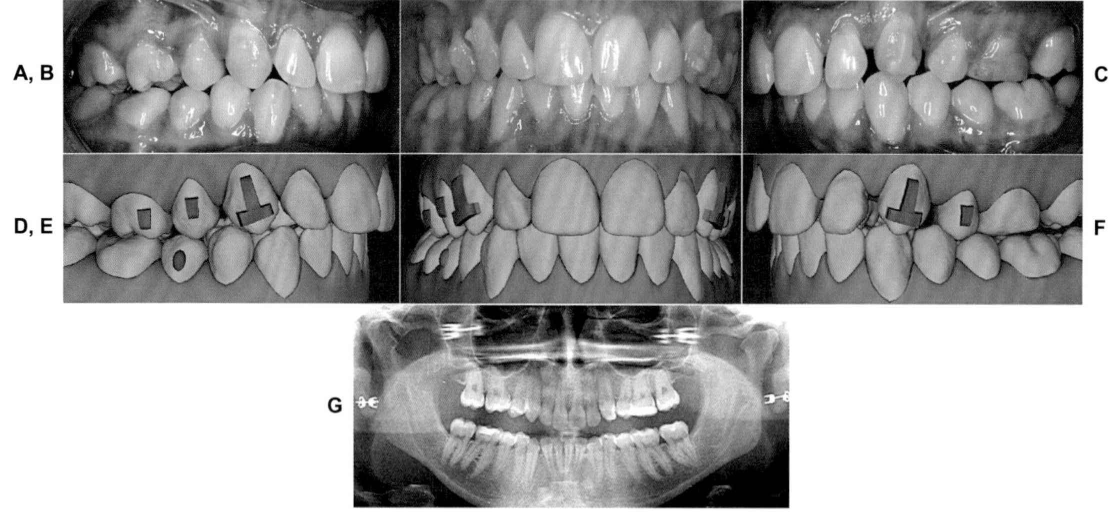

图 12-2 A-F．在这种不对称的拔牙病例中（15 右上第二前磨牙和 24 左上第一前磨牙），T 型支架减小了尖牙（23 左上尖牙）的倾斜，但右侧磨牙已经倾斜向拔牙侧；G．患者的全景 X 线片显示上颌窦底妨碍了磨牙牙根的移动（即使使用了固定矫治器）。众所周知，隐形矫治器不能像固定矫治器那样有效移动牙根尖。这些可以在所有牙根聚集的下切牙区看出。一个好的结果应是分散开下切牙牙根

而表面上看不出牙齿之间的挤压。由于尖牙牙根粗壮，因此要谨慎延长尖牙矫治器的佩戴时间，对于要大幅减慢尖牙移动的速度也该慎重。

第三个重大的缺陷就是该矫治器无法获得控根运动，例如在扭转或平移运动中。

9．相对于传统的固定矫治技术，隐形矫治系统有什么优势？

• 美学方面。隐适美隐形矫治器可移动牙的距离小于 2in。并且人们可以在咬合紧或口齿不清时任意去除它们。

• 舒适度方面。隐形矫治器不会产生应用固定矫治器治疗后常见的疼痛或酸胀不适。

• 避免粘结问题。即使患者牙釉质发育不全或戴有烤瓷贴面、桥体，临床医生也不用担心将矫治器固定到这样的牙或义齿表面。另外，应用到口腔卫生不佳的患者时不会现白色斑点或脱钙现象。

• 减少牙根吸收。没有研究报道应用隐形矫治系统治疗的患者产生明显的牙根吸收。这可能是由于每个位点牙齿移动 < 0.25mm，而这个距离不妨碍 PDL 血流量并能避免形成坏死区域。

• 口腔卫生方面。在正畸治疗期间，与使用固定矫治器治疗及未做治疗的对照患者相比，通过测量乳头出血指数和牙周袋深度发现，使用隐形矫治器治疗的患者牙周组织的健康得到了改善 [11]。

• 椅旁时间。常规复诊实际上是不太消耗时间的。在治疗中需要的器械同样也是很少的。

• 非紧急事件。通常隐形矫治器是不会坏的。但即使它们坏了，患者也不需要打电话预约一个紧急复诊。他们只需简单地更换下一副。

• 特殊患者。隐形矫治器特别适合音乐家或者运动员。如果矫治器干扰管乐器，你可以摘下它，就像运动员受影响可以摘下它一样。但是在大部分病例，隐形矫治器托盘可以起到护牙托的功能。

• 垂直方向的矫治。隐形矫治器可以移动后牙，矫治前牙开𬌗。相反，也可有效移动前牙，矫治开𬌗。

• 夜磨牙。矫治器是咬合夹板一个很好的替代品。它也有利于下颌找到正确的正中关系。

• 漂白。隐适美托盘可用于牙齿漂白，但是当牙面上有矫治附件时，不宜进行漂白，因为附件下面的牙齿颜色不会改变。

• 临床检查是一种诊断工具。如果没有这些散乱的蜡型，临床医生会建立出无数假定情形，也会在过度矫治的情况下，微调以使牙齿达到最终理想位置 [12]。

10．邻面去釉的考虑因素是什么？

使用隐适美矫治时邻面去釉（interproximal enamel reduction，IPR）的量应该与固定矫治器一致 [13]。有关一种类型的矫治器需要比另一种更多的 IPR，是一种误解。除特殊情况外，IPR 应该限制在下列情况下应用：

• 存在 Bolton 间隙时；

• 需要模仿生理性牙磨耗时；

• 需要用非手术方法掩盖骨性畸形时；

• 有必要改变牙形态时。

目前并没有证据显示 IPR 对牙或牙周的健康有不利影响。对牙根附近、患龋风险及类似情况的初始关注也未显示是有效的 [14]。尽管这样，必须保持釉质一个很好的深度，以便于釉质的一部分可被去除。钉形的前牙并不是 IPR 很好的适应证。在后牙区用分离器要优于 IPR。间距要使去除牙釉质有更好的视野。同时，最好在治疗过程中实施 IPR，而不是在取 PVS 印模前。

为了较好地实施 IPR，需要拍摄根尖周 X 线片，但若没有这个片子，医师可以安全地磨去前牙 0.3mm，磨去后牙 0.6mm。

参考文献

1. Kesling HD: The philosophy of the tooth positioning appliance. *Am J Orthod* 1945;31:297-304.
2. Remmensnyder O: A gum-massaging appliance in the treatment of pyorrhea. *Dent Cosmos* 1926;28: 381-384.
3. Nahoum HI: The vacuum formed dental contour appliance. *NY State Dent J* 1964;9:385-390.
4. Sheridan JJ, LeDoux W, McMinn R: Essix retainers: fabrication and supervision for permanent retention. *J Clin Orthod* 1993;27:37-45.
5. Beers A: Invisalign software. In *The Invisalign system*, Berlin: Quintessence, 2006.
6. Cao H, Duong T: Applications of mechanics with Invisalign. In *The Invisalign system*. Berlin: Quintessence, 2006.
7. Tricca R, Chunhua L: Properties of aligner material Ex30. In *The Invisalign system*. Berlin: Quintessence, 2006.
8. Duong T, Derakhshan M: Ex40 material and aligner thickness. In *The Invisalign system*. Berlin: Quintessence, 2006.
9. Tuncay OC: The iatrogenic crowding caused by aligner length/arch length discrepancy. *Clin Rep Tech* 2005 (Fall 1);1:3-5.
10. Nord S: *An exploratory study to identify the conditions that induce loss of tracking in tooth movement with the Invisalign system*. Masters Thesis, Temple University, 2005.
11. Taylor MG, McGorray SP, Durrett S, et at: Effect of Invisalign aligners on periodontal tissues. *J Dent Res* 2003;82:1483.
12. Duong T, Derakhshan M: Advantages of the Invisalign system. In *The Invisalign system*. Berlin: Quintessence, 2006.
13. Miethke RR, Jost-Brinkmann PG: Interproximal enamel reduction. In *The Invisalign system*. Berlin: Quintessence, 2006.
14. Fillion D, Teil Ⅱ: Vor- und Nachteile der approximalen Schmelzreduktion. *Int Orthod Kieferorthop* 1995; 27: 64-90.

第 13 章　Ⅱ类错殆的矫治

CHAPTER 13

Richard Kulbershm, Valmy Pangrazio-Kulbersh

Ⅱ类错殆不是单独存在的畸形，它由不同程度的骨性畸形和牙性畸形组成。Ⅱ类错殆最早由 Edward Angle 仅通过牙性关系描述了其定义，表现为下颌磨牙相对于上颌第一磨牙处于远中的位置。Angle 将Ⅱ类错殆进一步分为两个亚类。Ⅱ类 1 分类特点：上前牙唇倾。Ⅱ类 2 分类特点：上前牙舌倾。后来的研究显示Ⅱ类 1 分类的患者还表现为下颌后缩或上颌前突并伴有不同程度的垂直向不调。Ⅱ类 2 分类的患者还表现为上颌正常、下颌短小后缩、宽面型和上切牙舌倾，以及相对前突的颏部和牙性深覆殆。牙性Ⅱ类错殆的进一步研究是关于其潜在的骨性因素 [1-3]。

1．Ⅱ类错殆的构成要素有哪些？

Moyers 根据骨性和牙性的特点使用头影测量和计算机操作的统计分析，将Ⅱ类错殆分为 6 个独立的水平分型和 5 个垂直分型。6 个水平分型见表 13-1。

表13-1　Moyers等人定义的Ⅱ类错殆的6种水平分型

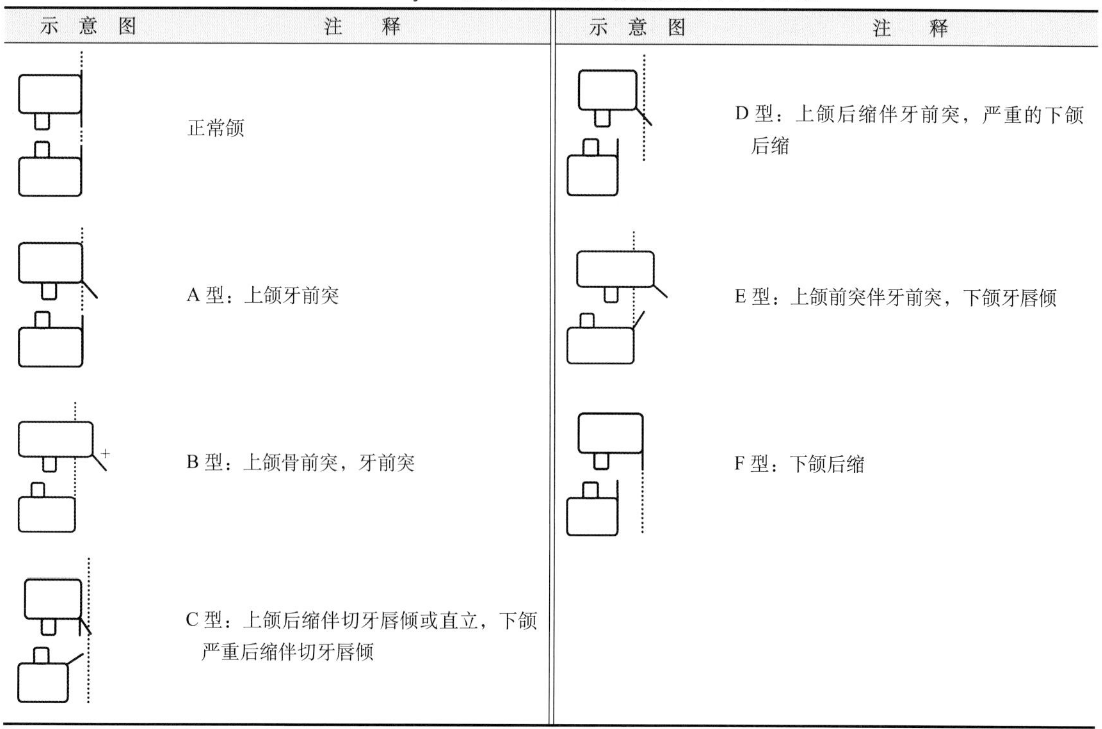

示意图	注释	示意图	注释
	正常颌		D 型：上颌后缩伴牙前突，严重的下颌后缩
	A 型：上颌牙前突		E 型：上颌前突伴牙前突，下颌牙唇倾
	B 型：上颌骨前突，牙前突		F 型：下颌后缩
	C 型：上颌后缩伴切牙唇倾或直立，下颌严重后缩伴切牙唇倾		

引自 Moyers RE, Riolo MS, Guire KE, et al: *Am J Orthod* 1980; 78(5): 477-494.

5 个垂直分型（表 13-2）是由以下四个面部平面与正常位置的偏差来决定的：

表13-2 Moyers等人定义的Ⅱ类错殆的5种垂直分型

示意图	注释
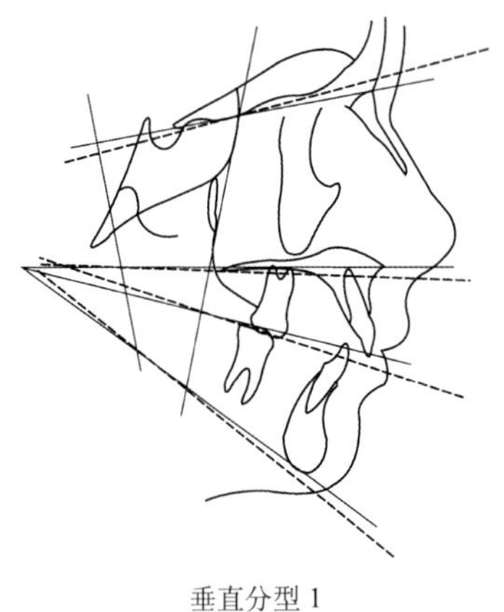 垂直分型 1	1 型：下颌平面比正常陡，陡峭的功能殆平面，腭平面有些向下倾斜，前颅底平面向上倾斜
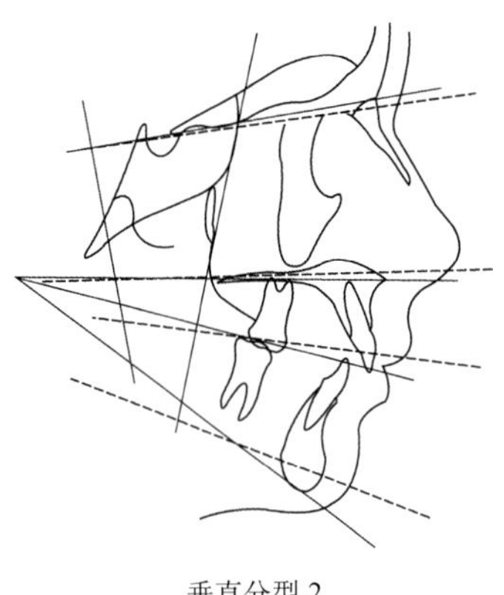 垂直分型 2	2 型：下颌平面，功能殆平面和腭平面均比正常更水平，各平面接近平行
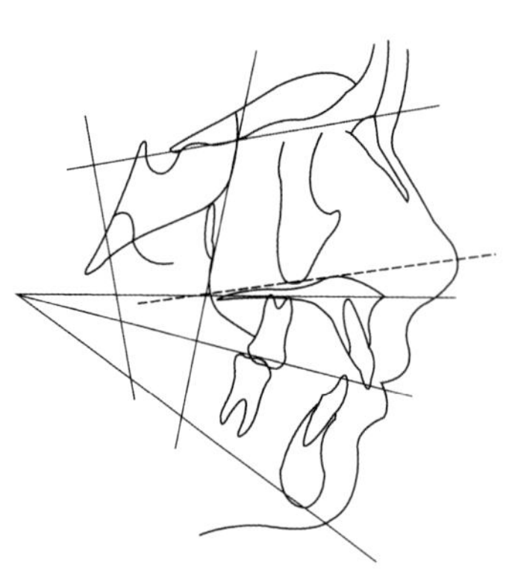 垂直分型 3	3 型：腭平面前部向上倾斜

续表

示 意 图	注　释
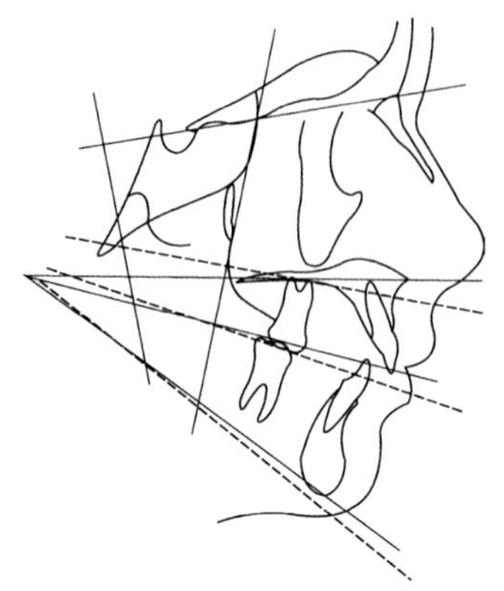 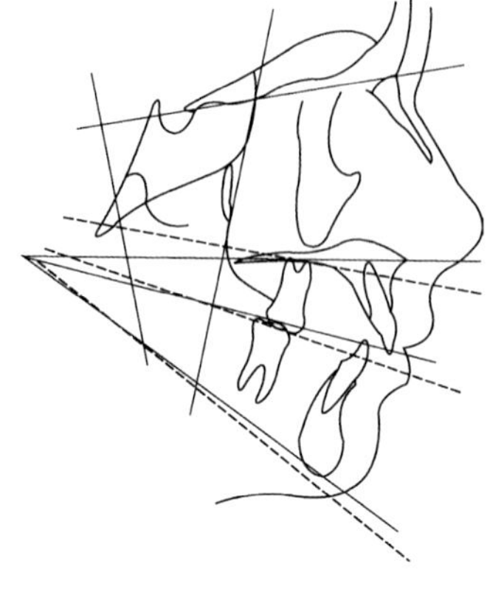 垂直分型 4	4 型：下颌平面、功能𬌗平面和腭平面均显著向下倾斜
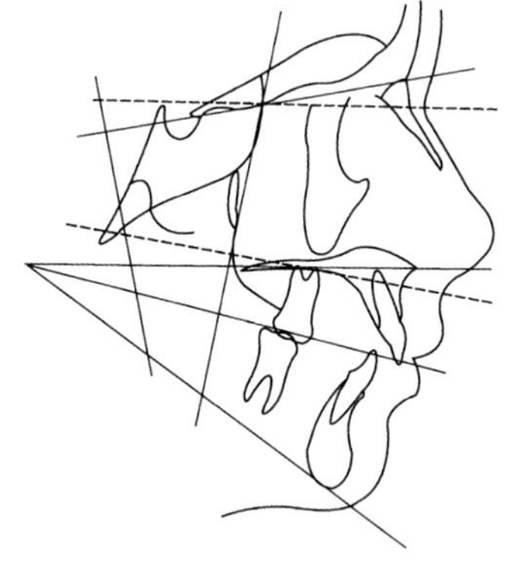 垂直分型 5	5 型：腭平面向下倾斜，颅底平面向下倾斜

Adapted from Moyers RE, Riolo MS, Guire KE, et al: *Am J Orthod* 1980; 78(5): 477-494.

（1）SN 颅底平面；

（2）腭平面；

（3）功能性𬌗平面；

（4）下颌平面。

宽度方面，Ⅱ类错𬌗患者颊侧段通常表现为正常。但由于上颌牙弓狭窄，在上颌第一磨牙区存在 3～4mm 的宽度不调。这一点在下颌前伸至磨牙关系中性时非常容易被观察到。一项针对 277 名青少年Ⅱ类错𬌗患者的错𬌗构成因素研究认为，下颌骨性后缩是最普遍的特征，上颌多为后缩或正常。

2．Moyers 关于Ⅱ类水平分型和垂直分型的鉴别诊断如何帮助我们进行Ⅱ类患者的矫治设计？

Moyers 关于Ⅱ类错𬌗的鉴别诊断使我们能够更加容易地确定Ⅱ类错𬌗的致病因素。他进一步区分了骨性问题和牙性问题，因此能够将我们的治疗理念引导至这些特定区域。使用 Moyers 关于Ⅱ类错𬌗水平分型的鉴别诊断进行治疗设计的各种考虑（至少部分）总结在表 13-3 中。

表13-3 Moyers关于Ⅱ类错殆水平分型的鉴别诊断总结

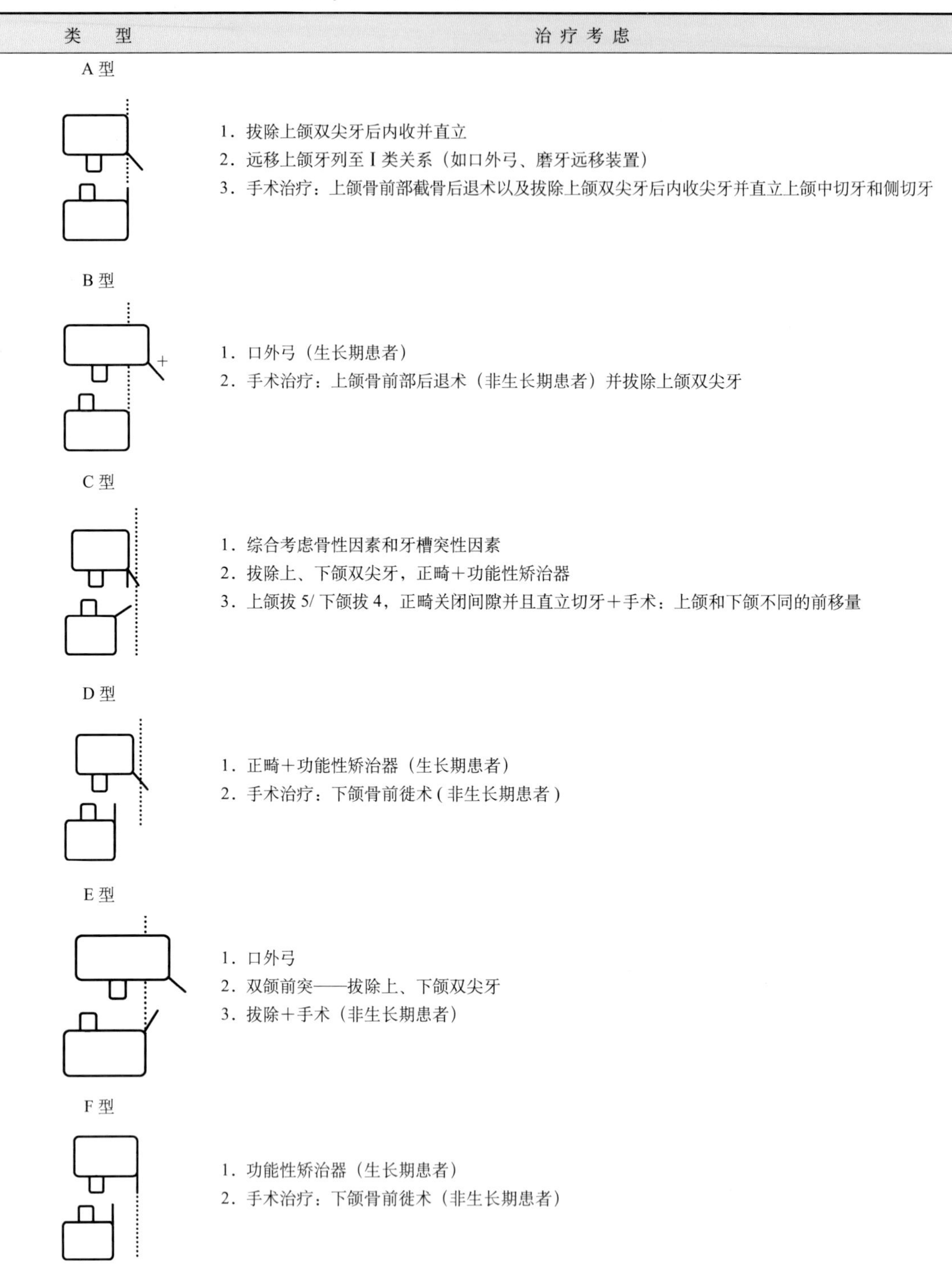

类 型	治疗考虑
A 型	1. 拔除上颌双尖牙后内收并直立 2. 远移上颌牙列至Ⅰ类关系（如口外弓、磨牙远移装置） 3. 手术治疗：上颌骨前部截骨后退术以及拔除上颌双尖牙后内收尖牙并直立上颌中切牙和侧切牙
B 型	1. 口外弓（生长期患者） 2. 手术治疗：上颌骨前部后退术（非生长期患者）并拔除上颌双尖牙
C 型	1. 综合考虑骨性因素和牙槽突性因素 2. 拔除上、下颌双尖牙，正畸＋功能性矫治器 3. 上颌拔 5/ 下颌拔 4，正畸关闭间隙并且直立切牙＋手术：上颌和下颌不同的前移量
D 型	1. 正畸＋功能性矫治器（生长期患者） 2. 手术治疗：下颌骨前徙术 (非生长期患者)
E 型	1. 口外弓 2. 双颌前突——拔除上、下颌双尖牙 3. 拔除＋手术（非生长期患者）
F 型	1. 功能性矫治器（生长期患者） 2. 手术治疗：下颌骨前徙术（非生长期患者）

引自 Moyers RE, Riolo MS, Guire KE, et al: *Am J Orthod* 1980;78(5):477-494.

除了表 13-3 中所提到的水平向考虑，合理治疗还应包括垂直向因素的评价。对于生长期患者的垂直向不调的治疗方法包括殆垫和不同种类的口外弓。而对于没有生长潜力的患者而言，可能会需要外科手术治疗，如 LeFort Ⅰ型上颌截骨术和牙槽突手术。

3．Ⅱ类错𬌗的患病率如何？[3,5]

根据 NHANES Ⅲ的研究，15% 的美国人覆盖大于 4mm，38% 覆盖在 3～4mm 间，33% 存在Ⅱ类𬌗关系不调。同样比例的Ⅱ类牙性咬合也发生于高加索人、非洲裔美国人和西班牙人。根据 McNamara[1] 的研究，75% 的Ⅱ类骨性不调都是因为下颌骨后缩。

4．Ⅱ类错𬌗的病因是什么？[6-10]

Ⅱ类错𬌗通常是发育畸形而不是由病理过程导致。它通常是多种因素综合作用影响生长和发育的结果，而非单一病因。Ⅱ类错𬌗的发展可能与一些特定因素、遗传影响和环境因素有关。这些特定因素是影响下颌生长的致病性因素，如下颌发育不足综合征（Pierre-Robin 和 Treacher-Collins）、胚胎畸形、出生时颞下颌关节区创伤、儿童时期的颌骨骨折和下颌关节炎症，都可能会导致Ⅱ类骨性关系的出现。然而只有不足 1% 的正畸患者存在这种胚胎发育时期的干扰，是引起其错𬌗的主要原因。遗传因素被认为与Ⅱ类错𬌗相关。

局部和环境因素在Ⅱ类错𬌗的发展过程中可能也具有影响，因为它们改变了正常生理过程中与颅面生长相关的压力和张力。这些压力和张力的平衡可能会被软组织的异常功能干扰或打破。例如，由于唇肌功能不全导致唇、舌肌力量不平衡引起上前牙唇倾。吞咽时如果存在唇舌接触来获得口腔封闭会导致下切牙舌倾，以及舌前倾和上切牙唇倾，进而加大覆盖。研究还认为口呼吸会导致开口肌群给下颌骨一个远中作用力，抑制下颌骨的发育，使下颌骨发生顺时针旋转。此外，吮指习惯会造成Ⅱ类 1 分类的切牙关系和Ⅱ类或Ⅰ类的骨性关系（图 13-1）。

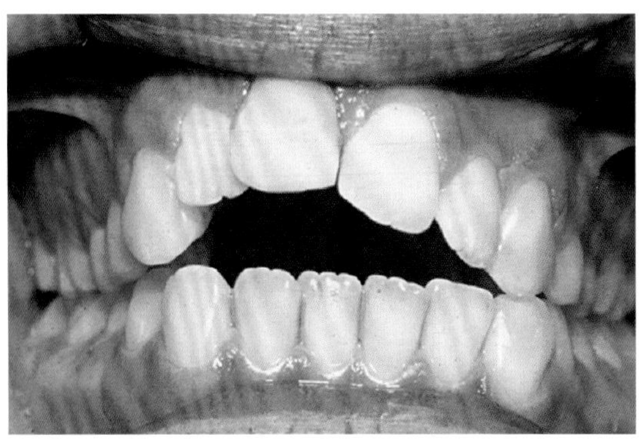

图 13-1　吮指习惯造成的上颌骨垂直向和前后向的畸形

5．Ⅱ类错𬌗通常有哪些矫治方法？

Ⅱ类错𬌗的矫治方法大致包括以下几种。

- 口外牵引；
- 推磨牙向远中矫治器；
- 功能性矫治器；
- 掩饰性治疗；
- 外科手术。

对于每个患者而言，适合的矫治方法是由患者的意愿和医生对Ⅱ类问题本质的评估以及正畸医生的治疗偏好来决定的。

6．什么是口外牵引？[3,5,11]

口外牵引是应用口外弓（颈牵引、枕牵引或联合牵引）施力于牙列和上颌骨。调整其与头部贴合，面弓作用于上颌第一磨牙使力量可直接应用于牙列。口外弓每天至少需要佩戴 12～14 小时持续 6～18 个月，牵引力量为每侧 12～16OZ（盎司）① 才能获得骨性生长改良。

根据颅面垂直生长模式，常使用三种类型的口外牵引：颈牵引用于低角牵引 [下颌平面 - 眶耳平面角度（FMA）≤25°]、枕牵引（FMA＞30°）和联合牵引用于获得需要改变合力以获得特定效果的患者。不同类型的口外弓和面弓在提供上颌骨或上颌牙列适宜大小和方向的力量时非常有用。应用的力量有矫形效果。它改变了上颌骨正常的向下、向前生长的趋势，从而能够使Ⅱ类骨型生长为正常Ⅰ类骨型（图 13-2）。

① 1OZ＝28.3495g

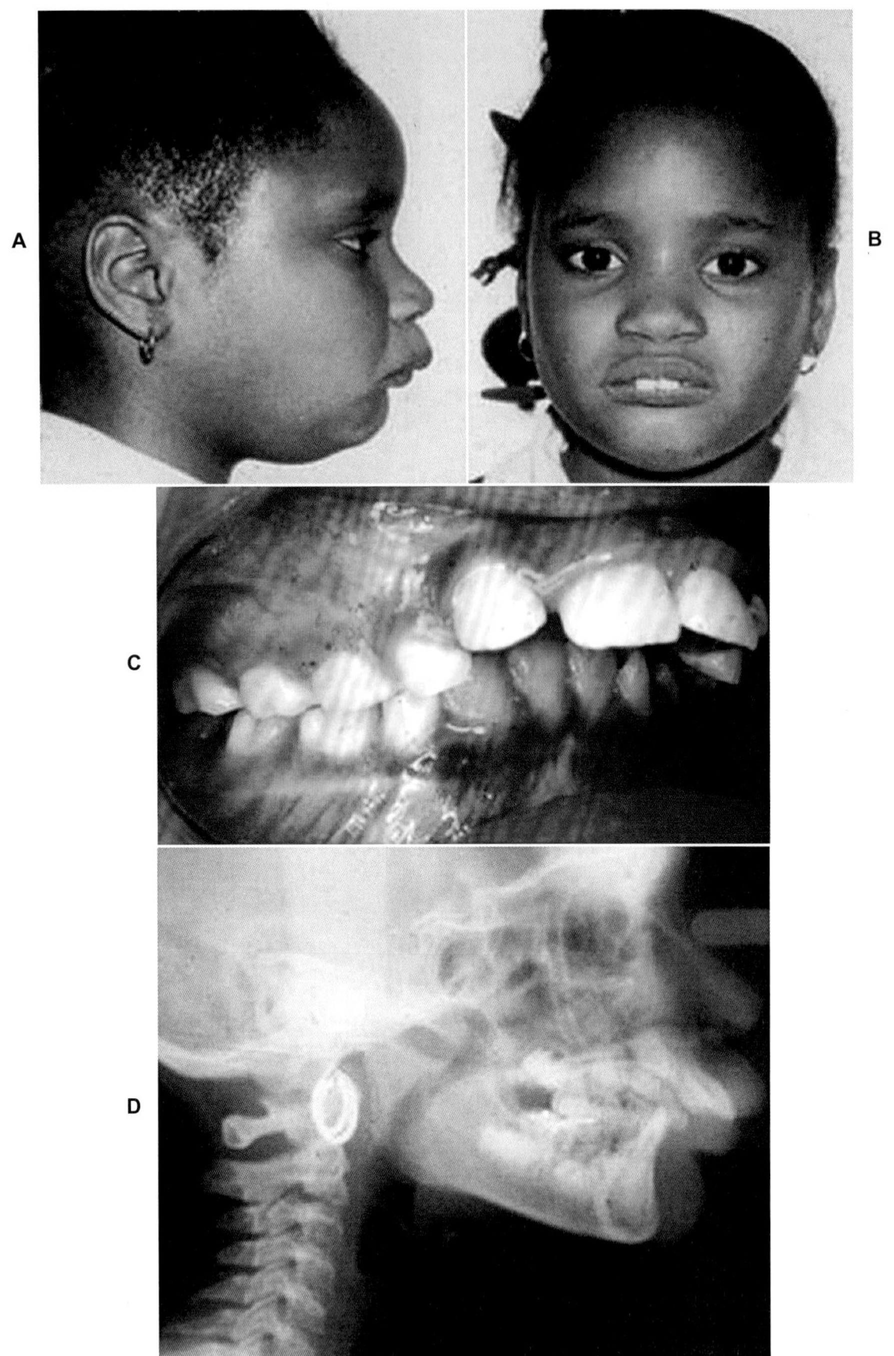

图 13-2　口外弓治疗Ⅱ类 1 分类错殆。A～D．治疗前照片：面像（A 和 B），口内像（C），X 线头影测量片（D）

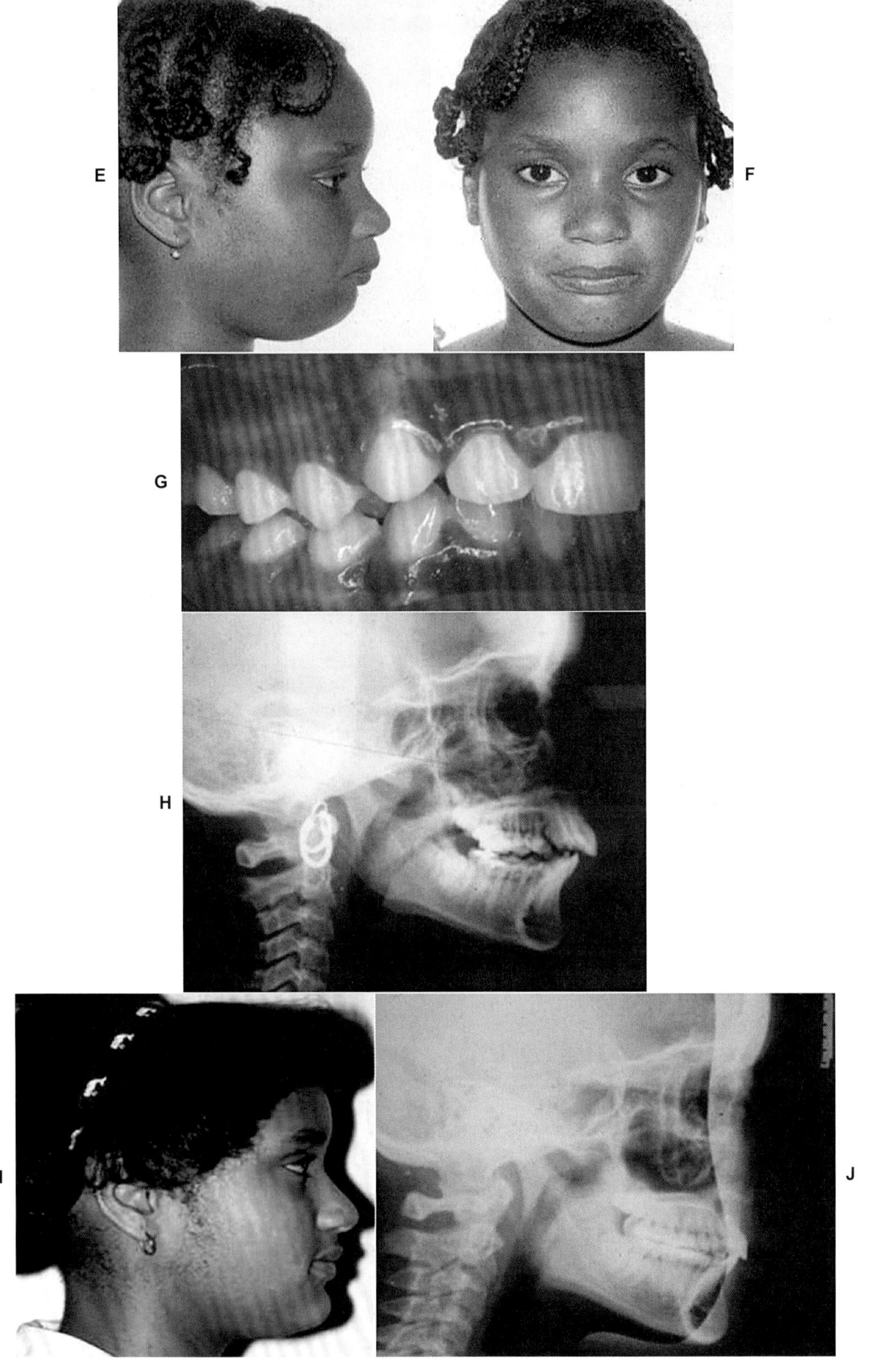

图 13-2（续）E～H．颈牵引型口外弓：面像（E 和 F）、口内像（G）、X 线头影测量片（H）。I 和 J．拔牙矫治：面像（I）和 X 线头影测量片（J）

7．远中移动磨牙矫治Ⅱ类错殆有哪些方法？[3,5,11,12]

磨牙远中移动常用于牙性Ⅱ类错殆。通过将上颌第一磨牙远移来矫治Ⅱ类磨牙关系至Ⅰ类关系。这类治疗对颌骨没有矫形作用，远中移动磨牙的矫治器通常非常有效，因为它们不需要或者很少需要患者配合。该类型的矫治器包括以下几种：

- 导板；
- 摆式矫治器（图 13-3）；
- 远中移动杆；
- 磨牙推进器；
- 咬合跳跃器。

8．什么是功能性下颌矫形术？[3,13-15]

功能性下颌矫形术是利用前移下颌的矫治器来完成的。这会导致颅面复合体的姿势位肌肉的活力发生改变，改善牙性和骨性关系。矫治的目标为让生长潜力充分表达以促进下颌骨的生长和关节窝区域的改建。通过矫治器将下颌定位于前下位，促使下颌升支后表面和髁突生长。关于功能性矫治器的动物研究表明侧方翼肌的活力增加，继而关节区发生适应性的生

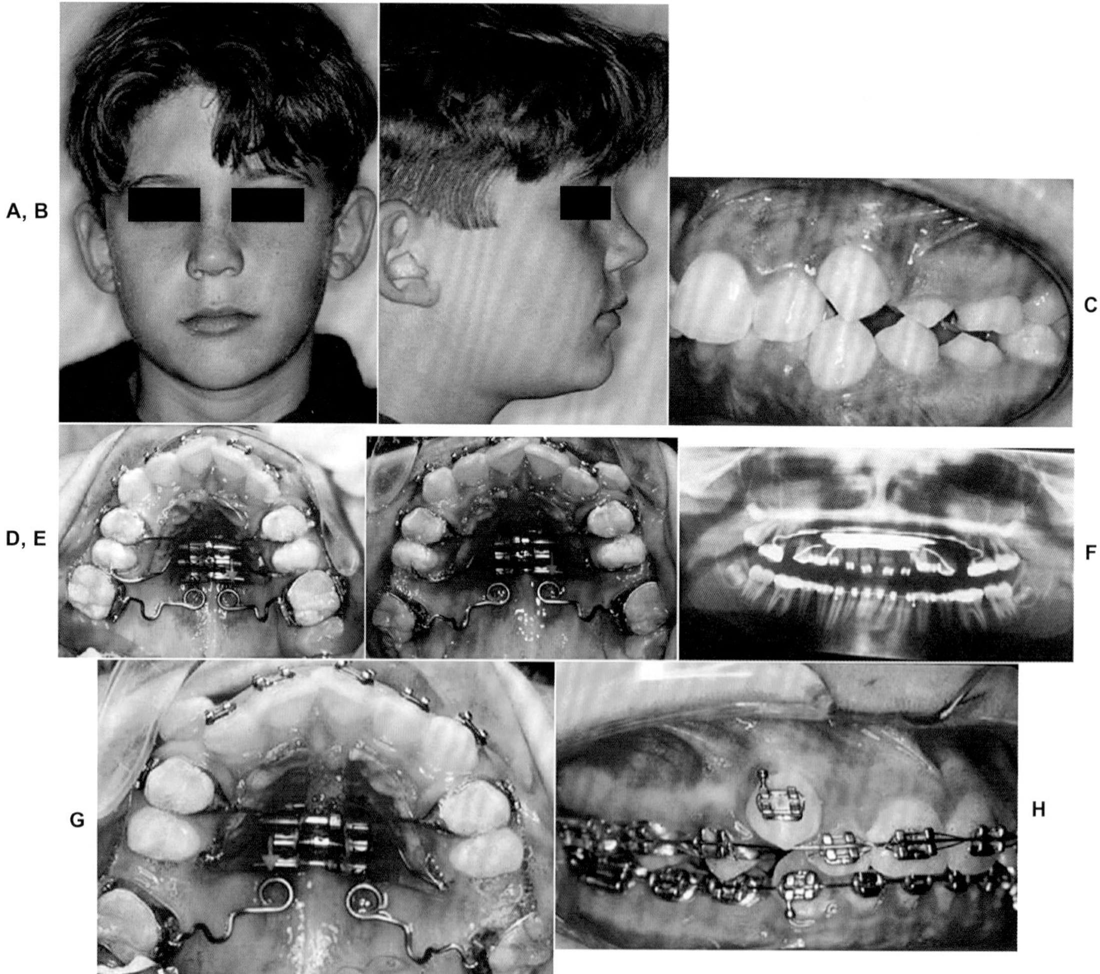

图 13-3 摆式矫治器远移磨牙治疗。A～C．治疗前照片：面像（A 和 B）、口内像（C）；D．摆式矫治器的放置；E 和 F．磨牙向远中移动；G．摆式矫治器臂剪断；H．双尖牙排齐

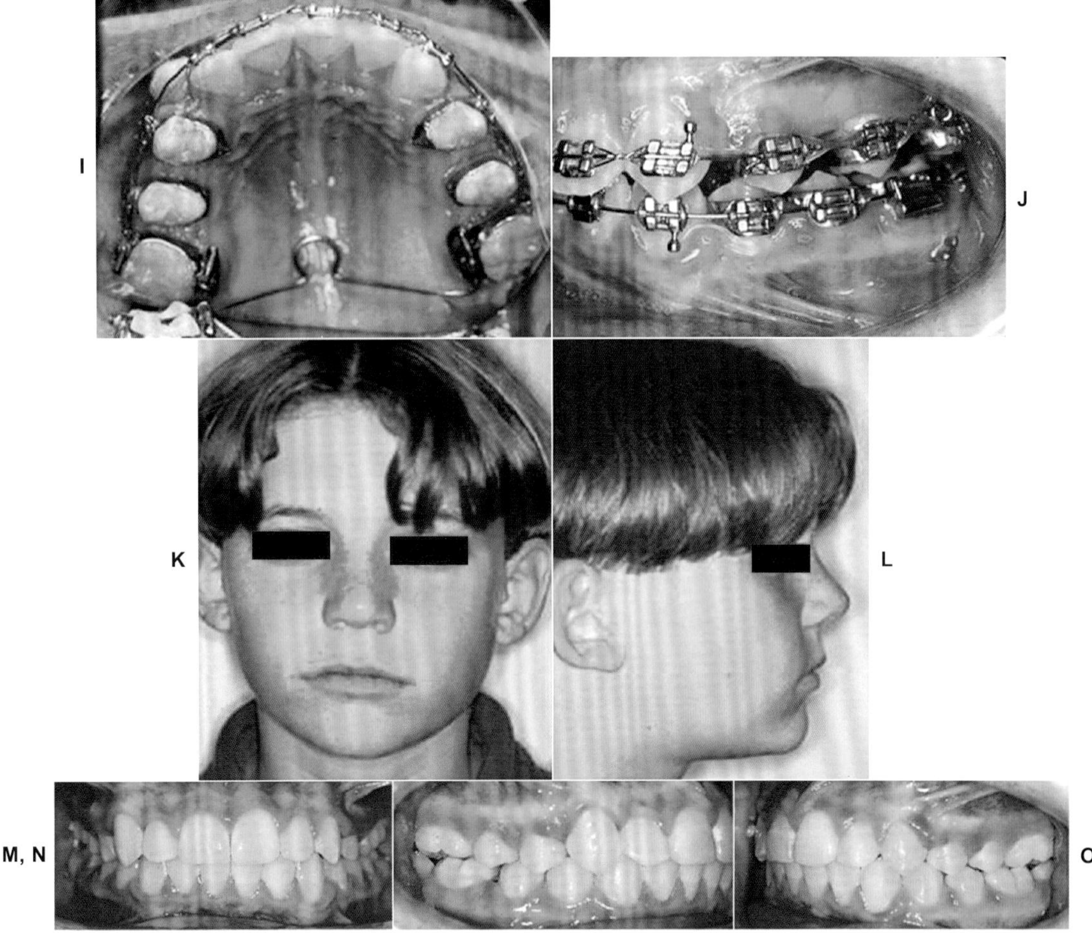

图 13-3（续） I 和 J．双尖牙远中移动；K～O．治疗后照片：面像（K 和 L）和口内像（M～O）

长。由于侧方翼肌的活力在 6～8 周后减小，所以矫治器需要重新前伸。使用功能性矫治器早期矫治Ⅱ类错殆通常效果和稳定性都较好。功能性矫治器能获得的典型结果如下：

- 治疗中髁突生长：1～3mm
- 关节窝移位、生长和适应性改变：3～5mm 和主要表现为垂直向的分力
- 理想方向的生长：0.5～1.5mm
- 对于上颌骨前下方生长的抑制：1～1.5mm
- 下颌磨牙颊侧段向前上方的差异性萌出：1.5～2.5mm
- 口外弓效应：0.0～0.5mm

9．功能性矫治器的适应证是什么？[16,17]

功能性矫治器最初的适应证为下颌骨性后缩，肌肉功能异常也是一类适应证。功能性矫治器解除了异常的限制性的肌肉活力，其限制了上下颌骨和上下牙弓的正常发育。

研究证明使用功能性矫治器存在一个最佳时期，在生长发育的高峰期使用功能性矫治器能够获得更大程度的下颌骨生长。理想状态下，功能性矫治器应开始于混合牙列晚期或恒牙列早期，Ⅱ期还应对恒牙列进行排齐矫治。对于存在严重的神经肌肉不调或严重的骨性或牙性问题的患者，治疗应在混合牙列

早期就开始。

颌骨反应性生长增加的原因可能与功能性矫治器导致的功能改变和生长发育高峰期分泌的生长激素及相关物质之间的协同作用有关。在没有严重代偿的情况下，功能性矫治器的治疗应开始于颈椎成熟期 CS3 初期来最大限度地获得治疗效果和减小治疗后保持的必要。

10．当前常用的功能矫治器的两种基本类型是什么？[5,15,17-24]

当前常用的功能矫治器的两种基本类型是牙支持式和软组织支持式。仅靠软组织支持的功能矫治器为功能调节器或 Frankel Ⅱ 型矫治器。其他的功能矫治器，例如 Herbst（咬合前移器）、Twin Block（双颌垫矫治器）、Bionator（生物调节器）和 MARA（下颌前移器），均可认为是牙支持式（图 13-4)。

Frankel Ⅱ 型矫治器被认为是软组织支持式，因为它使用颊侧前庭作为矫治器的主要支撑面。Frankel Ⅱ 型矫治器的颊侧盾和下前牙区的垫能够限制颊肌和唇肌对牙弓产生的压力，这些力量会限制牙弓和骨的发育。通过下前牙舌侧垫的反向作用力给下颌肌肉以刺激使下颌骨维持功能性前伸位。由于是软组织支持式，前牙的唇倾需要注意。颊侧盾由于解除了颊侧肌肉的力量会自动给上下颌提供扩弓的力量，使舌在扩弓中发挥作用。

功能性矫治器的第二种基本类型是牙支持式，以牙列为主要支撑。与软组织支持式相比，牙支持式可以产生更多的牙槽骨改建。预期出现下颌长度增加以及使用口外弓带来的生长潜力。此外，上颌磨牙向远中移动，下颌磨牙向近中移动。上颌切牙通常舌倾，下颌切牙向唇倾。每种矫治器能引起的颌骨和牙槽骨的移动程度不同。牙支持式矫治器分为固定式或活动式。活动式矫治器包括 Activator（肌激动器)、Bionator（生物调节器）和 Twin Block（双颌垫矫治器)。它们通常由金属支架连接卡环和基托组成。另一方面，固定式矫治器如 MARA（下颌前移器)、banded Herbst（带环式咬合前移器）为粘接于牙面，全天施加引导下颌向前的力量。

11．什么情况下在开始功能性颌骨矫形之前需要正畸治疗？[5,6,15]

以下 4 种情况下在开始功能性颌骨矫形（functional jaw orthopedics，FJO）之前需要正畸治疗：

（1）严重的上颌牙弓狭窄——通常建议在矫正 Ⅱ 类错殆之前先进行上颌扩弓，最终 Ⅰ 类关系建立时颊侧咬合尖窝交错。这种情况需要在功能性颌骨矫形（FJO）之前先用快速扩弓矫治器治疗。

（2）深覆殆——为了允许下颌骨向前移动，需要使用多用弓来压低、扭转或排齐切牙以打开深咬合。

（3）上前牙内倾和下前牙前倾并有缝隙——超过 30% 的 Ⅱ 类患者上前牙舌倾。下颌前导之前这种情况必须被纠正。此外，必须纠正下切牙唇倾和存在间隙，从而获得下颌最大的前移量。

（4）中度到重度的拥挤——根据上、下牙列拥挤程度要求采用间隙保持和序列拔牙。

12．Twin Block 矫治器（双颌垫矫治器）是什么？[5,6,15,18]

Twin Block 由上、下颌塑料基托式的固位装置组成，与牙齿和牙槽骨结构紧密连接。上、下共有两个咬合颌垫，故命名为 Twin Block（双颌垫)。上颌咬合颌垫从磨牙区延伸至第二前磨牙，并在第二前磨牙的近中形成一个与殆平面成 70° 角的斜面。下颌的咬合颌垫通常在双尖牙区，并在第二双尖牙的远中形成一个向后的斜面（图 13-4D 和 E)。上、下斜面贴合推动下颌前移。选择性调磨颌垫来完成三维方向的控制，引导牙齿萌出，并且通过腭

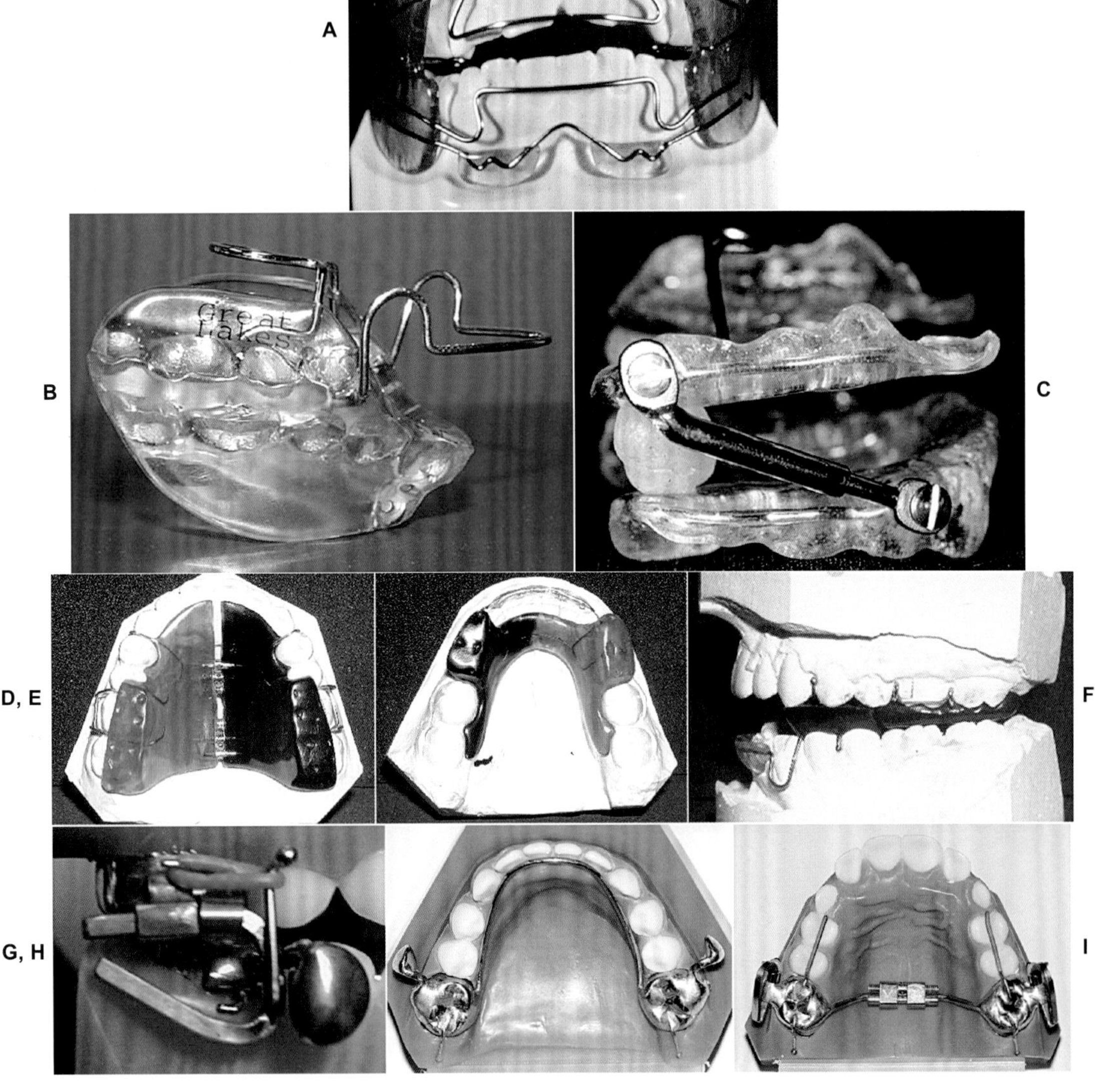

图 13-4 功能性矫治器。A．Frankel Ⅱ型矫治器；B．Bionator 矫治器；C．可摘丙烯酸树脂型 Herbst 矫治器；D～F．Twin Block 矫治器；G～I．MARA 矫治器

中缝处的螺旋扩大器来横向扩弓（图 13-5）。

13．Bionator 矫治器（生物调节器）是什么？[5,15]

Bionator 矫治器是由口内塑料颌垫加上颌唇弓组成的可调节上、下颌前牙或后牙咬合范围的牙支持式矫治器。口内颌垫包含可引导后牙萌出途径的有角度的凹槽。Bionator 分为以下三类：开殆型、保持型、闭殆型。

开殆型 Bionator（图 13-6）通过后部的伸长凹槽使后牙萌出，整平过陡的咬合曲线。并且，利用咬合塑胶帽控制切牙的伸长。保

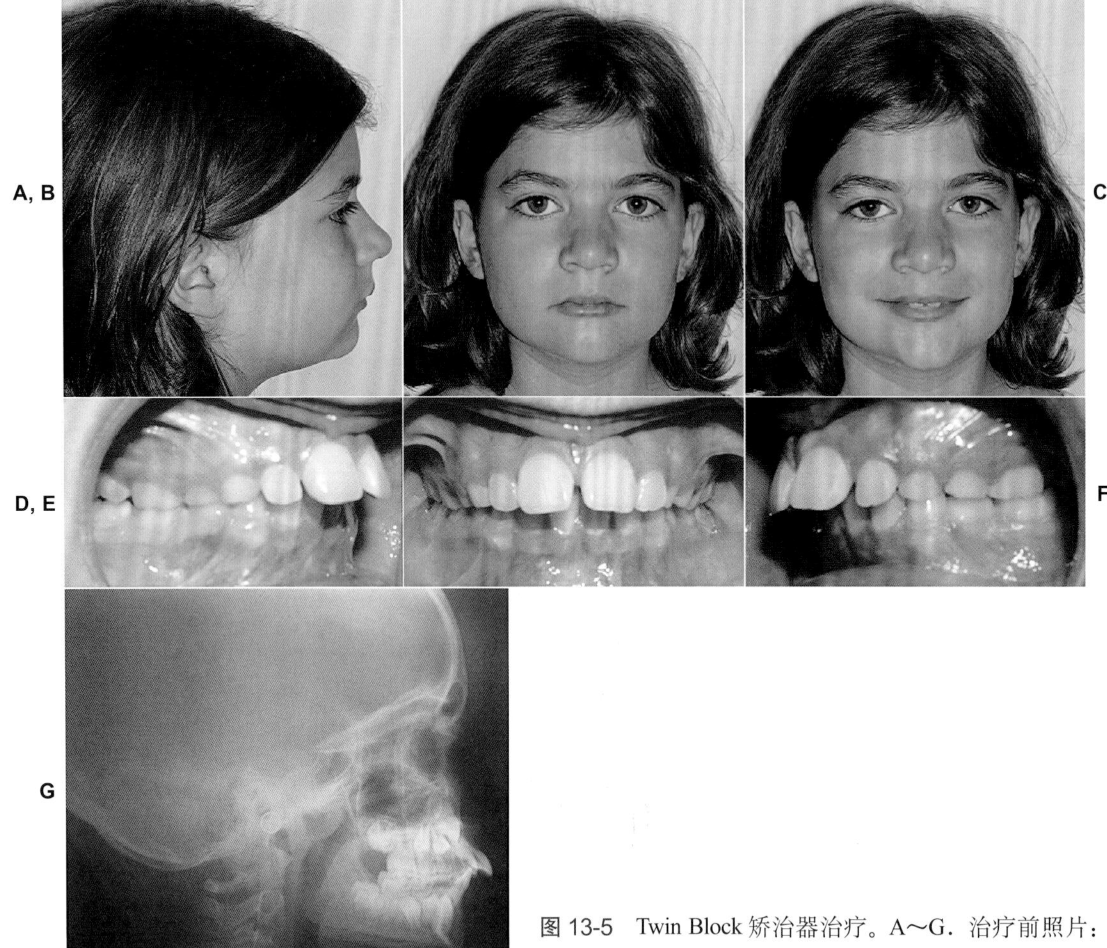

图 13-5　Twin Block 矫治器治疗。A～G．治疗前照片：面像（A～C）、口内像（D～F）和 X 线头影测量片（G）

持型 Bionator 通过位于息止𬌗间隙内的塑胶后牙颌垫以防止牙齿伸长。闭𬌗型 Bionator（图 13-7）通过扩大息止𬌗间隙的塑胶后牙颌垫牵拉口周肌肉组织从而有效地压低后牙，使下颌升支垂直向生长。闭𬌗型 Bionator 是否含有压低前牙的咬合帽取决于前牙是否存在开𬌗。

Bionator 的类型不同，蜡型记录颌位的方法不同。开𬌗型和保持型 Bionator 的蜡型记录为下颌前移 4～5mm，同时前牙分开 2～3mm 用以控制切牙覆盖。闭𬌗型 Bionator 蜡型记录的是下颌前移 4～5mm，同时后牙分开 5mm 用以扩大息止𬌗间隙。Bionator 上可增加口外弓管来控制上颌骨向前向下过度生长。

14．Herbst 矫治器（咬合前移器）是什么？[5,20]

当今使用最多的 Herbst 矫治器的连接固位装置有两种：不锈钢冠和塑料夹板。第一种类型中，在上颌第一磨牙和下颌第一前磨牙制作不锈钢牙冠，栓插入套管内和焊在牙冠上的枢轴连接，上颌套管的长度由下颌前移量来决定。下颌舌弓连接下颌第一前磨牙的牙冠和第一磨牙的带环。

第二种类型中，2.5～3mm 厚的塑胶材料附加在金属支持丝上（图 13-8）。塑料夹板在

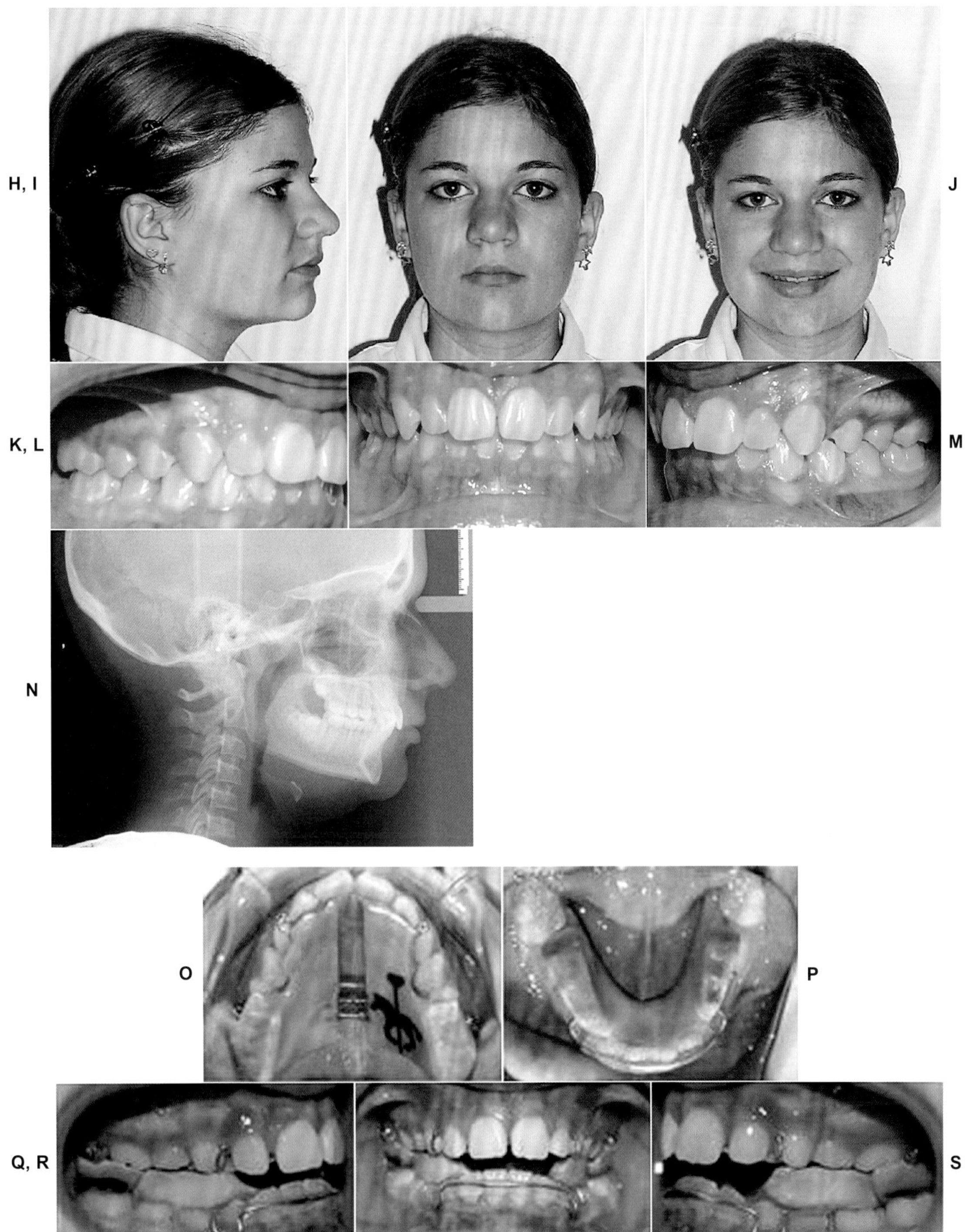

图 13-5（续） H～N. 治疗后照片：面像（H～J）、口内像（K～M）和 X 线头影测量片（N）。O～S. Twin Block 矫治器的放置

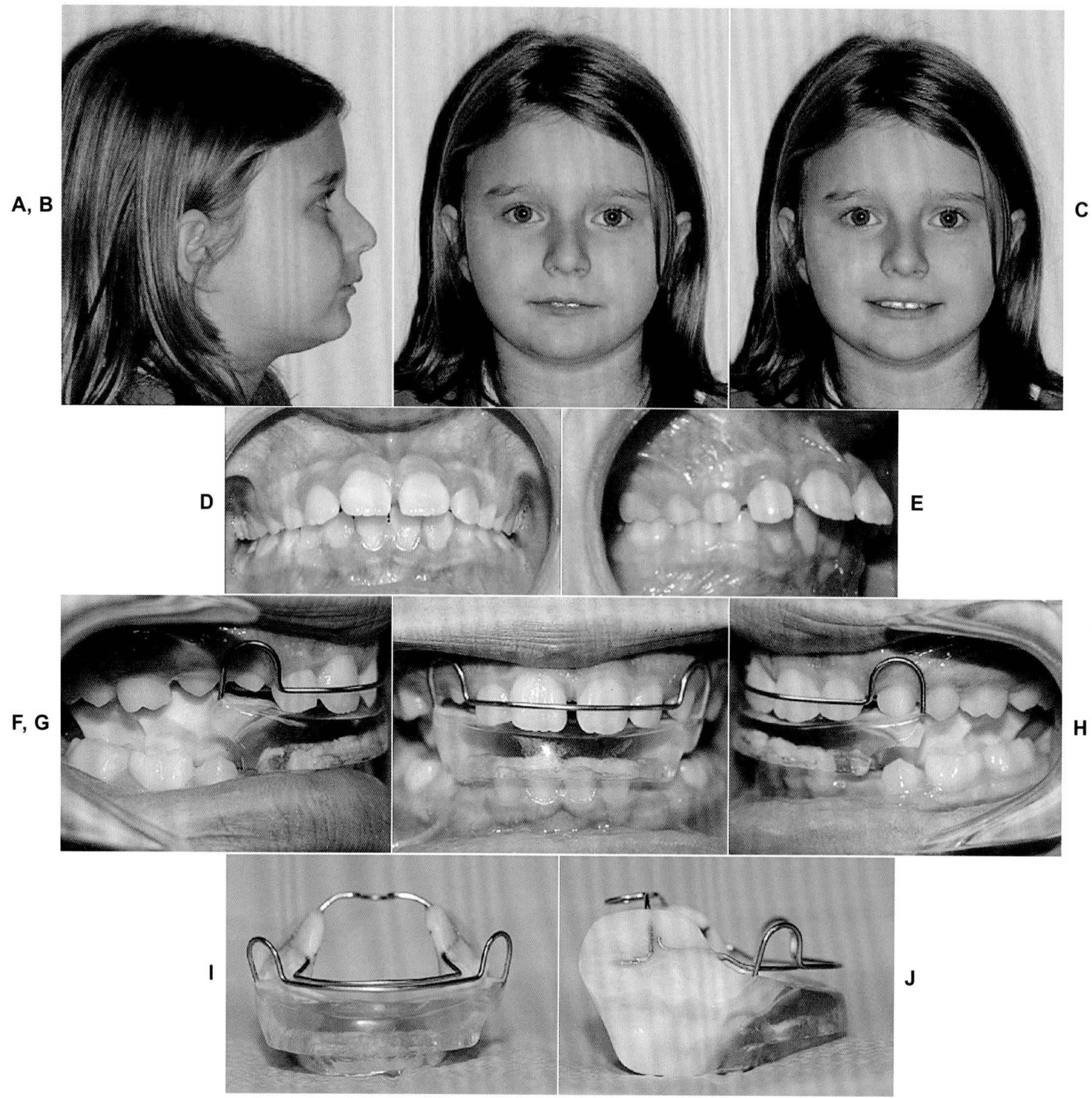

图 13-6　Bionator 治疗以矫正Ⅱ类错𬌗并打开咬合。A～E．治疗前照片：面像（A～C）和口内像（D 和 E）；F～H．Bionator 矫治器口内像；I 和 J．Bionator 矫治器

上颌牙弓的范围从尖牙到第一磨牙，在下牙弓包含整个牙列。因为粘接的倒转，Herbst 咬合跳跃装置的枢轴焊接于下颌第一前磨牙和上颌第一磨牙处的支持丝上。Herbst 的固位由塑料夹板或牙列接触提供，在上、下颌中可以是粘结固定的或可摘带的。

当下颌向前定位时，两种类型的 Herbst 矫治器都可以同时使用上颌快速扩弓器，通过在咬合跳跃装置的下颌端增加垫片逐步使下颌骨前移。此外，夹板型通过塑胶帽，不锈钢冠型通过焊接在第一恒磨牙带环上的咬合阻挡，在垂直向控制上、下颌第二磨牙的伸长。这两种类型的 Herbst 矫治器佩戴时间为 9～12 个月，之后需要全口固定矫治器治疗。

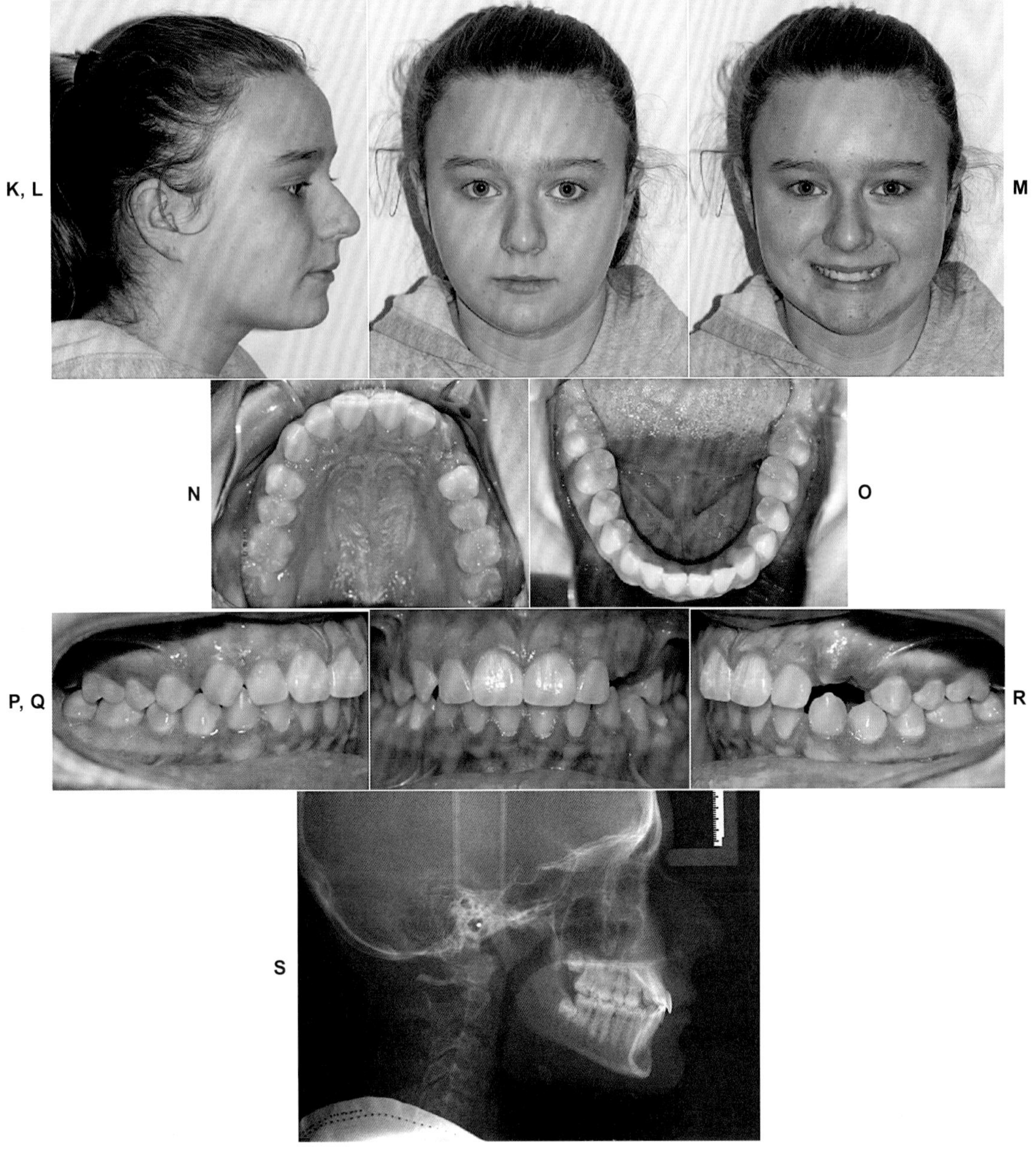

图 13-6（续 1） K～S. Bionator 矫治器治疗后结果：面像（K～M）、口内像（N～R）和 X 线头影测量片（S）

15. MARA 矫治器（下颌前移器）是什么？[19,21]

MARA 矫治器是牙支持式的功能矫治器，用于矫正Ⅱ类错𬌗。它本质上是一个前移器的设计。然而，它可以通过改良增加上下颌扩弓器、横腭弓、舌弓、正畸附件以及压低牙齿的装置，同时可以单侧加力用于不对称病例。MARA 矫治器的基本组成包括：

- 4 个第一磨牙的牙冠；
- 焊接于下颌牙冠的“颊侧臂”；
- 焊接于上、下第一磨牙牙冠的弓丝管；
- 焊接于上颌牙冠的“上颌肘”；
- 调整下颌前移距离的套在“上颌肘”的

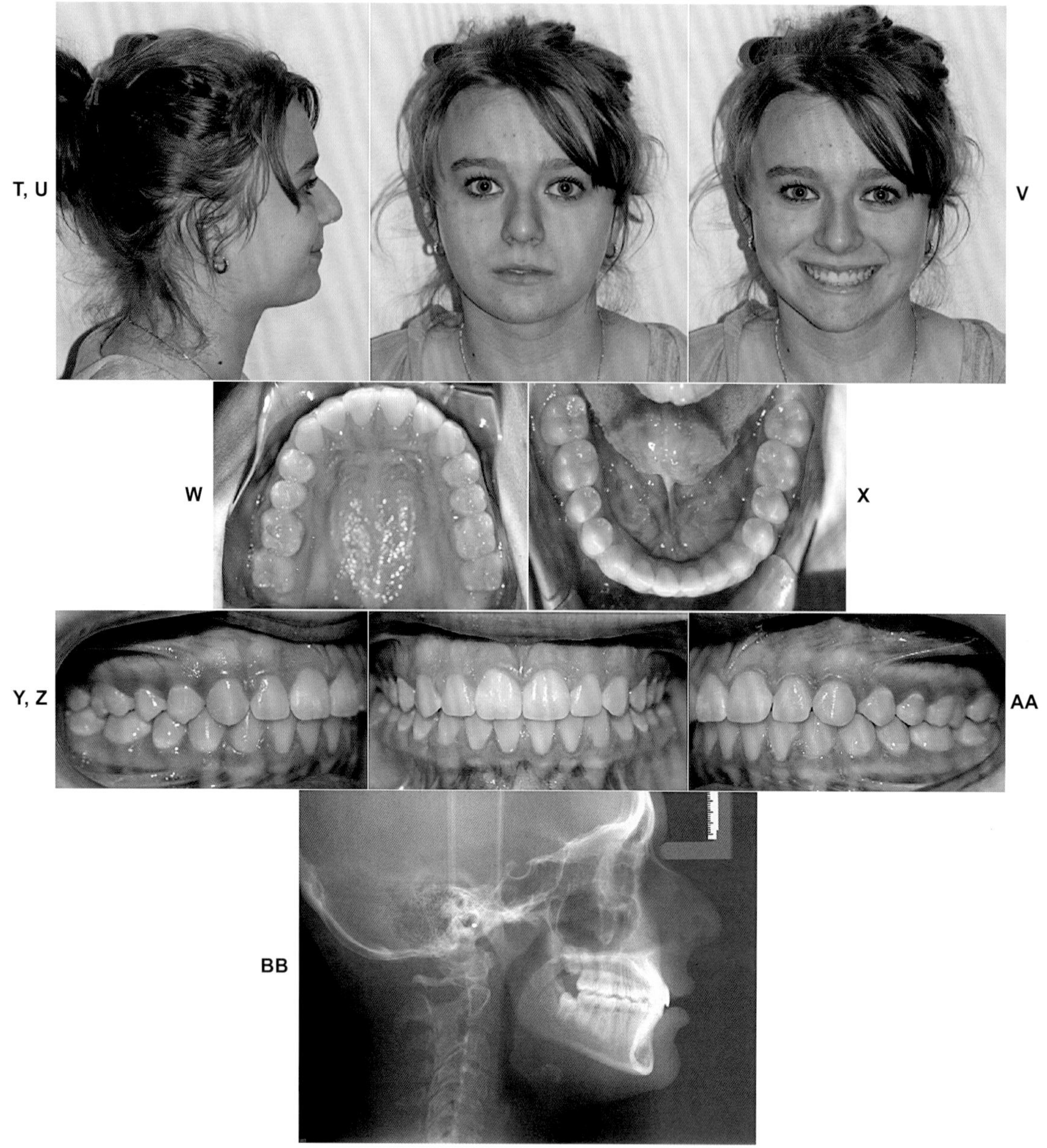

图 13-6（续 2） T～BB．Bionator 矫治后和正畸治疗后结果：面像（T～V）、口内像（W～AA）和 X 线头影测量片（BB）

垫片；

• 焊接于下颌牙冠的舌弓；

• 不同型号的促进下颌前移，与可摘冠相连的咬合孔。

当患者做闭口运动时，“上颌肘”的垂直部阻挡下颌“颊侧臂”使下颌必须前伸。MARA 矫治器对Ⅱ类错𬌗患者颅面复合体的矫正作用包括牙性和骨性两个方面（图 13-9）。年均 5.8mm 的Ⅱ类磨牙关系的改善包含 47% 的骨性改变（2.7mm）和 53% 的牙性改变（3.1mm）。2.7mm 的骨性改变完全是由于下颌骨的生长造成。MARA 矫治器增加了下颌骨的长度和前、后面高度，但对上颌没有类似口外弓的控制生长的作用。牙性关系的改变主要

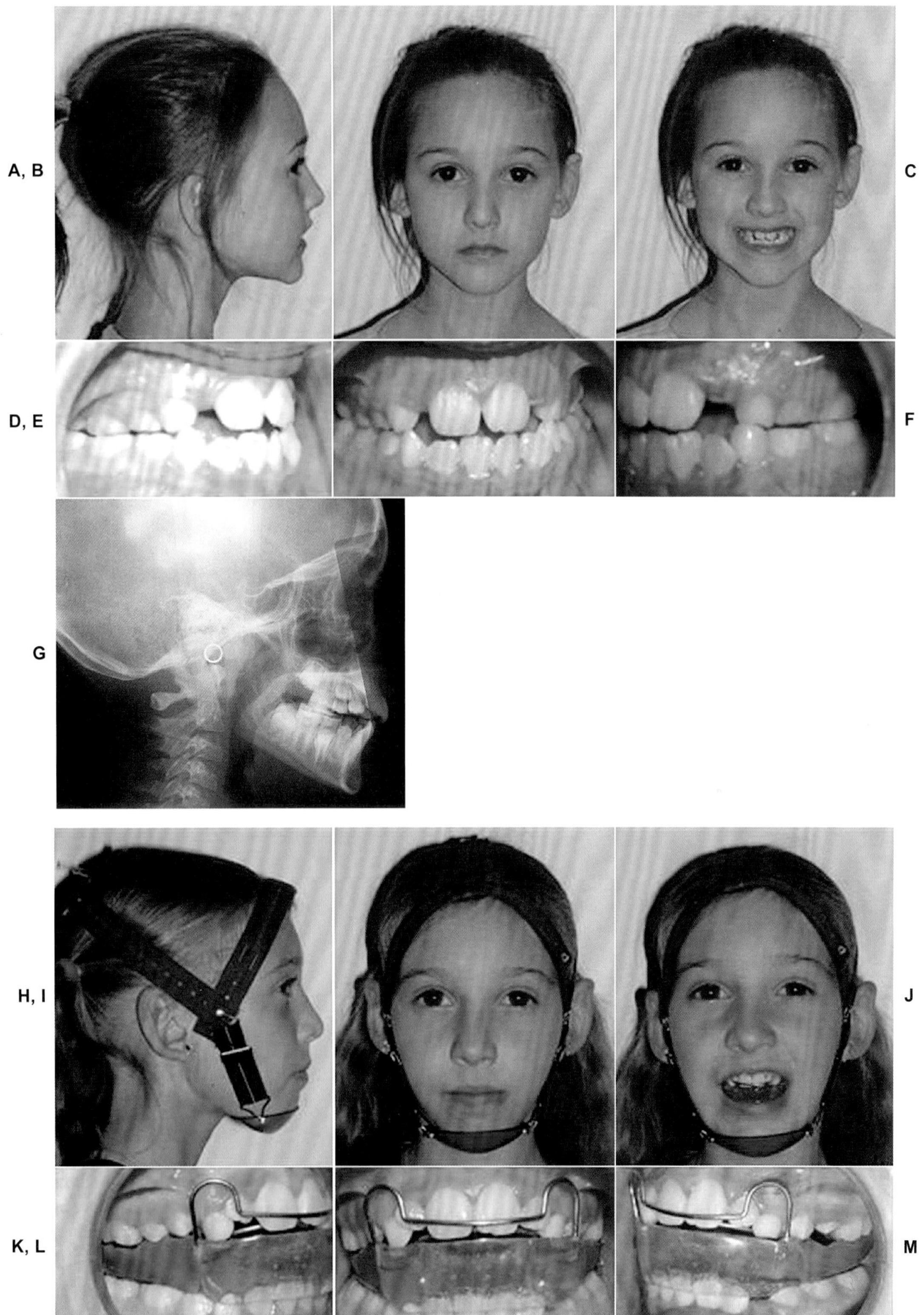

图 13-7　生物调节器关闭咬合。A～F．治疗前照片：面像（A～C）、口内像（D～F）和 X 线头影测量片（G）。H～M．Bionator 联合口外弓治疗：面像（H～J）和口内像（K～M）

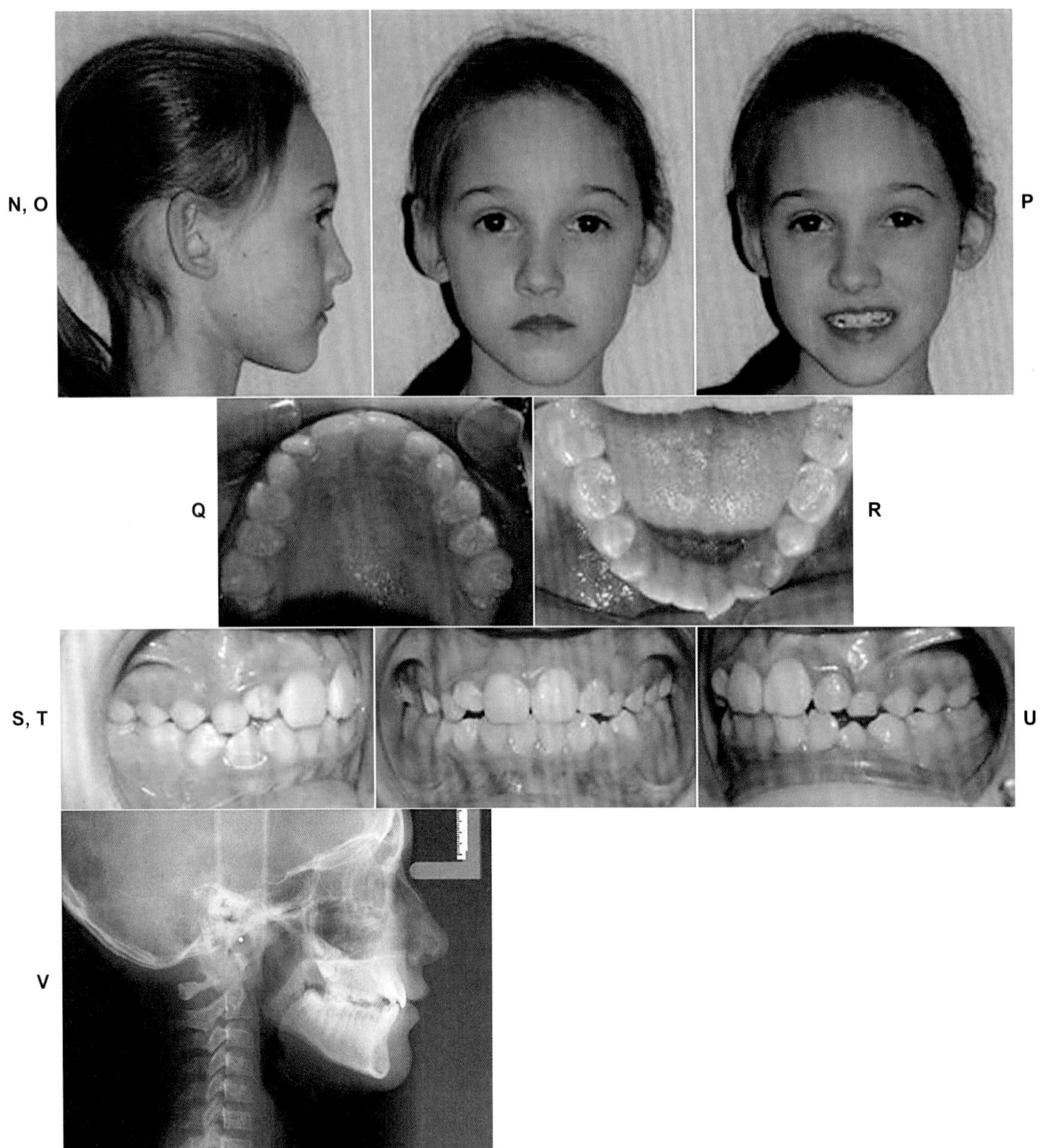

图 13-7（续 1） N～V．Bionator 治疗后：面像（N～P）、口内像（Q～U）和 X 线头影测量片（V）

是由于上颌磨牙的远移，少部分是下颌磨牙的近中移动，以及少部分下颌切牙的唇倾，其中 77% 的改变是由于上颌磨牙的远移（2.4mm）。

16．使用功能性矫治器治疗的临床反应有差异吗？[6,17]

文献报道中使用功能性矫治器治疗Ⅱ类错𬌗的效果是肯定的。然而，没有足够的数据证明功能性矫治器可以增加下颌长度。在 Cozza 等人[17]的系统性回顾研究中，评估了功能性矫治器产生的下颌长度变化，与没有治疗的Ⅱ类错𬌗对照组相比，下颌骨增加的生长量是不定的。在 Cozza 等人的回顾研究中，评估较为困难，因为只有 1/3 的研究在使用功能矫治器治疗时有关于骨骼成熟度的信息，而目前已公认的事实是，在快速增长期使用功能性矫治器

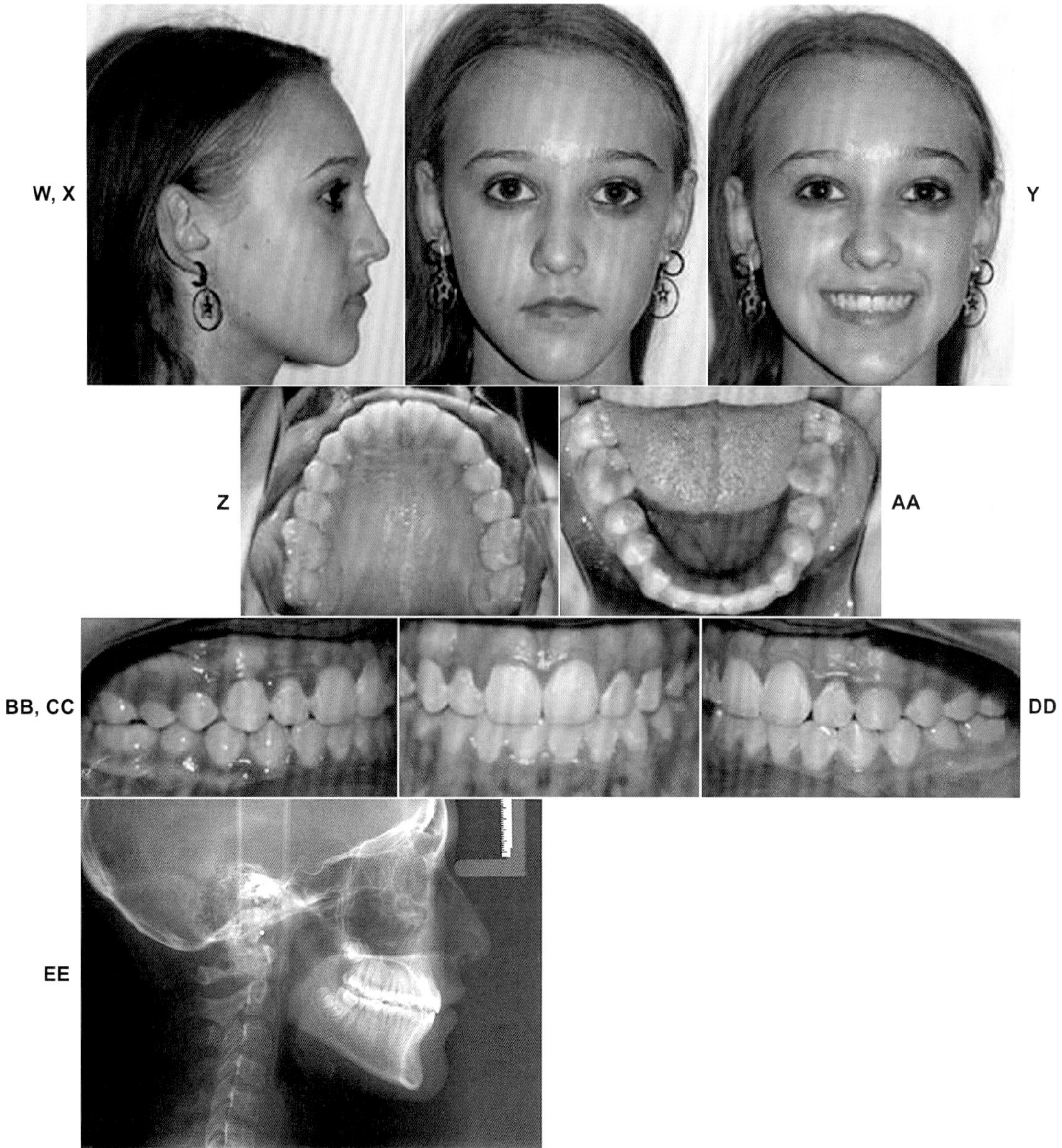

图 13-7（续 2） W～EE．正畸治疗后结果：面像（W～Y）、口内像（Z～DD）和 X 线头影测量片（EE）

治疗，下颌骨的反应会增强。Tulloch 等人[25]报道在未经治疗的Ⅱ类错㗖患者中，30% Ⅱ类咬合关系有改善，几乎 50% 没有变化，还有 15% 错㗖更加严重。功能性矫治器和口外弓治疗后有 70%～80% 的患者得到比较好或非常好的预后，20% 的患者没变化或Ⅱ类错㗖更加严重，同时也有多达 10% 的患者对功能性矫治器没反应。

17. 功能性矫治结果的长期稳定性如何？[21]

不同的文献报道了功能性矫治结果的长期稳定性。Croft 等人[26]发现使用 Herbst 矫治器在治疗结束后关节间隙没有显著的改变，因此得出结论认为将不会有由下颌后退和髁突复位引起的复发。Uner 和 Gultan[27]发现功能性

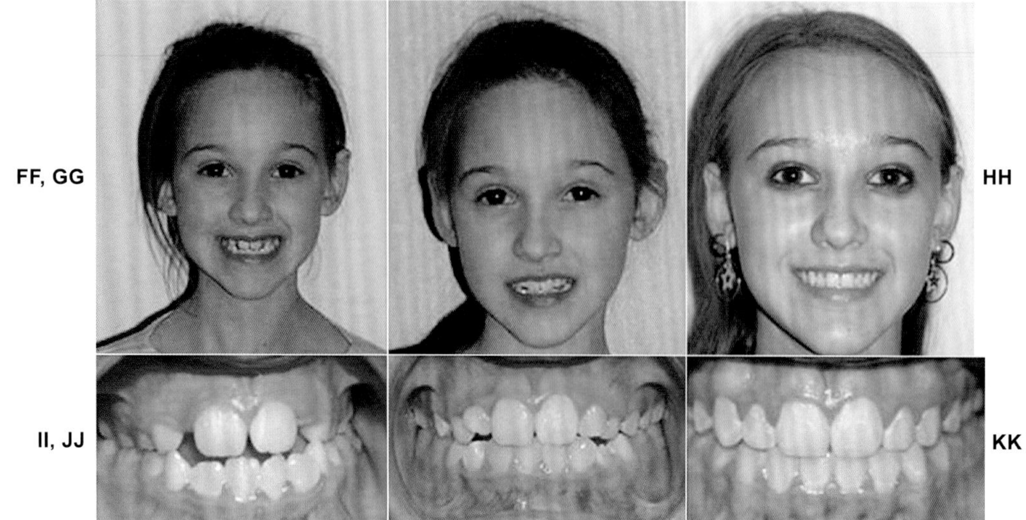

图 13-7（续 3） FF～KK．治疗前后的总体对比：治疗前的面像和口内像（FF 和 II）、Bionator 治疗后的面像和口内像（GG 和 JJ），以及正畸矫治后的面像和口内像（HH 和 KK）

矫治器治疗结果稳定，甚至在保持过程中进一步改善。Pancherz[28] 表明功能性矫治结果的稳定性依赖于治疗结束时良好的尖窝咬合关系。Berger 和 Pangrazio-Kulbersh[14] 报道，使用功能性矫治器的患者获得良好的下颌生长方向直至治疗结束，同时功能性矫治的结果一直保持稳定。在适龄患者的生长发育期使用功能性矫治器治疗已被证明是疗效稳定的，从而纠正了Ⅱ类错𬌗畸形。

18．Ⅱ类错𬌗的掩饰性矫治是什么？[6,29]

Ⅱ类错𬌗的掩饰性矫治通常用于已经无法进行生长改良的成年患者，具有轻度到中度骨性畸形，牙齿排列比较整齐，垂直向关系良好，具有良好的面部美学，覆盖的增加更多是由于上颌前突而不是下颌后缩。它最适合于轻度的骨性Ⅱ类畸形合并牙性Ⅱ类畸形。治疗通常需要拔除上颌第一前磨牙和下颌第二前磨牙或只拔除上颌第一前磨牙。

19．什么时候应该考虑手术治疗Ⅱ类错𬌗？[6,30,31]

Ⅱ类错𬌗手术治疗通常用于不能够通过生长改良或掩饰性矫治纠正的重度畸形。手术治疗Ⅱ类错𬌗的最终决策不仅包括主治医师的评估，还包括患者年龄、心理健康、经济能力和矫治愿望。

Ⅱ类错𬌗手术治疗需要正畸医生和口腔外科医生的共同努力。准确的诊断包括分析Ⅱ类错𬌗的牙性成分和骨性成分以及确定外科手术的范围。治疗顺序为手术前的正畸排齐和去代偿，随后是必要的正颌外科手术以及手术后 6～9 个月的完成阶段。完美的手术结果要求所有参与专家的共同会诊。

骨性Ⅱ类错𬌗通常是由于下颌发育不足或由于上颌过度垂直向生长引起下颌顺时针旋转造成的，手术治疗通常包含下颌前移（66%）、上颌阻生（15%）或两者组合（20%）。覆盖大于 10mm 的非生长期患者通常需要手术矫正，特别是对于下切牙突出于颏前点、下颌体短小或者前面高过长的患者。

20．生长发育期间正颌外科手术的时机是什么？[6,30,31]

如果存在重度的牙面畸形，早期正颌手术治疗有利于患者语音、气道、解剖结构、

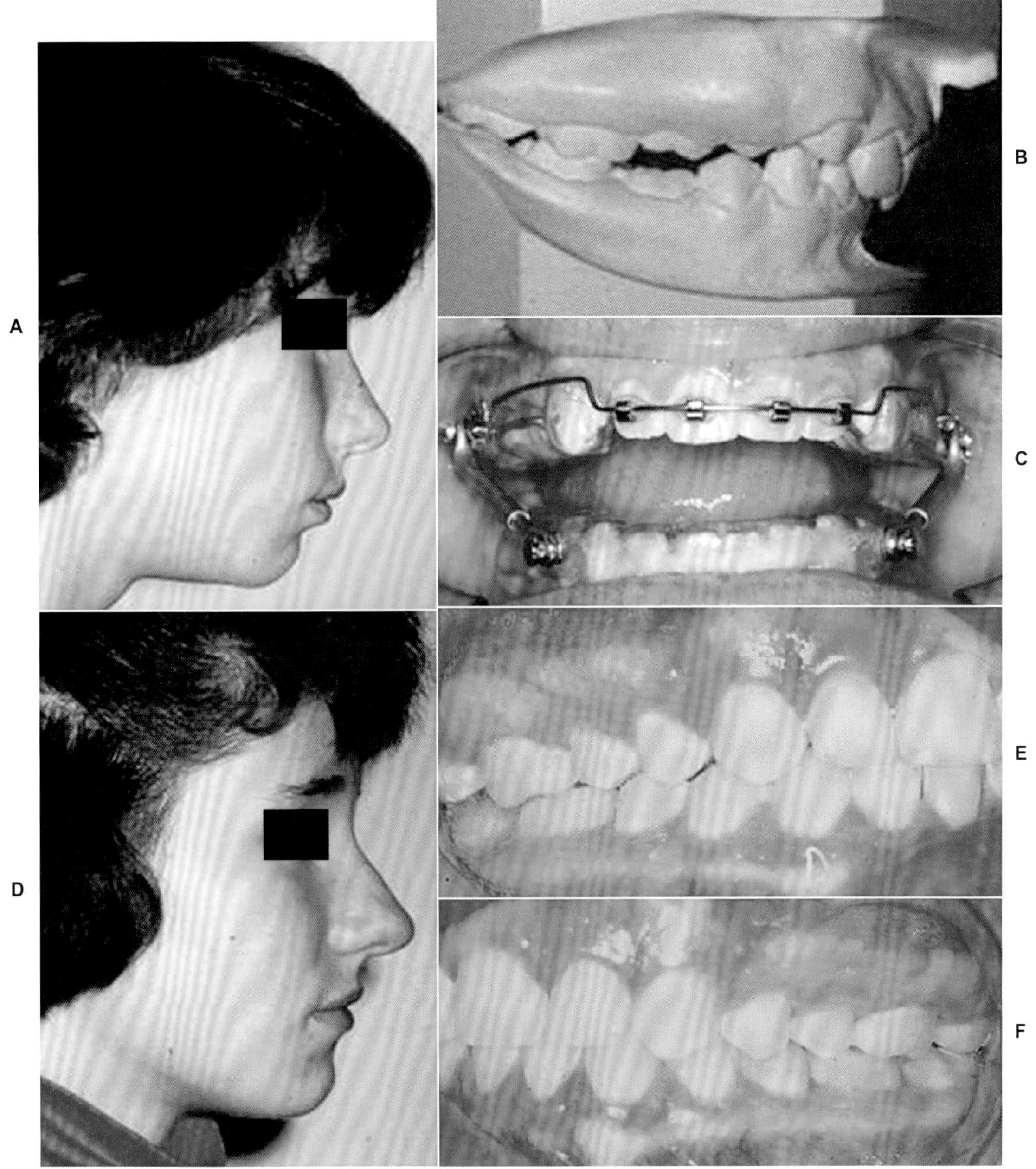

图 13-8　可摘塑胶型 Herbst 矫治器治疗。A 和 B．治疗前照片：面像（A）和模型（B）；C．Herbst 加上颌压低辅弓唇展并压低前牙；D～F．Herbst 矫治后和正畸治疗后结果：面像（D）和口内像（E 和 F）

咬合关系、面部美学、颞下颌关节功能、咀嚼功能以及社会心理方面的健康。然而，如果畸形并非严重，在生长发育高峰期前进行下颌前移手术是有争议的。当下颌生长率是正常的，下颌前移可以稳定，因为下颌骨在新的位置继续正常生长。当下颌骨生长存在缺陷（如逐步加重的下颌后缩），上颌正常发育而下颌发育不足，Ⅱ类骨性和牙性关系可能会在手术后复发。在这种情况下需要额外的手术治疗。

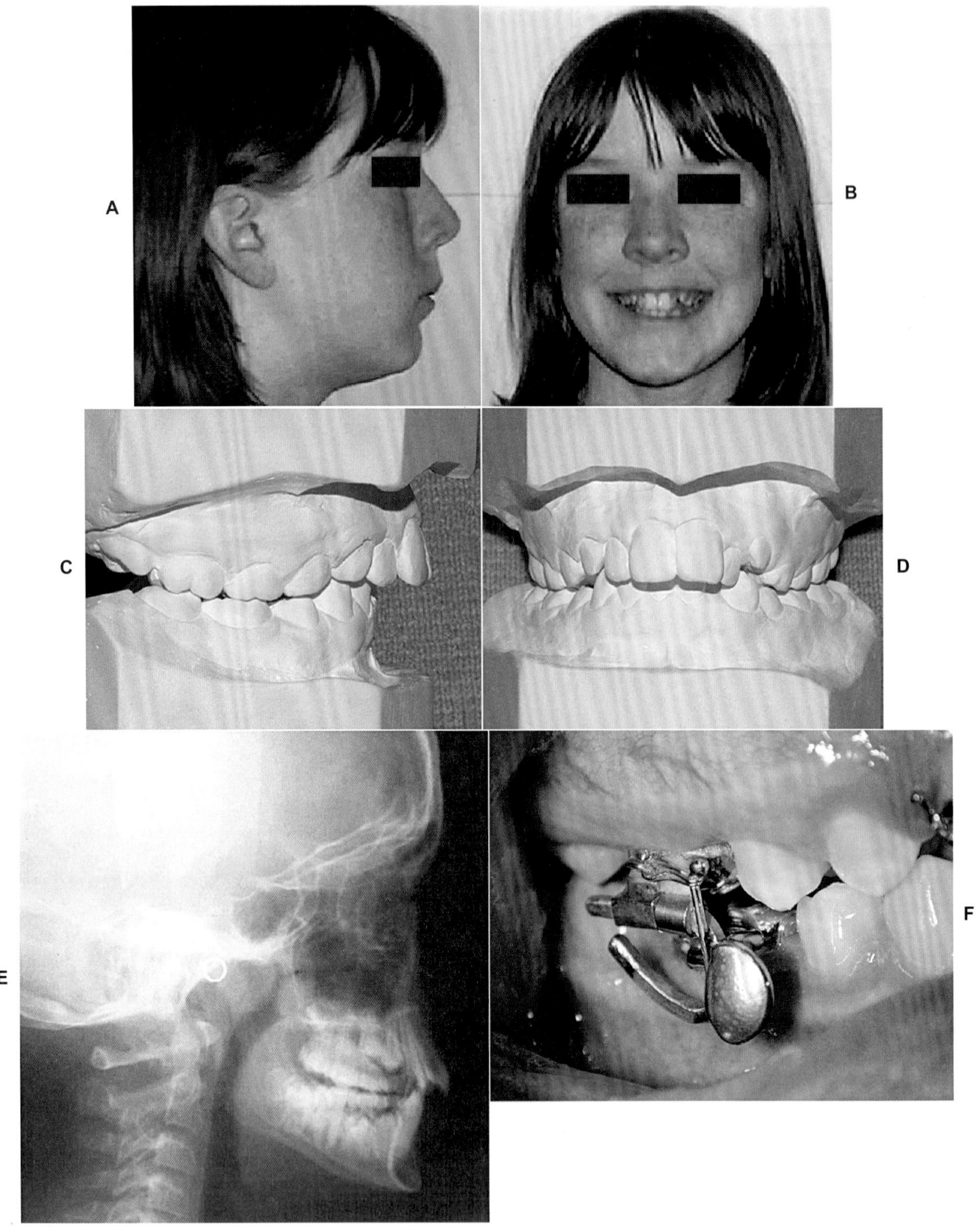

图 13-9 MARA 矫治器治疗。A～E．治疗前照片：面像（A 和 B）、模型（C 和 D）和 X 线头影测量片（E）；F．放置 MARA 矫治器

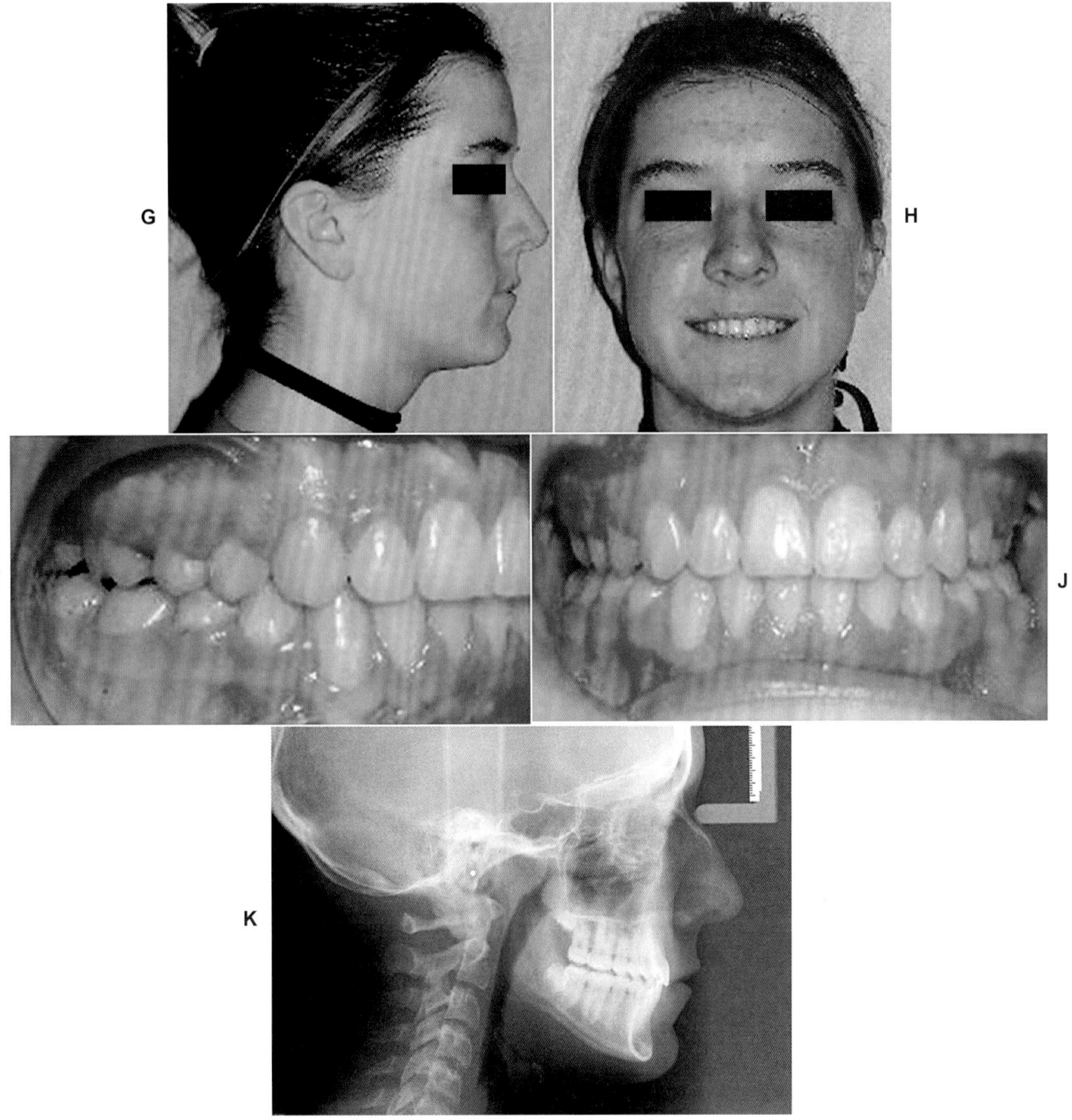

图 13-9（续） G～J．MARA 加正畸治疗后的最终结果：面像（G 和 H）和口内像（I 和 J）；K．治疗后 X 线头影测量片

参考文献

1. McNamara JA Jr: Components of Class Ⅱ malocclusion in children8-10 years of age. *Angle Orthod* 1981; 51(3):177-202.
2. Baccetti T, Franchi L, McNamara JA, Tollaro I: Early dentofacial features of Class Ⅱ malocclusions: A longitudinal study from the deciduous through the mixed dentition. *Am J Orthod Dentofacial Orthop* 1997; 111(5):502-509.
3. McNamara J, Brudon WL: *Orthodontic and orthopedic treatment in the mixed dentition*. Ann Arbor: Needham Press, 1993.
4. Moyers RE, Riolo MS, Guire KE, et al: Differential diagnosis of Class Ⅱ malocclusions. *Am J Orthod* 1980; 78(5):477-494.
5. McNamara JA, Brudon WL: *Orthodontics and dentofacial orthopedics*. Ann Arbor: Needham Press 2001.
6. Proffit WR, Fields HW: *Contemporary orthodontics*, edition 3. St Louis: Mosby, 1993.
7. Kjellberg H: Juvenile chronic arthritis. Dentofacial

morphology, growth, mandibular function and orthodontic treatment. *Swed Dent J* 1995; 109 (Suppl):1-56.

8. Mossey PA: The heritability of malocclusion: Part 2. The infl uence of genetics in malocclusion. *Br J Orthod* 1999; 26:195-203.
9. Smith RA: The etiology of angle Class Ⅱ division 1 malocclusion. *Angle Orthod* 1939; 9:15-19.
10. Brezniak N, Arad A, Heller M, et al: Pathognomonic cephalometric characteristic angle Class Ⅱ division 2 malocclusion. *Angle Orthod* 2002; 72(3):251-257 .
11. Sfondrini MF, Cacciafesta V, Sfondrini G: Upper molar distalization: a critical analysis. *Orthod Craniofac Res* 2002; 5(2):114-126.
12. Bussick TJ, McNamara JA: Dentoalveolar and skeletal changes associated with the pendulum appliance. *Am J Orthod Dentofacial Orthop* 2000; 117:333-343.
13. Shen G, Hagg U, Darendeliler MA: Skeletal effects of bite jumping therapy on the mandible-removable vs. fi xed functional appliances. *Orthod Craniofac Res* 2005; 8:2-10.
14. Berger JL, Pangrazio-Kulbersh V, George C, Kaczynski R: Longterm comparison of treatment outcome and stability of Class Ⅱ patients treated with functional appliances versus bilateral sagittal split ramus osteotomy. *Am J Orthod Dentofac Orthop* 2005; 127(4):451-464.
15. Graber TM, Vanarsdall RL Jr, Vig KWL: *Orthodontics: current principles & techniques*, edition 4. Philadelphia: Mosby, 2005.
16. Baccetti T, Franchi L, McNamara JA: The Cervical Vertebral Maturation (CVM) method for the assessment of optimal treatment timing in dentofacial orthopedics. *Semin Orthod* 2005; 11:119-129.
17. Cozza P, Baccetti T, Franchi L, et al: Mandibular changes produced by functional appliance in Class Ⅱ malocclusion: A systematic review. *Am J Orthod Dentofacial Orthop* 2006; 129:599. e1-12.
18. Clark W: The Twin Block traction technique. *Europ J Orthod* 1982; 4:129-138.
19. Allen-Noble P: Clinical management of MARA. Allesee Orthodontic Appliances. February 2002, pp 1-63.
20. McNamara JA Jr, Howe RP, Dischinger TG: A comparison of the Herbst and Frankel appliances in the treatment of Class Ⅱ malocclusion. *Am J Orthod Dentofacial Orthop* 1990; 98:134-144.
21. Pangrazio-Kulbersh V, Berger JL, Chermak DS, et al: Treatment effects of the Mandibular Anterior Repositioning Appliance on patients with Class Ⅱ malocclusion. *Am J Orthod Dentofacial Orthop* 2003; 123 (3):286-295.
22. Toth LR, McNamara JA: Treatment effects produced by the Twin-block appliance and the FR-2 appliance of Frankel compared with an untreated Class Ⅱ Sample. *Am J Orthodontics Dentofac Orthop* 1999; 116 (6):587-609.
23. Heinig N, Goz G: Clinical application and effects of the Forsus Spring. A study of a new Herbst hybrid. *J Orofac Orthop* 2001; 62 (6):436-450.
24. 3M US Unitek Forsus Resistant Device. Forsus Fatigue Resistant Device L-Pin Module. Available at: http://solutions.3m.com/wps/ portal/3M/en_US/orthodontics/Unitek/solutions/class-Ⅱ/Forsus-LPin/.
25. Tulloch JFC, Phillips C, Koch G, Proffi tt WR: The effect of early intervention on skeletal pattern in Class Ⅱ malocclusion: a randomized clinical trial. *Am J Orthod Dentofacial Orthop* 1997; Ⅱ 1:391-400.
26. Croft RS, Buschang PH, English JD, Meyer R: A cephalometric and tomographic evaluation of Herbst treatment in the mixed dentition. *Am J Orthod Dentofacial Orthop* 1999; 116 (4):435-443.
27. Uner O, Gultan AS: The changes in orthodontic area after retention period in skeletal Class 2 treated with activator. *Orthodi Dergisi* 1989; 2:1.
28. Pancherz H: The Herbst appliance—its biologic effects and clinical use. *Am J Orthod* 1985; 87(1):1-20.
29. Mihalik CA, Proffit WR, Phillips C: Long-term follow-up of class Ⅱ adult treated with orthodontic camoufl age: A comparison with orthognathic surgery outcomes. *Am J Orthod Dentofacial Orthop* 2003; 123 (3):266-278.
30. Wolford LM, Karras SC, Mehra P: Considerations for orthognathic surgery during growth, Part Ⅰ: Mandibular deformities. *Am J Orthod Dentofacial Orthop* 2001; 119(2):95-101.
31. Proffit WR, White RP Jr, Sarver D: *Contemporary treatment of dentofacial deformity*. Philadelphia: Mosby, 2003.

第 14 章　Ⅲ类错𬌗的治疗

CHAPTER 14

Peter Ngan

骨性Ⅲ类错𬌗以下颌前突、上颌骨发育不足或者两者同时存在为特征。患者面部表现为面中 1/3 后缩和面下 1/3 突出。根据骨性不调的严重程度，患者口内通常表现为Ⅲ类磨牙关系和反覆盖。

Ⅲ类错𬌗有许多治疗方法，从早期的矫形矫治，到掩饰性矫治，以及最终的外科手术治疗。阻断错𬌗发展的方法包括通过面具、颏兜和正畸固定矫治器促进上颌骨的扩展和前伸。本章对Ⅲ类错𬌗矫治中经常被问到的几个问题进行回答，包括矫治指征、矫治时机和治疗效果。

1．什么是假性Ⅲ类错𬌗，早期矫治对此类患者的好处是什么？

假性Ⅲ类错𬌗的患者通常存在由上、下前牙的早接触或倾斜造成的反咬合（图 14-1）。纠正正中咬合位 / 正中关系位的错𬌗能避免前牙受到异常磨损和创伤性咬合力，避免上颌骨和下颌骨受到潜在不利于生长的影响，改善上

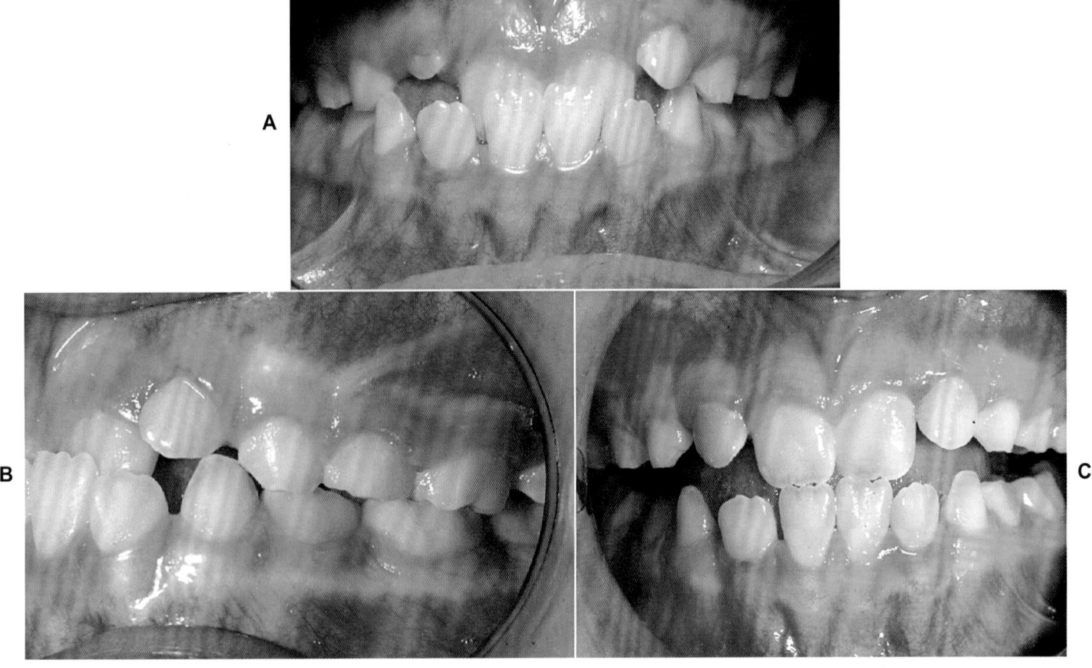

图 14-1　A～C．假性Ⅲ类错𬌗患者通常会出现前牙反𬌗（A 和 B），切牙可以后退至对刃咬合的正中位（C）

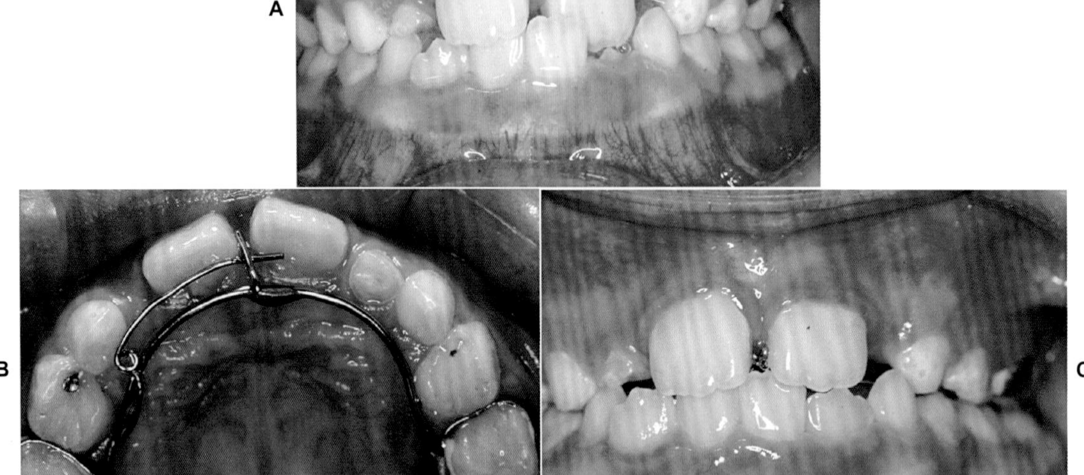

图 14-2　A～C．使用固定舌弓和指簧（B）矫正前牙牙性反𬌗（A）。C．治疗后的照片

唇突度和面部外形[1]。

单个或多个前牙反𬌗可通过带引导斜面的固定或活动矫治器、附加弹簧的活动矫治器和附加指簧的舌弓进行矫治（图 14-2）[2]。

2．Delaire 面具是什么？

Delaire 前牵面具被用于治疗Ⅲ类错𬌗畸形和上颌发育不足的患者[3]。Oppenheim[4] 第一个证明下颌骨的生长或前伸是无法控制的，并且建议通过上颌骨向前牵引抵抗下颌前突。Petit[5] 随后改良了 Delaire 面具的基本结构，增大了矫治器可施加的力值，从而降低总体的治疗时间。

前牵面具是由两片接触在额头和下颏软组织的垫板组成（图 14-3）。上下垫板由中线框架连接，通过松开和拧紧固定螺钉调节。一根可调节的带钩的前金属杆也连接到中线框架，通过橡皮圈对上颌骨施加向下和向前的牵引力。为了减小上颌骨位置改变造成的咬合打

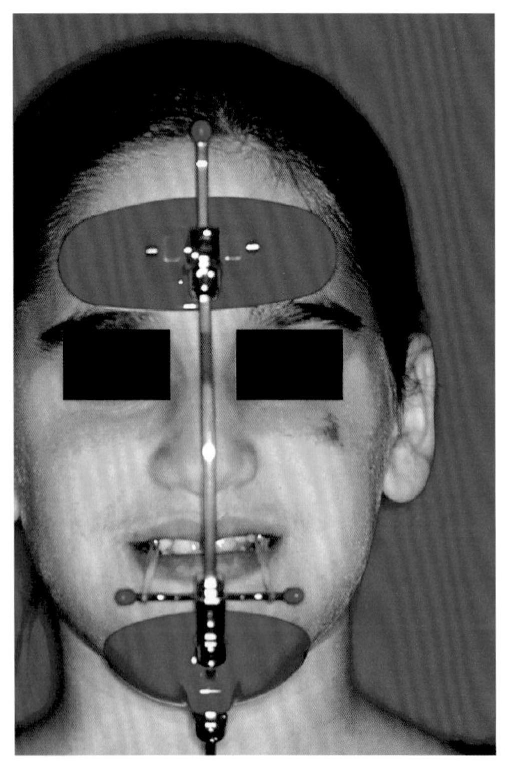

图 14-3　前牵面具以额部和颏部作为支抗将上颌骨向前和向下牵引

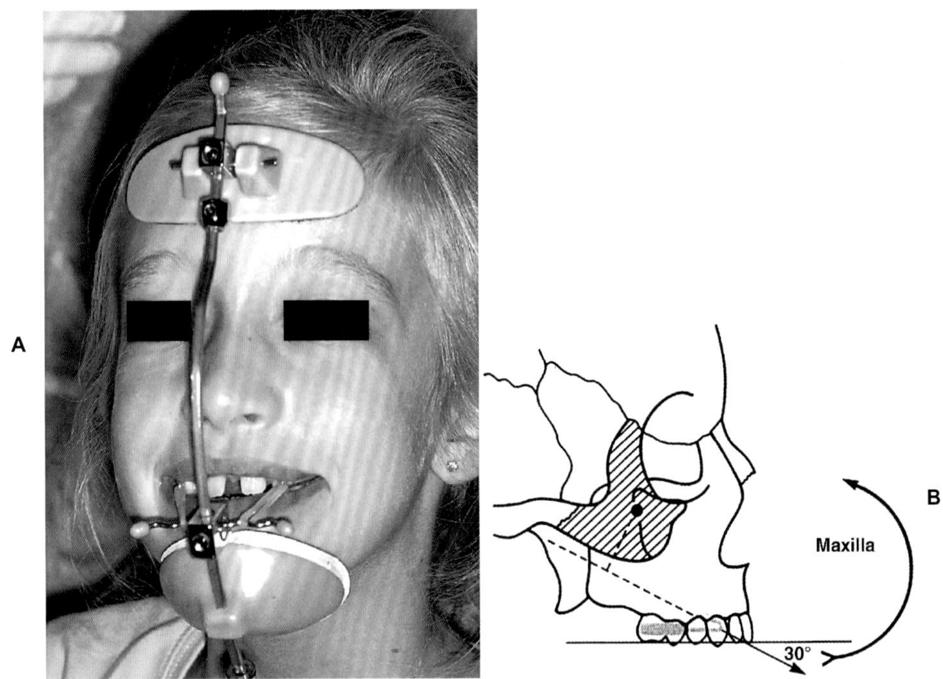

图 14-4　A．橡皮圈在上颌尖牙附近位置连接于口内支抗矫治器，与咬合平面成 30° 角向下和向前牵拉；B．力的方向，它最大程度减少了腭平面的倾斜

开，橡皮圈放置于上颌尖牙附近与咬合平面成 30° 角，向下向前牵引（图 14-4）。根据患者年龄一般需要每侧 300～600gf 的前牵力。要求患者每天佩戴 12 小时。

3．前牵面具治疗的适应证是什么？

前牵面具是治疗轻至中度的上颌后缩并具有离散不足生长趋势的骨性Ⅲ类错𬌗最有效的手段。患者闭口时表现为下颌一定程度的前移位及中度覆𬌗往往会有更好的预后。（图 14-5A～H）。前牙反𬌗的纠正和下颌骨向下向后的旋转减小了下颌前突（图 14-5I～P）。

4．前牵面具治疗中扩弓是否是必要的？

多种装置可作为上颌前方牵引的固位装置，包括腭弓和附加带环的粘结式扩弓器（图 14-6）。数条上颌骨周围的骨缝在鼻上颌骨复合体的发育过程中发挥了重要作用，包括额上颌缝、鼻上颌缝、颧上颌缝、颧颞缝、翼腭缝、腭正中缝、泪上颌缝以及筛上颌缝（图 14-7）[2]。骨缝只在 8 岁以下儿童中具有，因此乳牙列和混合牙列早期患者上颌牵引不要求扩弓。然而，在混合牙列，骨缝变得不规则并开始融合在一起。扩展牙弓可以帮助“分裂”上颌骨以及启动骨缝处的细胞反应，进而使牵引力更充分地发挥作用。

5．前牵面具治疗的最佳时机是什么？

早期Ⅲ类错𬌗患者开始治疗的最佳时间是在上颌中切牙萌出时。前牵治疗后获得良好的覆𬌗、覆盖关系，可以维持前牙正常咬合。研究表明，在乳牙列和混合牙列早期比混合牙列晚期更容易获得颌骨及牙列的协调关系。上颌第一恒磨牙的萌出为前方牵引提供了更好的固位。上颌前牵在整个青春期都是有效的，减慢了骨缝发育成熟的反应过程。

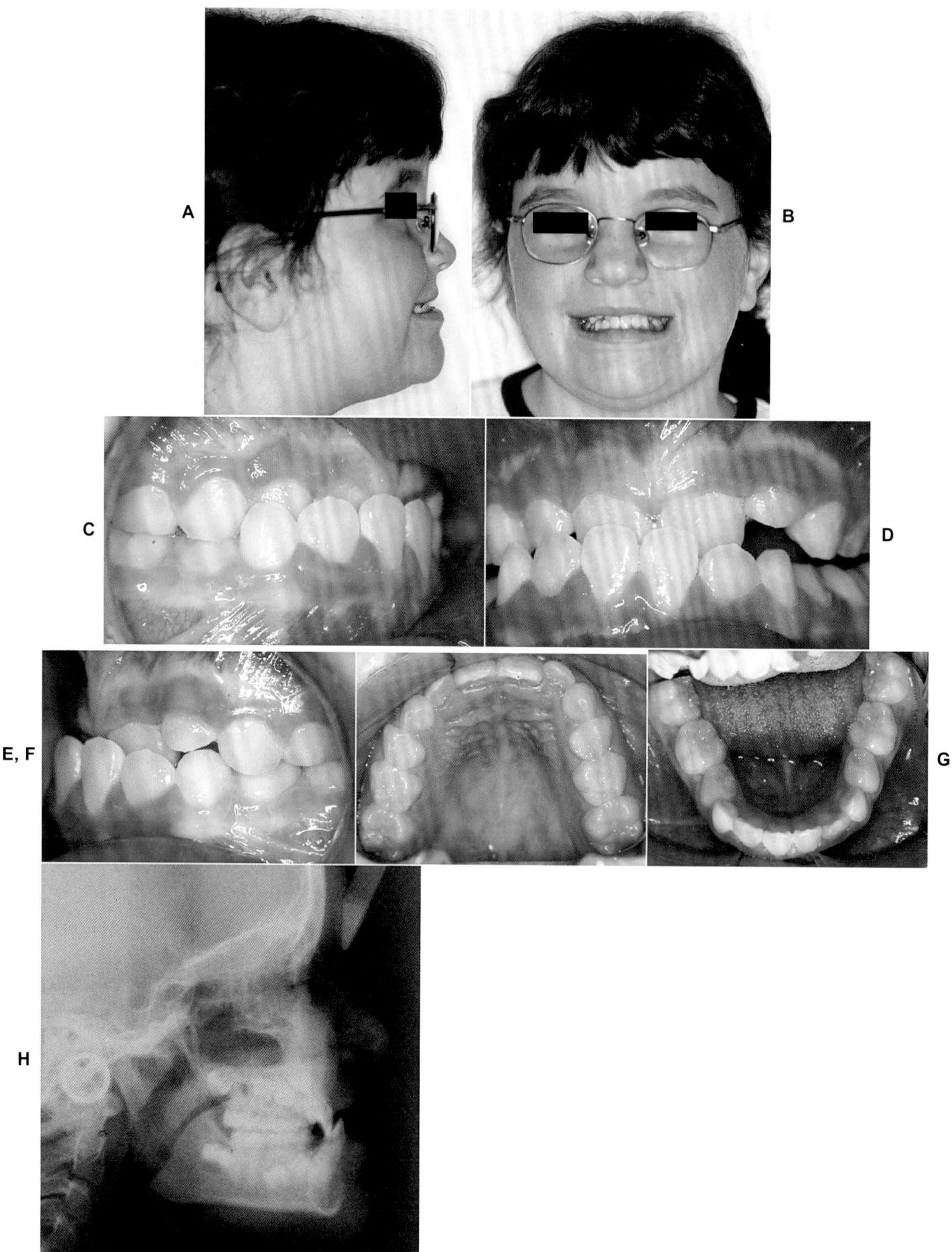

图 14-5　A～H. 8 岁患者伴有Ⅲ类错𬌗畸形和上颌发育不足，接受上颌扩弓、前牵治疗。A 和 B．面像；C～G．口内像；H．X 线头影测量片

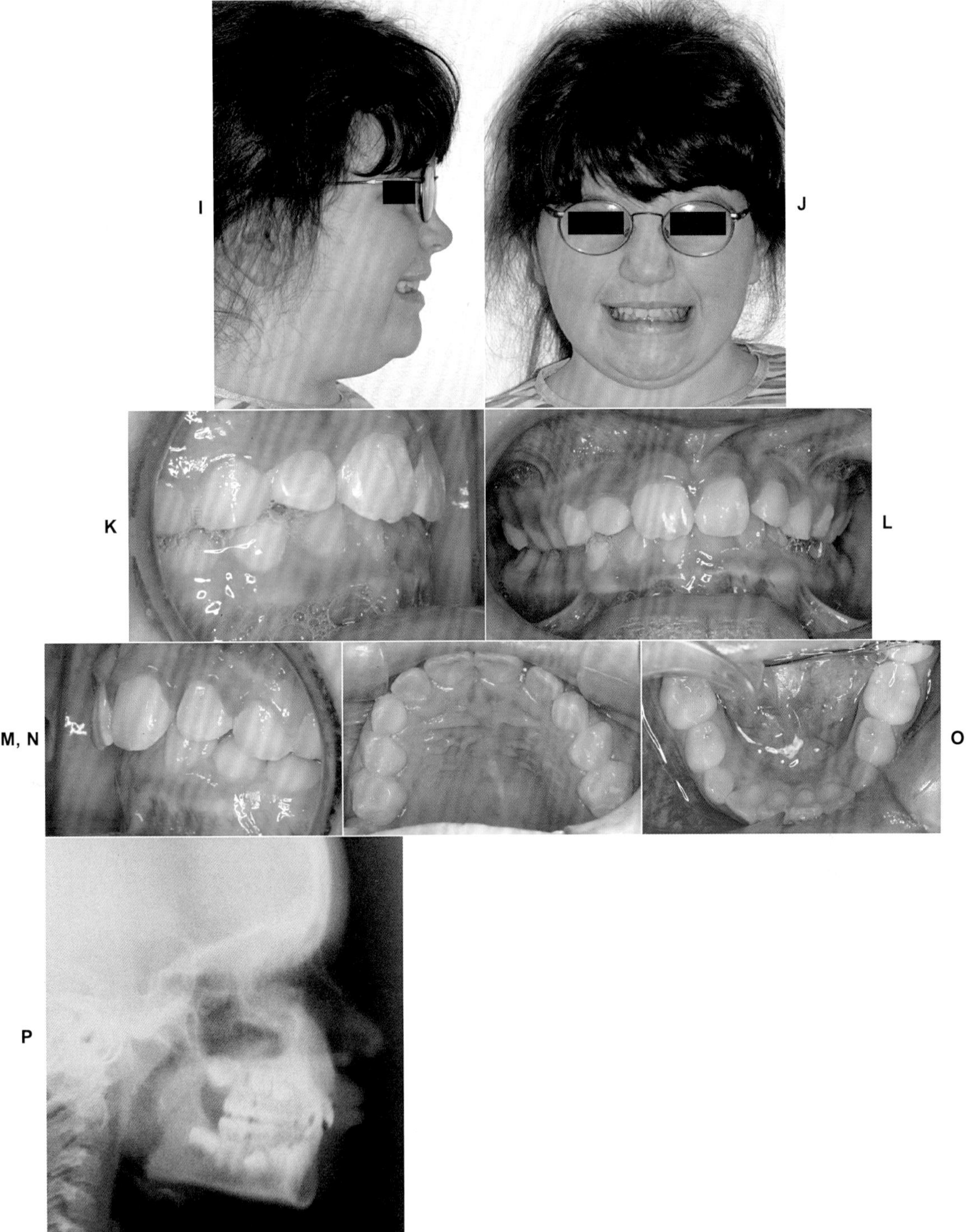

图 14-5（续） I～P．术后照片显示经过 8 个月的上颌前牵治疗后侧貌得到改善，前牙反殆得到矫正。I 和 J. 面像；K～O．口内像；P．X 线头影测量片

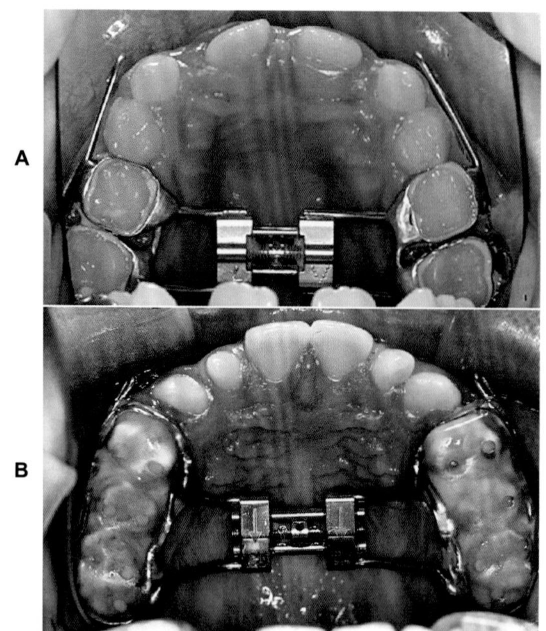

图 14-6 A 和 B．快速扩弓矫治器用于上颌前牵装置的固位

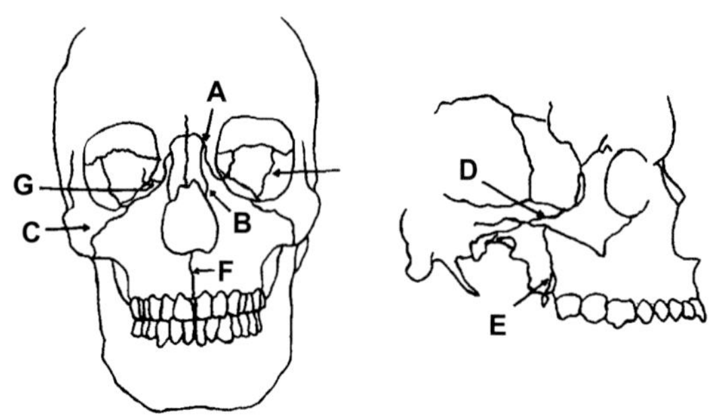

图 14-7 牵引治疗涉及的上颌骨骨缝。A．额上颌缝；B．鼻上颌缝；C．颧上颌缝；D．颧颞缝；E．翼腭缝；F．腭正中缝；G．泪上颌缝；H．筛上颌缝

6．前牵面具治疗可以得到什么样的预期效果？

依据错𬌗的严重程度，前方牵引治疗前牙反𬌗需要 3～4 个月的时间。继续治疗 4～6 个月后可以改善覆盖关系和磨牙的咬合关系 [6]。在前瞻性的临床试验中，覆盖关系的纠正是上颌骨前移𬌗（31%）、下颌骨后移（21%）、上切牙唇向移动（28%）和下切牙舌向移动（20%）共同作用的结果。纠正磨牙关系为Ⅰ类或Ⅱ类牙性关系需要颌骨运动和上、下磨牙不同方向的移动共同完成。在上颌骨前牵伴上颌磨牙的近中移动过程中可观察到支抗丢失。上、下颌磨牙的萌出改善了覆𬌗。上颌骨向下移动以及下颌骨向下向后的旋转增加了面部的总高度。

通过前方牵引治疗也使侧貌得到改善，面部凹陷程度减小，嘴唇形态改善，以及面中 1/3 后缩区域减小。

7．牵引治疗的结果可以长期稳定吗？

前瞻性临床试验显示前牵面具治疗后 2 年上颌骨的治疗效果保持稳定 [8]。随着生长发育，上、下颌骨又回到治疗前的生长模式。长期的研究表明 67%～75% 的患者治疗是成功的 [9,10]。正畸治疗可以掩饰Ⅲ类错𬌗畸形。前牙复发反咬合的患者在生长发育完成后最终需要外科手术治疗。因此，对于诊断为下颌发育过度的患者，推荐前牙 3～4mm 覆盖的上颌过矫正治疗。

8．牵引治疗的临床反应是否有所差异？

临床上，上颌骨经过 8～12 个月的牵引治疗可以前移 2～4mm。上颌前移量受患者年龄、扩弓装置、施加的力值、力的方向和加力时间等多种因素影响。

在一个前瞻性临床试验中，8 个月的前方牵引治疗后上颌前移量的个体差异从 −3.5～+6mm 不等，垂直方向改变量从 −0.5～+2mm 不等 [11]。

9．牵引治疗后是否需要保持？

研究显示使用可摘矫治器如 Frankel Ⅲ型调节器或下颌骨牵引器，有助于维护矢状向和横向的矫治效果，并使肌肉组织适应上颌的新位置（图 14-8）。

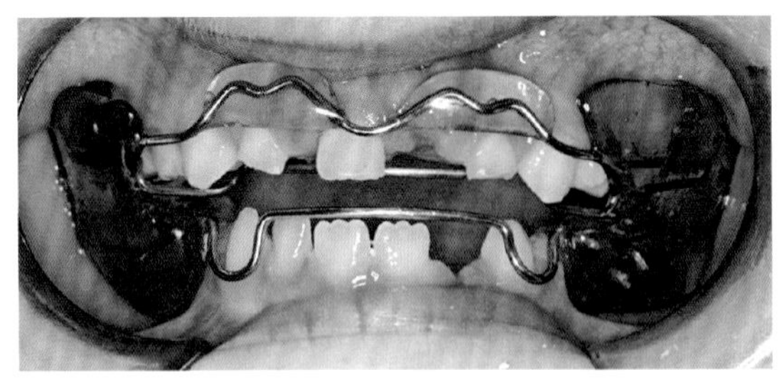

图 14-8　Frankel Ⅲ型调节器作为前牵治疗后的保持器

10. 什么时候应该使用颏兜？

上颌骨相对正常而下颌骨中度前突的骨性Ⅲ类错𬌗可以使用颏兜治疗（图 14-9）。还可用于不希望前下面高增长的患者。这种治疗的目的是抑制下颌骨的生长量和（或）改变生长方向，以及使下颌处于更靠后的位置[2]。

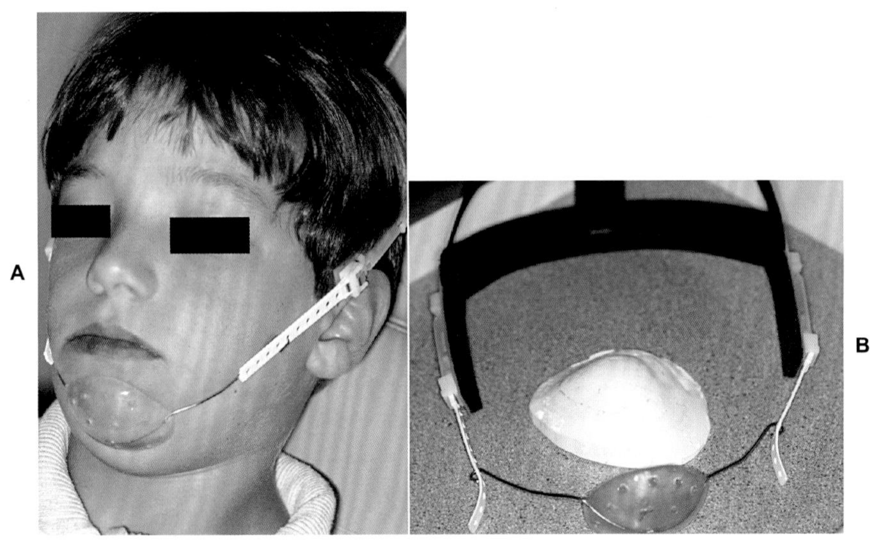

图 14-9　A 和 B．颏兜治疗Ⅲ类错𬌗和下颌前突的患者

11. 颏兜治疗适宜的力值和方向是什么？

颏兜分为两种类型：枕牵引型用于下颌前突患者，垂直牵引型用于离散过度高角或长脸形患者。建议每天施加 12 个小时 600～700gf 的矫形力。矫形力方向通常是穿过髁突或低于髁突（图 14-9）。

12. 颏兜治疗可以得到什么样的预期效果？

颏兜对下颌骨的矫形作用如下。

（1）改变下颌骨垂直生长方向；

（2）向后定位（旋转）下颌骨；

（3）闭合下颌角，重建下颌骨。

到目前为止，人们对颏兜能否抑制下颌骨生长的观点不一致。颏兜已被证明在矫形治疗中使下颌骨发生顺时针旋转。然而，研究表明在青春期生长发育结束前去除颏兜，可能会导致下颌骨的水平向生长方式复发。

13. 颏兜治疗的时机和周期是什么？

下颌发育过度的患者通常在乳牙列就被发现，除非是年龄更小的儿童呈现下颌后缩状态。证据表明，在乳牙列或混合牙列早期开始治疗下颌前突更容易成功。根据错𬌗畸形的严重程度，治疗时间从 1 年到最多 4 年。最近的研究表明，在青春期生长发育完成前摘除颏兜容易引起复发，因为生长发育期中下颌骨会产生更多的水平向Ⅲ类生长率及方向。因此建议佩戴颏兜至青春期结束。

14. 什么是Ⅲ类错𬌗的掩饰性矫治?

有轻度至中度骨性异常的患者可以通过佩戴前牵面具近中移动上颌骨或佩戴颏兜向后移动下颌骨进行早期掩饰性矫治。在恒牙列，可以通过正畸牙齿移动，如前倾上颌前牙或内收下颌前牙，来掩盖潜在的颌骨关系不调。固定矫治器配合上颌磨牙到下颌尖牙的Ⅲ类牵引用于实现所需的牙齿移动。对于牙列拥挤或前突的患者，通过拔除下颌第一前磨牙和上颌第二前磨牙来掩饰性矫治错𬌗畸形（图 14-10）。

15. 什么是Ⅲ类错𬌗的手术治疗?

具有严重的不能通过正畸牙齿移动掩盖的前后向颌骨关系不调的Ⅲ类患者，必须予以手术治疗。通常在生长发育完成后进行。根据畸形的诊断，上颌可以采用 LeFort Ⅰ型截骨术前移，下颌骨可以采用双侧矢状劈开截骨术后退。术前正畸治疗通常是必要的，通过消除牙列代偿和允许下颌最大范围的活动，获得理想的面部外形（图 14-11）。

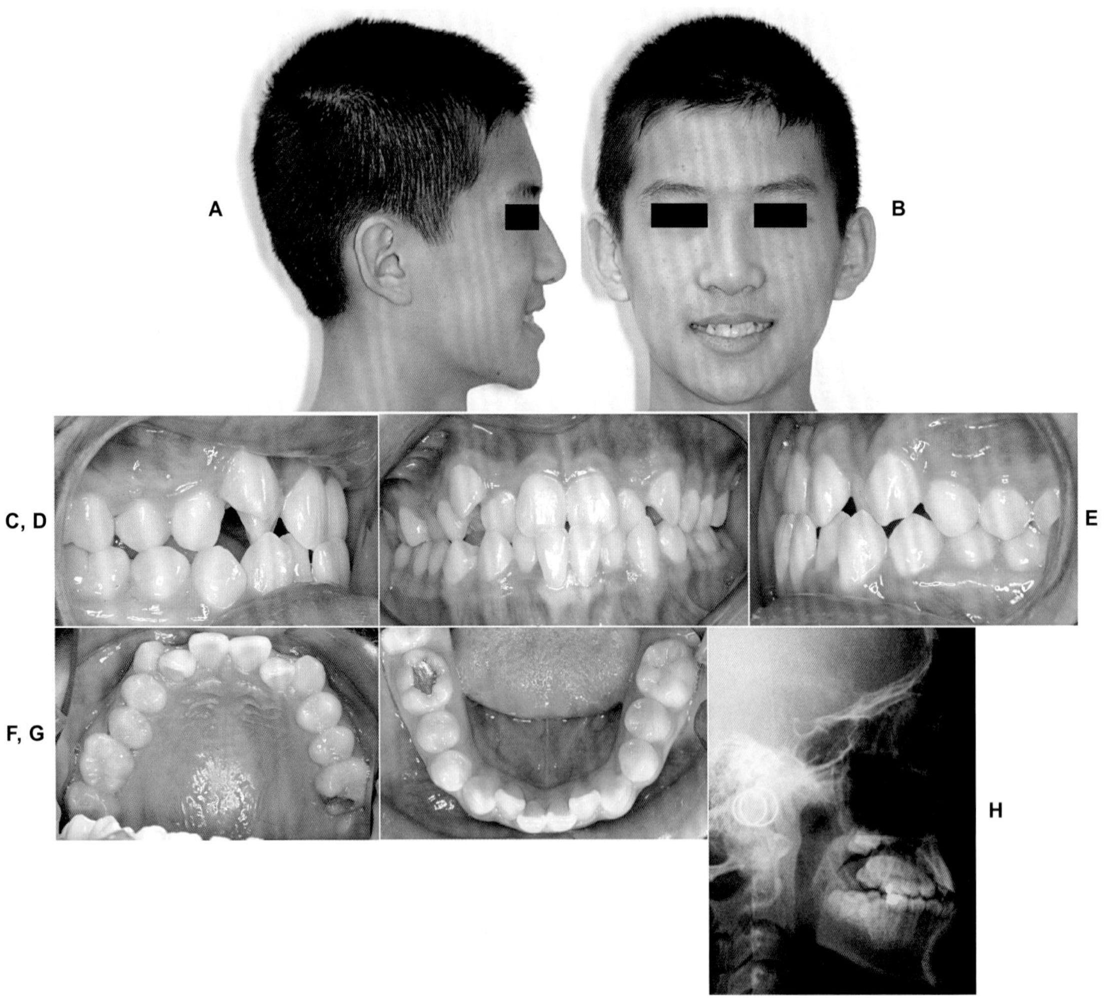

图 14-10 A～H. 轻度Ⅲ类错𬌗和拥挤的 13 岁患者，拔除前磨牙以掩饰性矫治骨性错𬌗。A 和 B. 面像；C～G. 口内像；H. X 线头影测量片

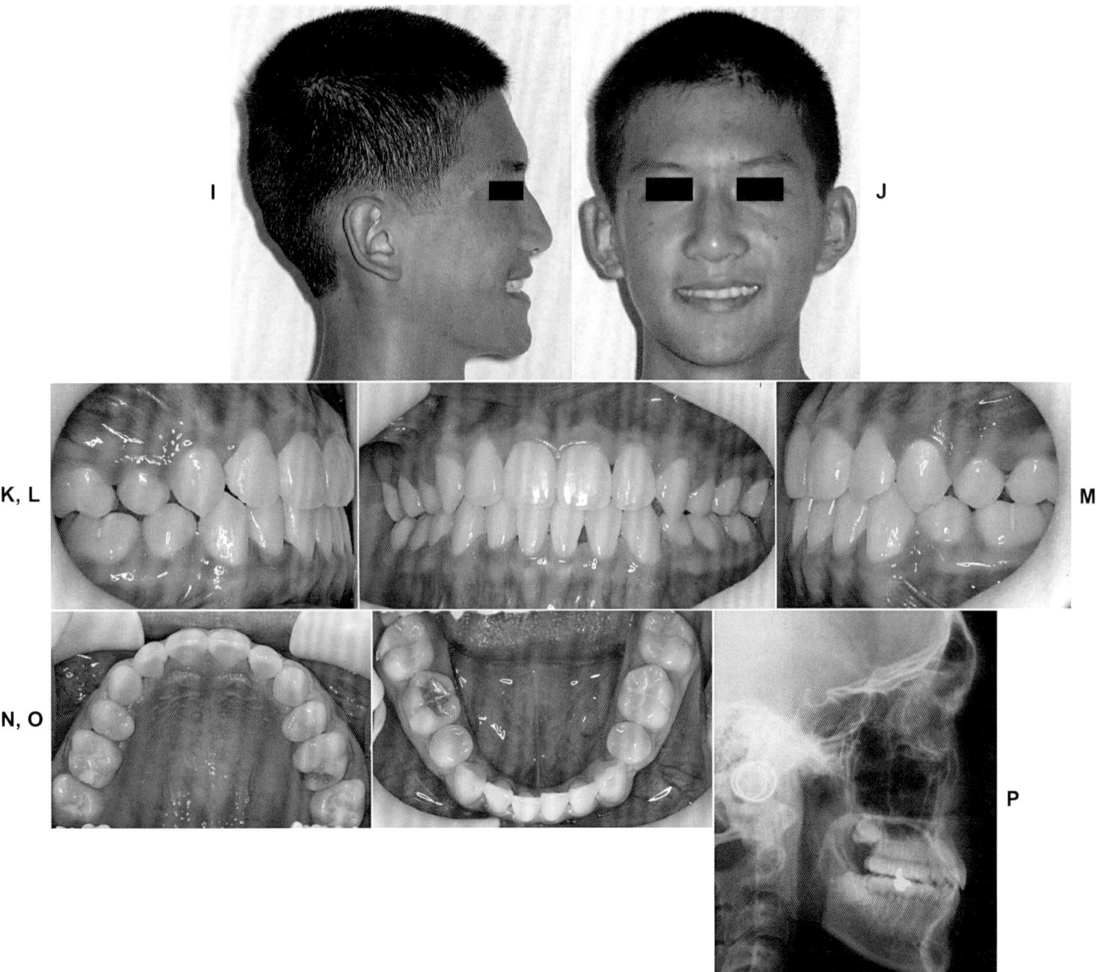

图 14-10（续） I～P．治疗后照片显示侧貌和咬合的改善；I 和 J．面像；K～O．口内像；P．X 线头影测量片

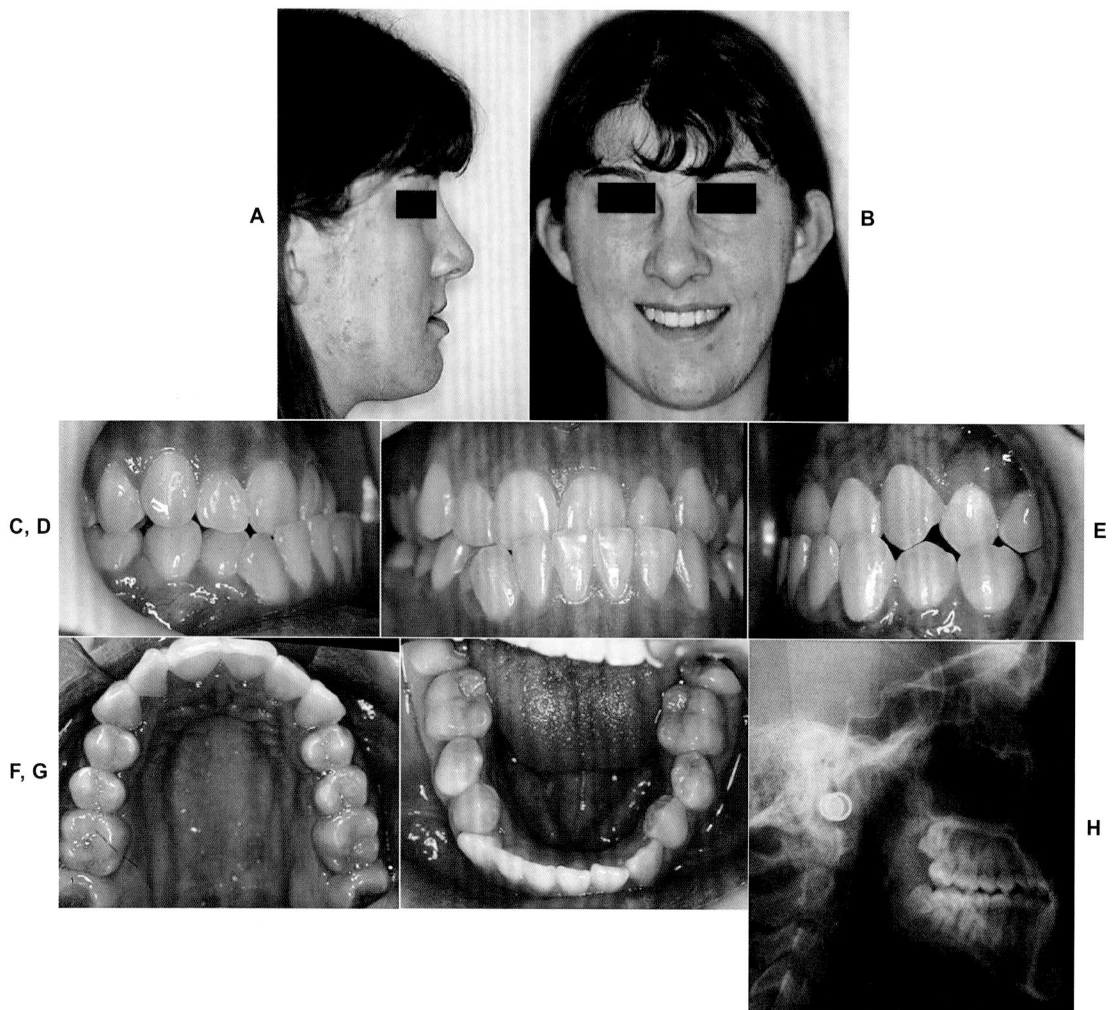

图 14-11 A～H．骨性Ⅲ类错𬌗畸形伴下颌骨不对称畸形的 18 岁患者，手术治疗前移上颌骨，以及后退下颌骨矫正骨性畸形。A 和 B．面像；C～G．口内像；H．X 线头影测量片

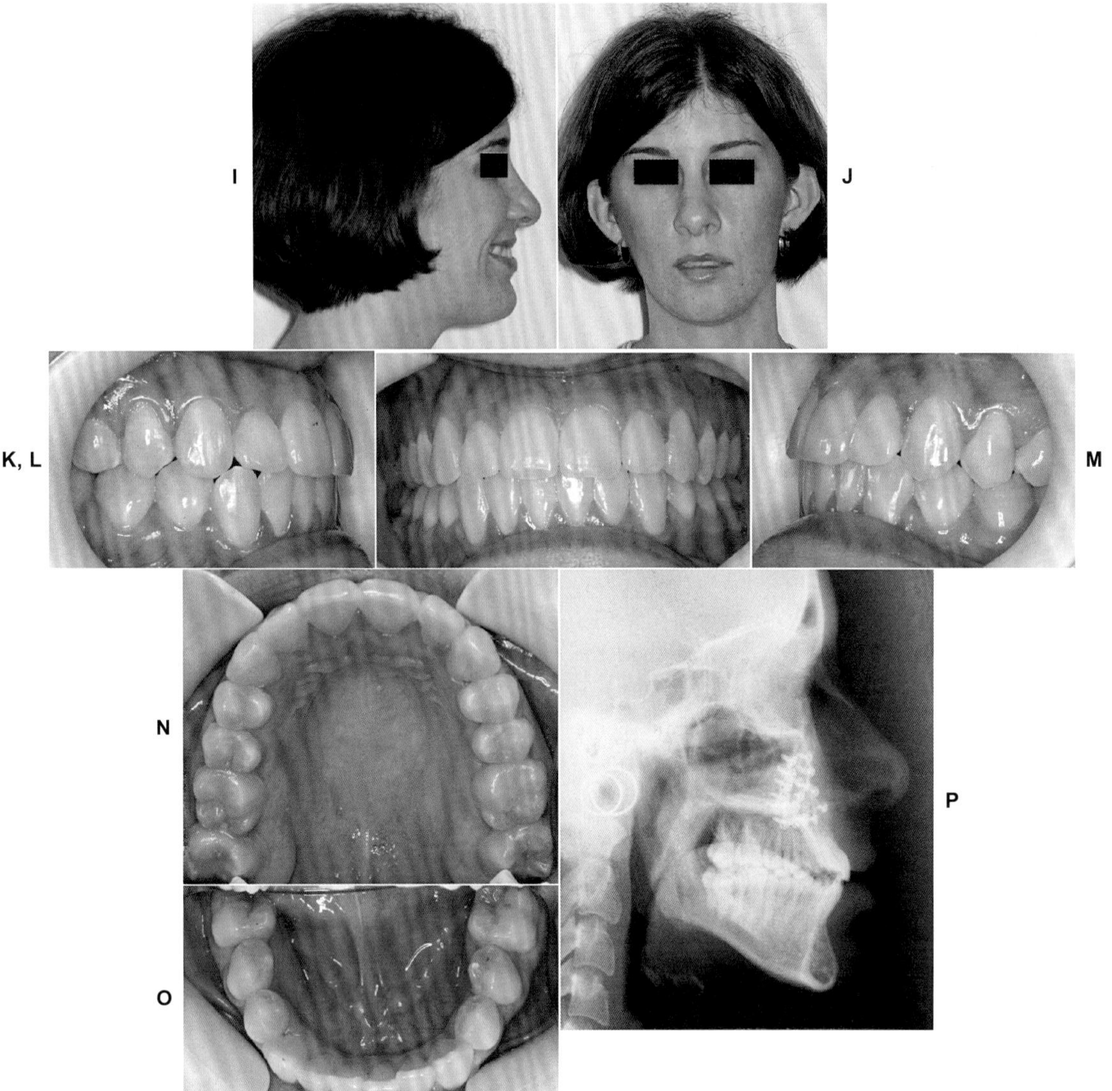

图 14-11（续） I～P．治疗后照片显示侧貌和咬合的改善；I 和 J．面像；K～O．口内像；P．X 线头影测量片

参考文献

1. Joondeph DR: Early orthodontic treatment. *Am J Orthod* 1993; 104:199-200 .
2. Ngan P: Treatment of Class Ⅲ malocclusion in the primary and mixed dentition. In Bishara S. *Textbook of orthodontics*. Philadelphia: Saunders, 2003, pp 375-414.
3. Delaire J: Maxillary development revisited: relevance to the orthopaedic treatment of Class Ⅲ malocclusions. *Eur J Orthod* 1997; 19:289-311.
4. Oppenheim A: A possibility for physiologic orthodontic movement. *Am J Orthod Oral Surg* 1944; 30:345-346.
5. Petit HP: Adaptation following accelerated facial mask therapy. In: McNamara JA Jr, Ribbens Ka, Howe RP, editors. Clinical alterations of the growing face. Monograph 14. Craniofacial growth series. Center for Human Growth and Development. Ann Arbor: The University of Michigan, 1983.
6. Ngan P, Hagg U, Yiu C, et al: Treatment response and long-term dentofacial adaptations to maxillary expansion and protraction. *Semin Orthod* 1997; 3: 255-264.
7. Ngan P, Hagg U, Merwin D, et al: Soft tissue and dentoskeletal profile changes associated with maxillary expansion and protraction headgear treatment. *Am J Orthod Dentofacial Orthop* 1996; 109:38-49.
8. Ngan P, Yiu C, Hu A, et al: Cephalometric and occlusal changes following maxillary expansion and protraction. *Eur J Orthod* 1998; 20:237-254.
9. Westwood PV, McNamara JA, Baccetti T, et al: Long-term effects of Class Ⅲ treatment with rapid maxillary expansion and facemask therapy followed by fixed appliances. *Am J Orthod Dentofac Orthop* 2003; 123:266-278.
10. Hagg U, Tse A, Bendeus M, et al: Long-term follow-up of early treatment with reverse headgear. *Eur J Orthod* 2003; 25:95-102.
11. Ngan P, Hagg U, Yiu C, et al: Treatment response to maxillary expansion and protraction. *Eur J Orthod* 1996; 18:151-168.

第15章 牙齿微量移动

CHAPTER 15

G. Fräns Currier

个别牙齿移动时要确保其他牙齿不能移动（即支抗牙）。这些牙齿的移动可以发生在上牙弓或下牙弓，可以是横向或者前后向（矢状向），或者在牙弓之间，但以横向和矢状向为多。个别牙的垂直向移动，例如伸长或压入，同样需要重要的支抗设计以防邻牙移动。

在替牙列进行牙齿微量移动治疗称为阻断矫治，而在成人中属于辅助正畸治疗，包括固定义齿修复或前牙美学保存治疗。乳牙列中最常见的牙齿微量移动应该与纠正后牙反𬌗及下颌移位相关，这通常是由于上颌乳尖牙间宽度不足导致。

拔除或片切（discing）所选乳牙（非恒牙，除非是第三磨牙）通常与一定形式的局部牙齿移动有关。有时拔牙本身就可以改善或者纠正问题，例如8～10岁患者的下颌中线不调或者中度牙列拥挤，9～11岁患者的恒尖牙异位萌出，7～9岁患者由于多生牙导致的上颌中线偏斜，以及成人直立倾斜的第二恒磨牙。

绝大多数反𬌗病例需要在一发现问题存在即开始治疗，因为反𬌗将导致以下问题，如不对称的生长形式、异常的发育、对牙列和颌骨不利的生长发育，包括牙周问题。前牙开𬌗通常与第三磨牙的萌出相关。

面部软组织轮廓和美学线，以及由下颌平面与眼耳平面（Frankfort horizontal）决定的骨骼生长型，这三者均对局部牙齿移动的设计有参考意义。

1. 与牙齿大量移动相比，牙齿微量移动在正畸治疗中的意义是什么？

在某种意义上讲，没有所谓的牙齿微量移动，所有的牙齿移动都是大量的。

我们需要明白的是现在谈论的是正畸治疗中的移动（正畸力学系统，相对较轻），而非矫形治疗中的移动（矫形力学系统，相对较大）[1]。轻力系统通常用于被移动牙齿周围有牙槽骨吸收时。

目前，正畸治疗中牙齿移动的最佳方式不仅是轻力，还需要持续力[1,2]。使用正畸力也可达到矫形治疗的效果（骨移动量大于牙移动量），例如使用在学龄前儿童的上颌四眼扩弓簧装置。然而，大部分矫形治疗效应都是通过较高的或具有矫形效应的力系统来完成，也就是所施加的力对支抗牙也会产生骨效应。

比牙齿微量移动更佳的方式可能就是个别牙齿移动，需要有限数量的正畸牙齿移动。这也意味着其他牙齿不能移动；由此引出了支抗这个概念。我们不希望支抗牙或支抗单位移动。例如，可用于直立下颌第二恒磨牙的尖牙-尖牙之间牙弓所组成的支抗单位。

在儿童中与个别牙齿移动相关的常用形式是阻断矫治；在成人中被称为辅助正畸治疗。它不属于正畸第一阶段——需要完成很多牙齿移动的治疗目标。第一阶段正畸治疗（通常为

12～18 个月的积极治疗）包括使用头帽或功能性矫治器早期矫治Ⅱ类错𬌗，以及使用快速扩弓器和上颌前方牵引早期矫治Ⅲ类错𬌗[2]。

2. 什么时候我们应该开始考虑正畸治疗？

虽然安氏错𬌗畸形分类帮助我们进行了牙齿问题的分类，但是颅颌面复合体生长发育成熟的顺序并不与之相关[3]。骨骼发育的顺序首先是横向发育（一侧向另一侧），然后是矢状面（前后向问题），接下来是垂直面（深覆𬌗及开𬌗，或短面综合征及长面综合征）[4]。

在乳牙列时，通常没有拥挤，但是当牙齿随着咬合建立广泛的尖窝交错时，下颌骨可偏向一侧。出生 15～20 个月时，上颌乳尖牙可能腭向萌出局限了尖牙间宽度，使得下颌骨无法恰当匹配。这通常会导致下颌骨偏向一侧以及牙齿中线偏斜[5]。

如果排齐上下颌中线就会发现下颌牙弓不能匹配。一个最佳的解决方法可能就是上颌扩弓。另一种方法不包含个别牙的移动，而是通过乳尖牙咬合调整（例如，唇向移动下颌尖牙，舌向移动上颌尖牙）。但是不能对乳磨牙的覆盖产生作用。

上颌扩弓装置种类多样，包括固定式和活动式[6]。活动咬合导板式 Jack 扩弓簧作用有限，每周仅能转动两圈或是打开 0.5mm，同时还存在患者配合问题。此装置没有矫形作用，仅产生牙齿在牙槽骨内的倾斜。

在学龄前儿童中应用效果较好的是在第二乳磨牙上使用四眼扩弓簧。此装置是之前“W”形装置在生物机械学上改进后的产物。四眼扩弓簧采用被动加力的方式发挥作用。在戴入之前先将其第二乳磨牙之间宽度在颊舌向开展扩大约 10mm。之后粘结，3～5 周复诊检查一次。不推荐在口内激活粘结式扩弓簧的做法。开大 10mm 数月后通常产生 5～6mm 的扩弓效果。在达到扩弓效果建立正常侧方牙列覆盖纠正反𬌗后，此装置需保留在原位维持数月。并不需要去除此装置更换为被动 Hawley 保持器来维持效果。四眼扩弓簧治疗时间为 6～8 个月。

正确加力后的四眼扩弓簧一般不需要移除，重新加力及重新粘接等。这是乳牙列最常用的扩弓装置，此装置还具有矫形效果，可以使左右两侧上颌骨移动。这种作用是有利的，可以引导恒磨牙在正确位置萌出。

另一个用于乳牙列的扩弓装置是双牙快速上颌骨扩弓装置（固定带螺旋装置）[2-6]。此固定快速扩弓装置可以每天加力 1～2 次。虽然使用双牙快速扩弓装置可以获得较好的效果，四眼扩弓簧依旧是替牙列早期至中期治疗后牙反𬌗的选择。然而，针对上颌第一前磨牙的萌出和后牙反𬌗的存在，应该考虑使用可以产生矫形力效果的更为坚硬的装置，例如四牙快速上颌骨扩弓装置。快速扩弓装置的机制很复杂，涉及对多个骨缝的作用[7]。

在青少年治疗时，使用相符的弓丝从而产生轻力作用于恒牙列被重新引入正畸矫治中。后牙宽度扩展越多，治疗效果越稳定。并且，中段牙弓效果越明显，牙弓周长增加越多。

3. 后牙反𬌗时怎样处理下颌牙弓？

下颌牙弓通常是卵圆形或锥形的，下颌骨中缝在出生后很快就融合了。在一些Ⅱ类 2 分类错𬌗畸形中，下颌牙弓是方圆的。因为下颌骨中缝很早就融合了，所以正畸治疗通常不会对下颌骨体左右侧产生矫形力效应[2]。然而，下颌后牙的唇 / 舌向倾斜（沿牙齿长轴）对了解下颌牙弓的治疗有所帮助。如果恒牙列的后牙向内侧倾斜，即牙冠舌向倾斜、牙根远离唇面伴随后牙覆盖小，那么就很可能说明上颌牙弓存在狭窄问题。如单纯直立下颌后牙区牙齿，则会导致双侧后牙反𬌗。通常应将前磨牙或恒磨牙牙根轻度地移动向唇侧。除上颌切牙之外，所有恒牙的牙根与其牙冠相比，均应偏向唇侧或是直立的。而这些切牙的牙根则偏向舌侧，牙冠偏向唇侧（根舌向转矩）。这可发生于下颌切牙，但也存在多种变化。恒磨牙反𬌗常会使用橡皮圈交互牵引，这种橡皮圈牵引通常从上颌前磨牙舌侧至下颌前磨牙唇侧，容易因牵引力而导致磨牙伸长从而使磨牙关系更加糟糕。

4．后牙反𬌗时该治疗何处？

反𬌗时通常治疗上颌牙弓。根据安氏错𬌗分类的不同，上颌牙弓形态各异。常见的上颌牙弓形态为卵圆形；然而，Ⅱ类 2 分类错𬌗畸形可以表现出方圆形的牙弓，而Ⅱ类 1 分类错𬌗畸形可以表现出锥形的牙弓。在这种Ⅱ类 1 分类错𬌗牙弓中度狭窄时，随着下颌向前移位，双侧后牙区的反𬌗就会发生。必须意识到的是，当错𬌗非Ⅰ类时，会出现隐性的后牙区反𬌗[5]。

5．除了上颌舌向倾斜、下颌唇向倾斜所导致的后牙反𬌗，还有其他类型的后牙反𬌗吗？

有的。第一种并不常见，即下颌牙弓完全在上颌牙弓内侧。可表现在一侧或双侧，称为布罗迪咬合（剪刀咬合）。通常在下颌使用固定装置进行扩弓，同时使用咬合板解除咬合锁结。这种错𬌗需要早期矫治[5]。

第二种通常在第二恒磨牙萌出后可见。常见的形式是上颌第二恒磨牙唇向萌出，也有下颌第二恒磨牙舌向萌出。在上颌，由于第一恒磨牙的菱形形态，以及错位的第二恒磨牙垂直止点的缺失，通常需要先将第二磨牙远移然后再排齐。交互牵引是上下颌之间的牵引，因此会加重牙齿的伸长。

以上两种问题与常见的由于上颌宽度不调造成的反𬌗畸形相比更难治疗。这两种问题是因为垂直向的问题导致的。

6．局部牙反𬌗如果不治疗会引起什么问题？

长期的反𬌗问题会导致牙齿异常磨损。受累牙周围会出现不良的牙周反应。如果反𬌗的牙齿不治疗，也会影响颌骨的生长发育[2]。

从正畸牙齿移动的角度来看，问题会变得更加复杂。无论之前怎样设计正畸治疗计划，其中包含更多的是倾斜移动而不是转矩移动，现在问题表现为牙弓长度问题和反𬌗局部的拥挤问题。因此，首要问题是重新获得牙弓间隙而不是纠正反𬌗。这可能涉及牙齿邻面去釉或片切和（或）拔除乳牙。在治疗混合牙列的反𬌗时不应减小恒牙邻面的接触面积。反𬌗问题现在已经开始分两步治疗而非早期的一步治疗。

7．如果患者前牙和后牙均存在反𬌗问题，在牙齿移动的过程中，首先解决哪一个问题？

最初通常是乳牙的后牙区出现问题。单个乳牙的前牙反𬌗问题与单个乳磨牙反𬌗一样少见[8]。前牙区乳切牙的形式多样，通常是骨性问题的表现，需要使用口外和口内装置联合治疗。

如果患者同时发生前牙和后牙反𬌗，应先治疗后牙反𬌗再治疗前牙反𬌗。如果先治疗前牙反𬌗，那么在后牙反𬌗纠正后前牙又会失去正常的位置[8]。治疗前牙反𬌗的活动矫治器可以用于后牙反𬌗的矫治效果的保持。前牙反𬌗的病因通常与上颌恒切牙舌侧萌出有关。恒侧切牙较恒中切牙更易发生反𬌗。双侧的切牙均舌向萌出并不少见。治疗恒切牙反𬌗的时机非常重要，这与萌出阶段和覆𬌗量相关。舌向位的切牙唇倾最终导致覆𬌗变浅。如果覆𬌗较浅则预后的稳定性不佳。因此，治疗前牙反𬌗时建立更深的覆𬌗可确保治疗后的稳定性。治疗时应将双侧中切牙和侧切牙同时纳入矫治。随着覆𬌗的增加，通常需要𬌗垫打开咬合以利于更快地纠正反𬌗。如果切牙反𬌗没有伴发从正中关系位的向前移位，治疗预后会明显不佳，因为此种情况多存在骨性问题。

使用附指簧的活动矫治器和𬌗垫或使用附指簧的固定舌弓纠正恒切牙反𬌗时遇到的问题是反𬌗纠正后上切牙不能完全排齐。很多情况下需要在尖牙之间的切牙上放置托槽，从而充分排齐前牙。这种牙列不齐的问题以及需要在牙齿上放置托槽的治疗在下颌牙列通常是不需要的，原因是牙弓受限原理和功能性咬合的存在。

拔除上颌乳尖牙为侧切牙提供间隙从而纠正其反𬌗的治疗应慎重，应该在进行双侧后牙区扩弓、螺旋弹簧开辟侧切牙区间隙以及尖牙 - 尖牙段牙列排齐之后进行间隙评估和治疗设计。这种方法治疗反𬌗后的保持要比将切牙自然远移至乳尖牙的位置的治疗预后稳定的多。

8. 反𬌗会导致的问题是什么?

大多数早期反𬌗都存在咀嚼肌异常的问题，多为有下颌前移位的牙性反𬌗或功能性反𬌗[2-5]。

后牙反𬌗表现为 Wilson 曲线存在问题（后牙区轴倾度反向）。这种情况下的表现为，上颌后牙过于唇倾而下颌后牙过于舌倾。这是需要尽早进行上颌矫形治疗的典型临床表现。因为颌骨横向宽度的发育最早成熟，在腭中缝融合之前进行治疗干预非常重要。后期使用正畸或正颌手术的方法纠正横向不调并不如预计的那样顺利和成功。

在儿童中最常见的下颌从正中颌位开始异常滑动就是由于后牙反𬌗导致下颌向侧方滑动，然后前牙反𬌗[6]。由于下颌前移位导致的假性Ⅲ类错𬌗表现为前牙反𬌗同时伴 2～3mm 的明显下颌前移位 。正常的下颌滑动是水平面上任何方位 1mm 以内的滑动，这是由于骨骼本身的不对称性造成的，正常的后牙覆盖在整个咬合运动过程中应保持在 1～2mm。当然，也存在由于下颌第二乳磨牙早失、第一恒磨牙从Ⅰ类磨牙关系中前移而产生的假性Ⅲ类错𬌗。

反𬌗加上缺乏从正中颌位的下颌滑动通常都是存在骨性问题的典型证据，应该咨询正畸医师，特别是当反𬌗伴随拥挤时，提示可能需要更复杂的干预。

9. 如果反𬌗治疗无效会有什么后果?

时间的作用当然有所帮助。所有的正畸治疗都需要纠正反𬌗并尽可能早期纠正[1,2,6]。如果治疗时没有考虑到反𬌗问题，或者反𬌗治疗时间过长，则需要回头重新评估治疗计划的合理性。有可能存在力学机制问题、患者合作问题或者诊断问题。如果诊断错误，治疗也不会成功。反𬌗应在 6 个月以内纠正[2]。如果治疗时间达到 1 年，则说明出现了问题。

10. 是否需要为个别牙移动建立正畸数据库?

临床医师需要知道他们治疗的方向，如果没有患者的基本信息支持，医师不知道该如何诊断和治疗。获取特定的正畸用 X 线片、照片以及牙颌模型，加以综合分析有助于指导制订完善的治疗计划。

11. 垂直向平面和个别牙移动的关系是什么?

垂直向平面是面部和咬合关系中最后发育成熟的平面。这个平面较难干预。使用𬌗垫纠正深覆𬌗需要很长的时间且治疗结果并不尽如人意。开𬌗通常与咀嚼习惯相关[9,10]。这些问题通常在恒切牙萌出后再行治疗。如果患者合作，一些开𬌗或后牙反𬌗问题也可早期进行治疗。活动或固定式习惯破除矫治器配合前牙橡皮圈牵引，可适用于 8～10 岁患者帮助其破除不良习惯。因为这种矫治器目的在于阻断不良习惯，因此有时被看作是惩罚小装置。这些矫治器发挥作用时，医师需要积极表扬患者的配合和努力。通常舌体是开殆的代偿而不是最初的病因。正畸矫治器如果没有有效的组件发挥作用则会花费更多的时间却不一定有效。纠正开殆用矫治器最大的错误是放置于上颌切牙腭侧的习惯破除矫治器太接近于切牙，以至于阻挡了切牙的腭向移动。间隙（散在多发间隙或单发间隙）的出现改善了预后。

纠正有吐字不清的前牙开殆时（9 岁及以上），并不意味着开殆纠正之后发音问题也可以随之自愈[10]。在前牙开殆治疗之前首先应对发音问题进行评估。

12. 面部发育与个别牙移动的关系是什么？

总体来说，个别牙移动相关的正畸治疗计划并不包括除第三磨牙以外恒牙的拔除[2,11]。正畸医师治疗时应考虑患者的面形[12]。然而，面形随着生长发育而不断改变。软组织轮廓并不能精确地反映其下方的硬组织和骨骼轮廓[13]。

13. 早期替牙列时牙弓可能存在的相关问题有哪些？

通常有两个问题需要注意，这两个问题均与恒侧切牙和（或）第一恒磨牙的异位萌出相关[2]。

最常见的问题就是下颌恒切牙舌向萌出，并伴有下颌乳尖牙间宽度轻度增大。因为下颌牙弓通常存在约 5mm 的切牙间隙不调（incisor liability）问题（4mm 宽的乳切牙替换为 5～5.5mm 宽的恒切牙），因此在许多病例中均可发现前牙拥挤问题[14,15]。恒切牙自然排齐的方法有邻面去釉或拔除乳尖牙。在这种情况下，需要在第一恒磨牙之间制作舌弓，舌弓前段与理想的前牙弧度一致[16]。按排列不齐牙齿弯制的随形舌弓会限制牙齿的自然排齐。拥挤前牙位置的舌弓不能使这些牙齿自然排齐。如果下颌一颗乳尖牙早失，出现中线偏移，则可拔除对侧乳尖牙，同时利用舌弓维持下颌弓形，下颌中线可自行调整至正常。

2%～3% 的第一恒磨牙异位萌出，且更易发生在上颌牙列。第一恒磨牙的萌出路径通常为远中唇向。然而，第一恒磨牙可能偏离而向近中萌出，并将自己锁结在第二乳磨牙接触点下方的远中表面。保守治疗最好是利用远移磨牙的正畸装置。早期应使用分离弹簧或扩大弹簧，然后使用不透光的橡胶分离装置。每 3～5 周复诊监测治疗进程。片切第二乳磨牙远中面的治疗应慎重。拔除第二乳磨牙，使用活动或固定正畸装置远移第一恒磨牙较为困难，因为需要考虑患者的配合、恒牙萌出的阶段，以及支抗的设计。这些正畸装置应是最后考虑的选择[17]。

在纠正了异位萌出的第一恒磨牙之后，第二乳磨牙远中的区域会很好地愈合。第二乳磨牙拔除的指征是因为感染（牙龈脓肿）等出现牙体 - 牙周问题以及相关症状。远移磨牙机制的再评估依赖于牙颌面复合体的全面评估[17]。

下颌第一恒磨牙的异位萌出较少见。异位萌出的形式通常为向近中舌侧倾斜。可选的治疗方法包括观察、分离、邻面去釉、拔除和矫治器矫治。发生此类型异位萌出通常提示牙弓存在拥挤，前牙段也会有拥挤的表现。

14. 第二恒磨牙的近中向倾斜怎么矫治？

这些错位牙的局部牙齿移动时需要考虑其他牙齿的正常咬合。如果面部软组织或其他牙齿的咬合需要进行正畸治疗，则需考虑请正畸医师治疗[2]。直立双侧磨牙对前牙支抗单位有较大的压力。应根据牙颌面复合体的特点来决定是双侧联合还是仅单侧直立。

上下颌第二恒磨牙的直立方法不尽相同。这个问题通常见于下颌第一恒磨牙缺失之后。第二恒磨牙是良好的支抗单位，因此前牙段需要被稳定住以防止前磨牙和尖牙的唇倾 / 前移。即使第二恒磨牙只有中度倾斜，通常是近中舌向，前牙仍需要准备充足的支抗，例如尖牙 - 尖牙段的舌弓。如果在直立磨牙的过程中支抗单位发生了移动，那么病例的疗效就会出现问题。常见的结果是，恒尖牙唇倾 / 前移，后续较难纠正。

磨牙直立积极治疗时间为 6～9 个月。然而，治疗后应花费几个月时间来稳定牙齿，之后再行基牙预备。牙齿保存治疗应该在稳定的（非活动的）牙齿上进行。

在磨牙直立过程中，双侧第二恒磨牙均会发生的移动是伸长 [17]。在直立的过程中，牙齿需要调整咬合。不应发生前牙开㖪。因为这些患者通常有前牙深覆㖪，尖牙托槽应更偏向龈方粘接。

第一恒磨牙早失后，上颌第二恒磨牙的移位方向与下颌第二恒磨牙有所不同。上颌磨牙围绕较大的腭根发生旋转，颊侧面向近中旋转。因此，需要一个向后向唇侧的力来纠正旋转。相对于下颌，上颌磨牙的移动更接近于旋转。上颌仍需要利用恒尖牙提供交互支抗。如果恒尖牙过于近中倾斜的话，则需要在第一前磨牙之间放置横腭杆。

活动式正畸矫治器在进行这类牙齿移动时，效果不如固定矫治器。直立后的第二磨牙更需要固定式保持而非活动式保持来防止复发。直立磨牙通常不使用活动式局部矫治器。如果患者停止佩戴保持器或者扩弓器，牙齿可以因复发趋势而回到最初的错㖪状态。

种植体的使用大大减少了需要直立第二磨牙的病例。而牙周问题和牙周骨组织高度不足应在治疗计划中提前考虑到。

15. 恒尖牙也可进行个别牙齿的正畸移动吗？

通常是不可以的。然而，所有 9～10 岁恒尖牙未萌出的病例均应进行触诊。如果唇侧不能扪及未萌尖牙，则推断其可能位于舌侧或腭侧，或者位于更为不好的位置 [18]。恒尖牙未萌在上颌比下颌多见。通常这些病例中并不存在明显的拥挤问题。拔除未萌侧乳尖牙可为恒尖牙开辟萌出道。通过拔除乳牙的方法可使一些位置不好的恒尖牙有所改善。如果患侧恒侧切牙先天缺失，则无须拔除乳尖牙。恒尖牙则在侧切牙的位置萌出，而乳尖牙保留在近中萌出的恒尖牙的远中。后期正畸治疗再解决此问题。

16. 局部牙齿移动的治疗中是否可以拔除恒牙？

几乎没有正畸治疗计划是仅包括一颗恒牙的 [19]。拔除第三磨牙直立第二磨牙是个例外。上颌拔除单颗恒牙导致上颌牙弓塌陷从而引起反㖪等相关问题。下颌拔除单颗恒牙会导致侧方覆盖异常或前牙深覆㖪。单个牙齿拔除导致牙齿大小和牙弓周长的不调。这类似于因为侧切牙过小而引起的牙齿大小与牙弓周长不调，也就是 Bolton 比例不调 [20]。

17. 个别牙移动与牙弓间隙的相互关系是什么

最常见的问题是有关上颌中线的。在 7～10 岁时上颌前牙区域会存在替牙间隙。但是在下颌则因为牙弓受到限制原理而没有此现象。上颌切牙间隙缺乏问题通常比下颌切牙问题严重（7mm 对比 5mm）。而上颌牙弓不受到限制除非存在前牙反㖪，而且，与较为直立的乳前牙相比，上颌恒切牙牙冠唇向倾斜而牙根更向舌侧倾斜。

讨论是否关闭中线间隙需等待至恒切牙萌出之后。通常在恒尖牙萌出之前都不会先关闭中线之间的间隙。从组织萌出到咬合建立，牙齿萌出通常需要 4～6 个月时间。当上颌 4 颗恒切牙完全萌出之后，再来评估间隙问题。如果上颌中线间隙小于 2mm，则在恒尖牙萌出时会自动关闭此间隙。如果大于 2mm，萌出过程中未进行正畸干预而自行关闭间隙的可能性较小。

临床医师在关闭中线间隙时不能采用的方法是使用橡皮圈直接套在牙齿上，橡皮圈会向牙齿根尖方向滑落，导致牙槽骨吸收，并可能最终导致该牙的松动脱落。

使用固定矫治器来关闭此间隙比使用活动矫治器效率更高。需要使用硬度较好的弓丝以防止切牙移动时牙冠发生不必要的倾斜，同时使牙齿较好地滑动。在成人病例中，如果间隙关闭后牙齿接触点到牙槽骨高度的距离大于5mm，则会出现黑色三角。

是否行唇系带修整术和正畸关闭间隙治疗取决于牙齿移动和保持。先关闭间隙再行系带修整术消除纤维阻隔是常规方法。如果曲面断层片显示中切牙之间的牙槽骨呈现倒置的 V 字形，那么可能就需要通过手术的方法来解决问题了。手术过程会去除一些组织从而协助间隙关闭并防止复发。在进行正畸治疗前应先讨论是否行手术治疗。并不推荐之前未向患者或家属说明情况，而在正畸治疗后再行手术治疗的方法。

18. 恒切牙萌出时位置旋转的处置是什么？

上中切牙之间的多生牙阻挡了恒切牙的正常萌出，儿童两三岁时跌倒所受创伤导致乳切牙位置异常也是影响恒切牙正常萌出的因素 [1,2]。

首先应该去除致病因素（例如拔除多生牙，或外伤损伤的乳切牙）。之后，利用 X 线进行跟踪观察，时间一般为 4～6 个月。如果恒切牙萌出了，但是牙冠扭转，则需在旋转牙的唇舌面放置固定矫治器，个别病例可能需要在更多的牙齿上放置托槽和增加支抗。总之，早期矫治相对较易治疗，之后使用活动矫治器保持直到第二阶段正畸治疗建立良好的位置。

牙齿扭转矫治后容易复发。关于这个问题产生了很多相关解决方案，包括过矫治、牙弓夹板和（或）牙龈纤维切断 [21]。与复发相关的主要是越隔纤维。这种纤维在牙槽骨顶附近，需要切断。复发牙齿除了唇面纤维，其余牙周均需进行纤维切断术，以防这些牙齿的牙根向唇面组织迁移。术后 4～6 个月，应放置固定正畸装置以维持间隙。活动装置不能有效地维持旋转牙的纠正。

19. 什么是需要后期进行保存治疗的牙齿的“被动萌出”？

这种牙齿移动通常与前牙折断相关。需要伸长的牙齿可以用更偏向龈方的托槽治疗 [1,10]。但必须明确这种牙齿伸长将改变冠根比例，牙槽骨内的牙根长度将减小。伸长后复发出现在根尖区，因此在完成修复治疗之前，需要一个临时性装置维持牙齿伸长的效果。正畸牙齿移动中所需力量最轻的是牙齿压入，仅需每牙 10～25gf，而切牙伸长时需要稍大一些的力量以防牙槽骨跟随牙齿伸长。

20. 前牙外伤对局部牙齿移动的影响是怎样的?

许多乳牙列均有牙列不齐，而非牙冠折断 [1,2]。在幼儿阶段，2～3 岁时较常见，男女发生率相似。

当恒牙受到创伤，通常会有牙冠折断的发生。如果牙齿脱位，则需立即复位并使用牙弓夹板。如果条件允许，使用正畸托槽和柔韧性强的弓丝固定脱位牙是最佳选择。这就像一个半固定的夹板。硬弓丝可能会导致根骨粘连。

如果恒切牙因外伤被压入了，使用托槽和柔韧性强的弓丝来让牙齿重新建立正常位置要比观察等待直到后期再牵引移动牙齿要强。推荐使用压模保持器来维持在新位置上建立稳定性的牙齿。

21. 患者的骨型对单个正畸牙齿移动有影响吗?

的确有影响。每个人都有垂直前面高［鼻根点（N）至颏下点（Me)］和垂直后面高［关节点（Ar）或髁顶点（Co）至下颌角点(Go)］。这两项指标并非很好地相关[22]。事实上，这二者通常成反比，前者较长则后者较短，反之亦然。

如果下颌平面（Go 至 Me）相交于头部后方而位于头颅或枕骨之外，则为低角患者。这类病例尽可能非拔牙矫治[1,2,23]。下颌平面会随着年龄增长更加低平。

如果下颌平面相交于颅骨内侧后方，则为高角患者。这类病例牙齿移动时需要特别注意，因为后牙更容易在移动过程中伸长。

正常或均角病例下颌平面与颅骨或枕骨相切。对于 10 岁以下的孩子来说，这个角度偏高是正常的。除了年龄以外，种族和性别也是这个角度的影响因素。

22. 患者的面部软组织轮廓是否对个别牙齿移动有影响?

是的。这取决于患者的年龄和种族。患者年龄越小，相对鼻颏连线来说，双唇位置越饱满[24]。如果上下唇位于鼻颏连线后方且患者小于 10 岁，初始计划更倾向于非拔牙矫治。较高的鼻部或较突出的颏部可使唇部更有向前的余地，特别是颏部较突出时。较平坦的鼻部和宽阔的脸型，配以牙槽骨基骨的较为前突，通常让非裔美国人呈现出较为饱满的双唇外形。正畸牙齿移动对于较为紧张的或较薄的唇部的影响较松弛厚实的唇部要大。

鼻唇角的正常值为 90°～110°（介于锐角和钝角之间）[25]。角度越大，该病例前牙内收的量就越有限，因此，鼻唇角为钝角的患者应避免拔牙矫治。

23. 如果患者不希望进行个别牙移动会怎样?

确定问题所在并告知患者。家庭牙医和专科医师的关系是共生的；负责医生始终需要及时得到有关患者治疗情况的信息。

参考文献

1. Currier GF: Orthodontic exam and diagnosis. In: Riolo ML, Avery JK: *Essentials for orthodontic practice.* EFOP Press, 2003, pp 264-301.
2. Currier GF: Differential diagnosis and treatment planning in dentofacial orthopedics and orthodontics: Early, middle, and later perspectives. Third International Symposium, Selcuk University on Aesthetics and Function in Dentistry. 2000, August-September, 46-62.
3. Andrews L: The six keys to normal occlusion. *Am J Orthod* 1972; 62:296-309.
4. Snodell S, Nanda RS, Currier GF: A longitudinal cephalometric study of transverse and vertical craniofacial growth. *Am J Orthod Dentofacial Orthop* 1993; 104 (5):471-483.
5. Herman RJ, Currier GF: A retrospective study of the incidence of posterior crossbite and associated orthodontic parameters in primary, transitional, and permanent dentitions. *J Dent Res* 2002; 81 (Spec Iss A):A-194.
6. Currier GF, Molloy RB: Correction of posterior crossbite in the transitional dentition with the quadhelix appliance. *Biol Mech Tooth Mov* 2000; 333-41.
7. Adkins M, Nanda RS, Currier GF: Arch perimeter changes upon rapid palatal expansion. *Am J Orthod Dentofac Orthop* 1990; 97(3):194-199.
8. Housley J, Currier GF: Anterior crossbite malocclusion: Incidence and treatment in the transitional dentition. *J Dent Res* 1999; 78:197.
9. Bracket R, Currier GF: Anterior openbite malocclusions. *J Pediatr Dent Care* 2004; 10(1):23-26.
10. Currier GF: The smile, the vertical, and time. *J Southeast Soc Pediatr Dent* 1999; 5(3):36-39.
11. Nowlin R, Currier GF: Criteria for premolar extraction in orthodontics. *J Dent Res* 1999; 78:197.

12. Czarnecki T, Nanda RS, Currier GF: Perceptions of a balanced facial profile. *Am J Orthod Dentofacial Orthop* 1993; 104(2):180-187.
13. Formby W, Nanda RS, Currier GF: Longitudinal changes in the adult facial profile. *Am J Orthod Dentofacial Orthop* 1994; 105(5):464-476.
14. Revels M, Currier GF, Coury C: Anterior linear and archial analysis in bitemark identifi cation. *J Pediatr Dent Care* 2004; 10(1):12-14.
15. Stephens S, Currier GF, Nanda RS: Growth of the dental arches: A longitudinal study from 2 to 22 years. *J Pediatr Dent Care* 2004; 10(1):19-22.
16. Gianelly A: Leeway space and the resolution of crowding in the mixed dentition. *Semin Orthod* 1995; 1:188-194.
17. Osborn WS, Nanda RS, Currier GF: Mandibular arch perimeter changes with lip bumper treatment. *Am J Orthod* 1991; 99(6):527-532.
18. Bishara SE: Impacted maxillary canines: A review. *Am J Orthod Dentofacial Orthop* 1992; 101:159-271.
19. Hurd A, Currier GF: Space analysis and prediction in the transitional dentition. *J Pediatr Dent Care* 2004; 10(1):33-35.
20. Bolton WA: The clinical application of a tooth-size analysis. *Am J Orthod* 1962; 48(7):504-529.
21. Edwards JG: A long-term prospective evaluation of the circumferential supracrestal fiberotomy in alleviating orthodontic relapse. *Am J Orthod* 1988; 93:380-387.
22. Bulleigh A, Currier GF, Bursac Z: Vertical tooth-lip positions during growth and development from the frontal and lateral positions. *J Dent Res* 2004; 83(Spec Iss A).
23. Wyatt W, Currier GF: Incidence and treatment for congenitally absent permanent teeth. *J Pediatr Dent Care* 2004; 10(1):27-29.
24. Blanchette ME, Nanda RS, Currier GF, Ghosh J: Longitudinal growth study of soft tissue facial profile of short and long face subjects. *Am J Orthod Dentofacial Orthop* 1996; 109(2):116-131.
25. Fitzgerald JP, Nanda RS, Currier GF: An evaluation of the nasolabial angle and the relative inclinations of the nose and upper lip. *Am J Orthod Dentofacial Orthop* 1992; 102(4):328-333.

CHAPTER 16

第 16 章　Ⅱ期：青少年和成人非手术治疗病例

G. Fräns Currier

大部分接受正畸治疗的患者为青少年或成人，他们所表现的症状从单个牙齿的反殆到复杂的颅颌面畸形均有。当患者首次来就诊时，应通过临床检查以及 X 线影像学检查充分掌握颌骨及牙列的所有结构和功能问题。这些问题会发生在三维面上，可能包括明显的牙列拥挤、牙性或骨性深覆殆、前牙或后牙牙性或骨性开殆、前牙或后牙牙性或骨性反殆、前后向牙性或骨性关系失调、牙性或骨性不对称。另外，许多患者同时还表现出其他牙齿问题，例如牙列缺失和牙周问题。

正畸治疗的目的一直是通过将最佳的研究证据、临床经验以及患者的价值观进行整合（循证正畸学）从而解决患者的主诉。源于问题的治疗过程必须提供针对患者愿望和要求的最佳水平的分类治疗。

青少年和成人患者的正畸治疗包括使用活动或固定矫治器。治疗可能包括颌骨矫形以限制上 / 下颌骨的前后向生长、矫形治疗促进上颌前后向生长或加速下颌生长、拔除恒牙以减轻拥挤或掩饰治疗骨性不调、上颌骨性扩弓或上下颌牙列扩展、正颌手术以及解决其他牙齿问题的辅助治疗，包括牙齿整形、口腔修复、牙髓和牙周病学。

1．什么是问题主导的治疗方法？

基于对患者系统的临床和影像学检查，临床医师可以确定颌骨和牙列中所有的结构和功能问题。列出全面的问题列表。通过这张问题列表以及患者的主诉，建立治疗目标。治疗步骤包括解决患者主诉以及所有列表上的问题。不能解决的问题需要和患者讨论。

2．对于有正畸问题的患者来说，什么情况下需要向正畸医师咨询？

一条很好的方法如下：如果正畸问题仅存在于单一方向，可以在 9 个月或更短的时间内治疗完成，这个问题就可由全科医师来处理。类似的问题包括局部间隙维持、个别牙反殆矫正、Ⅰ类轻度牙排列问题等。另一方面，具有多方面错殆畸形或骨性问题、治疗时间大于 9 个月的患者，高咨询正畸医师。记住，治疗的目的是为患者提供高水平的医疗服务，因此无论是全科医师还是正畸医师，均应为患者提供专业水平的正畸治疗。

正畸患者的诊断遵循以下逻辑顺序：评估面部对称和比例关系，上下颌骨位置关系，牙弓长度，以及牙齿发育、牙齿位置和口内软组织的异常。接下来的诊断标准旨在明确患者是单向还是多向的正畸问题。

面部对称性和比例以及上下颌骨的位置关系

正面直视可观察患者面部对称性。轻度的左右不对称是正常的。可观察的标志点包括眼睛、颧骨、下颌角、咬合平面和颏部中线。还要检查开口时下颌运动路径。开口路径不是直线型或不平滑可能提示存在下颌不对称或颞下颌关节功能障碍。检查闭口路径观察正中殆时是否存在下颌功能性移位。明显的面部结构不对称或功能性移位的出现是向专科医师咨询的指征。

垂直向和前后向面部比例通过正面观和侧面观来判定。上下颌骨明显的前突或后缩是治疗适应证。垂直向比例是通过评估休息姿势位时双唇的形态和上颌切牙牙冠暴露量来判定的。休息位双唇闭合不足和（或）上颌切牙暴露过多也是治疗的适应证。

横向比例在口内通过检查有无后牙反殆和（或）中线不调来判定。后牙反殆牙齿数量超过两颗时，上颌通常伴随骨性问题，是治疗的适应证。

切牙前突量由头颅侧位片判定，还应同时观察双唇的位置和功能。唇闭合时颏肌紧张是切牙前突、唇闭合不足的表现。唇闭合不足以及切牙前突是治疗的适应证。

牙齿发育异常

一个或多个第二前磨牙和（或）第二磨牙萌出迟缓并非少见，并且会导致后期严重的错殆畸形。这些情况需要进行观察和评估。

恒牙缺失、乳牙滞留使得患者的正畸问题更加复杂，因此需要制订合适的治疗方案。

牙齿大小异常通常会影响理想的Ⅰ类咬合关系的建立。切牙宽度异常（如上颌侧切牙过小）则需要进一步的治疗。

牙齿漂移或异位而位于牙弓之外，加重了萌出路径的问题。纠正异位之前需要首先了解牙齿埋伏在牙弓内的情况。如果是由于拥挤导致的异位，则需要开辟牙弓间隙或者通过拔牙或有选择的邻面去釉从而获取间隙。过度扩大牙弓易导致复发。因此，在诊断牙齿错殆畸形问题的同时还应充分掌握扩弓的原则。扩弓后对于出现咬合平面横向不调或切牙过度唇倾的病例，应向专科医师咨询。

牙齿异位导致前牙或后牙反殆或前牙覆盖过大，揭示了上下牙弓的基骨之间可能存在潜在的不调。进一步的诊断需要使用头颅侧位片和（或）正畸研究模型对牙槽基骨进行评估，从而明确颌骨内的骨性不调。

牙弓长度分析

仍处于混合牙列晚期的青少年应该评估其可获得的替牙间隙。通常，维持好下颌的替牙间隙可以促进非拔牙矫治计划的实施。关于混合牙列晚期牙弓长度的测定，有数篇已发表的相关文献可做参考[1,2]。

Ⅰ类磨牙关系

3. Ⅰ类青少年患者在混合牙列晚期会表现出轻度的下颌前牙拥挤。假设下颌第二前磨牙存在于第二乳磨牙之下但还未萌出，那么利用下颌舌弓在排齐下切牙的同时将可以获得多少间隙？在第二乳磨牙替换之前，利用下颌舌弓纠正Ⅰ类患者下切牙拥挤，成功的百分比是多少？使用下颌舌弓的不利之处有哪些？

第二乳磨牙比第二恒前磨牙近远中径宽。这种直径的差异使得使用下颌舌弓可为下前牙排齐提供 3.4～5mm 的间隙[3,4]。研究表明，如果使用下颌舌弓来维持替牙间隙，76%的患者下颌可以通过非拔牙来治疗，而正畸医师也愿意将下颌扩弓量降至最低（≤ 1mm）[5,6]。使用下颌舌弓的不利之处在于，如果上下颌第一磨牙为末端平齐位置，替牙间隙不能被用来让下颌第一磨牙近中移动以建立Ⅰ类磨牙关系。因此，在Ⅱ类磨牙关系或“末端平齐”磨牙关系时，可用于解决拥挤的替牙间隙就是有限的，取决于下颌第一磨牙为了建立Ⅰ类磨牙关系而需近中移动的量。

4. 什么是邻面去釉（“片切”）？什么时候适用于Ⅰ类拥挤患者？

邻面去釉就是去除部分邻面的釉质以获

取间隙来排齐牙齿。在原始人类时，他们的饮食构成为粗糙的硬质食物，邻面的釉质在咀嚼过程中逐渐自然磨耗。理论上讲，这是由于牙齿在运动过程中对邻面釉质接触点造成的磨损。与之相反的是，现代人饮食结构变为软食居多，因此在人的生命中釉质邻面的磨耗也大大减小。事实上，现在人类牙齿的釉质厚度要远远大于原始人咀嚼磨耗的量。因此，这些釉质可以被去除而不会影响牙齿的健康。Ⅰ类错殆拥挤度在1～5mm时可以选用邻面去釉治疗。

然而，邻面去釉要求适宜的工具以及仔细的技术操作，以保存足够的牙釉质和邻面形态。很多年来，片切仅局限用于前牙。在出现了喷气涡轮机片切技术后，邻面去釉也可用于后牙[7]。

5．Ⅰ类患者拔除恒牙进行矫治的决定因素是什么？

对于Ⅰ类错殆患者来说，最初决定拔牙与否的因素是牙弓拥挤度。如果牙弓存在严重的拥挤，则考虑拔牙矫治是合理的。但是，还有其他因素需要同时考虑。特别是，头颅X线片矢状面上的切牙唇倾度、双唇位置的评估以及牙周组织的健康状态都应被考虑在内。

如果患者前牙严重前突且双唇因而向前突出，那么应考虑选择拔牙矫治（即使拥挤度不大）。拔牙矫治可以使前牙直立并内收双唇。相反，如果前牙舌倾，唇倾前牙以增加牙弓长度可以非拔牙解决拥挤。在这类病例中，需要仔细评估下前牙区牙周支持组织，包括从切龈向和唇舌向观察附着龈厚度。附着龈厚度不足时唇倾切牙会导致牙周组织丧失。

6．选择拔牙位置时需要考虑那些因素？

确定拔牙矫治计划之后，牙弓对称性是选择拔牙位置的重要考虑因素。通常，Ⅰ类错殆的牙弓不对称性都不严重。治疗目标是将双侧恒尖牙放置于相对牙弓骨性中线对称的位置。因而，Ⅰ类错殆应考虑选择拔除每个牙弓中的一对牙（例如，两颗上颌第一前磨牙和两颗下颌第一前磨牙）。但是，严重牙弓不对称也需要不对称拔牙以达到矫治结束时牙弓对称。因此，在选择拔牙时应选择每侧的一对牙，这样即可在关闭拔牙间隙时获得Ⅰ类咬合关系（例如，拔除右侧上下第一前磨牙和左侧上下颌第二前磨牙）。

7．拔除4个第二磨牙是否可以代替拔除4个前磨牙用以解除Ⅰ类患者的拥挤？

当存在前牙区严重拥挤和（或）前突时，一般选择拔除前磨牙。拔除下颌第一前磨牙可以提供大约14mm的间隙，允许前牙排齐和（或）纠正唇倾。相比之下，拔除下颌第二磨牙（例如，第二磨牙拔除/第三磨牙替代[8]）只可提供2.7mm的牙弓长度（当第三磨牙萌出后将少于2.7mm）。这样，拔牙获得的牙弓间隙就近似于邻面去釉获得的量。而且，第二磨牙拔牙成功与否依赖于第三磨牙的萌出路径和时间，而这对于一个患者来说，可获得的可靠牙弓长度相比邻面去釉而言较难预期。

Ⅱ类磨牙关系

8．当治疗Ⅱ类错殆畸形患者，或让患者向专科医师咨询时，需要考虑到哪些因素？

在治疗Ⅱ类错殆畸形患者时，需要考虑的一个最重要的因素就是上颌基骨位置对Ⅱ类关系形成的作用。上下颌骨向前方生长量的不平衡要求患者需向专科医师咨询。轻度到中度的上下颌骨发育不平衡可以由对面部生长和应用矫治器改善面部生长及其疗效有全面了解的全科医师进行治疗。

9. 当患者为Ⅱ类磨牙关系伴上下颌基骨前后向显著不调时，首选治疗是什么？这些治疗是基于哪些治疗原则？

通常只有 3 种方法用于治疗上下颌骨前后向显著不调：

（1）正畸矫形治疗改善颌骨生长发育；

（2）牙弓内牙齿代偿来掩饰颌骨间的不调；

（3）颌骨手术。

正畸矫形治疗是在面部生长发育过程中，施加外力影响颌骨的生长发育。例如，头帽可以阻止上颌骨向前的生长，颏兜可以阻止颏部向前生长发育。

使用牙齿代偿治疗是为了掩饰治疗骨骼问题而不能解决骨骼问题。为了使牙齿进入最佳位置（如减小覆盖），各种拔牙方式均可选择。然后在不解决骨骼位置的情况下，掩饰了骨性问题。手术通常用于中度到严重的颌骨大小不平衡，这些不调已经超出了掩饰性治疗或生长调整的范围，或用于生长发育已经结束的患者。在决定使用三种治疗方法中的任意一种之前，需要考虑诸多因素，而最重要的就是颌骨不对称的严重程度、上下颌骨Ⅱ类关系的严重程度、患者的生长型以及患者的主观愿望。

10. 由小下颌畸形引起的Ⅱ类错船畸形，如果使用正畸矫形力治疗时，功能性矫治器（Bionators、Activators、Frankels、Herbst、Twin-Block 等）是否可以促使下颌发育而超过其本来的牙弓长度？

没有证据表明长期使用功能性矫治器可以促进下颌骨发生多于正常情况下的生长量。这个结论和美国正畸学会科学事务委员会对相关正畸文献进行系统性回顾后得出的结论一致[10]。在短时间内，功能性矫治器确实可以加速下颌骨的生长。多年前，这种加速生长被错误地理解为一种生长的真正增长。然而，之后的研究表明，在初期的加速生长之后，对照组患者下颌骨的生长量最终可以赶上功能性矫治器治疗组。换句话说，长期使用功能性矫治器并不能显著刺激下颌骨长度的增长。

11. 如果功能性矫治器不能促进下颌骨的生长，那么它们的作用是什么？就是说，怎样利用功能性矫治器纠正Ⅱ类磨牙关系？

功能性矫治器在移动牙齿时是有效的（牙齿牙槽骨作用）[11-13]。通过使用下颌前推式功能性矫治器，如 Activator、Bionator、Twin Block 或 Herbst 矫治器，下颌向前移动，髁突被牵拉出关节窝，肌肉和其他软组织被拉伸。当拉伸的软组织将下颌骨向回牵拉时，功能性矫治器的作用就是增加下颌切牙的唇向倾斜，同时减小上颌切牙的唇向倾斜，并使得后牙在上下牙弓之间向Ⅰ类关系发展。下颌切牙增加的唇倾度将会成为一个问题，特别是下颌切牙在开始功能性矫治器治疗前就存在唇倾的情况下。另外，使用下颌前推式功能性矫治器也会让上颌骨的向前生长受到一定的限制。

12. 头帽在矫治Ⅱ类错船时发挥什么样的作用？

高位牵引头帽就是利用头顶和枕后提供抗基，产生限制上颌骨向下和向前生长的力，而下颌骨可以自由地向前生长。而且，对上颌磨牙也有远中向的力并减慢其萌出的速度。这两方面的作用可以促使Ⅱ类磨牙关系向Ⅰ类磨牙关系发展。颈牵引头帽产生自磨牙沿着颈椎向下向后的作用力，可以限制上颌骨向前生长并远中移动上颌磨牙，也可以促使磨牙关系从Ⅱ类向Ⅰ类发展。

13. 使用下颌前推式功能矫治器和使用头帽装置产生的下颌骨生长调整对侧貌的影响有无不同？

早期研究表明，下颌前推式功能矫治器

对侧貌的改善主要是显著地前移了下颌颏部，而这个结果并未被证实。侧貌治疗后的表现无论使用下颌前推式矫治器还是头帽装置都是相似的[17]。

14. 治疗Ⅱ类磨牙错𬌗时橡皮圈牵引如何使用?

Ⅱ类牵引，通常是从上颌尖牙到下颌磨牙，使上颌牙列向后移动而下颌牙列向前移动。其作用是改变Ⅱ类尖牙和磨牙关系为Ⅰ类。另外，Ⅱ类牵引在矢状向上可以改变咬合平面，使后牙区向上旋转而前牙区向下旋转。

15. 什么是“非依赖性”磨牙远移矫治器？在Ⅱ类磨牙错𬌗患者中怎样应用？

使用头帽、橡皮圈牵引以及活动式功能矫治器的一个问题就是依赖于患者的配合。患者必须自觉佩戴这些装置。为了减小这种对患者配合的依赖性，出现了多种可用于Ⅱ类错𬌗矫治的不依赖于患者配合的矫治器。其中最重要的部分就是，这些矫治器有一个放置于腭前部的树脂扣，其上的硬质钢丝连接至上颌第二前磨牙。树脂扣和前磨牙作为支抗单位抵抗远移第一磨牙的螺旋弹簧产生的反作用力。

这些矫治器（钟摆矫治器、远移磨牙装置等）可以远移上颌磨牙。但是，任何一个力都会产生相反的作用。使用这些装置之后，磨牙得到远中移动，前磨牙（和前牙）则近中移动[18-20]。各种各样的研究都证实了这一结果。当磨牙远移建立Ⅰ类咬合关系之后，必须有效固定，然后将近中移动的前磨牙和前牙收回。这时就必须重新戴用头帽或橡皮圈牵引，也就使得最初不依赖患者配合的初衷失去作用。

16. 成人Ⅱ类患者（Ⅱ类尖牙和磨牙关系）伴有前凸的侧貌、过大的覆盖以及中度后缩的下颌。患者不在意外貌的变化，并且也不想通过正颌手术来向前移动下颌骨纠正Ⅱ类错𬌗。考虑使用什么拔牙模式来获得Ⅰ类尖牙关系、适当的覆𬌗和覆盖、稳定的后牙交错咬合，以及掩饰潜在的骨性不调？

治疗目标是为上颌尖牙从Ⅱ类关系向Ⅰ类关系移动提供足够的间隙，并减小患者的覆盖。拔除上颌第一前磨牙可以实现这一目标。此治疗需要上颌第二前磨牙和第一磨牙牙根提供支抗，并且在内收尖牙和前牙时要确保磨牙支抗足够抵抗反作用力，从而使得尖牙建立Ⅰ类咬合关系，前牙覆盖得到改善。

另一种治疗方法是拔除上颌第二前磨牙。这种方法适用于轻度的Ⅱ类错𬌗。拔除上颌第二前磨牙之后，上颌磨牙牙根提供支抗用以对抗第一前磨牙、尖牙以及前牙牙根在间隙关闭过程中产生的反作用力。上颌尖牙远移量和前牙内收量相应减小。这种方法只用于不需要切牙最大内收时。

17. 治疗成人Ⅱ类错𬌗时还可以选择的拔牙模式有哪些？

在生长已经停止的青少年或成人Ⅱ类磨牙错𬌗患者中，如果下前牙严重拥挤或唇倾，可以选择其他拔牙模式。如果在上颌拔除第一前磨牙的基础上，下颌也拔除第一前磨牙以远移尖牙并排齐前牙，Ⅱ类尖牙关系则较难纠正。在Ⅱ类错𬌗病例中，上颌尖牙本身已经处于下颌尖牙的前方。远移下颌尖牙就迫使上颌尖牙远移量加大从而建立Ⅰ类尖牙关系。在一些情况下，这是不能做到的，在治疗结束后，患者依旧是Ⅱ类尖牙关系和覆盖过大。

另一种方法是拔除两颗上颌前磨牙同时拔

除一颗下颌切牙。这就允许上颌尖牙远移的同时下颌尖牙位置基本保持不变。通过拔除下颌切牙可以获得 5～6mm 的间隙，用以改善下颌拥挤和（或）唇倾[21]。这种方法的治疗目标是改善尖牙功能（Ⅰ类），与治疗前相比，改善患者前牙覆盖，但不能达到理想状态。

还有一种可选的拔牙方案是拔除上颌第一前磨牙和下颌第二前磨牙。这种方法常用于磨牙完全远中的患者，就是说，上颌磨牙近中颊尖咬合于下颌第二前磨牙和第一磨牙之间。仅拔除上颌第一前磨牙的目的就是建立Ⅰ类尖牙关系和Ⅱ类磨牙关系，拔除上颌第一前磨牙和下颌第二前磨牙的目的就是建立Ⅰ类尖牙和Ⅰ类磨牙关系。拔除下颌第二前磨牙后，间隙关闭会使尖牙和前牙内收从而导致治疗结束时患者仍是Ⅱ类尖牙关系且覆盖过大。但是拔除下颌第二前磨牙可以使Ⅱ类磨牙关系得到有效纠正。

Ⅲ类磨牙关系

18. 生长发育期Ⅲ类患者佩戴高位牵引颏兜的作用如何？

高位牵引颏兜对下颌颏部产生向后向上的力。这种力有利于下颌发育过度的Ⅲ类患者。这种力的作用包括限制下颌骨向前生长的同时允许上颌骨继续向前生长。结果可以改善异常的Ⅲ类磨牙和尖牙关系。在垂直向上，前面部高度减小[22,23]。

19. 生长期Ⅲ类错𬌗患者佩戴面部牵引面具的作用如何？

面部牵引面具对上颌骨前部可提供向前和向下的力。这种力可以促进Ⅲ类患者发育不足的上颌骨继续向前生长。对骨骼的作用包括上颌骨向前移动以及下颌骨向下向后旋转。结果可以改善异常的Ⅲ类磨牙和尖牙关系。对牙齿的作用包括唇向倾斜上颌切牙和舌向倾斜下颌切牙，最终改善或建立覆盖[24-26]。治疗时机显著地影响了治疗效果，治疗开始的晚，产生的效果多为牙性的（较少的骨性改变，更多的切牙唇倾），而早期治疗则产生较大的骨性作用（更多的骨性改变和较少的切牙唇倾）。维持治疗效果则需要长期佩戴生长调节装置（如颏兜）直至生长发育完成。

20. 怎样在Ⅲ类错𬌗畸形治疗中使用橡皮圈牵引？

Ⅲ类牵引通常从下颌尖牙至上颌磨牙，使下颌牙列向后移动而上颌牙列向前移动。最终将Ⅲ类的尖牙和磨牙关系纠正为Ⅰ类的关系。另外，Ⅲ类牵引可以改变患者的咬合平面，在矢状向上，后牙区向下倾斜而前牙区向上倾斜。

21. 成人Ⅲ类患者（Ⅲ类磨牙和尖牙关系）表现为反𬌗以及强大的下颌骨。患者不考虑侧貌改善，也不希望进行手术治疗纠正Ⅲ类咬合关系。怎样选择拔牙模式来获得Ⅰ类尖牙关系、恰当的覆𬌗和覆盖以及稳定的后牙交错咬合关系，并掩饰颌骨间的不调？

这类病例的治疗目标是为内收下颌尖牙提供间隙，从而将Ⅲ类关系纠正为Ⅰ类关系，并内收下颌切牙得到正常的前牙覆盖关系。拔除第一前磨牙可以实现这一目标，由第二前磨牙和第一磨牙牙根提供的支抗将会对抗关闭间隙时由尖牙和切牙产生的反作用力。这样下颌尖牙和切牙远移的量就会大于后牙前移的量，实现了矫治目标。需要注意的是，不要过度远移下颌尖牙以免形成Ⅱ类尖牙关系。因此，可以考虑拔除下颌第二前磨牙，这样对于轻度的Ⅲ类患者来说更佳。拔除下颌第二前磨牙之后，磨牙牙根提供的支抗将会对抗第一前磨牙、尖牙以及切牙在关闭间隙时产生的反作用力。因此，下颌尖牙和切牙远移量减小[27]。对于相对较严重且对侧貌较为关注的Ⅲ类患者，拔牙矫治并不能提供较为有效的掩饰性治疗，因为下颌切牙内收量是有限的。

22. 治疗成人Ⅲ类错殆时还可以选择的拔牙模式有哪些？

仅拔除下颌前磨牙即可获得尖牙Ⅰ类咬合关系。但是磨牙依旧为Ⅲ类关系。另一种拔牙方式为拔除上颌第二前磨牙以及两个下颌前磨牙。这样即可建立尖牙Ⅰ类关系，同时上颌磨牙可以近中移动建立磨牙Ⅰ类关系。拔除上颌前磨牙的风险在于，关闭间隙时，上颌尖牙有可能远中移动，使得Ⅲ类尖牙关系的纠正产生问题。

开殆和反殆

23. 牙性和骨性前牙开殆的区别是什么？二者在治疗中的区别是什么？

当上下牙咬合时前牙区出现一条缝隙则为前牙开殆。牙性（功能性）开殆是上下牙咬合时前牙区出现缝隙而面部、下颌以及骨骼的垂直向比例是正常的。牙性开殆的成因通常是功能性的，例如长期吮指或舌位置位于开殆处。但是吞咽吐舌习惯并不是开殆的原因，因为每天吞咽的时间还不足够长到对牙齿产生作用[28]。对于青少年吮指习惯的纠正首先要从心理上开始。如果无效的话，可以在上腭放置舌挡用以破除不良习惯。一种有效限制舌头的方法就是在下颌舌弓上放置舌刺。如果舌习惯或吮指习惯可以得到纠正，前牙可以逐渐萌出直到开殆关闭。

当上颌向下生长过度，超过了下颌升支的长度，下颌骨将发生向下向后的旋转。这将会导致前牙区骨性开殆，此时只有磨牙有接触，唇肌闭合费力。发育期的骨性前牙开殆治疗原则是减小上颌骨垂直向的生长或控制磨牙的萌出量。高位牵引头帽、垂直牵引头帽、殆垫、后牙区附带相斥力磁铁的殆垫、肌肉训练以及下颌舌弓，均可帮助减轻或纠正发育期骨性开殆。对于成人来说，虽然近来有报道表示可以通过微种植支抗压低后牙来纠正开殆，手术（上颌骨提升术）来解决骨性开殆仍然是必要的[29]。

24. 后牙反殆和骨性反殆的区别是什么？二者在治疗中的区别是什么？

后牙反殆是指上下颌基骨协调匹配，但是牙齿颊倾或舌倾导致反殆。一般情况下，如果仅有一两个后牙反殆，则为牙性反殆，但并不全面。诊断牙性反殆的最佳方法是提出这个问题，“是否存在咬合偏移？如果直立后牙，反殆将会怎样？”如果答案是反殆将有较大改善或减轻，那么就是牙性反殆。牙性反殆的治疗遵循诊断的逻辑。后牙仅需直立。纠正牙性反殆时需要患者佩戴殆垫，以便于在牙齿上粘接矫治器并为牙齿移动提供充分空间。根据磨牙反殆的严重程度，如果咬合过度打开则需后期进行咬合调整。

后牙骨性反殆是由于上颌骨和下颌骨横向不调造成的。在这种情况下，后牙可能会向着代偿横向骨性不调的方向颊倾或舌倾。在骨性反殆中，如果去除代偿直立后牙，则会加重反殆。解决骨性反殆需要首先解决骨性横向不调。大多数情况下，骨性问题都存在上颌狭窄，因此治疗时需要使用侧方扩弓器对上颌骨基骨进行扩弓。Hyrax jack 螺旋扩大器是侧向扩弓展开上颌腭中缝最常见的装置。患者越年轻，上颌骨扩展的效果越好。在青少年后期和成人中，需要手术辅助减轻骨抗力才能实现上颌骨扩展[30]。

特殊考虑

25. 什么情况下适合拔除一颗下颌恒切牙？

可以拔除一颗下颌恒切牙的病例包括[21]：

- Ⅰ类错殆，伴有中重度下前牙拥挤而不伴有深覆殆；
- Ⅲ类错殆倾向，后牙咬合良好，下颌切牙拥挤，不伴有深覆殆；
- Ⅰ类错殆，上下颌前牙比例不调（下颌前牙过大）；
- Ⅱ类错殆，下颌前牙区拥挤且上颌拔除两个前磨牙；
- Ⅰ类错殆拔除一个下颌切牙；上颌需进行邻面去釉；
- Ⅰ类错殆伴下颌先天缺失一颗切牙，下颌前牙区中重度拥挤（拔除下颌一颗切牙以及上颌两颗前磨牙）。

26. 上颌侧切牙缺失怎样治疗?

有两种方法。一种是开辟间隙，后期以义齿替代缺失的上颌侧切牙。另一种是近移后牙关闭缺牙间隙，利用上颌尖牙替代侧切牙，上颌第一前磨牙替代尖牙。

义齿替代缺失侧切牙的理想情况是Ⅰ类尖牙和磨牙关系的患者，牙尖交错咬合，具有理想的覆殆和覆盖。这种理想咬合的病例则不需要进行正畸治疗。如果除了上颌尖牙于侧切牙处萌出外，其他情况均理想，则在开辟间隙时需要远移上颌尖牙至Ⅰ类咬合位置。之后可以采用固定义齿、活动义齿或种植牙来修复治疗缺失的侧切牙。

利用上颌尖牙替代缺失侧切牙治疗的理想情况是患者磨牙和前磨牙均为Ⅱ类关系；具有理想的牙尖交错咬合、覆殆和覆盖；双侧尖牙均在缺失侧切牙的位置萌出；尖牙的外形类似于侧切牙。这种病例也不需要进行正畸治疗。如果Ⅱ类磨牙关系并不是完全Ⅱ类，上颌磨牙仍需要近中移动以获得完全Ⅱ类关系。这可以通过进行Ⅲ类牵引、反向牵引头帽或骨性正畸支抗来辅助治疗。同样，如果尖牙外形并不类似于侧切牙，则需要进行美学修复治疗。

27. 什么情况下需要牙齿伸长?“伸长到拔除”意味着什么?

很多原因都会引起牙齿伸长。例如，上颌中切牙外伤的情况下，牙齿可能在牙槽嵴水平以下发生折断。虽然可以用冠延长手术为修复提供足够的生物学宽度，但是如果患者笑线较高以及冠延长手术会导致冠折牙齿龈边缘的根向移动。都会使得后期美观效果不佳。牙冠延长可以使用正畸方法配合牙槽嵴上纤维环切术来伸长牙根。伸长后可能需要其他的手术来修整牙龈。如果可以理想地降低牙龈高度和骨组织，牙齿可以伸长而不需要牙槽嵴上纤维环切术。后期可用纤维环切术稳定牙齿伸长的效果。另外，牙齿伸长后需要手术来很好地调整牙龈的高度和外形。

种植前伸长牙齿也是另一个原因。这被称作“伸长到拔除”。在这种病例中，牙齿可能由于牙周问题或牙体疾病而被宣布没希望了。但是如果仅简单地拔除该牙，则会发生牙槽骨吸收，使得种植体即使有骨片的辅助也植入困难。在拔牙之前先使用正畸方法伸长牙齿，骨骼和软组织都会在未来种植体植入区生长发育，从而改善了后期修复的骨形态和软组织外形[31,32]。

28. 什么是骨性支抗?它在正畸治疗中的应用如何?

任何一个动作都会产生一个大小一致、作用相反的反馈。牛顿第三定律给正畸治疗带来一个问题，任何一个牙需要承受另一个牙产生的反作用力。后者就称为支抗牙。例如，Ⅱ类患者拔除上颌第一前磨牙之后，需要上颌尖牙远中移动。如果在尖牙和磨牙之间施加一个力（如颌间牵引力），则不但会使尖牙远中移动（需要的移动），还会使磨牙近中移动（不期望发生的移动，或称为支抗丧失）。为了解决支抗丧失的问题，佩戴头帽（或一些类型的颌间牵引）被认为是最传统的限制磨牙近中移动的方法。但是，这些治疗方法需要患者的配合。

1945年，Iowa大学通过使用骨支抗首次提出了不依赖于患者配合的装置[33]。骨性支抗包括直接种植于上颌骨、下颌骨或颧骨的微种植钉或种植体。其附带有突出于黏膜表面的盘状结构，可用于提供支抗。和利用牙齿作为支抗相比，这些支抗装置基本不发生移动。使用临时支抗装置，可以对牙齿进行平移、旋转、伸长和压入[34-37]。

29. 对于成人患者来说，正畸治疗包括了家庭医生、正畸医师以及专科医师。成人正畸治疗的顺序是什么？治疗最重要的方面是什么？

成人综合治疗的关键在于交流。家庭医生是患者治疗的终端，所有的治疗都是为了帮助医生获得最好的效果。家庭医生是整个治疗的核心，所有相关的患者情况都需要和医生进行充分沟通。

牙医、正畸医师以及其他牙科专家应该像一个小组一样团结一致地工作，从开始的诊断到制订治疗方案。应该建立最终咬合的诊断性蜡型以便于制订治疗目标。牙体保存学医师需要回答的问题是，“我需要将患者的牙齿移向何位才能更好地保存它们”。正畸医师需要回答的问题是，“我能否通过牙齿移动或正颌手术来实现牙齿最终移动的过程？”

疾病控制应该重视。评估龋病的深浅并去除龋坏组织。牙齿需要进一步的保存治疗，例如冠修复，一般先需要进行临时性的修复直至在正畸治疗结束时。活动期的牙周疾病需要被评估和治疗。虽然牙周手术有助于控制疾病，最好将骨丧失控制在最小量，直到正畸治疗结束。除非需要进行“伸长到拔除”，没有保存价值的牙齿需要被拔除。需要进行牙体治疗的牙齿则须先行治疗。

在正畸治疗的过程中，需要严密地监控和治疗患者的口腔卫生。患者应接受家庭医生定期的清洁维护，正畸医师则需提供周期性的正畸治疗，特别是在最终去除矫治器后。当修复医生和正畸医生确认牙齿位于最佳位置后，即可摘除托槽，并立刻戴用保持器来保持牙齿位于治疗后正确的位置。

参考文献

1. Moyers RE: *Handbook of orthodontics*, edition 3. Chicago: Year Book Medical Publishers; 1974 , pp 369-379.
2. Staley RN, Kerber RE: A revision of the Hixon and Oldfather mixed-dentition prediction method. *Am J Orthod* 1980; 78:296-302.
3. Nance H: The limitations of orthodontic treatment. I. Mixed dentition diagnosis and treatment. *Am J Orthod Oral Surg* 1947;33:177-223.
4. Brennan M, Gianelly A: The use of the lingual arch in the mixed dentition to resolve incisor crowding. *Am J Orthod Dentofacial Orthop* 2000; 117:81-85.
5. Gianelly A: Leeway space and the resolution of crowding in the mixed dentition. *Semin Orthod* 1995; 1:188-194.
6. Moyers RE, van der Linden FPGM, Riolo ML, et al: Standards of Human Occlusal Development, Monograph No.5, Craniofacial Growth Series, Ann Arbor, MI: Center for Human Growth and Development, the University of Michigan, 1976.
7. Sheridan JJ: Air rotor stripping update. *J Clin Orthod* 1987; 21(11):781-788.
8. Witzig J: *The clinical management of basic maxillofacial orthopedic appliances, volume 1. Mechanics*. Chicago: Year Book Medical Publishers, 1987, p 213.
9. Richardson M, Mills K: Late lower arch crowding: the effect of second molar extraction. *Am J Orthod Dentofacial Orthop* 1990; 98:242-246.
10. Huang G, English J, Ferguson D, et al: Ask Us—Functional appliances and long-term effects on mandibular growth. *Am J Orthod Dentofacial Orthop* 2005; 127:271-272.
11. Aelbers C, Dermaut L: Orthopedics in orthodontics. I. fiction or reality—a review of the literature. *Am J Orthod Dentofacial Orthop* 1996; 110:513-519.

12. Dermaut L, Aelbers C: Orthopedics in orthodontics: fiction or reality. A review of the literature—Part Ⅱ. *Am J Orthod Dentofacial Orthop* 1996; 110:667-671.
13. Pancherz H: The Herbst appliance: a powerful Class Ⅱ corrector. In Nanda R, editor. *Biomechanics in clinical orthodontics*. Philadelphia: WB Saunders, 1997.
14. Firouz M, Zernik J, Nanda R: Dental and orthopedic effects of high-pull headgear in treatment of Class Ⅱ, Division 1 malocclusion. *Am J Orthod Dentofacial Orthop* 1992; 102:197-205.
15. Baumrind S, Korn D, Isaacson RJ, et al: Quantitative analysis of the orthodontic and orthopedic effects of maxillary traction. *Am J Orthod* 1983; 83: 384-398.
16. Kirjavainen M, Kirjavainen T, Hurmerinta K, Haavikko K: Orthopedic cervical headgear with an expanded inner bow in Class Ⅱ correction. *Angle Orthod* 2000; 70:317-325.
17. Sloss E, Southard K, Qian F, et al: A comparison of soft tissue profi les following treatment with headgear or Herbst appliances. *Am J Orthod Dentofacial Orthop* (in press).
18. Ghosh J, Nanda R: Evaluation of an intraoral maxillary molar distalization technique. *Am J Orthod Dentofacial Orthop* 1996; 110:639-646.
19. Chaqués-Asensi J, Kalra V: Effects of the pendulum appliance on the dentofacial complex. *J Clin Orthod* 2001; 35(4):254-257.
20. Ngantung V, Nanda R, Bowman S: Post treatment evaluation of the distal jet appliance. *Am J Orthod Dentofacial Orthop* 2001; 120:178-185.
21. Kokich V, Shapiro P: Lower incisor extraction in orthodontic treatment. *Angle Orthod* 1984; 59(2):139-153.
22. Deguchi T, Kuroda T, Minoshima Y, Graber TM: Craniofacial features of patients with Class Ⅲ abnormalities: growth-related changes and effects of short-term and long-term chin cup therapy. *Am J Orthod Dentofacial Orthop* 2002; 121:84-92.
23. Wendell PD, Nanda R, Sakamoto T, Nakamura S: The effects of chin cup therapy on the mandible: a longitudinal study. *Am J Orthod* 1985; 87:265.
24. Ngan P: Biomechanics of maxillary expansion and protraction in Class Ⅲ patients. *Am J Orthod Dentofacial Orthop* 2002; 121:582-583.
25. Ngan P, Hagg Yiu C, Wei S: Treatment response and long-term dentofacial adaptations to maxillary expansion and protraction. *Semin Orthod* 1997; 3:255-264.
26. MacDonald K, Kapust A, Turley P: Cephalometric changes after the correction of Class Ⅲ malocclusion with maxillary expansion/facemask therapy. *Am J Orthod Dentofacial Orthop* 1999; 116:13-24.
27. Kim T, Kim J, Mah J, et al: First or second premolar extraction effects on facial vertical dimension. *Angle Orthod* 2005; 75:177-182.
28. Proffit W, Mason R: Myofunctional therapy for tonguethrusting: background and recommendations. *J Am Dent Assoc* 1975; 90:403-411.
29. Kuroda S, Katayama A, Takano-Yamamoto T: Severe anterior open-bite case treated using titanium screw anchorage. *Angle Orthod* 2004; 74:558-567.
30. Marshall S, Southard K, Southard T: Early transverse correction. *Semin Orthod* 2005; 11(3):130-139.
31. Mantzikos T, Shamus I: Forced eruption and implant site development: soft tissue response. *Am J Orthod Dentofacial Orthop* 1997; 112(6):596-606.
32. Mantzikos T, Shamus I: Case report: forced eruption and implant site development. *Angle Orthod* 1998; 68(2):179-186.
33. Gainsforth BL, Higley LB: A study of orthodontic anchorage possibilities in basal bone. *Am J Orthod Oral Surg* 1945; 31:106-117.
34. Roberts WE, Nelson CL, Goodacre CJ: Rigid implant anchorage to close a mandibular fi rst molar extraction site. *J Clin Orthod* 1994; 28: 693-704.
35. Southard T, Buckley M, Spivey J, et al: Intrusion anchorage potential of teeth versus rigid endosseous implants: a clinical and radiographic evaluation. *Am J Orthod Dentofacial Orthop* 1995; 107:115-120.
36. Liou E, Pai B, Lin J: Do mini-screws remain stationary under orthodontic forces? *Am J Orthod Dentofacial Orthop* 2004; 126:42-47.
37. Miyawaki S, Koyama I, Inoie M, et al: Factors associated with the stability of titanium screws placed in the posterior region for orthodontic anchorage. *Am J Orthod Dentofacial Orthop* 2003; 124:373-378.

CHAPTER 17

第 17 章 成人多学科正畸治疗

Valmy Pangrazio-Kulbersh

近年来，越来越多的成年人逐渐意识到拥有健康牙列和悦目微笑的重要性，因而促使更多的成年人开始正畸治疗。目前，成人正畸占整个正畸治疗的30%。对美的微笑的追求不仅源于患者的要求，全科医师也越来越了解成人牙齿移动的可能，以便于针对口颌系统的不同组分建立功能性的健康的咬合。

各学科之间的合作治疗也促使正畸医生与其他专科医师更多的互动，以期为修复成人缺损的牙列获得更多更好的治疗结果。新技术的出现，例如美学托槽、隐形托槽、新型正畸合金弓丝，以及具有低摩擦力可加速牙齿移动的新型托槽，都是促使更多成年人开始正畸治疗的因素。

1．成人正畸和青少年正畸的主要区别是什么[1-6]？

以下是两者的区别：

• 成人正畸治疗通常由全科医生医嘱建议，目的是为了建立良好的咬合关系（图 17-1A 和 B）。

• 颅颌面生长发育已经停止，因此对正畸治疗无影响。

• 80％～90％的成人患者具有牙周问题（图 17-1C～E）。

• 恒牙缺失的发生率较高。

• 牙齿松动度增加。这是由于咬合系统的改变以及由于牙齿缺失和（或）牙周疾病造成的牙列失控漂移所导致。

• 由于牙周问题导致的长期稳定性缺乏需要不同的正畸保持方法。

• 颞下颌关节紊乱病的普遍性和发生率升高要求在治疗过程中更谨慎地改变咬合系统。

• 当冠根比例不佳时，使用局部正畸治疗机制和不同大小的力量需要慎重设计。

• 大部分成人更关注托槽的美学外观，因此应该考虑使用不太显眼的正畸矫治器，例如陶瓷托槽、舌侧正畸以及隐形矫治。

• 成人正畸治疗的目的包括追求容貌美学改变，或保存缺损的牙列，或减轻功能性问题（如颞下颌关节功能障碍）。针对不同的治疗目的，患者心理反应也不同。相比那些期望获得面容改变的患者，那些目的为改善功能的患者更容易具有好的心理反应。

• 大部分成人患者需要多学科的综合治疗计划以达到美学和功能两方面的要求。

2．成人正畸治疗的目标是什么[1-3,6,7]？

成人正畸治疗的目标如下。

• 为了获得更好的咬合功能、稳定性和美学效果。

• 为了减轻咬合干扰和创伤，从而减轻牙齿松动并促进牙周愈合。

• 为了获得更好的牙槽骨和牙龈形态结构。

• 为了建立恰当的牙齿位置并改善咬合平面以满足修复需求。

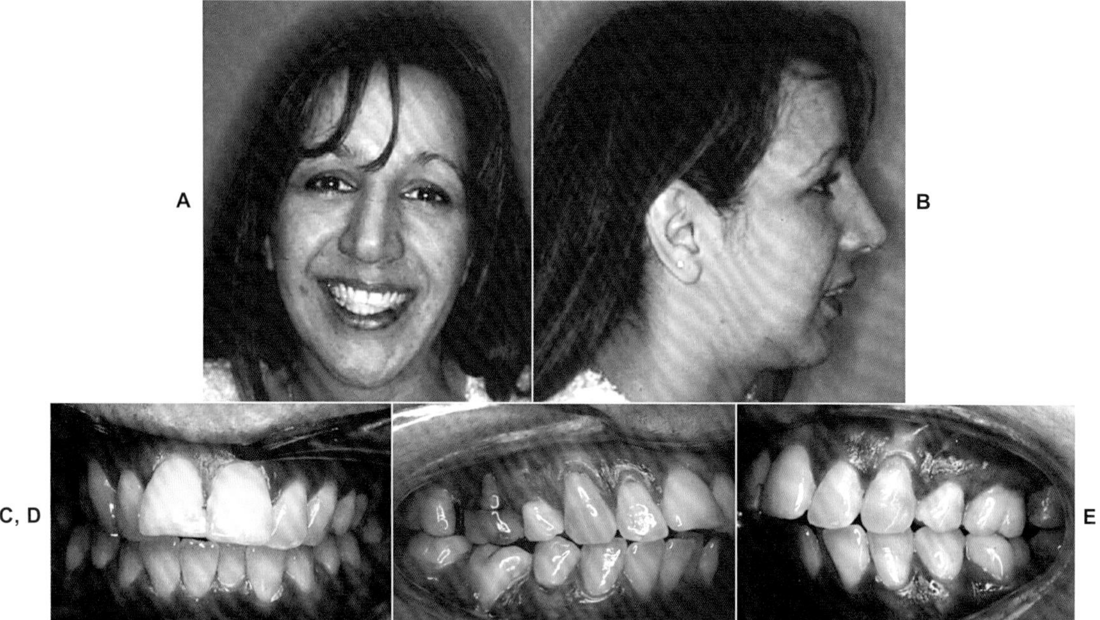

图 17-1　成人患者寻求正畸治疗。存在的错殆畸形很复杂。A 和 B．术前面像显示存在骨性不平衡；C～E．口内像显示该成人患者存在牙体和牙周问题

• 为了解决患者的主诉，通常包括牙齿和面部美学。

3．成人正畸治疗中的禁忌证有哪些[8-12]？

• 进行性的局部和（或）系统性疾病，例如骨骼、新陈代谢、内分泌和肾功能紊乱，会负面影响牙齿的移动和骨改建。二磷酸盐类、降钙素和布洛芬的使用也会对牙齿移动的速率有不利影响。

• 活动期的牙周疾病是正畸治疗的禁忌证，因为正畸治疗会加速牙周问题的进展，并导致牙齿丧失。

• 有显著牙根吸收的患者以及冠根比例不佳的患者也不适合进行正畸治疗。

• 当患者不愿配合后期长期的保持并不接受修复学重建时，不建议开始正畸治疗。

• 因为 50 岁以上人群高发骨质减少和骨质疏松，治疗前进行骨密度检测有助于筛查会导致牙槽骨吸收和牙齿丧失的骨紊乱。

4．正畸治疗对牙周组织的作用是什么[13-17]？

• 正畸治疗前减轻和控制牙周炎症对于确保健康的牙周支持组织意义重大。临床研究已经证明，在牙周支持组织丧失的情况下，无炎症存在，牙齿即可发生移动而无须考虑牙周组织的状态。

• 正畸治疗可以减小牙周袋深度和探诊出血，应最小限度地使用刺激牙龈的带环。

• 当附着龈很薄并且牙齿移动指向薄的龈组织时，推荐进行牙龈移植。当牙齿移动局限于牙槽支持组织时，不会出现对周围组织的不利影响。

• 成人正畸治疗期间高发牙根吸收。推荐使用轻力以避免形成玻璃样变区域而影响牙齿移动。

5. 成人正畸牙齿移动的治疗期间和治疗前后，应分别进行什么牙周治疗[18]？

• 在牙齿移动的治疗开始之前，消除可迅速摧毁牙周组织的炎症是非常重要的。菌斑和炎症控制应贯穿于整个正畸治疗过程之中和之后。

• 刮治术、根面平整、翻瓣术和牙龈移植均应在正畸治疗开始之前进行。

• 正畸术后再进行牙槽骨修整术。因为在牙齿移动过程中，牙槽骨会随之改建，因此正畸后可能不需要进行牙槽骨修整。

• 正畸治疗前应先行缺牙区的骨移植术，从而增宽和增厚牙槽骨。需要种植修复的区域在拆除托槽前 6 个月进行骨移植。

• 正畸治疗过程中每次复诊均应消除殆干扰，从而避免由于咬合创伤导致的牙周损伤并加重牙齿的动度。

6. 成人正畸患者的病历资料中哪些有助于正确的诊断和治疗[19-21]？

因为错殆畸形的复杂性，需要对患者进行详细的术前评估，包括全面的医疗病史、主诉和心理评估，需要将这些信息与治疗整合。标准的正畸病历记录由以下几部分组成：

• **面部照片**（正面唇部放松像、正面微笑像、侧面唇部放松像）。这些资料将会提供重要的面部软组织信息，例如唇的长度和形态、软组织颏部最凸点、鼻部最凸点和倾斜度、牙龈外观、中线不调以及面部整体比例。

• **头颅 X 线片**（侧位和正位）。

• **曲面断层 X 线片和全口根尖周评估**。目的是评估牙槽骨、牙列和牙周组织的病理情况以及牙根的解剖学。

• **颏下 X 线片和颞下颌关节断层照片**。用于诊断骨性不对称和颞下颌关节问题。

• **正中关系模型**。可以协助检查正中殆到正中关系的滑动，这在正畸治疗开始之前非常重要。Roth 曾经建议，即使没有出现颞下颌关节功能障碍的明显症状或体征，成人患者，特别是有牙列缺损的患者，应该进行夹板治疗以减轻肌肉张力，同时应避免错误移动下颌位置的治疗。

7. 成人正畸治疗的顺序是什么[22]？

一旦诊断和治疗计划建立，就应该按以下步骤进行：

（1）紧急解除疼痛——这个步骤在多数情况下应在采集正畸病史和诊断之前。

（2）治疗软组织问题：

• 口腔健康指导；

• 刮治和根面平整；

• 纠正不充分的保存术；

• 牙根切除术和牙髓治疗。

（3）附着龈的治疗：

• 皮瓣手术和根面平整；

• 指导下的组织再生；

• 自体角化黏膜或组织皮瓣；

• 正畸治疗；

• 咬合调整；

• 功能训练治疗。

（4）确保稳定和保持。

（5）再次评估进一步的治疗（如拔牙）。

（6）牙周治疗完成。

（7）最终咬合关系调整。

（8）牙齿修复保存。

（9）持续的牙周维护。

8. 成人患者的治疗选择有哪些[23]？

在成人正畸病例中，应考虑有限的牙齿移动和全面的正畸治疗。在考虑如何选择治疗方案时，需要仔细考虑错殆畸形的严重程度和治疗目标。

有限的牙齿移动可使用活动矫治器或部分固定矫治器，旨在实现特殊的治疗目标。在大部分情况下，有限的牙齿移动被认为是全口腔改建的一部分。

全面的正畸治疗旨在纠正错殆畸形，并具有按需要整体调整咬合结构的潜力。

9. 牙齿有限移动对牙齿的有利之处有哪些[24]？

牙齿有限移动是指在特殊象限内重新排列牙齿单位，以便于修复缺失牙，并改善牙周健康和牙齿美学。磨牙直立从而改善牙齿邻接关系，开辟恰当的修复间隙，或便于种植体修复缺失牙，可以通过有限的正畸治疗完成。被动萌出以促进用于冠修复的牙根预备，或是通过牙齿的咬合移动获取种植修复的牙槽骨位置，也可以由局部正畸治疗来完成。纠正牙列间隙、拥挤、旋转以及反殆均可使用活动式或固定式矫治器来完成。

10. 当制订磨牙直立治疗计划时应该考虑哪些诊断因素[25]？

首先需要对患者的咬合和牙槽骨进行全面的评估。

在咬合关系基本正常、前牙切导正常、尖牙关系正常且患者垂直向无异常时，磨牙直立最好使用局部正畸治疗的方法。长面形患者不是磨牙直立的合适人选，因为磨牙直立需要将牙冠远中向倾斜。这种类型的牙齿移动加重了垂直向的问题，并因此可能造成牙性开殆。

11. 磨牙直立时牙齿发生了什么类型的移动[26-28]？

以下方法可以完成磨牙直立：

- 远中移动牙冠；
- 近中移动牙根；
- 两者均发生。

在多数情况下，近中移动已经向远中缺牙区漂移的双尖牙是十分必要的。使用种植支抗装置来完全关闭缺牙区间隙也是可行的。当仅有单个牙需要被直立时，临床医师既可以选择活动矫治器，也可以选择固定矫治器。附带指簧的活动矫治器可将需直立的牙齿远中向移动，但没有垂直向和横向的控制作用。因为这个缺陷以及依赖于患者配合的因素，使得活动矫治器的应用并不普遍。

局部固定矫治器在三维方向上控制牙齿移动更加有效（图 17-2）。当直立磨牙时，在支抗牙（尖牙和双尖牙）上安放标准托槽，在需直立的磨牙上放置双管颊管。双管颊管可以允许必要时将直立簧放入。定期对需直立的磨牙进行咬合调整和牙根平整，从而避免咬合创伤、牙齿过度松动和疼痛，以及促进牙周愈合。

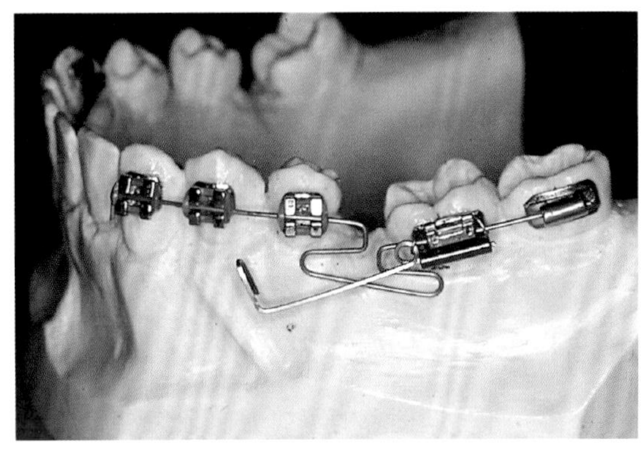

图 17-2　典型的磨牙直立装置。辅助簧帮助磨牙直立

治疗中另一重要的考虑因素就是第三磨牙的处理。对抗力量的出现、咬合状态以及计划牙齿移动的类型，将决定第三磨牙的命运。支抗的需求是矫治器设计和选择的一部分。可以使用舌侧尖牙 - 尖牙固定保持器或种植支抗装置来稳定支抗牙（图 17-3）。

12. 磨牙直立之后的保持方案是什么[25,26]？

磨牙直立后要一直保持到修复装置就位。保持装置可以选用牙冠间稳定杆，或在缺牙区旁牙齿上固定硬质不锈钢钢丝。修复桥体制备或种植体的植入需要等到被直立磨牙周围重新生成硬骨板之后。通常在牙齿移动到位后需要8～12 周时间。

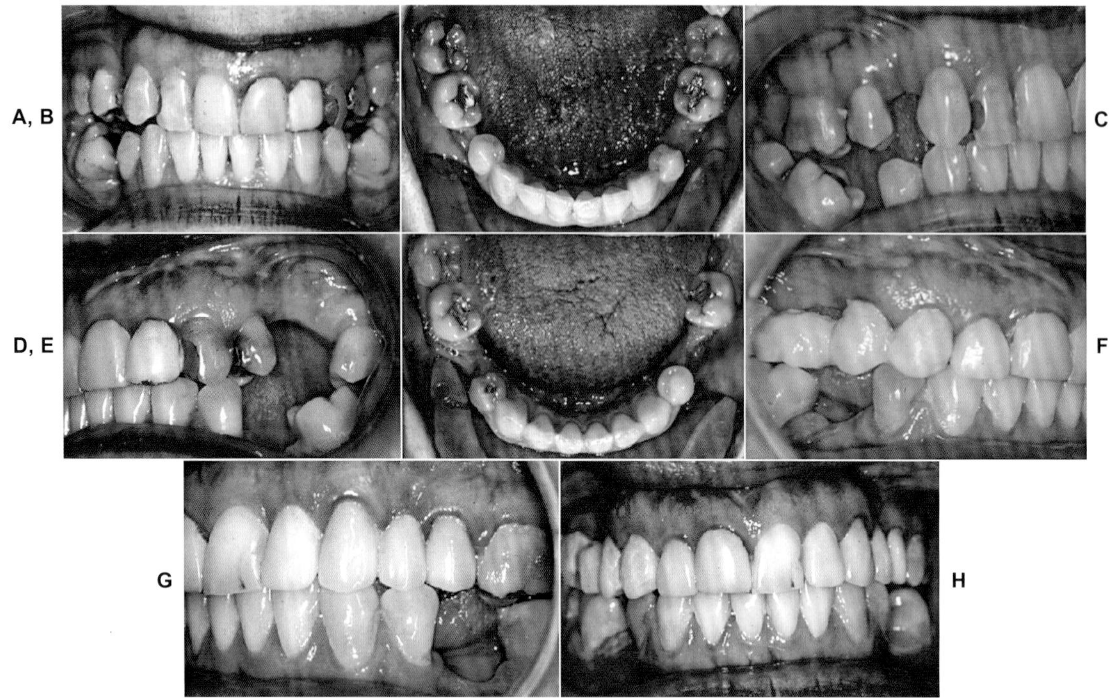

图 17-3 双侧下颌磨牙直立。A～D 术前口内像。E～H，术后口内像。下颌第三磨牙被拔除以便冠远移

13. 什么是被动萌出 [29]？

被动萌出定义为持续加力使牙齿沿着牙冠方向移动从而产生软组织和牙槽骨改建导致的正畸牙齿移动。这个过程有利于保存治疗不可恢复的牙齿。被动萌出可协助维持"生物学宽度"，可使修复体被放置于远离上皮接触的位置，因此防止了牙周炎症和吸收。为了维持健康的牙周组织，从咬合点到牙槽嵴顶需要 3～4mm 的牙齿高度。

14. 被动萌出怎样实现 [29,30]？

缓慢地进行牙齿被动萌出可以促进牙周退缩牙齿的骨改建，也可以保护牙髓的完整性，防止牙根损伤。

牙冠的移动引发了骨生成和软组织重塑。这就使得最终保存治疗后整体的美学效果有了较大的改善，虽然在进行冠修复时还需要手术延长牙冠长度。

牙髓治疗后的牙齿可使用较大的力伸长并且更加高效。骨改建并没有即刻开始，免除了一些病例需要外科手术辅助的需求，特别是在被动萌出前和牙齿移动过程中每周需要进行环牙周纤维切断术时。

被动萌出之后需要 2～6 周时间保持，以便于牙周膜内的纤维重新排列。牙周组织的愈合速度决定了后期修复体就位的时间。临床医师应该明白，因为牙根表面的一小部分被暴露出来，而应在修复体中从咬合平面到牙龈之间放置较长的纤维桩。为了获得更佳的美学效果和牙周健康，需要更加小心地制作修复体（图 17-4 和图 17-5）。

15. 牙弓整平的正畸考虑因素是什么 [31-33]？

拥挤、间隙、旋转、反殆以及倾斜牙齿的纠正并不仅仅是为了美学效果，更重要的是便于修复治疗的进行以及口腔健康的维持。拥挤和旋转是牙量和骨量不调的结果。为了纠正

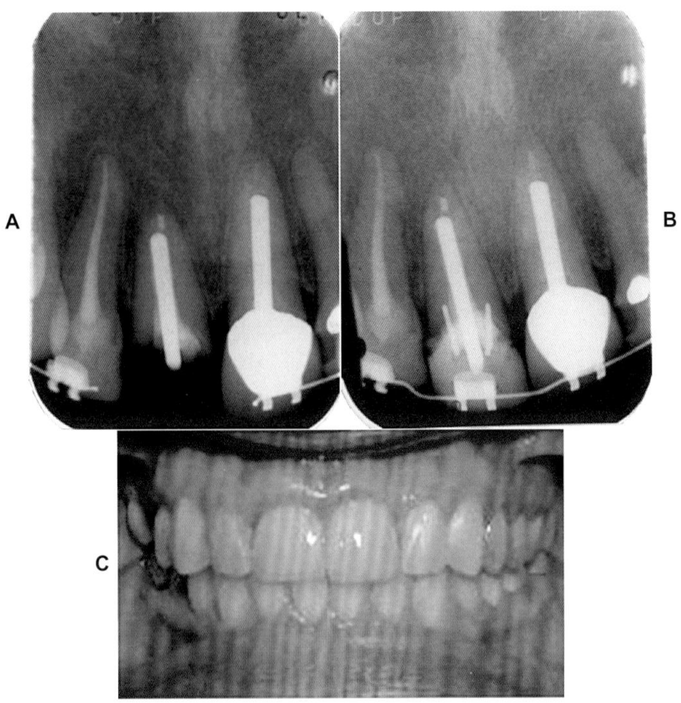

图 17-4　右上中切牙助萌以便冠的制备。A．术前根尖片；B．术后根尖片；C．术后口内像

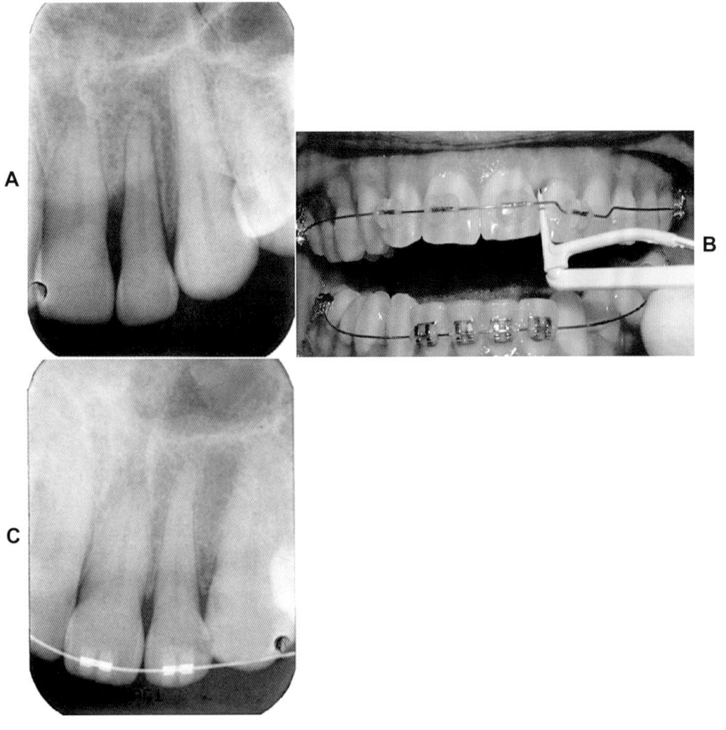

图 17-5　左上侧切牙助萌以消除垂直向骨缺损。A．术前根尖片，可见骨缺损。B．术中像，可见通过弯制弓丝逐渐将牙齿伸长。使用牙周探针检查牙周袋的深度。C．术后根尖片显示垂直向骨袋消失

这些问题，牙弓中间隙的开辟可以通过唇展前牙、横向扩弓、邻面去釉或拔牙来实现。上颌前牙近远中面 0.5mm 厚的釉质可以被去除，总共去釉量 4～5mm。由于下颌前牙的直径小，可去除釉质量也相应减少。

在开始关闭上下颌前牙过多的间隙之前，应该考虑仔细评估病因学因素。牙量 - 骨量不调、缺失牙、由于后牙咬合干扰导致的正中颌位 - 长正中不调、牙周疾病、唇系带异常、骨间隔结构异常、多生牙、不良舌习惯或咬指习惯均可包含在错殆畸形的诱因中。发现并减轻病因方面的因素对于选择恰当的治疗机制非常关键。

拥挤、旋转、间隙、反殆和倾斜牙的纠正，在咬合基本良好的情况下，可以用局部固定正畸矫治器来完成，或者使用隐形矫治器。

16. 成人患者何时选用全牙列正畸矫治[22,32,34,35]？

牙列缺失和（或）由于口腔维护不良导致的牙周疾病是成人错殆畸形的诱因。经过一段较长的时间后，牙齿和功能的代偿已经发生，从而导致了错殆畸形的复杂化。减轻结构和功能的错乱常需要使用全口牙正畸矫治器。骨整合种植体支抗和临时性支抗装置的使用迅速扩展了成人正畸治疗的范围。由于正畸矫治器设计的革新，用于改变成人患者整个咬合系统的全牙列正畸矫治也可以取得良好的效果，例如新型合金制成的正畸弓丝可以产生更加轻柔和持续的正畸力，以及在牙周、修复和外科领域的进展，使得成人患者也可获得良好的美学和功能效果。

成人全牙列正畸治疗的最终目标应该满足 Andrews 6 个关键准则，以达到正常咬合，并获得口颌系统各部分之间的健康和平衡。

17. 成人正畸治疗之后的保持应该考虑什么[36,37]？

成人正畸治疗之后建议在牙周受损的牙齿上使用永久性牙周夹板。缺失牙齿的修复应该在移除固定矫治器之后 3～6 个月再进行。长时间不修复缺牙会导致牙齿排齐效果的失去以及咬合错乱。保持器应设计为在 3 个方向上维持牙齿的位置。在局部缺牙的患者中，应在拔牙区域放置树脂咬合阻挡以维持缺牙间隙，并防止对侧牙齿的伸长。隐形保持器可以有助于美观和舒适，并可防止不良习惯的复发。

18. 成人患者实施正颌手术的适应证是什么[38,39]？

成人严重骨性错殆畸形患者，无论在三维平面中哪一个平面，都应考虑进行正畸与正颌联合治疗（图 17-6）。

进行正颌手术需考虑的因素包括缺乏生长发育的潜力、牙齿移动对面部美学和牙周健康的影响、腭骨解剖学结构和骨愈合、其他功能性和解剖学局限性，以及患者的合作和疗程。正畸医师的任务是去除由于骨骼畸形导致的牙齿代偿，并将上下颌牙弓匹配以便于手术对位颌骨。坚固的内固定术确保了手术的安全和可靠。正颌手术成功与否取决于对正畸基本原则和手术过程的了解，以及参与相关治疗的医师之间的沟通会诊，还包括患者本身的心理健康程度。

19. 正畸医师怎样考虑患者的牙齿美学因素[40-49]？

过去十年，口腔材料学的进展扩展了今天临床医师进行牙齿保存治疗的范围，特别对于美容牙科领域。正畸医师处在一个独特的位置，通过将前牙排列在适合的位置以促进后期修复治疗从而参与成人患者的“微笑设计”（图 17-7）。

口内和口外结构的相互关系对牙齿美学十分重要。三部分组成了微笑——嘴唇、牙龈和牙齿——三者相互关系必须协调才能构成美学的外观。

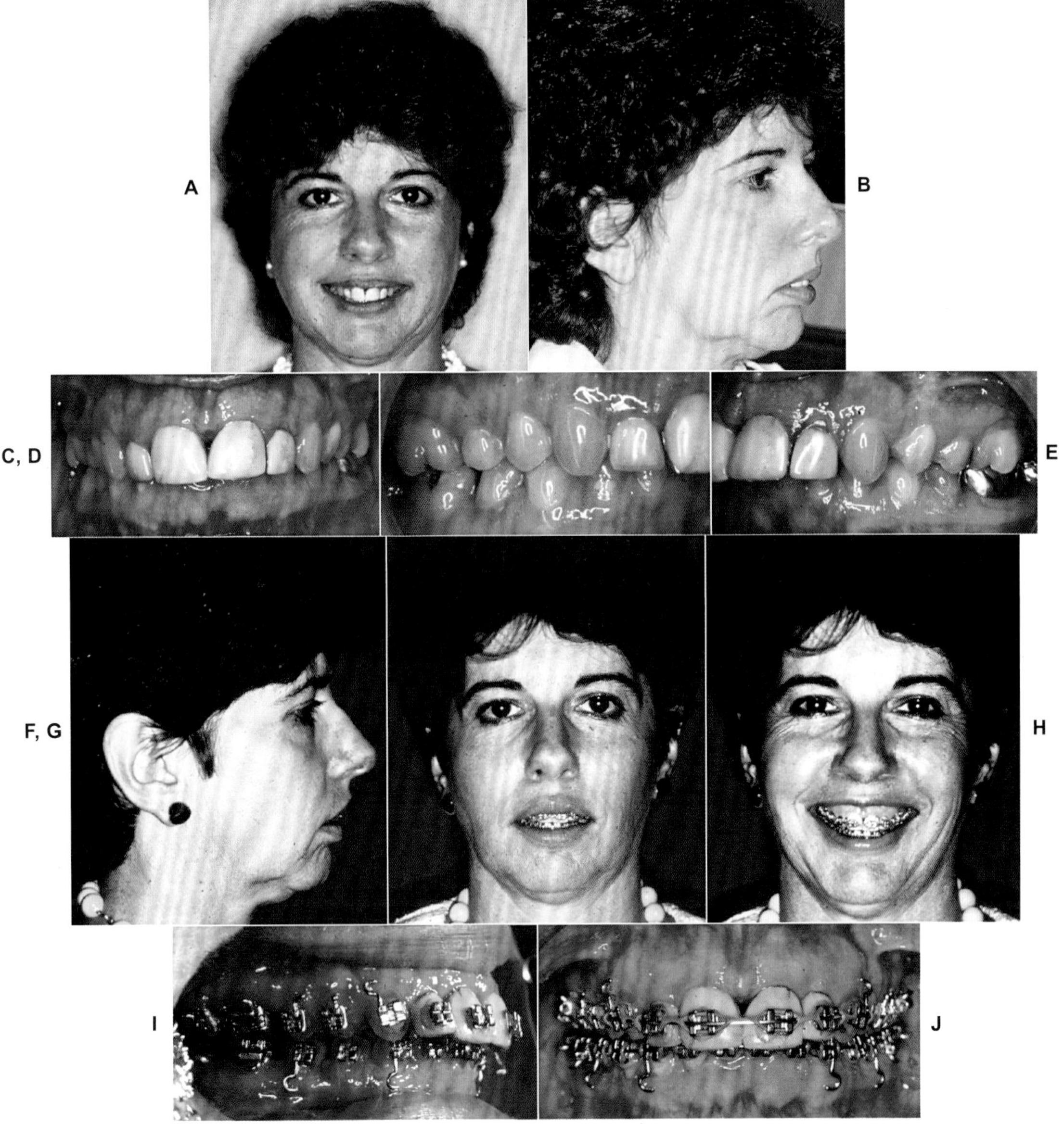

图 17-6　严重牙性骨性Ⅱ类错殆患者伴有上颌垂直向发育过度，下颌后缩，上颌前突拟接受正颌外科手术治疗。A～E．治疗前照片；F～J．术前准备

如果因为牙量不调导致上颌间隙过多，正畸治疗需要重新分配这些间隙。结合后期切牙修复时所需位置大小来分配间隙十分重要。后期修复的美学效果成功与否完全取决于修复前正畸治疗排列的牙齿位置。

由于牙齿向缺牙区移位而导致的过多间隙（如上颌侧切牙缺失），正畸治疗需要重新开辟间隙，并使牙根平行排列以便于后期种植修复（图 17-8）。种植修复一颗上颌侧切牙所需的最小间隙从牙根水平计算是 6mm。这就保证了种植体近远中最小各有 1mm 的间隙。

前牙区，特别是中切牙区“黑色三角”的出现影响了患者的美观（图 17-9）。这些间隙通常出现于纠正切牙重叠之后，此处的牙龈乳头不能新生。中切牙近中进行邻面去釉可以减轻这个三角区域。同样，减小中切牙牙根的远

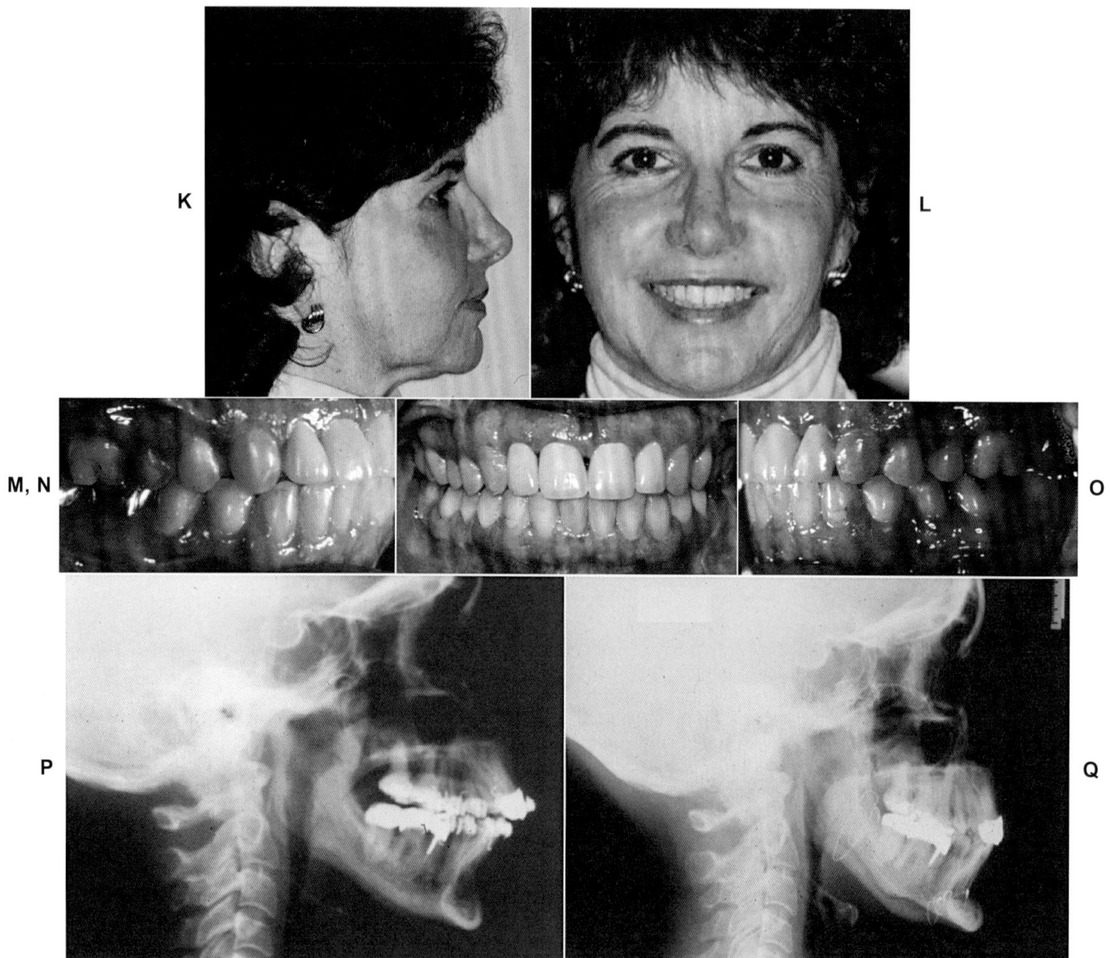

图 17-6（续） K～O. LeFort Ⅰ上颌压紧，下颌矢状劈开前徙及颏成形术术后结果。P 和 Q. 术前和术后头影测量片比较

中倾斜度也可使牙冠相互贴近，减小间隙。这时，还需要对切牙的切缘进行修整。伸长和压入牙齿，特别是在上颌前牙区，可以帮助牙龈平整。压入力会产生牙龈边缘根尖向的迁移，而伸长力将会使龈缘殆向迁移。在这些类型的牙齿移动时，可考虑使用均衡两牙切缘或美学贴面来调整切牙的切缘。近来，激光也应用于牙龈修整术中（图 17-10）。

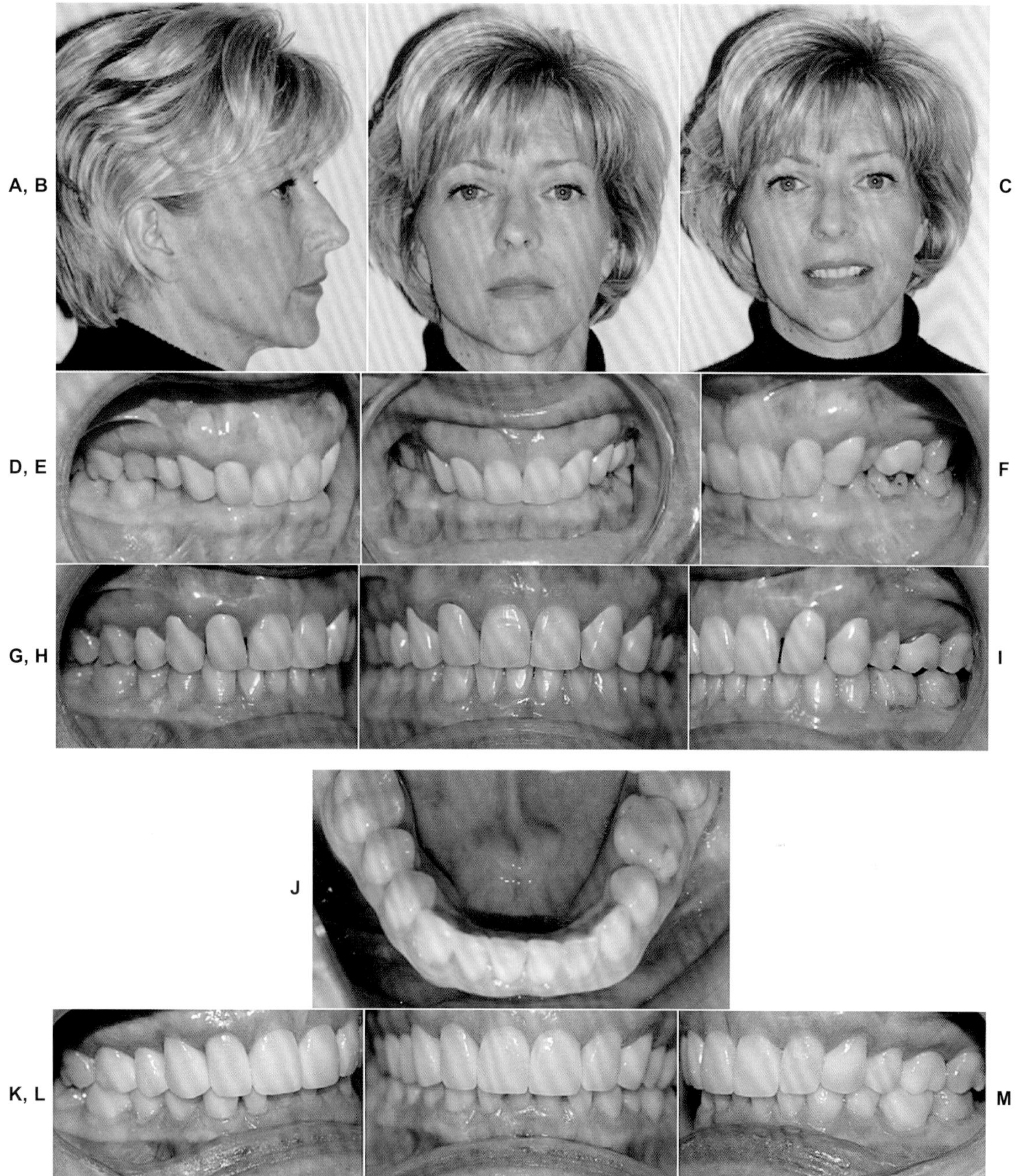

图 17-7　对于严重磨耗的前牙采用正畸治疗将上下颌切牙压入，为冠修复提供足够的余隙。A～F．治疗前准备。G～I．正畸术后修复治疗前咬合；下颌牙弓咬合面观。K～M．治疗最终结果

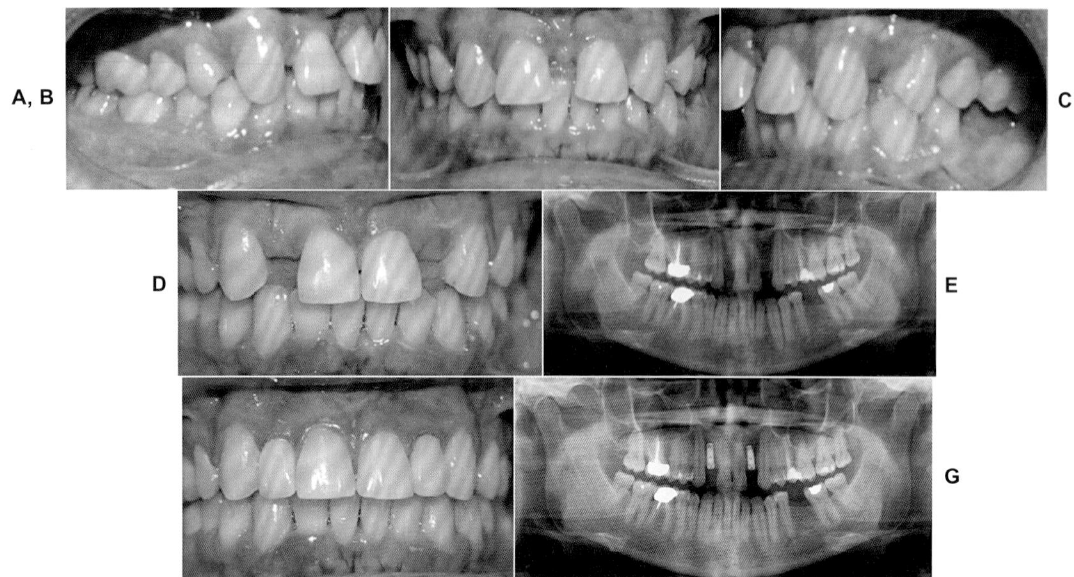

图 17-8　正畸治疗为上颌侧切牙的重新植入做准备。A～C．术前口内像；D 和 E．正畸术后，可见牙根的位置便于种植体的植入；F 和 G．种植体植入后

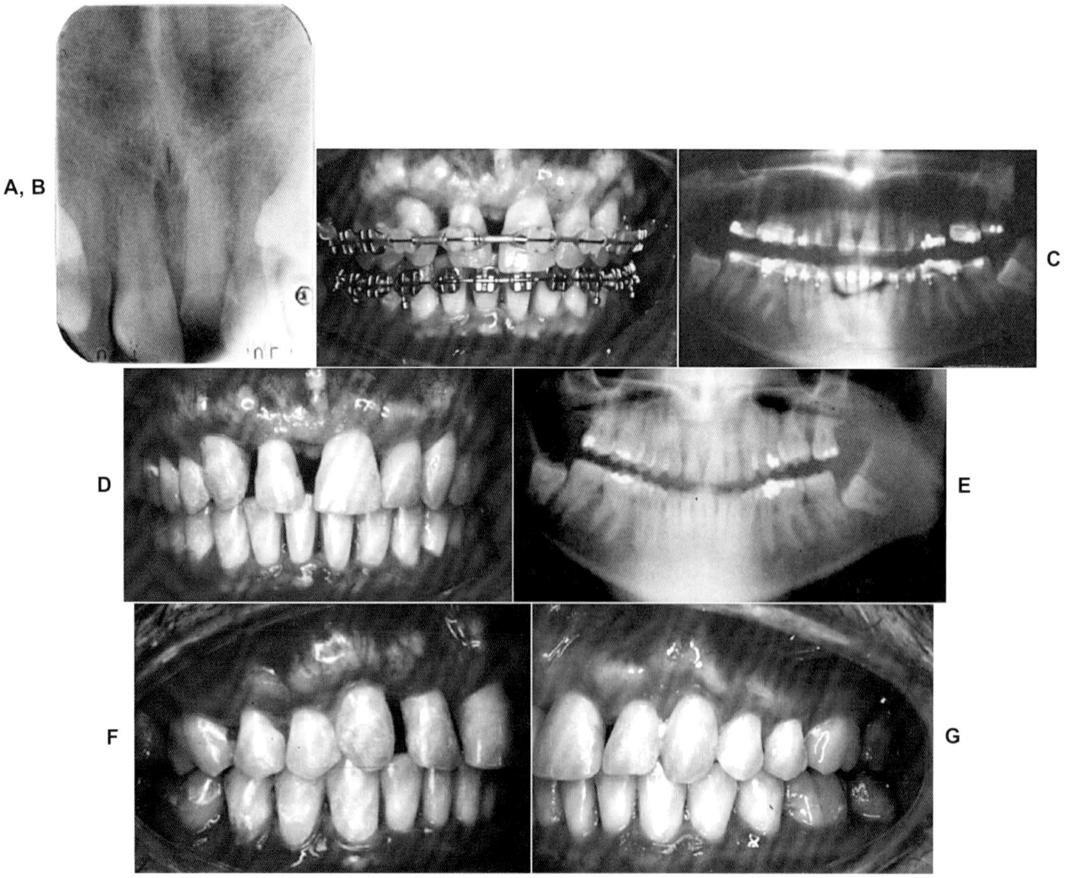

图 17-9　正畸治疗为恢复严重损坏的右上中切牙拔除后发生的间隙不调。A．治疗前 X 线片；B 和 C．正畸准备，拔除严重受损的左上中切牙，关闭间隙；D～G．治疗最终结果

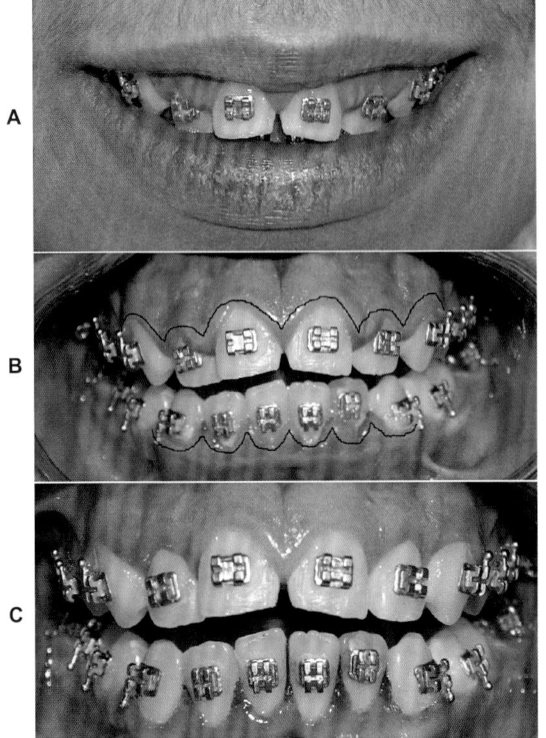

图 17-10　过度暴露的牙龈通过龈成形术纠正，“露龈笑”得到纠正。A．治疗前口内照；B．在牙龈上标记组织外形；C．外科手术 3 周后的效果

参考文献

1. Kuhlberg A, Glynn E: Treatment planning considerations for the adult patients. *Dent Clin North Am* 1997; 41(1):17-27.
2. Matthews DP, Kokich VG: Managing treatment of the orthodontic patient with periodontal problems. *Semin Orthod* 1997; 3(1):21-38.
3. Roberts EW, Hartsfi eld JK Jr: Primary management of congenital and acquired compensated malocclusions: Diagnosis, etiology and treatment planning. *IDA J* Summer 1996.
4. Phillips C, Bennett ME, Broader HL: Dentofacial disharmony: Psychological status of patients seeking a treatment consultation. *Angle Orthod* 1998; 68(6):547-556.
5. Barrer G: The adult orthodontic patient. *Am J Orthod* 1977; 72:617-640.
6. Boyd RL, Leggott PJ, Quinn RS, et al: Periodontal implications of orthodontic treatment in adults with reduced or normal periodontal tissues versus those of adolescents. *Am J Orthod* 1989; 96(3):191-198.
7. Thilander B: Indications for orthodontic treatment in adults. In Thilander B, Ronning O, editors: *Introduction to Orthodontics*. Stockholm: Tandlakarforlaget, 1985.
8. Chanavaz M: Screening and medical evaluation of adults, absolute and relative contraindications for invasive dental procedures. *J Indiana Dent Assoc* 1999; 78(3):10-17.
9. Roberts WE, Garetto LP, Arbuckle GR, et al: What are the risk factors of osteoporosis? Assessing bone health. *J Am Dent Assoc* 1991; 122(2):59-61.
10. Payne JB, Reinhardt RA, Nummikoski PV, Patil KD: Longitudinal alveolar bone loss in post-menopausal osteoporotic/osteopenic women. *Osteoporos Int* 1999; 10(1):34-40.
11. Zachrisson BU: Clinical implications of recent orthodontic—periodontic research fi ndings. *Semin Orthod* 1996; 2(1):4-12.
12. Ong MA, Wang H-L, Smith FN: Interrelationship between periodontics and adult orthodontics. *J Clin Periodont* 1998; 25(4):271-277.
13. Artun J, Urbye K: The effect of orthodontic treatment on periodontal bone support in patients with advanced loss of marginal periodontium . *Am J Orthod Dentofacial Orthop* 1988; 93(2):143-148.
14. Polson A, Caton J, Polson AP, et al: Periodontal response after tooth movement into infrabony defects . *J Periodontol* 1984; 55 (4):197-202.
15. Melsen B, Agerback N, Eriksen J, Terp S: New attachment through periodontal treatment and orthodontic intrusion. *Am J Orthod Dentofacial Orthop* 1988; 94(2):104-116.
16. Zachrisson BU: Periodontal changes during orthodontic treatment. In McNamara Jr JA, Ribbens KA, editors: *Malocclusion and the periodontium.* Michigan Growth Series, Center for Human Growth and Development. Ann Arbor: University of Michigan, 1989, pp 43-66.
17. Dorfman HS: Mucogingival changes resulting from mandibular incisor tooth movement. *Am J Orthod* 1978; 74:258-277.
18. Wennstrom JL, Stokland BL, Nyman S, Thilander B: Periodontal tissue response to orthodontic movement of teeth with infrabony pockets. *Am J Orthod Dentofacial Orthop* 1993; 103(4):313-319.
19. Pangrazio-Kulbersh V: Adult orthodontic treatment.

In Riolo ML, Avery JK, editors: *Essentials for orthodontic practice*, edition 1. Grand Haven, MI: EEOP, 2003, pp 510-532.

20. Roth RH: Functional occlusion for the orthodontist, Part Ⅰ. *J Clin Orthod* 1981; 15(1):32-51.
21. Roth RH, Rolfs DA: Functional occlusion for the orthodontist, Part Ⅱ: *J Clin Orthod* 1981; 15(2):100-123.
22. Vanarsdall RL, Musich DR: Adult orthodontics: Diagnosis and treatment. In Graber TM, Vanarsdall RL: *Orthodontics: current principles and practice*, edition 2. St Louis: CV Mosby; 1994, pp 750-836.
23. Roberts WE: Adjunctive orthodontic therapy in adults over 50 years of age, clinical management of compensated, partially edentulous malocclusions. *J Indiana Dent Assoc* 1997; 76(2):33-41.
24. Roberts WE, Hartsfield JK: Multidisciplinary management of congenital and acquired compensated malocclusions. *J Indiana Dent Assoc* 1997; 76(2):42-51.
25. Tulloch JF. Uprighting molars as an adjunct to restorative and periodontal treatment in adults. *Br J Orthod* 1982; 9(3):122-128.
26. Roberts WW, Chacker FM, Burstone CJ: A segmental approach to mandibular molar uprighting. *Am J Orthod* 1982; 81(3):177-184.
27. Hom B, Turley P: The effects of space closure of the mandibular fi rst molar area in adults. *Am J Orthod* 1984; 85(6):457-469.
28. Tuncay OC, Biggerstaff RH, Cutcliffe JC, Berkowitz J: Molar uprighting with T-loop springs. *J Am Dent Assoc* 1980; 100(6):863-866.
29. Pontonero R, Celenza F, Ricci G, Carnevale G: Rapid extrusion with fi ber resection: A combined orthodontic—periodontic treatment modality. *Int J Period Restor Dent* 1987; 7(5):31-34.
30. Stevens B, Levine RA: Forced eruption: A multidisciplinary approach for form, function and biologic predictability. *Comp Contin Educ Dent* 1998;19 (10):994-1004.
31. Hohlt WE, Hovijitra S: Multidisciplinary treatment of anterior spacing by orthodontic and prosthodontic management. *J Indiana Dent Assoc* 1999; 76 (3):18-23.
32. Gianelly AA: *Bidimensional technique theory and practice*. Rapid City, SD: Fenwyn Press, 2000, pp 229-256.
33. Sheridan JJ, Ledoux PM: Air-rotor stripping and proximal sealants. *J Clin Orthod* 1989; 23(12):790-794.
34. Bishara SE: *Textbook of orthodontics*. Philadelphia: WB Saunders, 2001, pp 494–531.
35. Andrews LF: The six keys to normal occlusion. *Am J Orthod* 1972; 62(3):296-309.
36. Bishara SE, Treder JE, Damon P, Olsen M: Changes in the dental arches and dentition between 25 and 45 years of age. *Angle Orthod* 1996; 66(6):417-422.
37. Zachrisson BU: Third generation mandibular bonded lingual 3-3 retainer. *J Clin Orthod* 1997; 19(9):562-583.
38. Epker BN, Fish L: *Dentofacial deformities: integrated orthodontic surgical correction*. St Louis: CV Mosby, 1983.
39. Proffit WR, Fields H Jr: *Contemporary orthodontics*, edition 3. St Louis: CV Mosby, 2000.
40. Spear FM, Matthezus DM, Kokich VG: Interdisciplinary management of single tooth implants. *Semin Orthod* 1997; 3(1):45-72.
41. Roberts WE, Baldwin JJ: Pre-prosthetic alignment of a compensated Class Ⅱ malocclusion in a partially edentulous adult case. *Stud Orthod* 2000; 3(1):1-6.
42. Kokich VG: Esthetics: The orthodontic-periodontic restorative connection. *Semin Orthod* 1996; 2(1): 21-30.
43. Salama N, Salama M: The role of orthodontic extrusive remodeling in the enhancement of the soft and hard tissue profi les prior to implant placement: A systematic approach to the management of extraction site defects. *Int J Period Restor Dent* 1993; 13(4):312-333.
44. Chu SJ, Karabin S, Mistry S: Short tooth syndrome: Diagnosis, etiology, and treatment management. *J Calif Dent Assoc* 2004; 32(2):143-152.
45. Spear FM: Interdisciplinary esthetic management of anterior gingival embrasures. *Adv Esth Interdisc Dent* 2006; 2(1):20-28.
46. Kokich VG, Spear FM, Kokich VO: Maximizing anterior esthetics: An interdisciplinary approach. In McNamara Jr JA, editor: *Frontiers in dental and facial esthetics*. Ann Arbor: Needham Press, 2001, pp1-18.
47. Kokich V: Esthetics and anterior tooth position: An orthodontic perspective, Part Ⅲ: Mediolateral relationships. *J Esth Dent* 1993; 5(5):200-207.
48. Kokich V: Esthetics and anterior tooth position: An orthodontic perspective, Part Ⅱ: Vertical position. *J Esth Dent* 1993; 5(4):174-178.
49. Kokich VG: Maxillary lateral incisor implants: Planning with the aid of orthodontics. *J Oral Maxillofac Surg* 2004; 62(9 suppl 2):48-56.

第 18 章　正畸种植体

CHAPTER 18

Brody J. Hildebrand

作为口腔医学中最古老的专业之一，正畸学已经见证了变革的若干特殊时期。新理论、新装置以及新的治疗方法经常戏剧性地改变了正畸牙齿或颌骨移动的方式。从托槽的发展，例如方丝弓托槽、粘结剂、陶瓷托槽以及自锁托槽，到镍钛弓丝、螺旋弹簧以及快速括弓装置、所有LeFort骨切开术和牵张成骨术，正畸领域已经发生了翻天覆地的巨大变化，这是正畸之父当初建立这门学科时也不曾预料到的。

正畸学再次泰然面对更大、更有效的治疗革新，从此将更少依赖于患者的配合，甚至没有手术的必要。临时性种植支抗装置用于正畸治疗时在机械力学方面有诸多优势，这就使其必然成为 21 世纪早期正畸技术进步中巨大的一步。种植体的历史背景知识和多种多样的种植类型是临时性种植支抗（temporary implant anchors，TIA）可为患者提供最佳及最现代的正畸治疗的关键因素。

1．种植体在口腔医学中的历史是怎样的？

口腔中可种植材料的历史可追溯到几千年前，有记载称诸如贝壳、珍稀石头、象牙以及骨之类都曾被用作种植体[1,2]。在中世纪时，富有的人会将不幸去世的人的牙齿植入自己的口腔。近年来可种植材料包括了钴铬钼合金、陶瓷、氧化锆、不锈钢、钛合金以及纯钛等多种成分。

在 20 世纪 60 年代中期，P. I. Branemark 以人体与钛能够相容的研究结果而闻名，这个过程称为骨整合[3]。Andre Schroeder 则是此领域的另一先驱，他使种植体表面和设计类型得到了发展进步[4]。这些革新使疗程从 6 个月缩短到几周，最重要的是使种植体应用于正畸领域成为可能[5-7]。目前，最受欢迎的种植体材料是商品化的纯钛，其表面可有不同类型的处理（图 18-1）[8-10]。

2．种植体在正畸治疗中应用的历史是怎样的？

最早在正畸治疗中尝试使用种植体的年代可追溯到 20 世纪早期[11]，也有记载称是在 19 世纪晚期。当然，在那个时期敢于尝试种植体的人被认为是勇者，虽然多数都是失败的[12]。但是，随着纯钛种植体的成功应用，无论是动物实验还是人体研究的步伐也随之加快。20 世纪 80 年代时，在正畸治疗中使用骨内种植体的临床医师数量呈上升趋势，包括 Gray、Turley、Shapiro、Roberts 以及其他人[13-17]。

Triaca[18] 于 1992 年首次将上腭种植骨支抗引入正畸治疗。Straumann 和 Branemark 公司在美国发明了仅有的两种腭部种植体。上颌骨间的固定螺簧在 20 世纪 80 年代末期到 90 年代初期开始使用。在美国之外的地区开始广泛使用后，引发了种植体支抗的逐渐发展以及 TIA 在全球的应用。这些 TIA 现在被传统的种植体公司和正畸供应商一起注册使用。

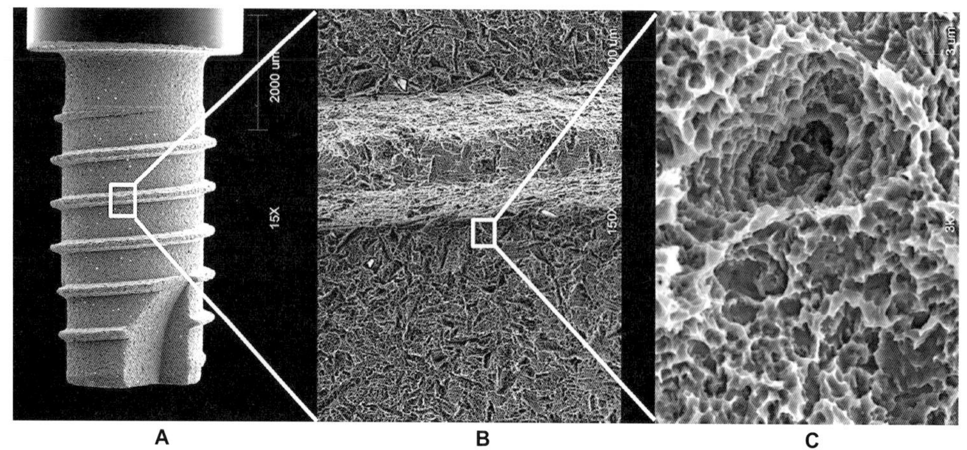

图 18-1 A．SEM 种植体表面（15×）；B．经粗化处理 SEM 种植体表面（150×）；C．经微粗化处理 SLA 种植体表面（3000×）。可使骨结构直接储藏于种植体表面

3．什么时候考虑在正畸治疗时使用种植体？

种植体在正畸治疗中十分有用是因为正畸医师非常依赖于支抗才可移动牙齿[19]。施加于牙齿一个力，使牙齿在牙槽骨中移动[20]。为了使力有效发挥作用，施加的力要适当[21]。这就使得牙周膜产生反应，从而在压力侧发生骨重建，而在张力侧发生骨沉积。

当支抗牙本身发生移动时力的传递则不完全[22-25]。使用种植体支抗后，因为种植体本身的稳固性，力传递的丧失就不会发生。另外，当机械力学机制的发挥需要依赖于患者的配合，而患者又无法完全配合时，治疗效果就会大打折扣[26]。骨整合种植体可提供稳定、安全和绝对的支抗。

正畸中种植体支抗的优点

4．在正畸治疗中使用种植体支抗的优点有哪些？

种植体支抗允许医师：

- 可以治疗一些之前可能无法治疗的患者。
- 可以避免使用一些不受患者欢迎的支抗装置，例如头帽。
- 可以在移动牙齿时减少倾斜移动，减少不可控的牙齿移动，以及避免不期望的结果发生。
- 可以通过将力直接加载于需要移动的牙齿从而缩短治疗时间。
- 因为支抗力不丧失，所以可以使用较轻的力，而且加力位点可以更接近于牙齿旋转中心。
- 可以纠正治疗效果不佳或者生长方向及速度不正确的患者的错𬌗畸形。
- 为边缘病例或有轻度手术指征的病例提供正畸治疗的机会，从而减少了患者的花费，减轻了创伤并缩短了治疗时间。

5．正畸治疗中使用种植体支抗的不利之处有哪些？

使用种植体支抗的不利之处在于费用、种植体植入过程以及可能会遇到的并发症。无论哪种种植体支抗，费用都是较高的。当植入一颗种植体支抗时，费用还包括了取出种植体时的手术费。这些费用根据种植体材料的不同以及所处区域的不同而不同。即使是由正畸医师来植入种植体支抗，也会因为材料成本问题而进行收费。

种植体植入过程，虽然被认为是微小的创伤，但也仍旧归为手术的范畴。非手术治疗患者传统地认为手术治疗是有希望的，但是还未被足够长时间的结果证实。最后，由于种植体支抗植入时碰到牙根或者牙齿移动时碰到种植体所产生的并发症也是不可预期的。正畸医师使用的任何一种装置产生的并发症都是不利的。

6．对于特殊治疗的力学机制有哪些考虑因素？

当使用任何一种正畸种植体支抗时，力量需要恰当地施加和传递[27-29]。根据所植入的种植体类型不同，相关的力学机制以及种植体定位也可能不同。例如，当内收前牙时，需要考虑被移动牙齿的垂直向和水平向位置。如果上颌前牙存在垂直向的深覆𬌗，种植体支抗需要放置在高于颊侧前庭的位置以便于前牙的内收与压低，这样内收力的施力点更接近需要内收牙的托槽。这样不仅能产生一个向后的力量，还可以产生垂直向的力。在前牙区的旋转中心产生一个逆时针的旋转力，可以在内收的同时压入上颌前牙[30]。

如上颌前牙为浅覆盖或覆盖负值（开𬌗趋势），用于内收前牙的微种植体的位置应靠近龈缘，与内收力作用的牵引钩的垂直向距离尽量减小。使内收力方向高于前庭，产生更多水平向的分力帮助纠正开𬌗。而腭部种植体可用来直接移动牙齿或作为间接支抗，通过传统机制移动邻牙。[31]

7．种植体支抗怎样超过了传统治疗机制而使正畸治疗受益？

种植体支抗可以解放在利用牙齿作为支抗时由牛顿第三定律对正畸医师造成的约束。当然，牛顿第三定律依旧存在，但是由于种植体承载了这些反作用力从而解放了其他牙齿，使其不会发生不必要的移动。牛顿第一定律告诉我们一条最重要的原则就是，牙齿在不受力的情况下不会移动。由于种植体支抗系统及其作用机制，力量的完全表达可以使被移动牙产生更加精确的转矩控制和移动。

种植体支抗也使正畸医师可以治疗那些没有足够牙齿作为支抗利用的病例（图 18-2～图 18-4）。在此之前，这类患者正畸希望渺茫，

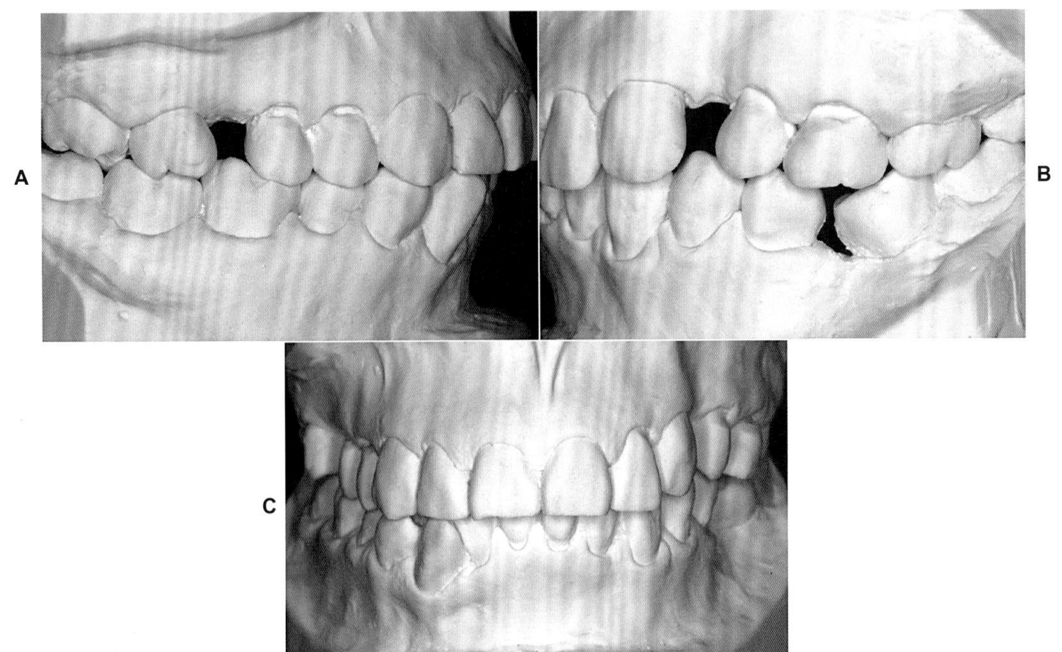

图 18-2　A～C．成人患者上下颌牙列存在因长期缺牙造成过度萌出、拥挤、中线偏移和角度等多个问题

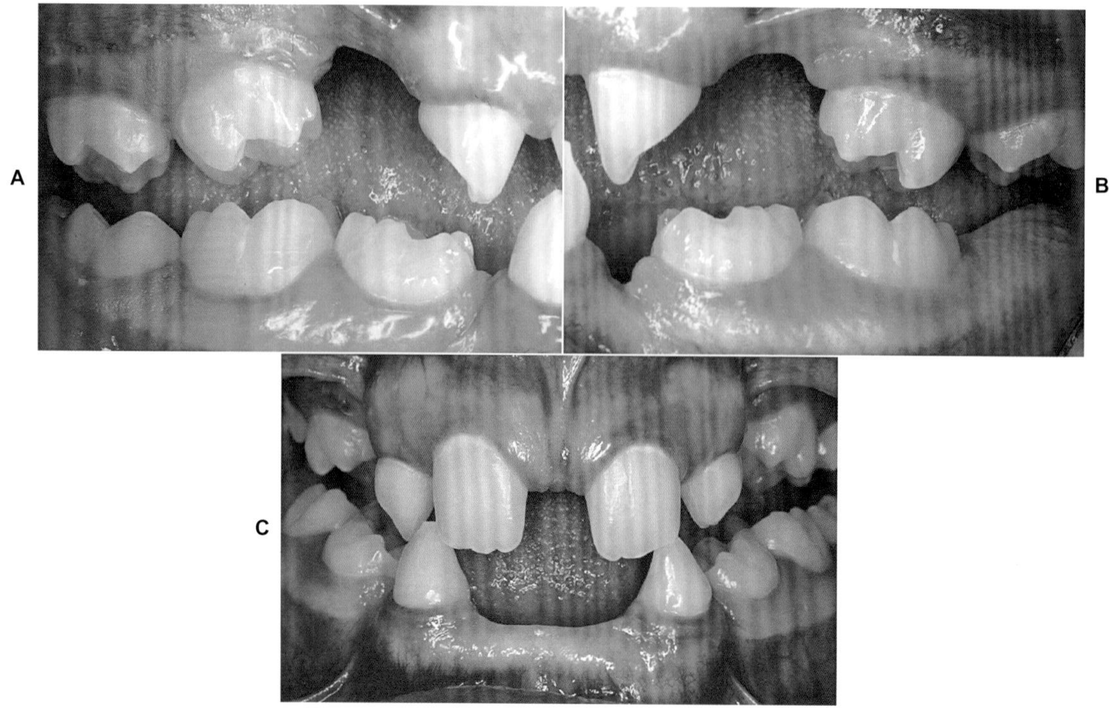

图 18-3　A～C．青少年患者上下颌牙列存在因先天萌出失败造成牙槽嵴萎缩、缝隙、牙间隙和角度等多个问题

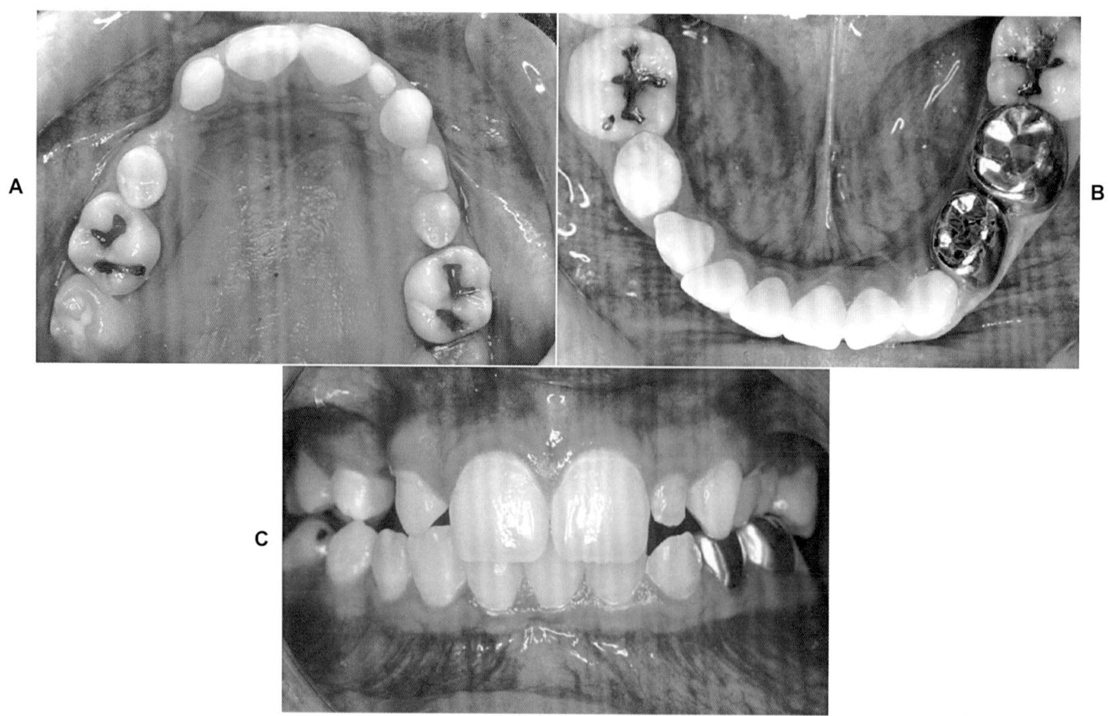

图 18-4　A～C．青少年患者上下颌牙列存在因先天萌出失败和髁状突的自发性吸收造成缝隙和角度等多个问题

但是又需要正畸保留存在的牙齿，并为后期缺牙修复做好准备[32]。种植体支抗为临床医师提供了治疗那些不愿意配合使用患者依赖性支抗装置的病例的机会。选择适当的种植体支抗治疗方案，可以轻松治疗那些上下颌不调的患者。种植体支抗使传统正畸治疗简单化，打开了更多的治疗选择之门，为牙科学界开辟了新的篇章。

8．是否应该扩大种植体支抗在正畸治疗中的应用？

临床医生在制订治疗计划时，是否考虑选择种植体作为支抗完全取决于医生本身的意愿。如果种植体支抗可以有助于正畸治疗，减轻牙齿畸形，提高托槽系统的效率，那么当然应该选择将其用于复杂治疗中。

也有相反观点认为，使用种植体支抗的侵入性手术过程还是让人们更多选择常规的支抗装置。多数临床医师会在使用横腭杆和头帽时发现，这些装置的侵入性反而更大，首先给患者带来很大负担，很显然会比植入临时性的种植体支抗更加影响患者。在何处划分界线并不取决于所谓的侵入性或外来的牙科装置（图 18-5）。

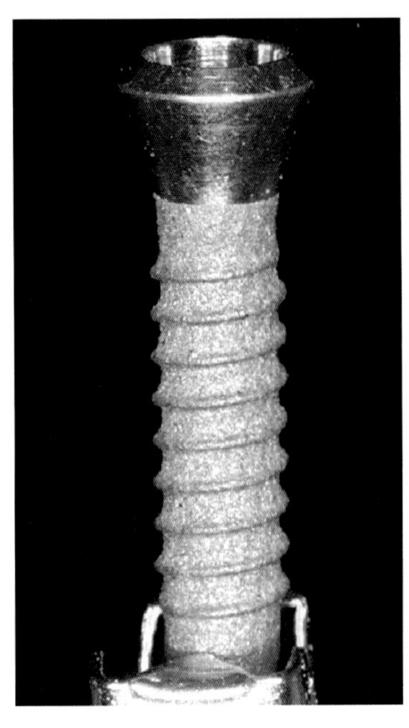

图 18-5 传统牙科种植体

9．除了牙种植体的优缺点之外，正畸医师使用种植体的原因是什么？

在正畸治疗中使用牙种植体的目的是当其他支抗装置不可靠或不可行时使用一种可靠的装置从而确保支抗的可靠性。牙种植体通过骨整合方式与骨结合在一起，作为绝对支抗可以抵抗牙齿移动产生的反作用力[33]。其中显而易见的优势是反作用力不会产生牙齿的不必要移动，而且所加载的力全部集中在需要移动的牙齿上（图 18-6）[34]。

牙种植体的缺点是其费用问题，以及需手术植入以及植入位点的选择。牙种植体价格昂贵且植入手术费用更高。手术植入时还需要植入区有足够的骨量可以容纳直径大约 4mm 以上的植入体。而且植入后要保证种植体的颊舌侧、近远中侧各有至少 1mm 的厚度。通常希望种植体植入后一直保留到正畸治疗结束。需要小心维护牙种植体确保其位于正确位置，以利于后期在种植体上进行冠修复（图 18-7）[35]。

如果缺牙区条件不佳，唯一可以选择的区域就是磨牙后垫区和升支区（图 18-8）。这个位置手术时较难操作，经常会使种植体不牢固或角度不佳。而且临床医师将这种种植体用于上颌时也受到限制。正确使用这种种植体确实能为正畸医师在治疗过程中提供奇妙的支抗作用[36]。

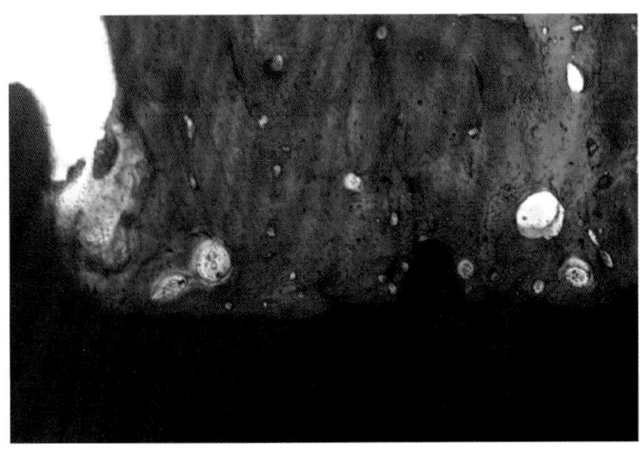

图 18-6 正畸种植体骨整合表面的组织切片。种植体与骨的紧密完全贴合可得其可以作为稳定的支抗抵抗移动其他牙齿时所产生的反作用力

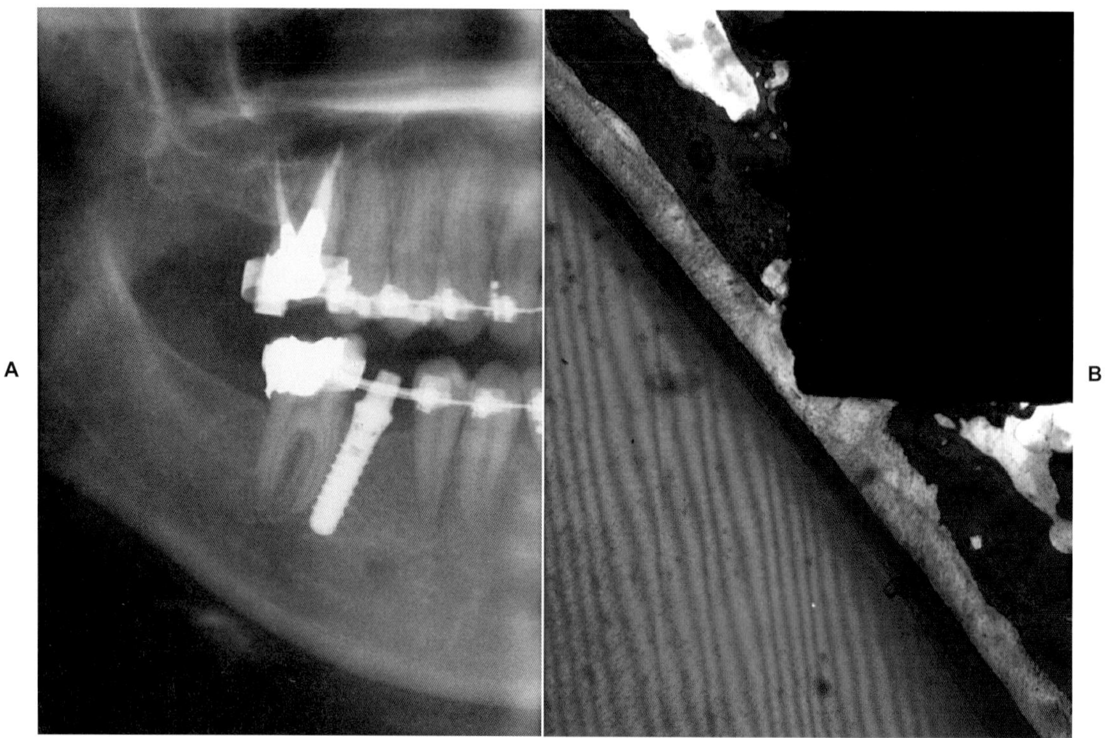

图 18-7 A．正畸治疗完成前植入牙种植体可能无法确定牙齿的最终位置。B．可能会妨碍正畸治疗中牙齿的平整、种植体的可恢复性、牙齿的存活

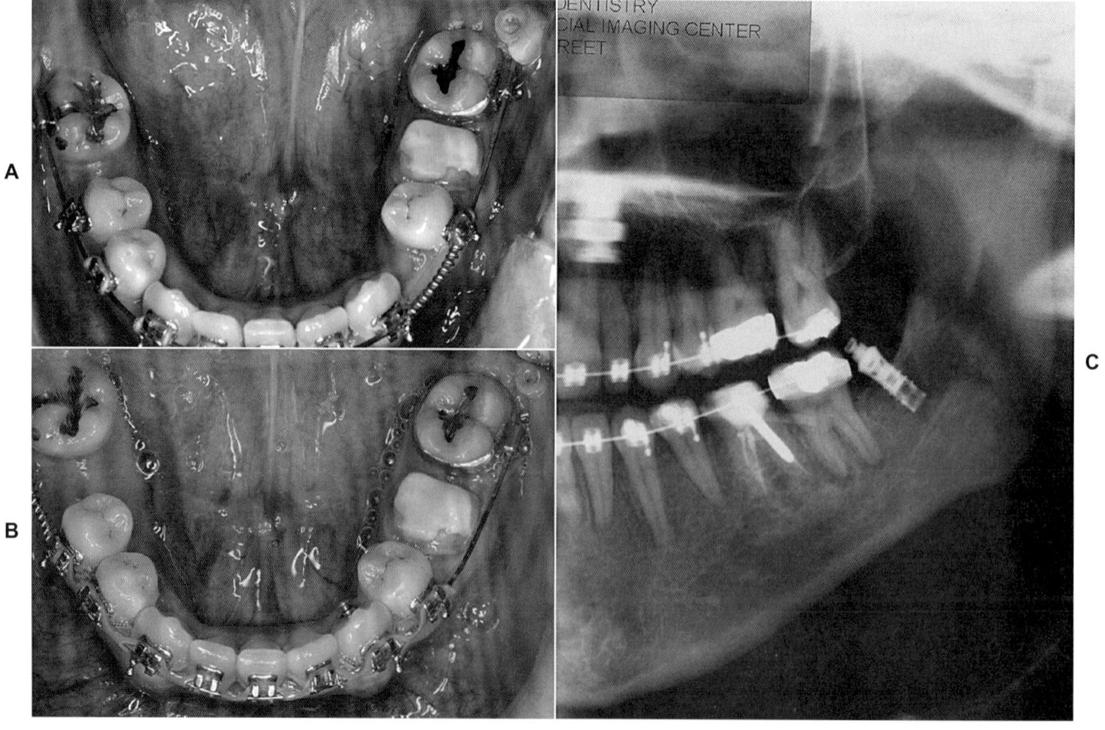

图 18-8 A 和 B．牙种植体植入磨牙后区可用于内收、压入和整平牙弓而不会使关键牙丧失支抗。在这个病例中左侧第二磨牙需要远移，而后作为支抗旋转牙弓以关闭间隙纠正中线。C．种植体的 X 线片

10. 种植体植入的手术过程是怎样的?

牙种植体的植入需要对解剖学知识、手术手法、上颌窦结构以及神经血管毗邻等有清楚地了解。手术步骤包括局部麻醉和镇静。每一种种植体系统根据种植体直径大小，都有其自己的植入步骤，需要严格遵守。牙种植体植入一般由经验丰富的牙周科医师或口腔外科医师来进行。

腭部种植体（图 18-9）

11. 除了腭部种植体的优缺点之外，正畸医师使用腭部种植体的动力是什么?

鉴于人体对钛种植体的相容性，腭部种植体被认为是除缺牙区或升支区之外另一可利用的方法[37,38]。上腭的骨量相当丰富，且无特殊解剖结构，使其成为种植体植入的不错区域[39]。腭部种植体不但可以提供可靠的植入位置，还有绝对充足的骨量和安全的解剖结构。在治疗过程中可以充分对其加力和进行力量调整。在治疗开𬌗、Ⅱ类错𬌗、Ⅲ类错𬌗以及缺损牙列时，腭部种植体有着绝对优势。单颗腭部种植体也用于例如压入、内收或调整中线的治疗，而对于微小种植体支抗来说，则需要多颗才能完成（图 18-10）[40]。

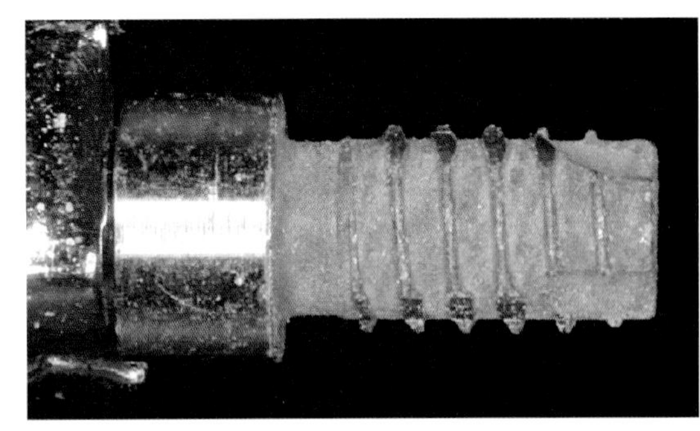

图 18-9　腭部种植体

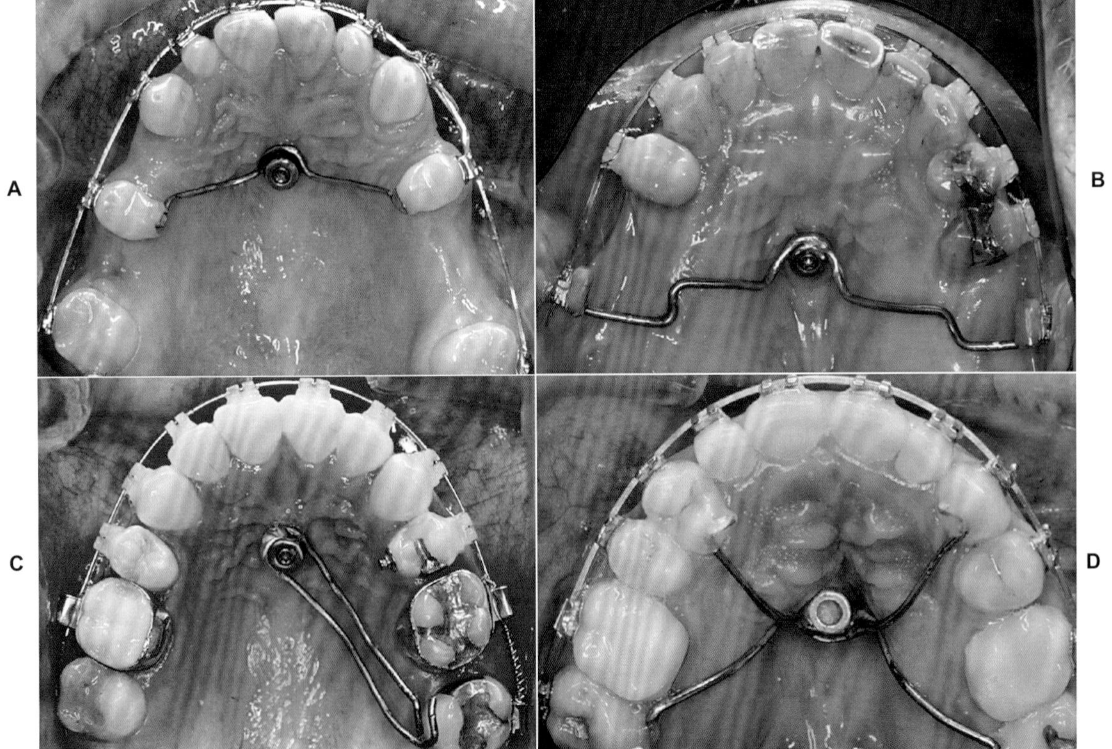

图 18-10　A．腭侧种植体用于稳定牙弓及作为移动前牙的支抗；B．腭部种植体用于平整、压入和内收上颌前牙；C．腭部种植体首先被用于远移第二磨牙，后被用作支抗内收上颌前牙；D．对于开𬌗患者，腭部种植体用于压入上颌前磨牙和磨牙

虽然在控制上颌牙齿移动时腭部种植体发挥了出色的作用，但是在进行下颌牙齿压低时则失去了作用。虽然手术植入腭部种植体要比牙种植体简单一些，但是同样也需要进行上腭的局部麻醉。最后还有一个问题就是，腭部种植体也需要首先制取印模并进行技工室操作，这就与横腭杆和上颌快速扩弓装置的前期制作一样了。

12. 腭部种植体植入的手术步骤是怎样的？

植入腭部种植体与植入牙种植体的手术步骤类似，但是稍微简单些。不需要避让牙根、上颌窦、神经组织以及大血管，腭中缝处几乎是一个完美的植入位置。唯一需要注意的问题就是，不能植入青少年的腭中缝处。如果确实需要腭部种植体，则选择在腭中缝旁边的位置植入就足以发挥作用了。在某些病例中，也可使用两个腭部种植体。

需要将整个上腭局部麻醉。植入的钻孔步骤包括组织穿透钻、球钻和前锋钻。在进行植入准备时，推荐使用一些控制领圈系统。然后将种植体植入并让其与骨生长6～12周以达到骨整合。治疗结束后使用环锯去除种植体。

微小种植体（图 18-11）

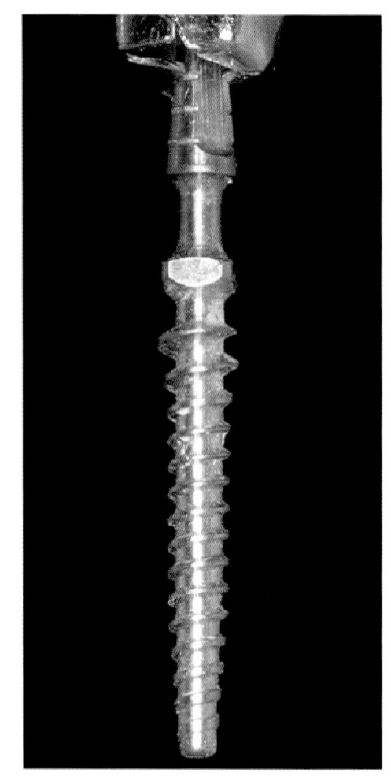

图 18-11　微小种植体

13. 除了微小种植体的优缺点之外，正畸医师使用微小种植体的动力是什么？

微小种植体受到欢迎的主要原因是它们的简易操作性。正因如此，才使它们成为种植体辅助正畸的热门话题。微小种植体功能多样，外形微小，不需要太多的操作工具，而且去除容易。在临床应用时，正畸医师可以内收、压入、伸长单个牙齿或整个区域牙齿。它们也可提供与牙种植体支抗和腭部种植体支抗同样的多种支抗力（图 18-12）[41-42]。

有时优点也会成为缺点。它们不能提供较长时间的支抗力，需谨慎注意与之相邻的牙根，而且当它们植入后，不能抵抗来自多个方向的力量。另外，需要大量的微小种植体来实现更复杂的牙齿移动。并且，由于神经血管组织、解剖学结构或硬/软组织缺损而导致微小种植体松脱或不能在理想位置植入都是可能的。最糟糕的是，当某一侧的种植体支抗松脱后，治疗就被延误，直至该区域愈合适合再次植入种植体支抗[43]。

14. 手术植入过程是怎样的？

大部分微小种植体手术植入的路径都是直接向前。而关于是否需要局部麻醉的争论仍在继续。许多手术都是在强力的表面麻醉下完成的。但是很多时候，这种麻醉效果也是不充足的，因此，准备只进行表面麻醉的临床医师至少应该配备局部麻醉备用。需要注意的是软组织发生炎症而导致种植体支抗脱落的几率很高。在上腭放置微小种植体支抗也是可行的，虽然也要注意舌肌运动对其的影响。

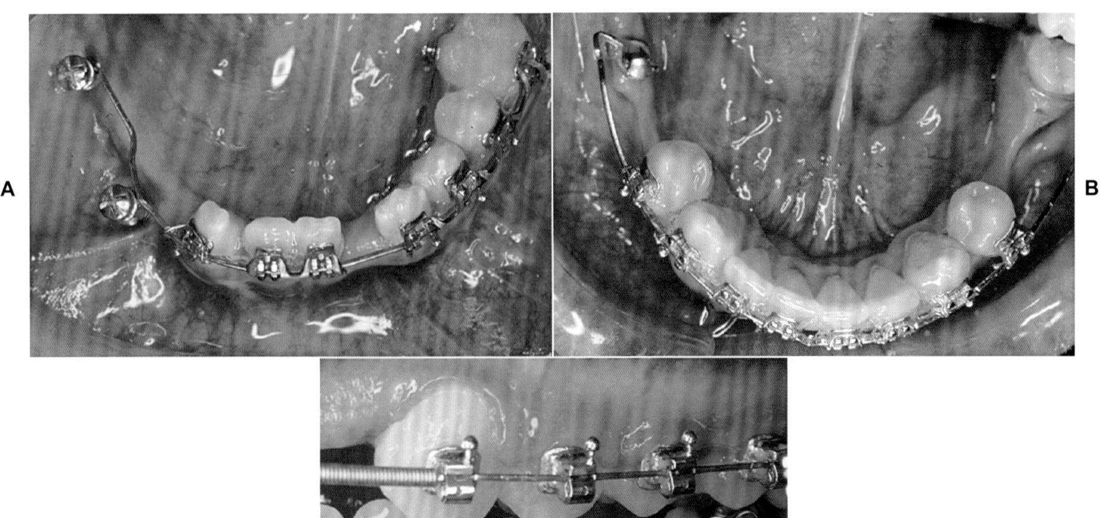

图 18-12　A 和 B 微种植体作为支抗直立下前牙；C．微种植体用于近移下颌磨牙

每一种种植体系统都有其自身的植入步骤。很多种植体系统都需要用比微小种植体略小的先锋钻首先穿透组织。一些小型种植体系统不需要钻头，其外形较小，可以通过皮质骨进入牙槽骨而无需使用先锋钻。去除微小种植体时仅需反转植入手柄即可。这些种植体不像牙种植体一样与骨完全整合，因此拆除时也较为容易。如果确实发生了骨整合，则对于小型的种植体来说，更易发生折断。较难拆除的或折断的种植体可以使用环锯来拆除。

板式种植体

15．除了板式种植体的优缺点之外，正畸医师使用板式种植体的动力是什么？

正畸治疗中使用板式种植体支抗是为了防止使用微小种植体时发生结构上的相互干扰。其优点在于可以在提供支抗的同时避开微小种植体会遇到的牙根、游离龈以及窦腔问题。板式种植体可以放置在上下颌骨颊黏膜区。许多种植系统使用上颌颊侧骨或颧骨作为附着区[44]。

板式种植体的缺点在于植入种植体的手术过程本身。显而易见，这种板式种植体支抗植入需要进行全厚翻瓣和缝合。大部分临床医师都不认为在腭穹隆放置这种板式种植体是一个可行的方法。下颌舌侧也是不可行的。因为大部分板式种植体附着头部都在颊前庭的深部，因此施加的力量大小需要仔细权衡。去除此种植体也需要翻瓣术和缝合。

16．手术植入过程是怎样的？

手术植入正畸用板式种植体支抗几乎全部需要进行软组织翻瓣术。显而易见，还需要掌握局部麻醉和缝合技术。根据形状大小和植入部位的不同，使用大小不同的螺钉来固定板式种植体支抗。大部分螺钉不需要先锋钻来开辟路径。去除时需要翻瓣暴露出螺钉，反向旋转固定板式种植体的螺钉头部。然后需要缝合伤口以利于愈合。偶尔会发生骨长入板式种植体内部的可能，但是在现在，这种情况不难去除。

未来展望

17. 正畸和种植体支抗的未来是怎样的?

在未来将会有更多的正畸临床医师使用种植体支抗来完成治疗。随着越来越多的正畸项目（包括临床、研究、论坛等）关注种植体支抗，会有越来越多的临床医师选择使用种植体支抗。虽然种植体不是正畸医师的灵丹妙药，但是种植体支抗确实可以让临床医师花更少的时间，用更简单的机制更容易地完成复杂病例、患者不能配合的病例以及支抗不足的病例。

18. 正畸种植体支抗未来的发展如何?

种植体支抗将会继续发展进步从而更好地用于正畸治疗，但是微小种植体仅可能发生微小的变化。正畸用牙种植体也不会发生改变。虽然 Onplant 现在很少使用，但是腭种植体的形状基本保持不变。更大的腭部种植体更有利于附着，而且更大的型号可以增加表面积以承载更大的力量（图 18-13）。

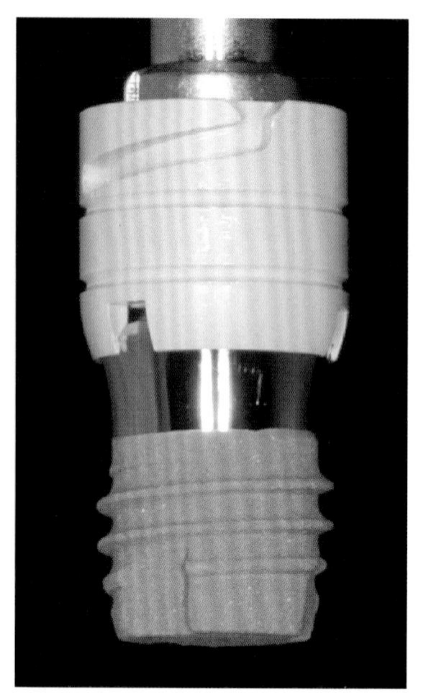

图 18-13

对于微小种植体来说，在不远的未来，种植体的螺纹设计、口内种植体顶部形态以及表面处理将成为主流研究课题[45]。随着更坚硬和生物性的种植体表面的进步，种植体支抗的成功率将会大大增长。一些人认为骨整合不利于移除种植体支抗，因为有折断的可能，但是一般只有在最小型的微小种植体支抗中才可能发生。而最大的进步很可能在于支抗的成功率增加，不仅是植入成功，而且在整个加力过程中均可发挥作用，以及微小种植体的长度减小[46,47]。材料在逐渐发生微小的变化，但种植体的历史说明，直至如今，纯钛仍旧是组织相容性最好、成功率最高的材料[48]。

19. 在正畸治疗中使用种植体支抗需要遵循的合法条款是什么?

在正畸治疗中使用种植体支抗时最容易被忽略的问题就是合法条款。在法制社会，这是每个人不能忽略的问题。当出现并发症时，临床医师的能力和资格就会被重新评估。即使正畸医师仅利用种植体作为支抗使用，也不能回避这些问题。当植入过程、正畸加力或去除发生问题时，也有可能出现法律诉讼。

另外，任何进行种植体植入操作的正畸医师都应该确保他们被这些条款包括。就像经验丰富的牙周病医师或口腔外科医师一样，进行种植体植入操作的正畸医师要熟悉手术步骤，还应熟知手术相关知识，包括麻醉方法、解剖学结构以及术前和术后的注意事项。

20. 种植体辅助的正畸治疗是否会成为治疗的标准?

种植体辅助的正畸治疗如同快速扩弓、颈牵引头帽或镍钛弓丝一样，都不会成为绝对的治疗标准。正畸学中有太多的可选方法和技术，不能将某种支抗方式列为绝对治疗标准。

但是，种植体支抗将会成为正畸治疗中常用的支抗方法，它们会使医生更加高效而无需担心支抗丧失的完成治疗，也不依赖于患者的配合，还可以减轻牙弓的负担。种植体支抗对正畸下一个时代的发展起着重要的影响作用，而且它将会以我们目前无法预知的角度来改变正畸治疗的视角。

参考文献

1. Becker MJ: Ancient "dental implants": a recently proposed example from France evaluated with other spurious examples. *Int J Oral Maxillofac Implants* 1999; 14(1):19-29.
2. Ring ME: A thousand years of dental implants: a defi nitive history—part 1. *Compend Contin Educ Dent* 1995; (10):1060, 1062, 1064 passim.
3. Bråemark PI, Adell R, Breine U, et al: Intra-osseous anchorage of dental prostheses. I. Experimental studies. *Scand J Plast Reconstr Surg* 1969; 3(2):81-100.
4. Schroeder A, Pohler O, Sutter F: [Tissue reaction to an implant of a titanium hollow cylinder with a titanium surface spray layer]. *SSO Schweiz Monatsschr Zahnheilkd* 1976; 86(7):713-727.
5. Thomas KA, Cook SD: An evaluation of variables infl uencing implant fi xation by direct bone apposition. *J Biomed Mater Res* 1985; 19(8):875-901.
6. Carlsson L, Rostlund T, Albrektsson B, Albrektsson T: Removal torques for polished and rough titanium implants. *Int J Oral Maxillofac Implants* 1988; 3(1):21-24.
7. Brunski JB: Biomechanical factors affecting the bone-dental implant interface. *Clin Mater* 1992; 10(3):153-201.
8. Buser D, Schenk RK, Steinemann S, et al: Infl uence of surface characteristics on bone integration of titanium implants. A histomorphometric study in miniature pigs. *J Biomed Mater Res* 1991; 25:889-902.
9. Cochran DL, Schenk RK, Lussi A, et al: Bone response to unloaded and loaded titanium implants with a sandblasted and acid-etched surface: a histometric study in the canine mandible. *J Biomed Mater Res*1998; 40(1):1-11.
10. Lohmann CH, Sagun R Jr, Sylvia VL, et al: Surface roughness modulates the response of MG63 osteoblast-like cells to 1,25-(OH)(2)D(3) through regulation of phospholipase A(2) activity and activation of protein kinase A. *J Biomed Mater Res* 1999; 47(2):139-151.
11. Gainsforth B, Higley L: A study of orthodontic anchorage possibilities in basal bone. *Am J Orthod Oral Surg* 1945; 31:406-416.
12. Beder OE, Eade G: An investigation of tissue tolerance to titanium metal implants in dogs. *Surgery* 1956; 39:470-473.
13. Roberts WE, Smith RK, Zilberman Y, et al: Osseous adaptation to continuous loading of rigid endosseous implants. *Am J Orthod* 1984; 86(2):95-111.
14. Roberts WE, Helm FR, Marshall KJ, Gongloff RK: Rigid endosseous implants for orthodontic and orthopedic anchorage. *Angle Orthod* 1989; 59(4): 247-256.
15. Gray JB, Steen ME, King GJ, Clark AE: Studies on the effi cacy of implants as orthodontic anchorage. *Am J Orthod* 1983; 83(4):311-317.
16. Shapiro PA, Kokich VG: Uses of implants in orthodontics. *Dent Clin North Am* 1988; 32(3):539-550.
17. Turley PK, Kean C, Schur J, et al: Orthodontic force application to titanium endosseous implants. *Angle Orthod* 1988; 58(2):151-162.
18. Triaca A, Antonini M, Wintermantel E: Ein neues Titan-Flachschrauben-Implantat zur orthodontischen Verankerung am anterioren Gaumen . *Informationen aus der orthodontischen Kieferorthopaedie* 1992; 24:251-257.
19. Reitan K: Behavior of Malassez' epithelial rests during orthodontic tooth movement. *Acta Odontol Scand* 1961; 19:443-468.
20. Frost HM: Mechanical determinants of bone modeling. *Metab Bone Dis Relat Res* 1982; 4 (4):217-229.
21. Reitan K: Biomechanical principles and reaction. In Graber, techniques, Philadelphia: W.B. Saunders, 1975.
22. Chen J, Chen K, Garetto LP, Roberts WE: Mechanical response to functional and therapeutic loading of a retromolar endosseous implant used for orthodontic anchorage to mesially translate mandibular molars. *Implant Dent* 1995; 4(4):246-258.
23. Akin-Nergiz N, Nergiz I, Schulz A, et al: Reactions of peri-implant tissues to continuous loading of osseointegrated implants . *Am J Orthod Dentofacial Orthop* 1998; 114(3):292-298.
24. Chen J, Esterle M, Roberts WE: Mechanical response to functional loading around the threads of retromolar

endosseous implants utilized for orthodontic anchorage: coordinated histomorphometric and fi nite element analysis. *Int J Oral Maxillofac Implants* 1999; 14(2):282-289.

25. Trisi P, Rebaudi A: Progressive bone adaptation of titanium implants during and after orthodontic load in humans. *Int J Period Restor Dent* 2002; 22 (1):31-43.
26. Bartsch A, Witt E, Sahm G, Schneider S: Correlates of objective patient compliance with removable appliance wear. *Am J Orthod Dentofacial Orthop* 1993; 104:378-386.
27. Smith RJ, Burstone CJ: Mechanics of tooth movement. *Am J Orthod* 1984; 85:294-307.
28. Stewart CM, Chaconas SJ, Caputo AA: Effects of intermaxillary elastic traction on orthodontic tooth movement. *J Oral Rehabil* 1978; 5:159-166.
29. Dougherty HL, Beazley WW: A biodifferential system of facebow mechanics. *Am J Orthod* 1976; 70:505-516.
30. Kim TW, Kim H, Lee SJ: Correction of deep overbite and gummy smile by using a mini-implant with a segmented wire in a growing Class Ⅱ Division 2 patient. *Am J Orthod Dentofacial Orthop* 2006; 130:676-685.
31. Park HS, Kwon TG, Kwon OW: Treatment of open bite with microscrew implant anchorage. *Am J Orthod Dentofacial Orthop* 2004; 126:627-636.
32. Odman J, Lekholm U, Jemt T, Thilander B: Osseointegrated implants as orthodontic anchorage in the treatment of partially edentulous adult patients. *Eur J Orthod* 1994; 16:187-201.
33. Brunski JB, Moccia AF Jr , Pollack SR, et al: The infl uence of functional use of endosseous dental implants on the tissue-implant interface. I. Histological aspects. J Dent Res 1979; 58:1953-1969.
34. Higuchi KW, Slack JM: The use of titanium fi xtures for intraoral anchorage to facilitate orthodontic tooth movement. *Int J Oral Maxillofac Implants* 1991; 6:338-344.
35. Goodacre CJ, Brown DT, Roberts WE, Jeiroudi MT: Prosthodontic considerations when using implants for orthodontic anchorage. *J Prosthet Dent* 1997; 77:162-170.
36. Roberts WE, Marshall KJ, Mozsary PG: Rigid endosseous implant utilized as anchorage to protract molars and close an atrophic extraction site. *Angle Orthod* 1990; 60:135-152.
37. Wehrbein H, Merz BR, Diedrich P, Glatzmaier J: The use of palatal implants for orthodontic anchorage. Design and clinical application of the orthosystem. *Clin Oral Implants Res* 1996; 7(4):410-416.
38. Wehrbein H, Glatzmaier J, Yildirim M: Orthodontic anchorage capacity of short titanium screw implants in the maxilla. An experimental study in the dog. *Clin Oral Implants Res* 1997; 8(2):131-141.
39. Wehrbein H, Merz BR, Diedrich P: Palatal bone support for orthodontic implant anchorage–a clinical and radiological study. *Eur J Orthod* 1999; 21(1):65-70.
40. Wehrbein H, Merz BR: Aspects of the use of endosseous palatal implants in orthodontic therapy. *J Esthet Dent* 1998; 10(6):315-324.
41. Kanomi R: Mini-implant for orthodontic anchorage. *J Clin Orthod* 1997; 31:763-767.
42. Ohmae M, Saito S, Morohashi T, et al: A clinical and histological evaluation of titanium mini-implants as anchors for orthodontic intrusion in the beagle dog. *Am J Orthod Dentofacial Orthop* 2001; 119:489-497.
43. Papadopoulos MA, Tarawneh F: The use of miniscrew implants for temporary skeletal anchorage in orthodontics: A comprehensive review. *Oral Surg Oral Med Oral Pathol Oral Radiol Endod* 2007; 103(5):e6-15.
44 . Umemori M, Sugawara J, Mitani H, et al: Skeletal anchorage system for open-bite correction. *Am J Orthod Dentofacial Orthop* 1999; 115:166-174.
45. Berens A, Wiechmann D, Dempf R: Mini-and micro-screws for temporary skeletal anchorage in orthodontic therapy. *J Orofac Orthop* 2006; 67:450-458.
46. Cheng SJ, Tseng IY, Lee JJ, Kok SH: A prospective study of the risk factors associated with failure of mini-implants used for orthodontic anchorage. *Int J Oral Maxillofac Implants* 2004; 19:100-106.
47. Wiechmann D, Meyer U, Buchter A: Success rate of mini-and micro-implants used for orthodontic anchorage: a prospective clinical study. *Clin Oral Implants Res* 2007; 18:263-267.
48. Morais LS, Serra GG, Muller CA, et al: Titanium alloy miniimplants for orthodontic anchorage: Immediate loading and metalion release. *Acta Biomater* 2007; 3(3):331-339.

第 19 章　正畸支抗用微螺钉腭部种植体

CHAPTER 19

Marc Schätzle

支抗是正畸学中有限的一个方面，支抗控制是正畸治疗成功与否的关键。正畸支抗这个术语首先由 Angle 提出，之后由 Ottofy 定义[2]。正畸支抗揭示了牙齿移动过程中，由解剖学结构单元对牙齿移动产生的抵抗力的本质和程度。正畸支抗的作用原理已经蕴含在牛顿第三定律中（1687），即一个施加于物体的作用力，会产生一个大小相等、方向相反的反作用力。在正畸治疗中，需要预估和控制交互作用力。目的在于使期望的牙齿移动最大化而使不期望的力作用最小化。

总的来说，每一颗牙都有其自身的支抗潜力以及在力作用之下产生移动的倾向。当牙齿用作支抗时，支抗单元不正确的移动会导致治疗时间延长以及治疗结果不可预知。

正畸支抗与牙齿生物学支抗相关。其影响因素诸多，例如牙根表面可供牙周膜附着的面积大小、牙周附着的高度、牙槽骨的密度和结构、牙周组织更新速率、肌肉活动、咬合力、颅颌面形态以及计划发生的牙齿移动类型[3]。为了最大化牙齿相关的支抗力，诸如转矩控制[4]、将牙根放置于皮质骨[5]以及远中直立磨牙[6,7]等技术均可使用。如果达到治疗目标所需的牙周支抗力不足，则需要额外的口内或口外支抗以防止不必要的牙齿移动。虽然牙齿是最常见的支抗单元，其他一些组织结构，例如腭骨、下颌牙槽骨舌侧、枕骨以及颈部都是可选支抗部位。

口外和口内力提供的额外支抗是可见的且依赖于患者的配合，同时会有发生类似𬌗平面倾斜、下前牙前突以及牙齿伸长等不可预知的风险。

种植体、微螺钉以及牙根粘连的牙齿，均与牙槽骨直接相连，没有常规的牙周膜。因此，它们在受到正畸力的作用时不会移动[8]，因此可被用作不依赖于患者配合的绝对支抗。

本章的目的在于介绍正畸治疗中作为绝对支抗使用的骨性支抗，从而避免前述支抗的不利作用。

1．纵观正畸历史，在微螺钉和腭部种植体之前使用何种支抗装置？

Gainsforth 和 Higley 于 1945 年进行了最早的骨性支抗尝试[9]。他们使用钴铬钼合金制作的螺钉植入犬下颌支，并立即使用橡皮圈在螺钉和上颌弓丝之间加载牵引力以倾斜或内收尖牙（图 19-1）。两个病例均获得了成功的牙齿移动，但是有效力量的维持均在 1 个月之内。原因可能是局部感染以及即刻加力。

之后，骨性支抗系统沿着两个分支发展。一条分支起源于种植体，它具有坚实的临床、生物化学和组织学研究背景。另一分支由创伤和正颌外科用固定螺钉发展而来。

Linkow[10] 曾报道使用片状种植体作为支抗，配合橡皮圈内收牙齿，但是未作长期疗效观察的报道。之后，Ödman 等[11] 和 Shapiro 及

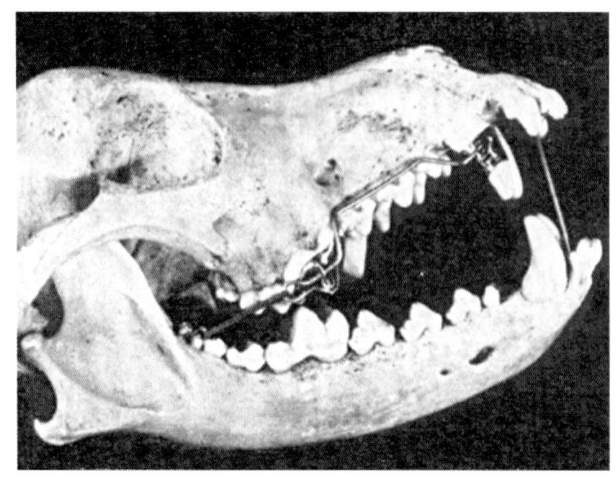

图 19-1 带正畸装置的犬头盖骨，使用钴铬钼合金的螺钉作为支抗。通过两个钩与种植体之间的弹性牵引产生拉力。弓丝被焊接在尖牙的带环上并可沿着磨牙带环外侧突起的部分自由滑动（来源于 Gainsforth BL, Higley LB: *Am J Orthod Oral Surg* 1945;31:406-416.)

Kokich[12] 建议使用骨内种植体。这就促使了 Triaca 等 [14] 为磨牙后区 [13] 以及上颌腭部特殊设计的种植体的发展。

另一类种植体由手术用螺钉发展而来。有关第一例使用临时性支抗装置（temporary anchorage device，TAD）的临床报道是在 1983 年，Creekmore 和 Eklund[15] 使用钴铬钼合金骨螺钉治疗一例深覆秴患者。在前鼻脊处植入螺钉，10 天后通过在牙齿和螺钉之间使用弹力线进行上前牙压低。Kanomi[16] 首次提出了正畸用微种植钉。

2. 怎样对骨性支抗进行分类?

目前的骨性支抗装置可以被分为生物相容性或生物性。牙根粘连的牙齿是生物性支抗单元。

生物相容性骨性 TAD 可以根据其在骨内的机械固位原理分成亚类（手术固定方法的修正），例如固定丝 [17]、固定螺钉 [15]、固定螺钉联合微板和微螺钉 [16]。第二种分类方法是生物性骨整合，例如骨内植入的修复用种植体 [11,12]（图 19-2）。由于正畸患者通常并不存在由于牙齿缺失而留下的牙槽嵴以供种植体植入，因此使得可植入于后牙区和腭部的正畸专用支抗得到发展 [14]。

从临床的角度来看，对于种植体仅用于 TAD 还是可以接下来用于缺牙修复的基桩这两者是相关联的。这些方面决定了植入区域、种植体类型和直径，以及正畸支抗的种类。更重要的是，当这些支抗装置需要在生长发育期患者口腔内植入时，需要更加慎重地选择考虑。

另一种装置，Onplant®[19]，放置于骨膜下，外形为盘状光滑钛金属，表面包被羟磷灰石

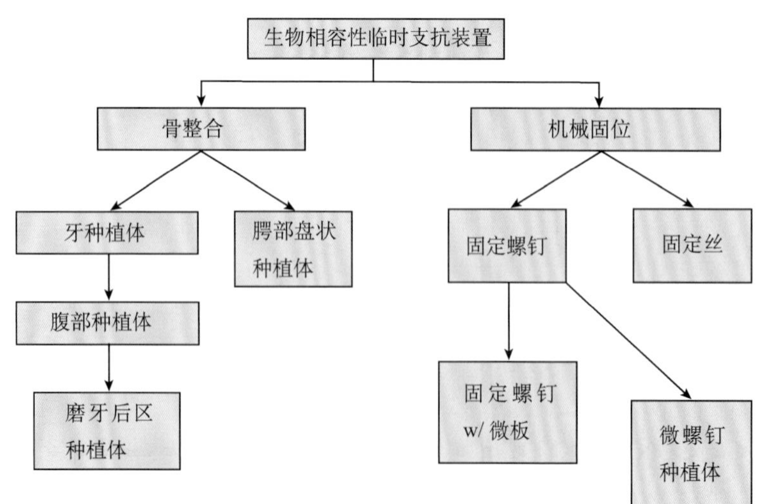

图 19-2 生物相容性的临时支抗装置（来源于 Cope JB. *Semin Orthod* 2005;11:3-9.)

以便于和骨发生结合。因为完全安装在表面之下，监测其愈合过程较为困难，而且其骨整合效果也有待商榷[20]。

3．临时性支抗装置的定义是什么？

临时性支抗装置（TAD）是放置于骨内用以增强正畸支抗的装置。其可以增强支抗牙的力量或自身作为支抗单元发挥作用。此装置是暂时性的，使用之后随即去除。此装置可以放置于骨表面（transosteal）、在骨膜下（subperiosteal）或进入骨内（endosteal），以及可以与骨通过机械机制（皮质骨稳定性）或生物机制（骨整合）相固定。同时也需要指出，用于支持修复体的种植体，即使可以作为正畸支抗使用，但并不属于 TAD，因为其在正畸治疗之后并不需要移除。重要的是，将种植体和 TAD 纳入正畸治疗后使绝对支抗成为可能，就种植体来说，绝对支抗被定义为在力作用之下不发生移动（无支抗丧失）[21]。

4．临时性支抗装置可以用于什么位置？

由于正畸患者通常没有因牙齿缺失而留出的牙槽嵴用于种植体植入，正畸支抗用种植体需要在非缺牙区植入。除了在下颌磨牙后区植入正畸支抗种植体以外[13,22]，腭部正中矢状线处也是一个选择[14,19,23]。

青少年及儿童腭中缝未完全关闭时，避免将正畸种植体植入在正中矢状线区域以防止可能发生的腭中缝发育障碍[23,24]。因此，对于这些发育期患者，中缝旁区域是替代选择。而且，腭部种植体植入的精确位置需要仔细选择从而避开前鼻嵴的切牙孔[23]。

5．作为临时性支抗用的微螺钉或类似装置可以用于什么位置？

小型临时性支抗装置的出现，包括各种长度的微螺钉（＜2mm）和钛钉[26]，以及均使用骨钉固定的附带长臂暴露于口内的 L 形微种植板和颧弓锚，开辟了新的种植体支抗植入区域：牙龈间隔[16,26]、根尖上方和颧弓下方区域[6,18,25,27]，以及下颌骨联合区[25]。

通过曲面断层片和 CT 成像的分析发现，上颌骨（第一磨牙近中）和下颌骨（第一磨牙近远中）后牙区均具有充足的骨量以供微小螺钉植入。尤其是多于牙根长度一半的充足的牙龈间骨距离，通常被游离龈覆盖[28,29]。不能在附着龈位置放置微螺钉可能促使了其设计方面的改进或植入方向的调整以减少软组织刺激[29,30]。微螺钉周围上皮黏膜的缺失显著增加了感染和失败的风险。

6．在腭部种植体植入之前，推荐进行何种影像学检查？

推荐使用术前牙科 CT 和（或）头颅侧位片来评估硬腭垂直向骨量，从而决定腭部种植体是否可以植入。腭部检查显示，垂直向骨量通常逐渐向后递减。

牙槽骨牙科 CT 也用于种植体植入前评估牙槽骨量[31]。它同样可用于评估硬腭，是目前测量这个区域垂直向骨量最为精确的工具。Bernhart 等[32]发现在正中矢状平面，从后方到前方切牙孔的最大距离为 6～9mm。为了避开腭中缝，适合种植体植入的区域定位于 6～9mm 后前向，3～6mm 中线两侧。如果将种植体植入的最适骨量定义在 4mm 或更多，Bernhart 等[32]发现 95%的患者具有足够的垂直向骨量进行 4mm 长的腭部种植体植入，这与 Schiel 等[33]的临床结果相符合。然而，术前诊断评估是必要的，从而避开前鼻脊的切牙孔。

Wehrbein 等[34]坚持认为在植入腭部种植体之前需要获得待植入区的精确信息，以避免鼻腔穿孔。基于此目的，术前应对头颅侧位片上的垂直向骨量进行检测。因为此影像学检查在正畸治疗的诊断阶段已有，所以不必要再进行额外的 X 线检查。

垂直向骨水平在硬腭的前中 1/3 处至少比在

头颅侧位片上看到的高 2mm。当使用头颅侧位片进行评估时，2mm 是防止并发症的安全推荐距离[34]。但是必须考虑到，即使在侧位片上一些种植体突出于鼻底，它们可能是假阳性结果，不能真的被认为是穿透进入鼻腔（图 19-3）[35]。

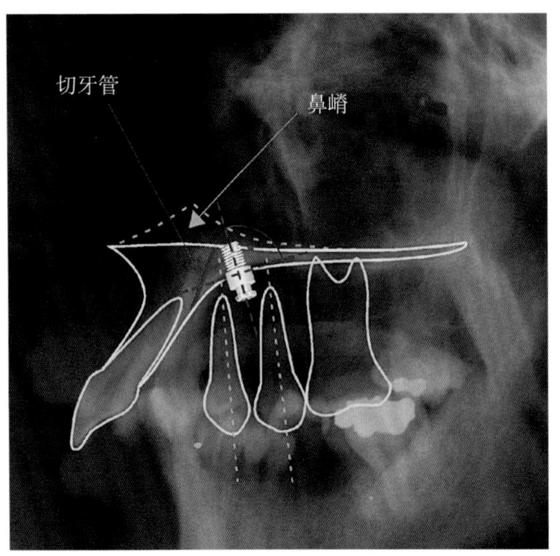

图 19-3 当微种植体植入位置为腭侧第一、二前磨牙之间的皮质骨且与硬腭表面垂直植入时，往往会获得满意的效果 (来源于 Männchen R, Schätzle M: *Clin Oral Implants Res*)

7．微螺钉植入之前是否需要进行影像学检查？

正畸治疗开始前需要拍摄曲面断层片，通常就足够用于确定植入区域。拍摄微螺钉待植入区牙槽骨处根尖周片，同时使用树脂或模板作为确定微螺钉植入高度和起始点的标记[17]。

另外，还可以使用可调式手术标记装置[36]、手术支架 stent[37] 或手术引导装置[38,39] 进行植入位点的定位。

8．在腭中缝处植入的腭部种植体是否会对上颌骨的横向生长造成影响？

在正常的生长发育中，上颌骨通过两种方式进行横向发育：牙槽突沉积改建和腭中缝生长。研究表明，10～18 岁之间上颌骨宽度平均生长 3mm[40]。因此问题在于，腭中缝处植入的腭部种植体是否会对上颌骨的横向生长造成影响。

实验室研究[41] 显示在腭中缝处植入腭部种植体会限制上颌骨横向的生长。

上颌骨横向发育不足会导致上颌牙弓长度不调，从而导致诸如上颌尖牙埋伏阻生等问题。为了避免发生上颌骨横向发育受限，推荐生长发育期患者腭部种植体植入于腭中缝旁位置。

并且，在生长期患者的腭中缝处植入种植体本身就因该区域的骨质量问题也存在矛盾[42]。另一方面，从生长发育的角度来看，腭骨前部中缝旁区域是非常稳定的[43]。

9．腭部种植体对上颌骨垂直向生长发育及上颌牙列是否有影响？

最重要的垂直向生长发育通过置换和骨皮质迁移发生。在腭部植入种植钉后，上颌复合体腭中缝下端，眶底以及颧下嵴区都不受影响；然而，蝶鞍窝吸收降低以及上颌牙槽骨高度的增长会受到影响。Björk 和 Skieller[40] 测量了 4 岁到成年阶段生长的平均程度。这段时期，蝶鞍窝向尾侧移动了 4.6mm，上颌牙槽骨高度增加了 14.6mm。假设大约 1/3 的生长变化发生在 12 岁到成年期阶段，这就预示着腭骨剩余约 1.5mm 的垂直向生长，牙槽骨剩余约 5mm 的垂直向生长（均来自移动）。

正如之前所述，骨整合种植体与骨直接接触，不具有牙周膜连接，结合类似于骨粘连牙齿。因此，腭部种植体将保持 1.5mm 落后于其周围的骨而种植体植入于齿槽骨将同时产生 5mm 低咬合。因此，腭部种植体直接或间接贴附于牙齿将导致单个牙齿、几颗牙齿或整个上牙列的低萌。

最后，必须要牢记作为 TAD 的腭部种植体仅能在植入位置存在 1～2 年。因此，潜在性的垂直向生长不足被控制在 1mm 之内。

10. 腭部种植体外科植入后何时可以负载正畸力?

在一些病例中，种植体在正畸负载之前发生过早缺失。这种缺失可能是由于缺乏足够的初始稳定性造成。初始稳定性不足是骨整合中最严重的问题之一，可能导致不适当的愈合以及种植体的过早缺失[44,45]。

骨内种植体植入之后，初始的机械力学稳定性逐渐被生物学的继发稳定性代替（图 19-4）。由初始机械稳定性（由种植体本身设计提供）向生物学稳定性（由骨整合而新生成的骨提供）的转变，发生在早期伤口愈合期[46]。因此，在愈合期间就会有一段时期，在此期内破骨活动降低了种植体的初始机械稳定性，但是新骨形成还未达到维持种植体稳定性的要求。

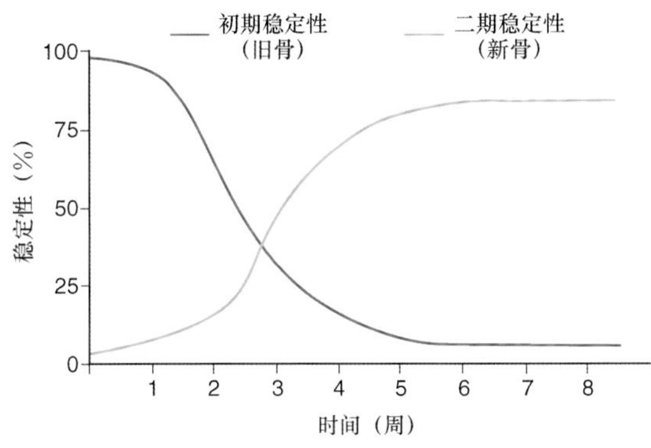

图 19-4　为微种植体植入后随时间变化的初期稳定性和新骨沉积后的二期稳定性对比，可见两者发生了逆转（来源于 Raghavendra S, Wood MC, Taylor TD: *Int J Oral Maxillofac Implants* 2005;20:425-431.）

在正畸治疗中，种植体的植入作为绝对支抗装置促进和加速了治疗[47]，尽管植入后需要等待 3 个月时间[24,48-50]。有很多研究报道了传统的牙种植体植入牙槽嵴后早期或即刻加力的成果预后[51-56]，然而关于腭侧区域的充分愈合时间尚无可靠的数据。有证据显示种植体生产厂家推荐的 12 周愈合时间是可以减少的[57]。

11. 腭部种植体的临床操作程序和加力时间表是什么?

患者在进行种植体植入时的紧张感可以通过实施最小创伤性的手术技术来减小。在腭部局部麻醉下，使用黏膜环切刀将腭黏膜打孔到皮质骨并使用剥离子或挖勺移除。

在平整暴露的骨表面以防引导钻打滑之前，用球钻在种植体植入区域的中心做出标记。之后使用一系列先锋钻和裂钻在种植床区制备所需深度。根据术前头颅侧位片分析，确定钻的长轴与骨表面垂直。在种植区制备过程中，介导钻要持续使用预冷的生理盐水或林格溶液进行冷却。然后手动将种植体植入到足够的深度，使用制轮装置使种植体在最终位置锁牢。

种植体上覆盖愈合帽，防止种植体被堵塞或被增生的黏膜覆盖包裹。种植体植入后，腭部 Orthosystem® 种植体需要原位愈合 12 周，在此期间不能负载加力。

12. 微种植体的临床操作程序是什么?

微种植体应避开牙根阻挡区域植入。也有极少出现的情况是当牙齿微量移动后牙根之间产生足够的空间利于微种植体的植入。

植入微种植体仅需小量的局部麻醉即可，因为不需要对牙齿进行麻醉。当黏膜表面麻醉后，可用探针探查并测量黏膜厚度，以协助判定微种植体植入的适合长度。

黏膜用氯己定消毒后，使用探针对微种植体植入区进行标记。接下来的步骤取决于所植入微种植体的类型。当使用自攻型微种植体时，直接穿过黏膜进行植入。当植入自攻微种植体时，需要在植入位点先使用慢速弯头手机在生理盐水辅助降温下进行预备，然后再进行植入。微种植体使用螺丝刀式手柄或带扭矩测量的手柄植入。

植入完成后，微种植体的头部留在附着龈

黏膜表面，头部的基底不要压迫黏膜。

如果微种植体的植入区域位于游离龈，则需要进行适当切除以防止软组织在导钻或微种植体附近旋转。

13. 牙根因微种植体碰伤后会发生什么？

将微种植体植入于牙根之间的牙槽突中是非常精确的过程。即使已经进行了必要的预防措施，例如植入前的根尖X线片，但是仍有牙根损伤发生。在一项实验研究中[41]，至少有3个牙根被微种植体损伤。在所有的病例中，对所有的X线片和组织学切片进行相同的观察：可见牙根上的缺损，但在种植体移除后的18周时间内（最早12周开始）可见牙根周围几乎完全的牙骨质修复。

14. 微种植体的负载时间表是怎样的？

大部分有关这个主题的报道是病例报告和技术性描述。一项有关微种植体负载时间的系统性回顾[58]显示，150～500gf的力在植入后即刻加载于微种植体均得到成功使用。有些研究推荐植入后2周再负载加力，力值在100～400gf之间。

两项实验性研究[59,60]和一项近期的临床研究[61]支持即刻负载加力不会造成稳定性的丢失。最后，需要记住的是一个短时期的加力前等待是为了充分的愈合，但不足以发生骨整合。

15. 腭部种植体怎样负载加力？

由临床实际情况和正畸治疗计划决定，腭部种植体可以直接或间接加力。间接加力[23]即牙齿作为支抗单位，由腭部种植体来提供间接稳定性以防止支抗丧失。作用时需与TPA相连（图19-5A）。

在直接支抗中，力系统直接作用于需移动牙和种植体之间[62]（图19-5B）。

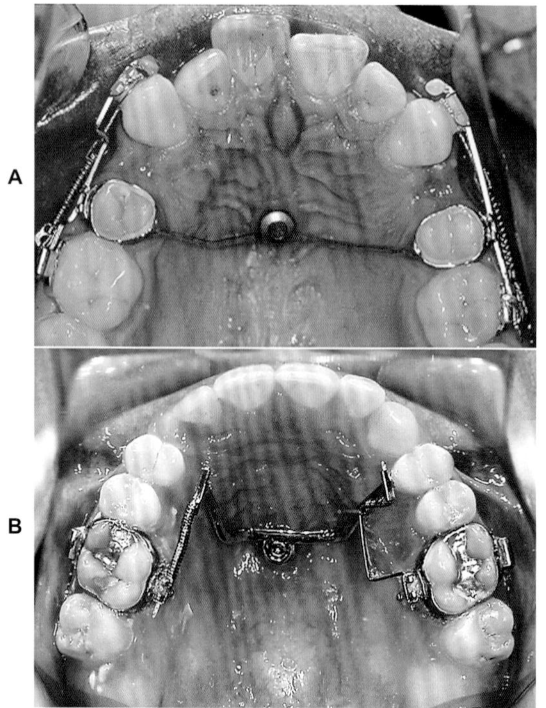

图 19-5 A．间接支抗；B．直接支抗（A来源于Wehrbein H, Merz BR, Diedrich P, Glatzmaier J: *Clin Oral Implants Res* 1996;7:410-416. B来源于Büchter A, Wiechmann D, Gaertner C, et al: *Clin Oral Implants Res* 2006;17:714-722.）

16. 微种植体怎样负载加力？

微种植体应用的力学机制取决于该微种植体是作为直接支抗还是作为间接支抗。作为直接支抗使用，力作用线要通过微种植体。如果力作用线没有通过微种植体，而是作为力臂，将会产生远离微种植体长轴的力，因此会产生瞬时剪切力。因为微种植体是没有发生骨整合的，剪切力会容易导致种植体松动和失败。作为间接支抗使用时，微种植体可以与一颗牙齿或一组牙齿通过全尺寸不锈钢方丝结扎在一起。这些牙齿因为有微种植体提供的稳定性而可以作为绝对支抗使用[17]。

17. 腭部种植体在正畸力负载之后还能保持稳定吗？其周边骨的反应如何？

尽管体积小，正畸腭部种植体必须在正畸

力作用下保持稳固以提供绝对支抗。因此，需要有骨整合发生。

骨整合首先在组织学基础上定义为在种植体表面和骨之间的直接接触，而不存在光学显微镜下的软组织介入[63]。然而，完全的（100%）骨连接不会发生。除了对骨整合的组织学定义之外，也推荐基于稳定性的定义。这种情况下，骨整合被定义为“在功能性负载期间异种材料在骨内获得并维持临床无症状的牢固固定的过程。”[64]

对进行过腭部正畸种植体植入的人腭骨样本进行组织学检查发现，骨整合在长期的正畸力负载下仍存在。在正畸种植体中平均有 75%（34%～93%）[65] 产生种植体与骨结合，与修复性种植体中 60%的骨与种植体发生的骨整合相对比[66]。

然而腭部种植体不仅应该满足修复学上的稳定性要求，还必须能够承受正畸治疗时产生的压力和拉力。但是正畸力和咬合力有着完全的不同之处。正畸力是持续性的和水平向的；咬合力正相反，是间断的且主要是垂直向的。

正畸力加载后对种植体相邻骨的作用是非常令人感兴趣的，特别是种植体用于比正畸治疗更深层的修复治疗时。施加的力量不应该对种植体周围的骨产生负面影响，并且应该不破坏修复体长期预后的效果。

在 Melsen 和 Lang[8] 进行的一项研究中，特殊设计的口腔用种植体植入猴子，在愈合后，进行预定好的持续力负载。该研究结果支持以下理论，即口腔种植体周围发生骨沉积是对一定限度内的机械压力发生生物学反应的结果，而边缘骨丧失或骨整合完全丧失可能是机械压力超出了一定力值范围所导致。

18. 正畸力负载后微种植体是否仍保持稳定?

即使近年来微种植体应用于口腔正畸中，但我们仍不清楚它们是否能在力负载情况下保持绝对稳定。目前只有一项研究检测微种植体的任何移动[67]。在被检查的 16 例患者中，有 7 例患者的微种植体在正畸力作用下发生了倾斜和伸长，没有保持稳定。在一项动物研究中，与骨仅产生了 5%结合的微种植体在正畸力作用下保持了稳定[68]。因此，尽管微种植体增加了支抗，但是并不能在整个正畸力作用下保持绝对的稳定。

19. 正畸治疗完成后该怎样操作腭部种植体?

腭部种植体通常在正畸治疗结束后移除。通过系统相容的带柄的环锯，种植体周围的骨与装置分离。然后随着慢速旋转，种植体可以与周围骨一起拔出。种植体骨接触可以通过逆时针旋转植入用齿轮装置而破坏。移除种植体之后，进行必要的口鼻联通检查。种植体移除后 3～4 周植入区域完全愈合。

20. 微种植体在正畸治疗完成后该怎样处理?

取出微种植体通常很简单，常使用表面麻醉即可，或者最多使用局部麻醉。使用专门定制的手柄将微种植体旋出。极少病例由于种植体结合太紧而无法旋出，反向旋转种植体可造成局部微小的骨折或骨重建，最终使种植体松动。不需要进行软组织缝合。

21. 腭部种植体的成功率是多少?

即使腭部种植体用于正畸治疗已经超过 10 年[23]，只有一项前瞻性研究显示在所有病例中只有 9 例患者的种植体发生了骨整合并保持稳定[34]。近期，一项研究报道了 40 例使用腭部种植体的病例[69]，并显示 92%成功发生了骨整合。

近期的一项临床研究[70] 报道，67 例发生骨整合的腭部种植体中只有 1 例（1.5%）在主动和（或）被动负载力约 19 个月之后失败。这项研究显示在正畸力负载之后腭部种植体的成功率与传统口腔种植体报道的成功率相当[71,72]。

参考文献

1. Angle EH: *Treatment of malocclusion of teeth*, edition 7. Philadelphia: S. S. White Dental Manufacturing, 1907.
2. Ottofy L: *Standard dental dictionary*. Chicago: Laird and Lee, 1923.
3. Diedrich P: Different orthodontic anchorage systems. A critical examination. *Fortschritte der Kieferorthopädie* 1993; 54:156-171.
4. Burstone CJ: The segmented arch approach to space closure. *Am J Orthod* 1982; 82:361-378.
5. Ricketts RM: Bioprogressive therapy as an answer to orthodontic needs. Part Ⅱ. *Am J Orthod* 1976; 70:359-397.
6. Begg PR, Kesling PC: The differential force method of orthodontic treatment. *Am J Orthod* 1977; 71: 1-39.
7. Tweed CH: The applications of the principles of the edgewise arch in the treatment of malocclusions. *Angle Orthod* 1941; 11:12-67.
8. Melsen B, Lang NP: Biological reactions of alveolar bone to orthodontic loading of oral implants. *Clin Oral Implants Res* 2001; 12:144-152.
9. Gainsforth BL, Higley LB: A study of orthodontic anchorage possibilities in basal bone. *Am J Orthod Oral Surg* 1945; 31:406-417.
10. Linkow LI: The endosseous blade implant and its use in orthodontics . *Int J Orthod* 1969; 7:149-154.
11. Öman J, Lekholm U, Jemt T, et al: Osseointegrated titanium implants—a new approach in orthodontic treatment . *Eur J Orthod* 1988; 10:98-105.
12. Shapiro PA, Kokich VG: Uses of implants in orthodontics. *Dent Clin North Am* 1988; 32:539-550.
13. Roberts WE, Marshall KJ, Mozsary PG: Rigid endosseous implant utilized as anchorage to protract molars and close an atrophic extraction site. *Angle Orthod* 1990; 60:135-152.
14. Triaca A, Antonini M, Wintermantel E: Ein neues Titan-Flachschrauben-Implantat zur orthodontischen Verankerung am anterioren Gaumen. *Informationen aus Orthodontie und Kieferorthopäie* 1992; 24:251-257.
15. Creekmore TD, Eklund MK: The possibility of skeletal anchorage. *J Clin Orthod* 1993; 17:266-269.
16. Kanomi R: Mini-implant for orthodontic anchorage. *J Clin Orthod* 1997; 31:763-767.
17. Melsen B, Petersen JK, Costa A: Zygoma ligatures: an alternative form of maxillary anchorage. *J Clin Orthod* 1998; 32:154-158.
18. Umemori M, Sugawara J, Mitani H, et al: Skeletal anchorage system for open-bite correction. *Am J Orthod Dentofacial Orthop* 1999; 115:166-174.
19. Block MS, Hoffman DR: A new device for absolute anchorage for orthodontics. *Am J Orthod Dentofacial Orthop* 1995; 3:251-258.
20. Celenza F, Hochman MN: Absolute anchorage in orthodontics: direct and indirect implant-assisted modalities. *J Clin Orthod* 2000; 34:397-402.
21. Daskalogiannakis J: *Glossary of orthodontic terms*. Leipzig: Quintessence Publishing, 2000.
22. Higuchi KW, Slack JM: The use of titanium fixtures for intraoral anchorage to facilitate orthodontic tooth movement. *Int J Oral Maxillofac Implants* 1991; 6:338-344.
23. Wehrbein H, Merz BR, Diedrich P, Glatzmaier J: The use of palatal implants for orthodontic anchorage. Design and clinical application of the orthosystem. *Clin Oral Implants Res* 1996; 7:410-416.
24. Glatzmaier J, Wehrbein H, Diedrich P: Die Entwicklung eines resorbierbaren Implantatsystems zur orthodontischen Verankerung. *Fortschritte der Kieferorthopäie* 1995; 56:175-181.
25. Costa A, Raffaini M, Melsen B: Miniscrews as orthodontic anchorage: a preliminary report. *Int J Adult Orthod Orthognath Surg* 1998; 13:201-209.
26. Bousquet F, Bousquet P, Mauran G, Parguel P: Use of an impacted post for anchorage. *J Clin Orthod* 1996; 30:261-265.
27. De Clerck H, Geerinckx V, Siciliano S: The Zygoma Anchorage System. *J Clin Orthod* 2002; 36:455-459.
28. Schnelle MA, Beck FM, Jaynes RM, Huja SS: A radiographic evaluation of the availability of bone for placement of miniscrews. *Angle Orthod* 2004;

74:832-837.

29. Deguchi T, Nasu M, Murakami K, et al: Quantitative evaluation of cortical bone thickness with computed tomographic scanning for orthodontic implants. *Am J Orthod Dentofacial Orthop* 2006; 129:e712-721.
30. Park HS, Jeong SH, Kwon OW: Factors affecting the clinical success of screw implants used as orthodontic anchorage. *Am J Orthod Dentofacial Orthop* 2006; 130:18-25.
31. Lindh C, Petersson A, Klinge B: Measurements of distances related to the mandibular canal in radiographs. *Clin Oral Implants Res* 1995; 6:96-103.
32. Bernhart T, Vollgruber A, Gahleitner A, et al: Alternative to the median region of the palate for placement of an orthodontic implant. *Clin Oral Implants Res* 2000; 11:595-601.
33. Schiel HJ, Klein J, Widmer B: Das enossle Implantat als kieferorthopäisches Verankerungselement. *Zeitschrift für Zahnäztliche Implantologie* 1996; 12: 183-188.
34. Wehrbein H, Merz BR, Diedrich P: Palatal bone support for orthodontic implant anchorage—a clinical and radiological study. *Eur J Orthod* 1999; 21:65-70.
35. Crismani AG, Bernhart T, Tangl S, et al: Nasal cavity perforation by palatal implants: false-positive records on the lateral cephalogram. *Int J Oral Maxillofac Implants* 2005; 20:267-273.
36. Suzuki EY, Buranastidporn B: An adjustable surgical guide for miniscrew placement. *J Clin Orthod* 2005; 39:588-590.
37. Cousley RR, Parberry DJ: Surgical stents for accurate miniscrew insertion. *J Clin Orthod* 2006; 40:412-417.
38. Bae SM, Park HS, Kyung HM, et al: Clinical application of micro-implant anchorage. *J Clin Orthod* 2002; 36:298-302.
39. Maino BG, Bednar J, Pagin P, Mura P: The spider screw for skeletal anchorage. *J Clin Orthod* 2003; 37:90-97.
40. Bjök A, Skieller V: Growth of the maxilla in three dimensions as revealed radiographically by the implant method. *Br J Orthod* 1997; 4:53-64.
41. Asscherickx K, Hanssens JL, Wehrbein H, Sabzevar MM: Orthodontic anchorage implants inserted in the median palatal suture and normal transverse maxillary growth in growing dogs: a biometric and radiographic study. *Angle Orthod* 2005; 75:826-831.
42. Bernhart T, Freudenthaler J, Dortbudak O, et al: Short epithetic implants for orthodontic anchorage in the paramedian region of the palate—a clinical study. *Clin Oral Implants Res* 2001; 12:624-631.
43. Thilander B: Basic mechanisms in craniofacial growth. *Acta Orthop Scand* 1991; 53:144-151.
44. Friberg B, Jemt T, Lekholm U: Early failures in 4,641 consecutively placed Bråemark dental implants: a study from stage 1 surgery to the connection of completed prostheses . *Int J Oral Maxillofac Implants* 1991; 6:142-146.
45. Lioubavina-Hack N, Lang NP, Karring T: Signifi cance of primary stability for osseointegration of dental implants. *Clin Oral Implants Res* 2006; 17: 244-250.
46. Berglundh T, Abrahamsson I, Lang NP, Lindhe J: De novo alveolar bone formation adjacent to endosseous implants. *Clin Oral Implants Res* 2003; 14:251-262.
47. Trisi P, Rebaudi A: Progressive bone adaptation of titanium implants during and after orthodontic load in humans. *Int J Period Restor Dent* 2003; 22:31-43.
48. Keles A, Erverdi N, Sezen S: Bodily distalization of molars with absolute anchorage. *Angle Orthod* 2003; 73:471-482.
49. Crismani AG, Bernhart T, Bantleon H-P, Cope JB: Palatal implants: the Straumann orthosystem. *Semin Orthod* 2005; 11:16-23.
50. Crismani AG, Bernhart T, Bantleon H-P, Kucher G: An innovative adhesive procedure for connecting transpalatal arches with palatal implants. *Eur J Orthod* 2005; 27:226-230.
51. Calandriello R, Tomatis M, Rangert B: Immediate functional loading of Bråemark Systems implants with enhanced initial stability: a prospective 1 to 2 year clinical & radiographic study. *Clin Implant Dent Rel Res* 2003; 5(Suppl 1):10-20.
52. Rocci A, Martignoni M, Burgos PM, et al: Histology of retrieved immediately and early loaded oxidized implants: light microscopic observations after 5 to 9 months of loading in the posterior mandible. *Clin Implant Dent Rel Res* 2003; 5 (Suppl 1):88-98.

53. Bischof M, Nedir R, Szmukler-Moncler S, et al: Implant stability measurement of delayed and immediately loaded implants during healing. *Clin Oral Implants Res* 2004; 15:529-539.
54. Gallucci GO, Bernard JP, Bertosa M, Belser UC: Immediate loading with fi xed screw retained provisional restorations in edentulous jaws: the pickup technique. *Int J Oral Maxillofac Implants* 2004; 19:524-533.
55. Glauser R, Sennerby L, Meredith N, et al: Resonance frequency analysis of implants subjected to immediate or early functional occlusal loading. Successful vs. failing implants. *Clin Oral Implants Res* 2004; 15:428-434.
56. Jaffin RA, Kumar A, Berman CL: Immediate loading of dental implants in the completely edentulous maxilla: a clinical report. *Int J Oral Maxillofac Implants* 2004; 19:721-730.
57. Crismani AG, Bernhart T, Schwarz K, et al: Ninety percent success in palatal implants loaded 1 week after placement: a clinical evaluation by resonance frequency analysis. *Clin Oral Implants Res* 2006; 17:445-450.
58. Ohashi E, Pecho OE, Moron M, Lagravere MO: Implant vs. screw loading protocols in orthodontics. *Angle Orthod* 2006; 76:721-727.
59. Dalstra M, Cattaneo PM, Melsen B: Load transfer of mini screws for orthodontic anchorage. *Orthodontics* 2005; 1:53-62.
60. Büchter A, Wiechmann D, Koerdt S, et al: Load-related implant reaction of mini-implants used for orthodontic anchorage. *Clin Oral Implants Res* 2005; 16:473-479.
61. Büchter A, Wiechmann D, Gaertner C, et al: Load-related bone modeling at the interface of orthodontic micro-implants. *Clin Oral Implants Res* 2006; 17:714-722.
62. Melsen B, Verna C: Miniscrew Implants: The Aarhus Anchorage System. *Semin Orthod* 2005; 11:24-31.
63. Albrektsson T, Bråemark PI, Hansson HA, Lindstrom J: Osseointegrated titanium implants. Requirements for ensuring a longlasting, direct bone-to-implant anchorage in man. *Acta Orthop Scand* 1991; 52:155-170.
64. Zarb GA, Albrektsson T: Osseointegration: a requiem for periodontal ligament? *Int J Period Restor Dent* 1991; 11:88-91.
65. Wehrbein H, Merz BR, Hämmerle CH, Lang NP: Boneto-implant contact of orthodontic implants in humans subjected to horizontal loading. *Clin Oral Implants Res* 1998; 9:348-353.
66. Nyström E, Kahnberg KE, Gunne J: Bone grafts and Bränemark implants in the treatment of the severely resorbed maxilla: a 2-year longitudinal study. *Int J Oral Maxillofac Implants* 1993; 8:45-53.
67. Liou EJW, Pai BCJ, Lin JCY: Do miniscrews remain stationary under orthodontic forces? *Am J Orthod Dentofacial Orthop* 2004; 126:42-47.
68. Deguchi T, Takano-Yamamoto T, Kanomi R, et al: The use of small titanium screws for orthodontic anchorage. *J Dent Res* 2003; 82:377-381.
69. Bantleon HP, Bernhart T, Crismani AG, Zachrisson BJ: Stable orthodontic anchorage with palatal osseointegrated implants. *World J Orthod* 2002; 3:109-116.
70. Männchen R, Schätzle M: Success rates of palatal orthodontic implants. A retrospective cohort study. *Clin Oral Implants Res* (accepted).
71. Berglundh T, Persson L, Klinge B: A systematic review of the incidence of biological and technical complications in implant dentistry reported in prospective longitudinal studies of at least 5 years. *J Clin Periodontol* 2002; 29:197-202.
72. Pjetursson BE , Brägger U, Lang NP, Zwahlen M. Comparison of survival and complication rates of tooth-supported fi xed dental prostheses (FDPs) and implant-supported fixed dental prostheses and single crowns (SCs). *Clin Oral Implants Res* 2007; 18 (Suppl 3):73-85.

第 20 章 口腔卫生：可能的问题及并发症

CHAPTER 20

Frank Tsung-Ju Hsieh, David A. Covell , Jr.

在临床医学及口腔医学中，“不伤害原则”是一条基本原则。正畸医生常常会遇到患者在正畸治疗过程中，口腔卫生状况急剧恶化的情况，这时就需要考虑“不伤害原则”。显然，在托槽、弓丝所在的位置，良好口腔卫生状况的维持将受到严峻的挑战。虽然维持或者改善患者口腔卫生状况的方法还是有的，但这些方法并非总是有效，原因大多与患者依从性有关。如果患者的口腔卫生状况得不到改善的话，菌斑的聚集加之不良的口腔卫生状况将导致釉质的脱矿，随之而来的就是釉质表面的白斑，即早期釉质龋的表现。除此之外，细菌在牙面上及托槽表面的生长将引起牙龈组织的炎症，表现为龈乳头及龈缘的肿胀和增生。虽然绝大多数个体的牙龈炎是可逆转的，在某些特定的情况下，患者将非常容易发生牙龈增生（如由于基因突变造成的牙龈组织反应性的增生，或者是治疗系统性疾病的药物所产生的副作用造成的牙龈增生）。对于这类患者，仅恢复口腔卫生状况是远远不够的，还需要对他们采用其他必要的措施来恢复正常的牙龈组织形态。最后，随着越来越多的成年人寻求正畸治疗，越来越多的患者也需要在接受正畸治疗之前接受牙周治疗，并且，正畸医生也会遇到应如何协调患者在接受牙周治疗之后开始正畸治疗的时机的问题。下面的这些问题都与正畸过程中的口腔卫生状况相关，并且对于正畸学与牙周病学在临床过程中的联合应用都有着重要的意义。

1．什么是循证医学上推荐的在正畸过程中最有效的预防釉质白斑的方法？

系统性的回顾性研究表明，浓度在 1500～5000ppm 的含氟牙膏与浓度在 1000ppm 左右的含氟牙膏相比，具有更强的预防釉质白斑的作用 [1,2]。除此之外，配合使用 5000ppm 的氟凝胶每日刷拂牙面一次比传统的单独运用含氟牙膏具有更好的预防釉质白斑的作用 [3]。然而，在牙面上托槽周围的区域涂一层聚合性牙面涂料 [4] 或者是窝沟封闭剂 [5] 被证实几乎对釉质脱矿没有作用。

2．漱口液的使用会对牙龈炎有影响吗？

在临床试验中多种漱口液及洁牙液的效果都被检测过 [6]。美国牙科协会（American Dental Association，ADA）制订了标准来测验这些产品对牙龈炎是否有治疗作用。那些被证实对减少菌斑以及在至少 6 个月时间内对减轻牙龈炎症有效果的产品将被授予“美国牙科协会认证（ADA Seal of Acceptance）”的称号。这些产品也必须是安全的，不能诱导产生不良作用。一些产品因为控制牙龈炎的功效而被授予 ADA 认证。在获得认证的产品中，其中一种产品的有效成分是麝香草酚、薄荷醇、桉油精和水杨酸甲酯 [7]。其他产品的有效成分主要都是氯己定二葡糖酸盐和三氯生 [7]。

氯己定二葡糖酸盐的副作用主要包括牙齿

和舌面的染色、钙盐沉积导致的牙结石、苦味感、对口腔和咽喉黏膜的刺激作用、口腔溃疡、舌苔增厚以及对食品和饮料的味觉功能改变。

如果使用得当，这些表面抗菌剂的额外使用将有效减轻那些缺乏菌斑控制的患者的牙龈炎情况[8]。然而，实验证据表明，只有很少一部分的表面抗菌剂能够渗入龈沟内[9]，也就是说，它们对于龈上菌斑的控制是有效的，但对于龈下菌斑效果不佳。对于那些口腔卫生状况不是非常好的人们来说，在常规刷牙的同时配合漱口——无论是否使用漱口液——都会对减轻牙龈炎症产生一定作用，其原理可能部分是由于水流冲刷造成龈下菌斑的剥离[10]。

3．电动牙刷好还是普通牙刷好?

电动牙刷是一种刷头能够运动的牙刷。根据运动方式的不同可被分成 6 种[11]：

• 侧向式：刷头在左右方向上作来回摆动。

• 转动式：刷头向着一个方向转动。

• 旋转颤动式：刷头作周期性变化的转动运动，运动方向随周期而变化。

• 反向颤动式：每绺刷毛（通常由 6～10 束刷毛组成）都在作周期性变化的转动运动。刷头上相邻的两绺刷毛运动方向始终是相反的。

• 超声式：刷毛以超声频率颤动（大于 20kHz）。

• 其他方式：指除以上运动方式外的其他形式。

大量临床试验比较了普通牙刷与电动牙刷在改善口腔卫生水平上的作用，但结果却常常发生冲突[11]。Cochrane 口腔卫生小组最近的一项系统性回顾研究对这一问题进行了总结，并且得出一个公正的结论[12]：①电动牙刷在减少菌斑和减轻牙龈炎症的效果上至少与普通牙刷是持平的；②数据显示，无论是短期[13]还是长期[12,13]试验，旋转颤动式电动牙刷在减少菌斑和减轻牙龈炎症的效果上都更胜一筹；③没有确切的证据表明超声式电动牙刷的效果更好。

该系统性回顾研究针对的是普通人群，而不是特定正畸治疗的患者[12,13]。对正畸治疗人群中电动牙刷的疗效仍需要进行大量的长期研究。现有的研究表明，使用电动牙刷的正畸患者其牙龈探诊出血较使用普通牙刷的正畸患者有轻微但明显的降低[14]。还没有结论证明哪种电动牙刷的效果较好[14]。

4．对于正畸患者哪种口腔预防技术更好：气动抛光还是橡皮杯轮滑石粉抛光?

传统的橡皮杯轮抛光技术与气动抛光系统都是有效地去除菌斑和色素的专业技术，只要使用方法正确，都不会对牙齿与牙龈结构造成损伤[15-17]。气动抛光系统使用混合着抛光粉与水的高速气流，去除窝沟点隙、两牙邻面以及光滑牙面上的菌斑、软垢和表面色素。Barnes 及其同事[18]证实了对正畸患者使用气动抛光系统不会影响复合树脂或磷酸锌水门汀粘接的托槽和带环，也不会对弓丝或其他正畸附件造成损害。Ramaglia 及其同事[19]通过模拟正畸状况的口腔实验设计比较了气动抛光与橡皮杯轮抛光的效果，证明二者都对减少菌斑指数有着显著的作用，气动抛光在某些情况下效率更高，能在更短的时间达到去除菌斑与色素的目的。

5．有什么方法能够预防正畸过程中的牙周并发症吗?

与使用橡皮圈（包括所谓的牙色“美学”橡皮圈）结扎相比较，我们更推荐使用不锈钢结扎丝。因为相比较于不锈钢结扎丝，橡皮圈更容易聚集菌斑。自锁托槽与不锈钢结扎丝结扎有着相似的效果，但这仍有待于证实。除此之外，对于成人患者，我们更推荐使用颊面管而不是带环。因为研究表明带环相比较于颊面管会在磨牙周围聚集更多的菌斑，导致牙龈炎或附着丧失[20-22]。

有证据表明，对于牙周组织萎缩但仍保持健康的成年人，可以在正畸治疗中保持其牙周组织不发生进一步的破坏[23-25]。在牙周治疗结束后，正畸治疗开始前，需要有一段长 4～6 个月的临床观察期，进行仔细的牙周检查，以记录其牙周状况。对于那些需要用正畸方法压低的上颌切牙，在压低前需要特别进行专业的刮治术[26,27]，因为在压低切牙的过程中，可能会将龈上菌斑带入龈下的位置[28,29]。如果无法保持良好的口腔卫生状况，终止正畸治疗是必需的。

6．对于那些接受了牙周炎治疗的患者，什么时候能开始正畸治疗？

在积极的牙周治疗之后，处于牙周状况维持阶段的患者在开始正畸治疗之前需要有一段长 4～6 个月的观察期。这段时间是用来充分观察牙周治疗的效果，以及评估患者的口腔卫生状况与维持口腔卫生的积极性[31]。一旦正畸治疗开始后，每隔一小段时间都应安排牙周维护性治疗，多数情况下每次治疗的时间间隔应与正畸治疗复诊的时间间隔相同（4～6 周）。

7．如果患者之前接受过牙周治疗，在接受正畸治疗的过程中其牙周组织的附着水平是否更容易降低？

对于牙周组织萎缩但仍保持健康的成年人，正畸过程中的牙齿移动不会导致其牙周组织的附着水平进一步降低[33]。然而，牙周组织不健康的成年人在正畸过程中可能会由于牙周脓肿造成牙周组织的进一步破坏，甚至是牙齿缺失[33]。对于有活动性牙周炎（即探诊出血，提示有由菌斑造成的深牙周袋）的患者（通常是成年人），正畸过程中的牙齿移动可能会加速牙周疾病的进展，即使是在口腔卫生维护很好的情况下[34-38]。

8．正畸治疗是牙龈萎缩的危险因素吗？

牙龈萎缩在唇颊侧倾斜的牙齿周围很常见，而不论是否接受过正畸治疗。牙龈萎缩最主要的病因是软硬组织厚度的减少，尤其是唇颊侧倾斜的恒牙的唇颊侧软硬组织[39-43]。过薄的软硬组织是牙龈萎缩的易感因素[40]。事实上，唇颊侧骨组织的垂直吸收（牙槽骨裂隙）是牙龈萎缩的先决条件。其他容易导致牙龈萎缩的常见原因包括年龄增加与牙龈创伤，后者包括不适当的刷牙方式或者是与菌斑相关的牙龈病损[41]。

有证据表明牙龈萎缩与牙龈角化组织的高度无关，而是与其厚度极其相关。一项针对普通人群的长期研究显示，牙龈萎缩的发生率在非角化区域并不比大面积角化区域高[43]。相比之下，正畸过程中的牙齿唇颊向移动会造成牙槽骨的裂隙，使得菌斑或不适当的刷牙方式更容易造成牙龈的突然萎缩[44-50]。如果这些区域的牙龈组织足够厚的话，牙龈萎缩的发生率就会明显降低[44,45,48-50]。因此，一个普遍接受的观点是，如需通过正畸唇颊向移动牙齿，在牙齿移动前应增加其唇颊侧过薄的组织。有趣的是，对于唇颊侧倾斜的牙齿及由之造成的牙槽骨裂隙，当牙齿舌向移动后，其牙槽骨裂隙可被修复，牙龈组织的厚度也会增加[51-53]。

对于快速上颌扩弓与牙龈萎缩的关系，Graber 和 Vanarsdall[44] 提出，如果上颌扩弓是在腭中缝已经开始融合之后（在 14～16 岁），上颌前磨牙及磨牙颊侧牙龈组织以后发生萎缩的可能性会大大增加。

9．在正畸治疗期间对于那些易发生牙龈过度增生的患者，最好的处理方式是什么？

有许多原因都容易造成牙龈过度增生，也就是以前牙周病医生所说的牙龈肥大。对于许多患者而言，良好的口腔卫生已经足够维持正常的、健康的牙龈。然而，在某些情况下，牙龈过度增生是由于某些药物或基因缺陷导致的，后者可能表现为单纯的牙龈增生或是某种综合征的表现之一。如果牙龈过度增生的患者需要正畸治疗，无论是正畸还是牙周因素都要考虑到。例如，在一例重度遗传性牙龈纤维瘤患者接受正畸治疗的病例中，患者在接受正畸治疗前，先接受了牙周治疗，用龈倒和刮治器切除了所有过度增生的牙龈组织[54]。接下来，才开始使用固定矫治器进行正畸治疗。同时每个月都安排牙周检查，通过刮治术和牙面光洁术来控制其牙龈炎症状况。在正畸治疗结束后，永久性保持，并且再次彻底切除上下颌过度增生的牙龈。

在服用苯妥英钠（大仑丁）的患者中，有50% 发生牙龈增生[55-59]。病变主要集中在牙间乳头区域，严重的可造成牙齿的移位，或是整个牙冠都被龈组织覆盖。牙龈增生也见于严重的血液病患者，如急性单核细胞、淋巴细胞、髓细胞白血病。血小板减少症或血小板病也可以引起牙龈过度增生和自发性的牙龈出血。对于某些患者，由于免疫应答反应的异常，牙龈增生将快速进展成为牙周组织破坏性疾病。而上下颌牙龈缓慢的纤维性增生是特发性牙龈肥大症的特征之一。

典型的遗传性牙龈纤维瘤病患者，增生的牙龈可以覆盖牙冠，造成牙齿的移位，虽然病因不明，这种病看起来有一种遗传倾向性[60,61]。

依靠家庭保健与保持牙龈组织与牙冠之间的良好关系，牙龈增生通常是可逆的，尤其是在拆除了正畸矫治器之后[62]。或者，根据 Graber 和 Vanarsdall[63] 的建议，对于某些患者，去除牙冠周围过多的龈组织可以提高正畸治疗的稳定性。

10．牙周再生过程与正畸牙移动的关系是什么？

引导组织再生技术（guided tissue regeneration，GTR）通过使用屏障膜（可吸收式或不可吸收式），有时配合骨移植，可促进牙槽骨缺损的修复。一些病例证实，通过 GTR 修复牙槽骨缺损之后，正畸牙移动不会对牙周支持组织产生副作用。例如，有研究发现，通过 GTR 形成的新骨组织与临床附着，在正畸牙移动之后，仍然保持稳定长达 6 年之久[67]。在这些病例中，当影像学检查显示缺损的骨组织已被修复之后，正畸牙移动才开始，开始的时间通常是在 GTR 之后 5～11 个月。

虽然关于 GTR 之后多长时间可开始正畸牙移动，我们找不到更多精确的临床研究，在基础研究方面，用狗进行的研究表明，正畸牙移动最早可在 GTR 后 2 个月进行[68]。这段时间被认为是为了防止机械性的牙移动对牙周组织的愈合产生干扰，如加速屏障膜的吸收[68]。之所以定为 60 天，是基于之前的动物研究对治疗后 60～90 天牙周组织的再生情况进行的评估，通常在 60 天之后牙周组织已经基本愈合[68-71]。一个以狗为动物模型的Ⅱ类根分叉病变治疗研究显示，在开始正畸治疗之前 60 天内避免干扰对牙周组织再生技术产生的骨再生量有着显著的影响[68,70,72,73]。值得一提的是，狗的骨重建周期是 3 个月，人却需要 4.25 个月[74]，也就是说人在 GTR 后需要愈合的时间要更长一些。

可以得出结论，在健康的口腔环境中，正畸牙移动不会对 GTR 形成的牙周组织产生不利影响。关于 GTR 后多久才能开始正畸治疗而不会对牙周组织的再生重建产生不利影响，仍需要进一步研究。根据现有的动物研究推测，这段时间应该是 3～4 个月，与其他牙周手术后推荐的观察时间一致。

参考文献

1. Derks A, Katsarosa C, Frencken JE, et al: Caries-inhibiting effect of preventive measures during orthodontic treatment with fi xed appliances. *Caries*

Res 2004; 38:413-420.

2. D'Agostino RB, Cancro LP, Fischman S: Effects of anticaries dentifrices on orthodontic subjects. *Comp Con Educ Dent* 1988; 11:S384-S389.
3. Alexander SA, Ripa LW: Effects of self-applied topical fl uoride preparations in orthodontic patients. *Angle Orthod* 2000; 70:424-430.
4. Fornell AC, Sköld-Larsson K, Hallgren A, et al: Effect of a hydrophobic tooth coating on gingival health, mutans streptococci, and enamel demineralization in adolescents with fixed orthodontic appliances. *Acta Odontol Scand* 2002; 60:37-41.
5. Wenderoth CJ, Weinstein M, Borislow AJ: Effectiveness of a fl uoride-releasing sealant in reducing decalcifi cation during orthodontic treatment. *Am J Orthod Dentofacial Orthop* 1999; 116:629-634.
6. Hancock EB: Prevention. *Ann Periodont* 1996; 1:223-249.
7. Mandel ID: Antimicrobial mouthrinses: overview and update. *J Am Dent Assoc* 1994; 125(Suppl 2):2S-10S.
8. Brecx M, Brownstone E, MacDonald L, et al: Efficacy of Listerine, Meridol, and chlorhexidine as supplements to regular toothcleaning measures. *J Clin Periodontol* 1992; 19:202-207.
9. Pitcher GR, Newman HN, Strahan JD: Access to subgingival plaque by disclosing agents using mouthrinsing and direct irrigation. *J Clin Periodontol* 1980; 7:300-308.
10. The American Academy of Periodontology: *T he Role of Supraand Subgingival Irrigation in the Treatment of Periodontal Diseases (position paper)*, Chicago: The American Academy of Periodontology; April 1995.
11. Davies RM: Manual versus powered toothbrushes: what is the evidence? *Dent Update* 2006; 33(3):159-162.
12. Deery C, Heanue M, Deacon S, et al: The effectiveness of manual versus powered toothbrushes for dental health: a systematic review. [Review]. *J Dent* 2004; 32 (3):197-211.
13. Sicilia A, Arregui I, Gallego M, et al: A systematic review of powered vs manual toothbrushes in periodontal cause-related therapy. *J Clin Periodontol* 2002; 29 (Suppl 3):39-54.
14. Sicilia A, Arregui I, Gallego M, et al: Home oral hygiene revisited. Options and evidence. *Oral Health Prev Dent* 2003; 1(Suppl 1):407-422.
15. Willmann DE, Norling BK, Johnson WN: A new prophylaxis instrument: effect on enamel alterations. *J Am Dent Assoc* 1980; 101:923-925.
16. Weaks LM, Lescher NB, Barnes CM, Holroyd SV: Clinical evaluation of the Prophy-Jet as an instrument for routine removal of tooth stain and plaque. *J Periodontol* 1984; 55:486-488.
17. Mishkin DJ, Engler WO, Javed T, et al: clinical comparison of the effect on the gingiva of the Prophy-Jet and the rubber cup and paste techniques. *J Periodontol* 1986; 57:151-154.
18. Barnes CM, Russell CM, Gerbo LR, et al: Effects of an airpowder polishing system on orthodontically bracketed and banded teeth. *Am J Orthod Dentofacial Orthop* 1990; 97:74-81.
19. Ramaglia L, Sbordone L, Ciaglia RN, et al: A clinical comparison of the efficacy and effi ciency of two professional prophylaxis procedures in orthodontic patients. *Eur J Orthod* 1999; 21:423-428.
20. Forsberg CM, Brattstrom V, Malmberg E, Nord CE: Ligature wires and elastomeric rings: Two methods of ligation, and their association with microbial colonization of *Streptococcus mutans* and *lactobacilli*. *Eur J Orthod* 1991; 17:417-420.
21. Zachrisson BU: Bonding in orthodontics. In Graber TM, Vanarsdall RL. Jr, editors: *Orthodontics: current principles and techniques*, edition 2. St Louis: Mosby, 1994, pp 542-626.
22. Boyd RL, Baumrind S: Periodontal considerations in the use of bonds or bands on molars in adolescents and adults. *Angle Orthod* 1992; 62:117-126.
23. Boyd RL, Leggott PJ, Quinn RS, et al: Periodontal implications of orthodontic treatment in adults with reduced or normal periodontal tissues versus those of adolescents. *Am J Orthod Dentofacial Orthop* 1989; 96:191-199.
24. Zachrisson BU: Periodontal changes during orthodontic treatment. In McNamara JA Jr , Ribbens KA, editors: *Orthodontic treatment and the periodontium.* Monograph 15, Craniofacial Growth Series, Center for Human Growth and Development, Ann Arbor: The University of Michigan, 1984, pp 43-65.

25. Artun J, Urbye KS: The effect of orthodontic treatment on periodontal bone support in patients with advanced loss of marginal periodontium. *Am J Orthod Dentofacial Orthop* 1988; 93:143-148.
26. Melsen B, Agerbaek N, Eriksen J, Terp S: New attachment through periodontal treatment and orthodontic intrusion. *Am J Orthod Dentofacial Orthop* 1988; 94:104-116.
27. Melsen B, Kragskov J: Tissue reaction to intrusion of periodontally involved teeth. In Davidovitch Z, editor: *The Biological Mechanisms of Tooth Movement and Craniofacial Adaptation*. Columbus, OH: The Ohio State University, College of Dentistry, 1992, pp 423-430.
28. Ericsson I, Thilander B, Lindhe J, Okamoto H: The effect of orthodontic tilting movements on the periodontal tissues of infected and non-infected dentitions in the dog. *J Clin Periodontol* 1977; 4:115-127.
29. Ericsson I, Thilander B, Lindhe J: Periodontal condition after orthodontic tooth movements in the dog. *Angle Orthod* 1978; 48:210-218.
30. Machen DE: Periodontal evaluation and updates: Don't abdicate your duty to diagnose and supervise. *Am J Orthod Dentofacial Orthop* 1990; 98:84-85.
31. Zachrisson BU: Clinical implications of recent orthodonticperiodontic research fi ndings. *Semin Orthod* 1996; 2:4-12.
32. Proffit WR, Fields HW Jr: Special considerations in comprehensive treatment of adults. In Rudolph P, editor: *Contemporary orthodontics*. St Louis: Mosby, 2000, p658.
33. Boyd RL, Leggott PJ, Quinn RS, et al: Periodontal implications of orthodontic treatment in adults with reduced or normal periodontal tissues versus those of adolescents. *Am J Orthod Dentofacial Orthop* 1989; 96:191-198.
34. Artun J, Osterberg SK: Periodontal status of teeth facing extraction sites long-term after orthodontic treatment. *J Periodontol* 1987; 58:24-29.
35. Thilander B: Infrabony pockets and reduced alveolar bone height in relation to orthodontic therapy. *Semin Orthod* 1996; 2:55-61.
36. Ericsson I, Thilander B, Lindhe J: Periodontal condition after orthodontic tooth movements in the dog. *Angle Orthod* 1978; 48:210-218.
37. Ericsson I, Thilander B, Lindhe J, Okamoto H: The effect of orthodontic tilting movements on the periodontal tissues of infected and non-infected dentitions in dogs. *J Clin Periodontol* 1977; 4:278-293.
38. Zachrisson BU, Alnaes L: Periodontal condition in orthodontically treated and untreated individuals. I. Loss of attachment, gingival pocket depth and clinical crown height. *Angle Orthod* 1973; 43:402-411.
39. Bernimoulin JP, Curiloviec Z: Gingival recession and tooth mobility. *J Clin Periodontol* 1977; 4:107-114.
40. Maynard JG, Ochsenbein LD: Mucogingival problems, prevalence and therapy in children. *J Periodontol* 1975; 46:543-552.
41. Vanarsdall RL, Corn H: Soft-tissue management of labially positioned unerupted teeth. *Am J Orthod* 1977; 72:53-64.
42. Wennström JL: The signifi cance of the width and thickness of the gingiva in orthodontic treatment. *Dtsch Zahnarztl Z* 1990; 45:136-141.
43. Wennström JL: Mucogingival surgery. In Lang NP, Karring T, editors: *Proceedings of the 1st European Workshop on Clinical Periodontology*. Berlin: Quintessence, 1994:113-209.
44. Graber TM, Vanarsdall RL: *Orthodontics: current principles and techniques*, edition 2. St Louis: Mosby, 1994, pp719-749.
45. Wennström JL: Mucogingival considerations in orthodontic treatment. *Semin Orthod* 1996; 2:46-54.
46. Årtun J, Osterberg SK, Kokich VG: Long-term effect of thin interdental alveolar bone on periodontal health after orthodontic treatment. *J Periodontol* 1986; 57:341-346.
47. Årtun J, Krogstad O: Periodontal status of mandibular incisors following excessive proclination: a study in adults with surgically treated mandibular prognathism. *Am J Orthod Dentofacial Orthop* 1997; 91:225-232.
48. Coatoam GW, Behrents RG, Bissada NF: The width of keratinized gingiva during orthodontic treatment: its signifi cance and impact on periodontal status. *J Periodontol* 1981; 52:307-313.
49. Foushee DG, Moriarty JD, Simpson DM: Effects of

mandibular orthognathic treatment on mucogingival tissue. *J Periodontol* 1985; 56:727-733.

50. Maynard JG: The rationale for mucogingival therapy in the child and adolescent. *Int J Period Restor Dent* 1987; 7:37-51.
51. Karring T, Numan S, Thilander B, Magnusson I: Bone regeneration in orthodontically produced alveolar bone dehiscences. *J Periodont Res* 1982; 17:309-315.
52. Steiner GG, Pearson JK, Ainamo J: Changes of the marginal periodontium as a result of labial tooth movement in monkeys. *J Periodontol* 1981; 52:314-320.
53. Wennstrom JL, Lindhe J, Sinclair F, Thilander B: Some periodontal tissue reactions to orthodontic tooth movement in monkeys. *J Clin Periodontol* 1987; 14:121-129.
54. Clocheret K, Dekeyser C, Carels C, Willems G: Idiopathic gingival hyperplasia and orthodontic treatment: a case report. *J Orthod* 2003; 30:13-19.
55. Stinnett E, Rodu B, Grizzle WE: New developments in understanding phenytoin-induced gingival hyperplasia. *J Am Dent Assoc* 1987; 114:814-816.
56. Dooley G, Vasan N: Dilantin hyperplasia: a review of the literature. *J NZ Soc Periodontol* 1989; 68:19-21.
57. Hall WB: Dilantin hyperplasia: a preventable lesion. *Compendium* 1990 (Suppl); 14:S502-505.
58. Hassell TM, Hefti AF: Drug-induced gingival overgrowth: old problem, new problem. *Crit Rev Oral Biol Med* 1991; 2:103-137.
59. Hancock RH, Swan RH: Nifedipine-induced gingival overgrowth. Report of a case treated by controlling plaque. *J Clin Periodontol* 1992; 19:12-14.
60. Salinas CF: Orodental fi ndings and genetic disorders. *Birth Defects* 1982; 18:79-120.
61. Shapiro SD, Jorgenson RJ: Heterogeneity in genetic disorders that affect the orifi ces. *Birth Defects* 1983; 19:155-166.
62. Sanders NL: Evidence-based care in orthodontics and periodontics: a review of the literature. *J Am Dent Assoc* 1999; 130:521-527.
63. Graber TM, Vanarsdall RL: *Orthodontics: current principles and techniques*, edition 2. St Louis: Mosby, 1994, pp 719-749.
64. Diedrich PR: Guided tissue regeneration associated with orthodontic therapy. *Semin Orthod* 1996; 2:39-45.
65. Nemcovsky CE, Zubery Y, Artzi Z, Lieberman MA: Orthodontic tooth movement following guided tissue regeneration: Report of three cases. *Int J Adult Orthod Orthognath Surg* 1996; 11:347-355.
66. Stelzel MJ, Flores-de-Jacoby L: Guided tissue regeneration in a combined periodontal and orthodontic treatment: A case report. *Int J Periodontics Restor Dent* 1998; 18:189-195.
67. Aguirre-Zorzano LA, Bayona JM, Remolina A, et al: Postorthodontic stability of the new attachment achieved by guided tissue regeneration following orthodontic movement: Report of 2 cases. *Quintessence Int* 1999; 30:769-774.
68. da Silva VC, Cirelli CC, Ribeiro FS, et al: Orthodontic movement after periodontal regeneration of class Ⅱ furcation: a pilot study in dogs. *J Clin Periodontol* 2006; 33:440-448.
69. Caffesse RG, Dominguez LE, Nasjleti CE, et al: Furcation defects in dogs treated by guided tissue regeneration (GTR). *J Periodontol* 1990; 61:45-50.
70. Cirelli JA, Marcantonio E Jr, Adriana R, et al: Evaluation of anionic collagen membranes in the treatment of class Ⅱ furcation lesions: a histometric analysis in dogs. *Biomaterials* 1997; 18:1227-1234.
71. Araujo MG, Carmagnola D, Berglundh T, et al: Orthodontic movement in bone defects augmented with Bio-Oss. An experimental study in dogs. *J Clin Periodontol* 2001; 28:73-80.
72. Machtei EE, Schallhorn RG: Successful regeneration of mandibular class Ⅱ furcation defects. *Intl J Period Rest Dent* 1995; 15:146-167.
73. Houser BE, Mellonig JT, Brunsvold MA, et al: Clinical evaluation of an organic bovine bone xenograft with a bioabsorbable collagen barrier in the treatment of molar furcation defects. *Intl J Period Rest Dent* 2001; 21:161-169.
74. Roberts WE, Turley PK, Brezniak N, Fielder PJ: Bone physiology and metabolism. *CA Dent Assoc J* 1987; 15:54-61.

CHAPTER 21

第21章 正畸与颌面部畸形整复

Kirt E. Simmons

对于唇腭裂或颌面部畸形的患者，由于其治疗过程中所遭遇的各种困难和漫长的治疗周期，其结果既有着深远的意义，也常常令人沮丧。其治疗既需要正畸医生运用平常工作中所有的知识和技术，也需要运用特定的知识和技术来应对这类患者所带来的独特挑战。这些挑战既包括患者本身及其家长的心理状态与常人不同，也包括其牙齿数目、大小、形态、位置以及萌出潜能的变异，还包括其颌面部的畸形。患者的全身状况也会影响其治疗方案的选择、护理计划的制订以及可能的结局。下面的篇章是为了那些愿意为这类患者付出坚持、耐心与努力的医生所准备的。

1．最常见的颌面部畸形是什么？

唇腭裂畸形是最常见的颌面部畸形，在所有人群中都可发生。每500～700个新生儿中就有一个患有不同程度的唇腭裂畸形，可以是单纯的唇裂或腭裂，也可以同时发生[1]。这些唇腭裂可以是完全性的或不完全性的，单侧的或是双侧的，单独发生或是某种综合征的表现之一（见于20%的病例）。受累组织及临床表现的多样性是其主要特征。

2．常见的唇腭裂畸形有哪些？

• 单侧或双侧的单纯性唇裂，伴有或不伴有上颌骨牙槽突裂。

• 单纯性腭裂，从腭隐裂（黏膜保持完整，但黏膜下的肌肉和（或）腭骨是分离的）到完全性腭裂，甚至包括牙槽突裂。

• 唇腭裂
• 单侧唇腭裂
• 双侧唇腭裂

每种唇腭裂畸形都可细分为完全性（全唇或全腭裂开）或不完全性（部分唇或腭裂开）。

3．唇腭裂患者何时可以开始正畸/正颌联合治疗？

对唇腭裂患者的有效治疗需要相关的专业知识及贯穿各个年龄段的综合治疗，在不同年龄段需采取不同的治疗措施。由于正畸治疗的特殊性，其疗程注定是一段漫长的过程。潜在的治疗时机可被分为4个阶段：婴儿期、乳牙列期、混合牙列期和恒牙列期。正畸治疗可以涵盖其中的数个时期。

4．什么是“术前正畸”？

由于唇腭裂患者与生俱来的严重的上颌骨畸形，其在进行正颌手术前需接受预备性治疗，或所谓的“术前正畸”，这曾经被作为一种常规的必要的治疗步骤（图21-1）。在唇部或腭部的裂隙关闭之后，通过正颌手术调整上颌骨的位置，同时根据情况行骨移植术，希望最终能达到功能、生长和发育的正常[2]。然而，与未经过治疗的成年患者相对正常的临床

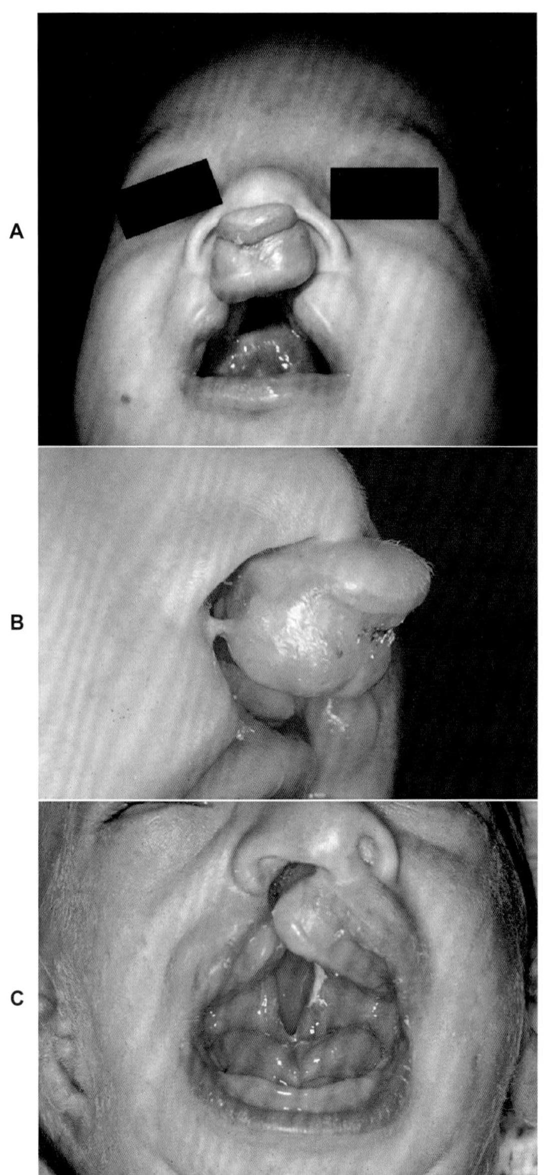

图 21-1　A 和 B．未经治疗的双侧完全唇腭裂，注意牙弓后段塌陷，前腭部突出，鼻小柱短，唇峰分离；C．单侧腭裂。注意扭曲的牙槽突段

表现[5]相比，这些早期阶段的治疗被证实对未来的生长和发育会带来不利的影响[3,4]。

虽然有争议，术前正畸的方法仍被用于纠正严重的上颌畸形，如双侧腭裂。螺旋式或内置弹簧式扩弓装置（图 21-2A 和 B）可被用于后牙区的扩弓。通过附加的螺旋装置、前磨牙或磨牙区皮链牵引或口外装置对前磨牙区进行弹性牵拉（图 21-2C），可达到缩窄前磨牙区的目的，缩弓装置既可以单独使用也可以与其他扩弓装置（包括主动式扩弓装置或被动式后牙压膜保持装置）合用。在某些颅颌面治疗中心，术前正畸是在扩弓之后，包括唇粘连术后进行的。唇粘连术是一种为缓解由于唇裂术后唇部的愈合限制了上颌骨的生长而采用的一种手术。

现今，某些治疗中心提倡在关闭唇裂的同时行早期正颌手术、早期骨移植术或早期骨整形术，以提供更好的牙弓形态及更小的口鼻腔瘘道。治疗方案的选择必须要权衡术前扩弓可能的医源性风险（如对牙胚的损害、不慎将矫治装置吸入、美观以及手术过程的风险）与手术结果的积极意义[5-8]。最新的术前正畸技术是对以往技术的改良，包括鼻支架及鼻带的使用，以达到对腭裂患者鼻及鼻小柱形态的塑造[9]。手术的即刻效果是良好的，但长期效果如何仍有待于研究。

5．唇腭裂患者在乳牙列期可采取哪种正畸治疗方法？

根据生长发育情况，通常在腭裂患者 9～18 个月龄时进行腭裂关闭手术，而对于上颌骨的牙槽突裂与位于唇颊侧的口鼻腔瘘则暂不予以治疗。这个时期通常很少进行正畸治疗，主要是纠正不良习惯，改善功能，以及针对乳牙早失而采取的间隙保持。固定或活动式矫治器常被用于纠正吮指习惯或解除反𬌗（图 21-3）。

导致反𬌗的干扰因素应被尽早解除，防止造成下颌骨的异常生长，尤其是当患者在牙尖交错位时就有功能性的下颌前伸。针对大部分这类患者，调磨造成干扰的牙尖就已经足够了，但仍有少部分患者需要进行正畸扩弓治疗，扩弓的区域可包括前牙区或后牙区，也可能二者兼有，扩弓后还需要长时间的保持。然而，如果上颌骨在腭部或牙槽突上是不连续

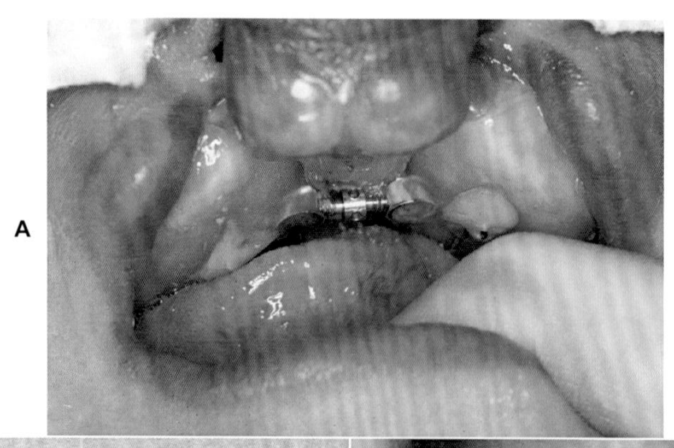

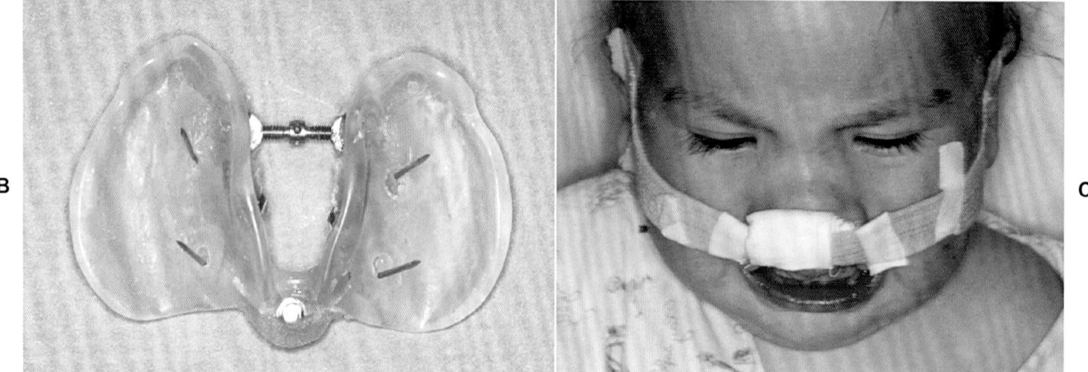

图 21-2　A．一个早期扩弓装置，使用中线螺旋扩弓装置及后部铰链装置来扩大腭盖宽度，使得前腭部可以回缩；B．矫治器的腭面，注意其中的不锈钢钉，其作用是用来保持矫治器位置的；C．一个口外弹性牵引带，横跨前磨牙区，在扩弓后提供前腭部的回缩力

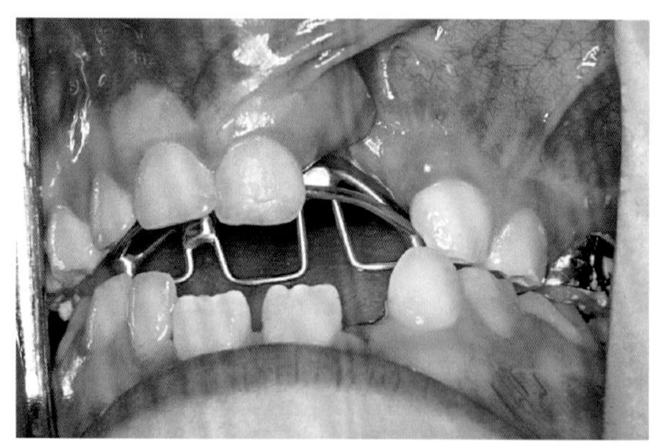

图 21-3　一位腭裂患者的用于纠正吮指习惯的装置

的，保持就需要延续到第二次骨移植手术恢复上颌骨的连续性之后了。

应该对这类患者在这一阶段的牙齿及全身发育状况进行监测。尤其是对于那些个子较矮的患者，由于其生长激素分泌不足，牙齿发育也会较为迟缓，这是因为这类患者也常伴有某些中线上器官的发育异常，如脑垂体和心血管系统。

6．唇腭裂患者在混合牙列期应采取哪种正畸治疗方法？

评估患者状况 / 制订治疗计划

在这一阶段开始，就需要对患者状况进行评估，并且制订长期治疗计划，因为这一阶段是患者生长发育的快速期，也是社会意识与自我意识形成的时期。对患者状况的评估包括标准的咬合记录以及选择性地拍摄根尖片或颌面部平片，以观察有无缺牙或多生牙、颌骨骨质情况以及缺损部位的解剖形态。

多数有牙槽突裂的患者在这一阶段都会有不同程度的后牙反𬌗以及上颌切牙区的牙列不齐。上颌部分的塌陷可以是很严重的，尤其是双侧腭裂的患者（图 21-4）。这类患者需要扩宽塌陷的上颌部位，并且（或者）消除咬合创伤，从而为接下来的骨移植做好准备。骨移植手术的最佳时机是在萌出的相邻侧切牙牙根发育已经完成之时，或是尖牙已形成 1/2～2/3 的时候 [11,12]，这时相邻的牙齿都已萌出完毕，牙周组织的附着都已形成，进行骨移植手术可以尽可能地防止骨质的吸收 [11,13]。虽然在大多数情况下这些牙齿都能够自动萌出，但在某些情况下也需要采取外科开窗术使牙冠暴露，用正畸的方法将其牵引出来 [11]。

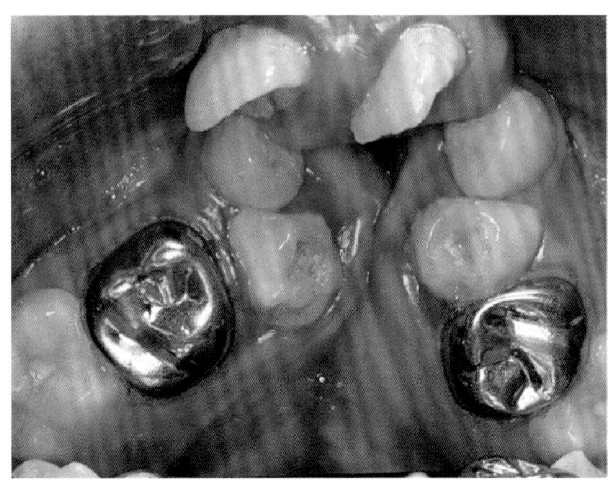

图 21-4　双侧唇腭裂术后的患者，腭盖显示严重的后牙段牙弓塌陷

消除咬合创伤

骨移植区域的愈合需要稳定的上颌骨。因此，在可能的条件下，应通过调整裂隙处的干扰牙（通常是上颌切牙）的位置，消除咬合创伤。必须格外注意不要使牙根移动到骨移植区域，还必须通过足够的固位力使得在开窗术暴露牙冠之前，牙齿周围能有骨皮质形成。最好在骨移植术后再开始正畸治疗，因为通常情况下在裂隙周围的牙，其牙根周围的骨量都十分菲薄（图 21-5A）。在移植过程中牙根的暴露可以导致牙周组织的缺损、根骨粘连、牙根外吸收和（或）在愈合前牙槽骨量的减少。如果在骨移植前无法消除咬合创伤，可通过全天佩戴咬合板避免在愈合过程中咬合创伤带来的影响。

骨移植前扩弓

在骨移植手术前进行扩弓的时机与扩弓的量应与外科医生会诊后得出。然而，只要不影响手术关闭裂隙，扩弓将使外科手术更容易进行。在理想状态下，扩弓将获得理想的上下颌牙弓形态。如果扩弓影响了移植手术的进行，有三种选择：推迟骨移植手术直至青少年行正颌手术或者是牵张成骨；在尽量不扩弓的情况下行骨移植手术，待后期再行扩弓（通常需要外科配合）；接受反殆。如果患者今后需要通过正颌手术的方法前徙上颌骨，扩弓的量可以适当减少。青少年时期再进行骨移植手术会对相邻牙齿的萌出或正畸移动产生不利的影响，从而导致牙周组织的缺损、龋坏以及社会歧视。对于单侧腭裂的患者，牙槽突骨移植后扩弓量的预后是相当好的，但牙弓形态却不能保证。然而，对于双侧腭裂的患者，由于瘢痕组织的增加及功能性腭盖中线的缺乏，其骨移植术后扩弓的预后却难以保证。

有好几种矫治器是专门用来扩弓的：固定式弹簧扩弓器（如四眼簧、W 型弓或二者结合；图 21-5A）；带有螺旋或弹簧装置的可摘式扩弓器（图 21-5B）；或固定螺旋式扩弓器（如“扇”形矫治器；图 21-5C）。双侧腭裂前腭部后缩的患者，可能需要先使用分离式矫治器向颊侧扩张前腭部（图 21-6），然后再进行扩弓（图 21-5C）。矫治器的选择要根据以下几个因素：扩弓的程度与方向、牙的情况，预估的阻力，外科医生对腭裂区域的手术入路以及患者的依从性。可摘式矫治器对于口腔卫生的维护较好，但存在依从性与丢失的问题。固定矫治器这两个问题都能较好解决，但不利于口腔卫生的维护，容易导致牙齿脱矿或龋齿。固定弹簧式矫治器力量轻柔，医生易于控制，其中四眼簧较 W 型弓的力量更为轻柔。它们也能够对不同部位施加不同的矫治力，这一点是非常有用的，因为较小的腭裂片段（或位于双侧腭

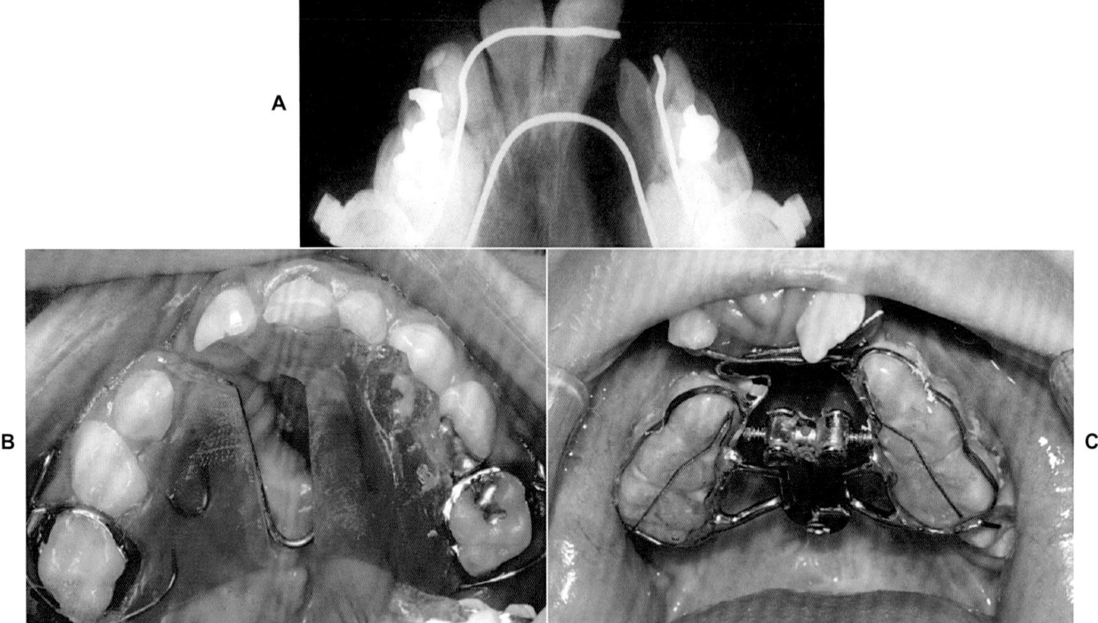

图 21-5　腭裂患者扩弓装置举例。A．佩戴 W 型弓的患者 X 线片；注意腭裂边缘的中切牙侧方骨质菲薄。B．可摘式上颌扩弓装置；注意在裂隙旁多的一侧舌侧树脂基托延伸至下颌牙弓以增加支抗，使裂隙旁少的一侧获得更大的扩弓效果。放入前中间的倒置 W 型不锈钢弹簧加大起到扩弓效果。C．双侧唇腭裂患者使用粘结式扇形矫治器。矫治器的后部以殆板形式覆盖在后牙区以防止切牙被位于其舌侧的弓丝唇向扩展后发生咬合创伤。注意此种矫治器优先扩大的是塌陷的腭部的前部

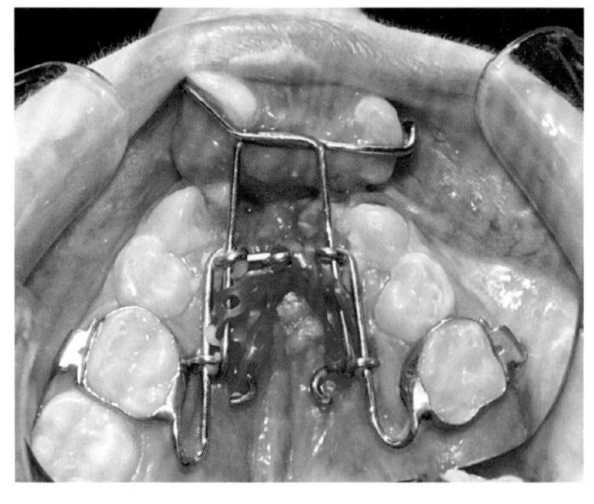

图 21-6　“长号”型矫治器，使用橡皮链来前移前颌部位，解除反殆，后部使用分裂式扩大装置，后行牙槽突植骨术

裂患者后部的片段）更容易向前方而不是后方塌陷。但这就需要通过对弹簧的多次加力来达到预期的效果。螺旋扩弓器是十分结实的，并且能够产生较大的矫形力，扩弓速度很快，但它需要在患者或患者家属的帮助下加力。螺旋扩弓器能产生一定方向上一定量的扩弓。对于那些有口鼻相通倾向的患者［包括那些患者本身和（或）医生都不知道的情况］，瘘道在扩弓过程中有扩大的可能。这些瘘道通常在牙槽突骨移植手术的时候关闭。良好的矫治器应不影响手术的进行。如果矫治器的某一部分影响了手术的进行，可提前对这一部位进行调整，或在手术过程中去除或更换矫治器。矫治器应易于口腔卫生的维护，防止移植手术的失败[14]。为了移植部位能够良好愈合，术后扩弓部位需要 4～6 个月的保持时间。保持装置可选择原有的被动扩弓装置，或更换为可摘式树脂保持器或固定舌弓式保持器（图 21-7）。对于完全

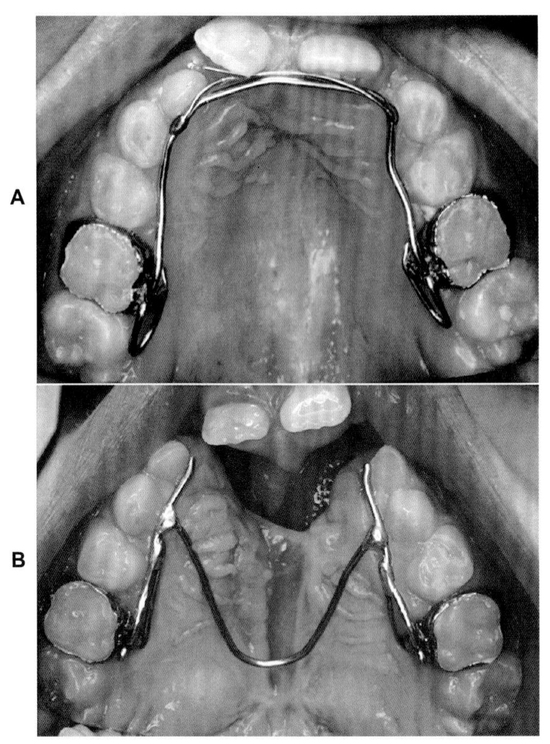

图 21-7　A．一个固定式舌侧扩弓保持器，并与两个指簧联用，唇展中切牙，用于牙槽突植骨术后；B．改良式 W 型弓或舌弓式保持器，用于维持扩弓效果，同时便于外科牙槽突植骨术的进行

性双侧腭裂患者，术后很重要的一点是稳定动度相对较大的前腭部位，使移植的骨块能够与受区发生良好的愈合[14]。根据移植骨块的大小、受区的张力和（或）瘢痕大小、咬合稳定性、自身的骨与软组织的愈合能力不同，愈合需要 6 周到 6 个月的时间。这种稳定性可通过一个 24 小时的上颌牙弓夹板或连轧的唇颊侧 / 舌腭侧固定矫治器来获得。

另一种方案推荐早期（5～7 岁时）正畸治疗使用固定扩弓器（如螺旋扩弓器）快速扩弓之后，立即开始进行牙槽突裂骨移植（图 21-5C）[15]。这种方案的拥护者认为该方案可以缩短正畸治疗的疗程，也能避免上颌骨水平方向上的肥大。理论上，快速扩弓在缺损区域可以产生一种类似牵张成骨的效应。在骨移植术后，运用固定矫治器可以完成早期上颌前牙的排齐。但通常情况下，患者在术后通常需休养并保持一段时间。在必要的情况下，可用在树脂保持器上加人工牙以占据缺失的或未萌出的牙齿位置，也可以用临时粘结式舌侧保持器（0.0175in 的多曲方丝弓）维持切牙保持原位，直到后续综合治疗开始。

上颌前徙

在骨移植术后并且上颌前牙已初步排齐的时候，需要对患者的上、下颌生长模式做一个正畸学方面的评估。对单卵双胞胎的研究显示腭裂在模式与严重程度上的不同[16]。只有唇裂和牙槽突裂的患者对上颌骨的生长影响不大。腭裂可能只导致后面高高度减少、下颌平面角变陡和下颌后缩。单侧完全性唇腭裂可导致上颌骨前部的生长发育障碍，造成向后下方的移位，患者侧貌平，面型长，并且（或者）随着生长发育三类错𬌗的倾向会越来越严重。对于明显的骨骼畸形，最好的治疗方法是正畸正颌联合治疗，可能需要贯穿许多阶段。较年幼的（0～8 岁[17-19]）、中度不完全腭裂的患者可以通过全覆盖式树脂咬合夹板[19]，或固定于口内的带环[17-18]，利用面具前牵的方法前徙上颌。不同面具有着不同的垫子、带子及框架结构，有的甚至还包括一个美式足球式的头盔[17-20]。这种治疗方法可以有效地纠正前牙反𬌗，并通过有限的前徙上颌（1～3mm），唇展上前牙，以及下颌逆时针或向后旋转来改善凹面型[17-19]。对这一技术的最新改进是通过扩弓装置对上颌采取一系列的扩张和压缩，增加裂隙两边组织的宽度，达到缩窄裂隙、前徙上颌的目的[20]。

正颌手术或牵张成骨适用于真性下颌前突、严重的下颌后缩、骨性开𬌗、中度到重度的上颌骨发育不足以及颌面部生长发育潜能不足的患者。

双侧唇腭裂：特征性容貌

双侧完全性唇腭裂的患者可对正畸医生提出一系列的挑战：上唇开唇露齿，上颌前庭沟过浅，上唇过短、过紧，下唇前突，口鼻腔瘘管过大，腭部缺损超出上颌磨牙区，上颌侧切牙缺失，牙齿萌出异位（图 21-8），以及中切牙发育不全或缺失。这些个体还有瘢痕挛缩以及口鼻腔功能障碍。在这一阶段，患者可表现为前颌部分——通常包括两个中切牙——前突及一定的可动性。常表现为前牙反𬌗以及上颌三个部分间的严重差异性。由于鼻部和（或）上唇部常常发育不全，理想的前颌部垂直位置往往难以确定，通常表现为垂直方向上的过度发育。骨移植手术前的矫正通常可以纠正真性的前颌部分的位置异常[20]。通常螺旋式矫治器就可以使前颌部分向侧方或向内移位[20]，只有很少的情况下需要在移植手术中用外科方法纠正其异常的位置，这种方法要格外留意发生组织缺血的可能[21]。从 4 岁到发育完成，双侧完全性腭裂患者的上颌发育量约是正常人的一半，而下颌发育则基本相同[22]。由于早期进行上颌前徙，到青少年期上、下颌间关系就基本正常了[22,23]。

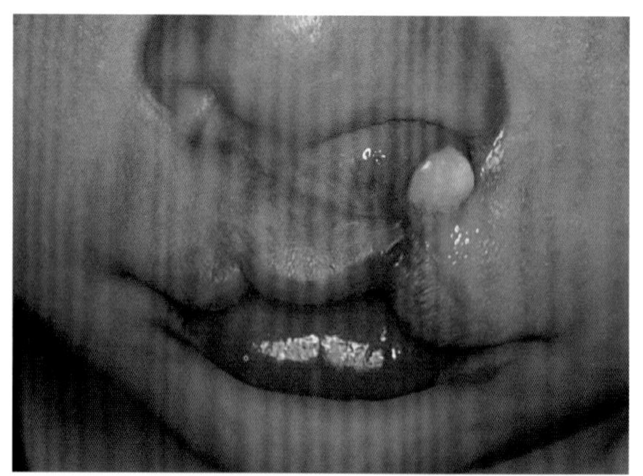

图 21-8 双侧唇腭裂术后患者乳尖牙从唇侧皮肤穿出。腭裂边缘的牙齿也从鼻腔中萌出

7. 腭裂患者在恒牙列期应采取哪种正畸治疗方法?

在这一阶段常见的问题包括缺牙、多生牙或在腭裂附近区域牙形态异常、残余上颌组织挛缩、上颌中线偏移、腭裂附近区域的口鼻瘘或牙周组织异常、牙列萌出障碍，以及萌出形式的异常。多数轻到中度的上颌发育不足可以通过单纯正畸治疗的方法予以纠正，但下颌前突或重度的上颌后缩（图 21-9）只能够通过正颌外科或牵张成骨才能够彻底治疗[24]。

对于很多这类的患者，一个需要考虑的重要因素是缺失的牙，通常是上颌侧切牙。在下列情况下，如单侧腭裂时上颌牙列中线居中或偏向非腭裂侧；尖牙近中萌出，牙根位置良好；双侧腭裂时两侧前磨牙均萌出，磨牙 / 尖牙均为Ⅱ类关系，这时采用尖牙替代上颌侧切牙的方式是最佳的选择。在下列情况下，如双侧尖牙均为Ⅰ类关系，或牙冠虽向近中倾斜，牙根却偏向远中；单侧腭裂时上颌牙列中线偏向腭裂侧，切牙内倾，有其他缺失牙，双侧磨牙关系均为Ⅰ类关系时，采用修复的方法修复侧切牙是最佳的选择。对于骨性Ⅲ类关系的患者，治疗方案的选择也依赖于是否有正颌手术的治疗计划。如果计划采取牙间截骨术，或术前显示骨量不足，某些间隙需要留待外科医生予以关闭。

用修复方法填补侧切牙的空隙可采取以下 3 个方法：可摘义齿、固定义齿、种植义齿（在垂直方向的颌骨发育基本完成，并且留有最少 7mm 间隙时）。对于存在严重骨性问题的儿童，如真性下颌前突、严重的下颌后缩、骨性开𬌗、中重度上颌骨缺损或其他面型不佳的情况，从长远来看需要正颌手术治疗的，理想状态下需要在正颌手术前 1～1.5 年（最理想的是在颌面部基本发育完成时）开始正畸治疗。这个年龄对于女性通常是 14～16 岁，男性是 16～18 岁。每 6～12 个月需拍摄头颅侧位片以评估生长发育情况。针对牙列拥挤、功能性问题、心理问题和（或）消除或预防创伤𬌗，可以进行一系列有限的治疗，但治疗的意义需要对患者的耐受程度、发生牙齿脱矿、牙根吸收以及牙周问题的风险进行评估。

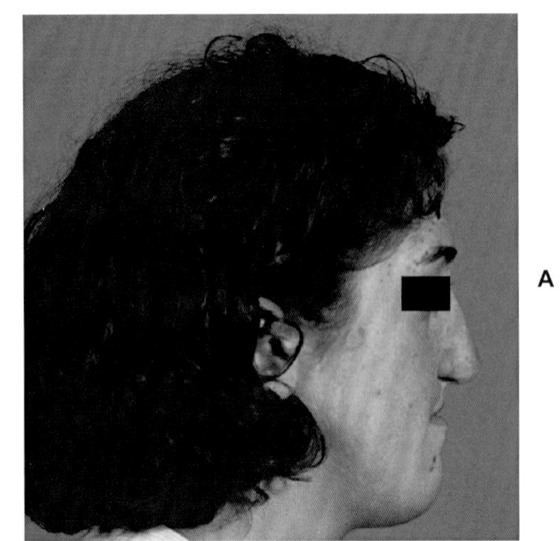

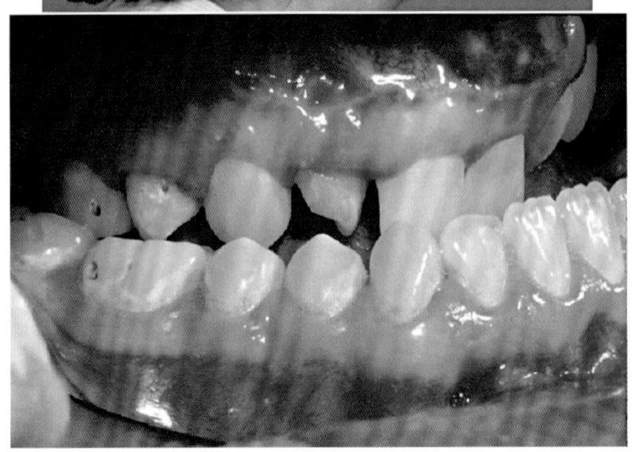

图 21-9　双侧腭裂患者表现为严重的上颌发育不足。A．侧貌；B．咬合

8．对于那些有严重颌骨位置不调的腭裂患者，应采取哪种正畸方案?

腭裂患者通常需要上颌骨的扩大，包括前徙、扩弓以及垂直方向上的移位。如果存在开殆或下颌不对称、前突、后缩，手术可能也会包括下颌骨。手术步骤必须由各方面的专家从美学及功能（如呼吸、说话等）角度全面考量，才能制订出来。

术前正畸通常使用全口固定矫治器，由于需要去除由于颌骨畸形造成的牙齿代偿性倾斜，使牙齿排列在以相应颌骨为参照物的正确的位置上，术前正畸的结果往往会使畸形更加严重。术前正畸推荐矫枉过正，因为这使得正颌手术能够更加彻底地纠正原有的错殆畸形，这样术后少量的复发就可以通过正畸的方法予以纠正了。对下颌牙弓形态的纠正应该早期进行，通过扩弓、直立下前牙、舌倾下后牙、唇倾和整平下颌切牙等方式去除牙列的代偿性倾斜。对解除拥挤所需拔出的牙应仔细评估，对于原本就表现为开殆或浅覆殆的患者，不要试图关闭或加深覆殆，而是要维持或甚至加大开殆的程度，因为外科手术可以在骨型上解除开殆。在术前正畸时应前移后牙，使得术后开殆复发的可能性降到最小。

所有外科手术的计划都应得到正畸医生的支持，因为腭裂患者术后上颌复发的几率较大。为了减小复发的几率，需要采取以下几种措施：坚强内固定、上颌过度前徙、过度扩弓、术后用直径 0.04in 的主弓丝扩弓保持、骨移植、术后口外力牵引，以及上颌框架固定。术后头 3 个月要根据磨牙、尖牙、切牙之间的关系来记录前后向上的复发情况。如果发生了复发，则要通过Ⅲ类牵引或头帽颏兜予以纠正。通过Ⅲ类牵引前移上颌后牙，配合垂直方向上头帽颏兜和（或）后牙区殆垫的使用，可以达到打开咬合的目的。在正畸正颌联合治疗之后，最后再手术纠正唇鼻畸形。

9．唇腭裂伴随有哪些综合征?

唇腭裂是许多综合征的表现之一，这些综合征中最常见的包括羊膜破裂、脑 - 肋 - 下颌综合征、缺指（趾）- 外胚层发育异常 - 唇腭裂综合征、额鼻部发育异常（面部正中裂综合征）、歌舞伎综合征、腭裂 - 先天性多发性脱位综合征、Stickler 综合征、下唇重叠 - 腭裂 - 唇裂综合征，以及腭心面综合征等。完整的列表请见 Gorlin 等人 [25] 的研究成果。

10．还有哪些相对常见的颅颌面畸形是正畸医生相对经常遇见的?

• 先天性颅骨过早愈合综合征，包括 Apert 综合征、Crouzon 综合征、Pfeiffer 综合征、Saethre-Chotzen 综合征和 Carpenter 综合征。

• 鳃弓-口咽弓发育异常综合征，包括眼-耳-脊椎发育异常综合征（半侧颜面萎缩，Goldenhar 综合征）、下颌骨颜面发育不全（Treacher Collins 综合征）和颌面骨发育障碍症（Nager 颌面骨发育障碍症，Nager 综合征）。

• Turner 综合征及与其相似的 Noonan 综合征、心-面-皮肤综合征（CFC 综合征）。

• 21 三体综合征（唐氏综合征）。

• 酒精性胚胎病，以及由其他许多常见药物（可卡因、乙内酰脲、维 A 酸、沙利度胺、丙戊酸钠、华法林等）引起的胚胎病。

• 软骨发育不全。

• 锁骨颅骨发育不良。

• 马方综合征。

• Silver-Russell 综合征。

• Beckwith-Wiedemann 综合征（以巨大舌、脐膨出和生长过剩为三大主要特征的先天性疾病）。

• Sturge-Weber 综合征。

• Prader-Willi 综合征。

• Peutz-Jeghers 综合征。

• Ehlers-Danlos 综合征。

• 多发性神经纤维瘤。

• 外胚层发育不良。

11. 眼-耳-脊椎发育异常综合征中最常见的畸形是什么？对此正畸医生能做些什么？

该病患者最常见的表现是半侧颜面萎缩，并且与 Goldenhar 综合征密切相关。半侧颜面萎缩，就像这个病名所提示的，表现为部分面部结构的变异性的、渐进性的、不对称的缺陷或缺如（图 21-10）。这种疾病与 Goldenhar 综合征关系密切，后者表现为相似的面部畸形，并且随着严重程度的增加，还会有眼球外层皮样囊肿与椎体的畸形。第一和第二腮弓的发育产物可受累，包括骨、神经肌肉以及软组织。耳部发育过小或缺如，下颌升支与肌肉也可发生类似改变，通常伴有颞下颌关节的发育异常甚至消失。咬合面向患侧倾斜，耳和眼眶通常会向下移位。由于这种疾病表达的多样性，不同学者有不同的分类方法，依据下颌骨畸形的程度，将其分为Ⅰ～Ⅲ类或Ⅰ～Ⅴ类，类之下还有亚类，该病由变异基因数量控制，数量越多则下颌升支的异常越严重[26-29]。其中一个由基因异常导致的显著发育畸形是颞下颌关节强直或韧带联合，见于 Harvold Ⅲ型。

患者的咬合功能及开口度通常是正常的，除了颞下颌关节强直或韧带联合的患者。对于这类患者，要尽快进行外科手术干预，解除关节强直，使下颌生长发育能够进行（图 21-11）。除此之外，部分患儿还需行气管造口术，解除关节强直和（或）前导下颌，气管导管需待患儿学龄前再拔除。完好的乳牙列有利于矫治器的固位，从而前导下颌，以及利于某些物理治疗的进行（如辅助开口训练等），防止关节强直的再次发生以及功能的丧失。后期手术主要包括下颌升支及颞下颌关节的重建，有时还需要进行牵张成骨术。

对于更常见的无关节强直的患者，治疗的过程也是十分复杂的，需要多学科综合治疗，治疗最好由一个颅颌面治疗小组来完成。治疗过程的时间安排及治疗指征需根据患者的表型来安排。关于这个问题，Vargervik 与 Kaban 曾发表过一篇经典而详细的综述[30]。简而言之，对于颞下颌关节较小但有功能的患者，在混合牙列期推荐使用生物调节器，这种不对称的矫治器可以前导并降低下颌，同时使受累侧的上颌牙得以萌出。这种矫治器的使用目的是纠正患侧咬合平面的倾斜，同时刺激患侧下颌向前向下生长，从而与健侧相适应。除此之外，正畸医生还需要处理患侧常见的牙列拥挤与阻生。对于某些患者，这样的治疗甚至可以避免手术的可能，但团队间良好的合作与长期的治疗还是必需的。在恒牙列期间，多数患者都需要接受正畸治疗，从而为后期的手术做好

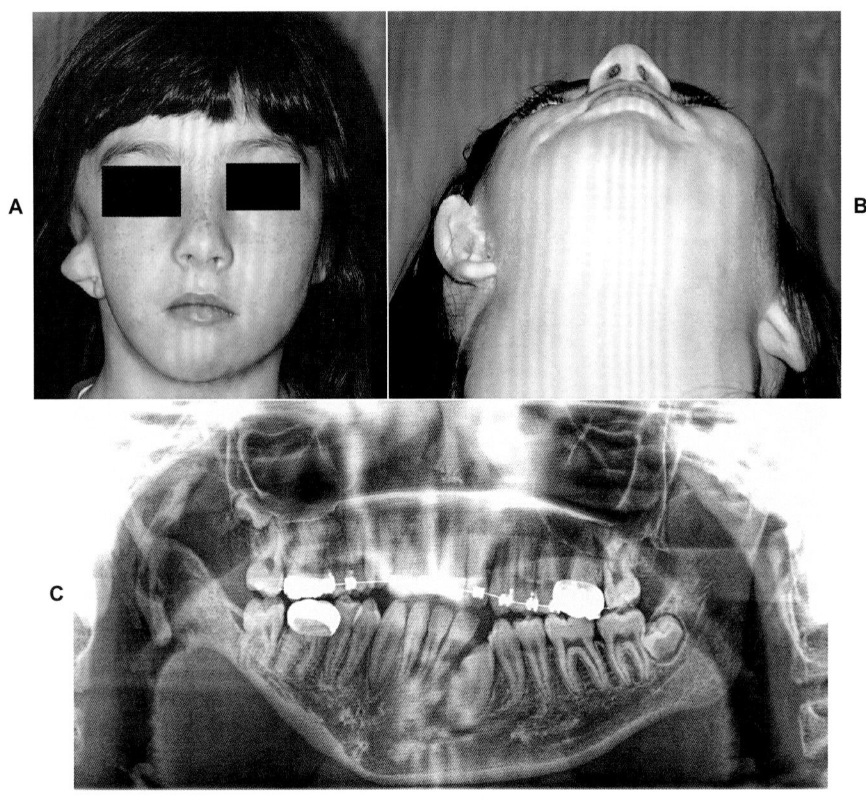

图 21-10　眼 - 耳 - 脊椎发育异常综合征患者，右侧受累。A 和 B．注意发育不良，以及严重移位的耳朵；C．注意患侧发育不良的下颌升支和髁突

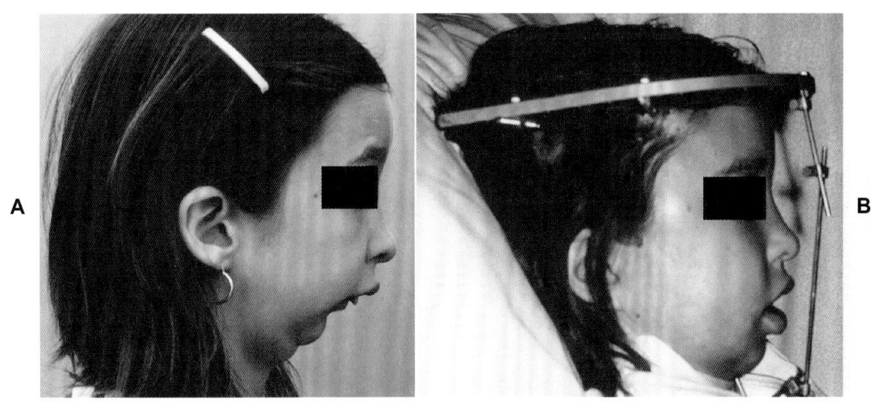

图 21-11　A．一位年轻患者，由于颞下颌关节强直导致的严重的下颌后缩；B．同一位患者，在下颌前徙术及下颌升支、颞下颌关节重建术后

准备。在这一阶段，排齐牙齿、协调牙弓形态是主要的治疗目的。如果咬合平面仍然是偏斜的，还需要佩戴一段时间的咬合板，使得患侧上颌牙齿进一步伸出，并且整平上颌𬌗平面，尤其是在不一定要进行上颌手术或存在手术禁忌证的时候。

对于有严重的髁突畸形的患者，治疗计划基本是相同的，外科手术纠正下颌骨的畸形，并且必要时也行上颌手术。根据专家的意见与术者的习惯喜好不同，可以采取的手术方式有很多，包括肋骨移植、牵张成骨、髂骨移植以及颅盖骨移植等。在手术时机方面仍有一些争议，有些外科医生建议在混合牙列期就进行手术，有些则建议到青春期后期再进行手术。根据 Kearns 等人[31]关于手术种类及时机的回顾性调查显示，如果术前上颌平面还未达到水平或不可能达到水平的，术后仍需要使上颌牙齿伸出。对患侧下颌升支在垂直方向上的纠正会导致患侧牙列出现开𬌗，这必须在术后通过咬合板，而不是通过手术的方法纠正。通过逐渐减少上颌𬌗板的厚度，使得上颌磨牙首先有咬合接触，接下来是前磨牙有接触。

对于那些更加严重的患者，那些缺乏髁突和冠突的患者，重建的第一步是在混合牙列期，一般是在 6～10 岁左右。由于这些患者没有关节窝与颞下颌关节，他们需要重建关节窝与假的颞下颌关节，以及重建髁突与下颌升支。理想的颞下颌假关节的位置应尽量靠后、靠侧方，并且下颌下缘的位置将在手术中恢复水平。术后患侧后牙将是水平开𬌗的，如上所述的这需要用咬合板来予以纠正。这些患者在青少年期通常都需要二期正畸治疗，随后是正颌手术或牵张成骨，并且还需要进行软组织增高术（图 21-12）。

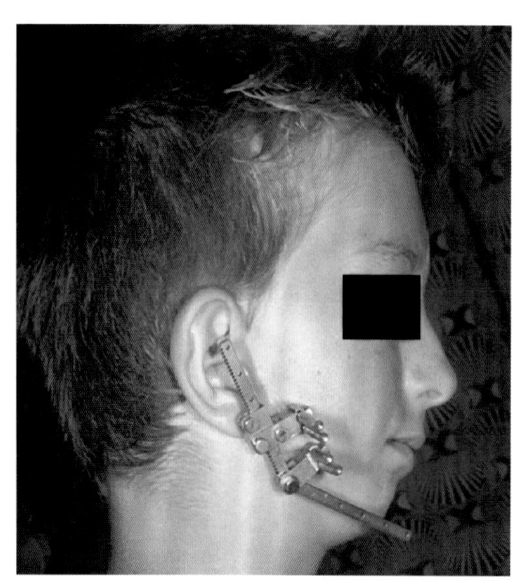

图 21-12　一位半侧颜面萎缩的患者的口外牵引装置

12. 颅缝早闭综合征会出现哪些颅颌面畸形？可采取哪些正畸治疗措施？

在颅缝早闭综合征（又称颅面骨发育不全综合征）中，最常见的是 Apert 综合征和 Crouzon 综合征。这两种综合征都是由于成纤维细胞生长因子受体基因的类似缺陷导致的，所以这两种疾病有着相似的表现型，并且都是常染色体显性遗传。它们都表现为颅缝早闭、不同程度的面中部发育不足，以及由此导致的下颌前突。Apert 综合征还会出现对称性的手指或脚趾融合、眼球突出、腭侧部肿胀、严重的上颌牙列拥挤伴 V 型牙弓和牙齿移位、前牙开𬌗以及前后牙反𬌗（图 21-13）[25]。Crouzon 综合征的临床表现与之类似，但具有眼眶较浅及眼球突出的特征。它与 Apert 综合征相比具有更多样的临床表现，腭部肿胀常见但并不明显，但上颌发育不足伴牙列拥挤、异位萌出、前牙开𬌗、前后牙反𬌗的表现则是类似的。两种综合征都可表现出下牙列的反 spee 曲线。

这类患者通常都要经历三个阶段的重建手术：①小儿患者可行骨缝松解术和额眶前移重建术；② 4～8 岁时行 LeFort Ⅲ型整体或分块截骨前徙术；③ LeFort Ⅰ型截骨前徙术，根据情况附加颏成型术、鼻整形术、轮廓修整和（或）眦成形术[32]。正畸治疗通常在混合牙列期，在第二阶段的重建手术之后，主要解决牙列拥挤，通常需要拔牙。虽然在第二阶段的重建手术之后下颌的相对前突可在很大程度上得到解决，仍需要让患者及其父母做好再次手术的准备，因为下颌骨将持续生长直到发育完成，而上颌骨的发育可能就此结束。正畸医生需每年通过头颅侧位片或三维 CT 观察患者的颌面生长情况，并且在预计颅颌面生长发育接近结束的时候开始正颌外科的术前正畸治疗，最终通过前徙上颌纠正上颌发育不足。此时的正畸治疗与上颌发育不足患者的术前正畸

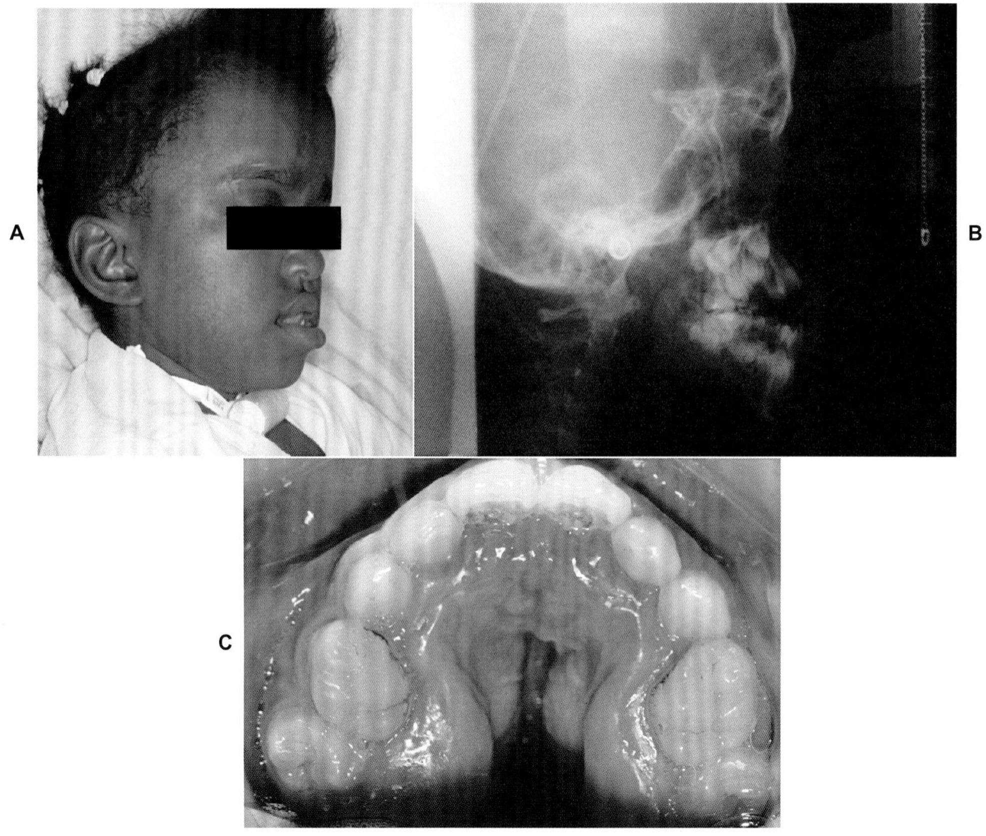

图 21-13　一位 Apert 综合征患者。A 和 B．注意面中部发育不足；C．腭盖肿胀、V 型牙弓以及严重的牙列拥挤

基本相同，主要目的就是排齐牙列，协调牙弓形态。

13. 下颌骨颜面发育不全综合征（Treacher Collins 综合征）会出现哪些颅颌面畸形？可采取哪些正畸治疗措施？

下颌骨颜面发育不全综合征是一种常染色体显性遗传病，有着各种不同的表型，涉及第一和第二鳃弓、鳃沟及咽囊的衍生物[25]。患者通常双侧受累，但不一定是对称的，包括耳畸形、颊部及下颌骨发育不全（图 21-14）。特征性的临床表现包括耳部畸形伴听力减低、眶上缘及颧骨发育不全、睑裂下斜、面骨塌陷、下颌升支及下颌骨发育不全。除此之外，下颌还表现为下颌平面角过陡、反 spee 曲线、颏后缩、下颌角较钝，以及髁突表面纤维软骨为透明软骨取代[25]。关节突缺如，开口受限，上颌骨过小伴前牙骨性开𬌗，后部垂直高度不足。牙列拥挤严重，腭裂与腭咽功能不全相当常见，大口畸形也很常见。

治疗方案包括早期下颌牵张成骨，以避免由于通气障碍而行气管切开术，或使得已行气管切开术的患者可早期拔管。由于早期牵张成骨存在一定的潜在危险性，治疗方案的制订应该尽量保守一些[33]。正畸治疗的目的应该是解除拥挤，以及解除混合牙列期的萌出障碍，但综合性的正畸治疗需要延续到颌骨发育基本完成的时候。此时的正畸治疗主要是为了后续的双颌手术和（或）牵张成骨做准备。

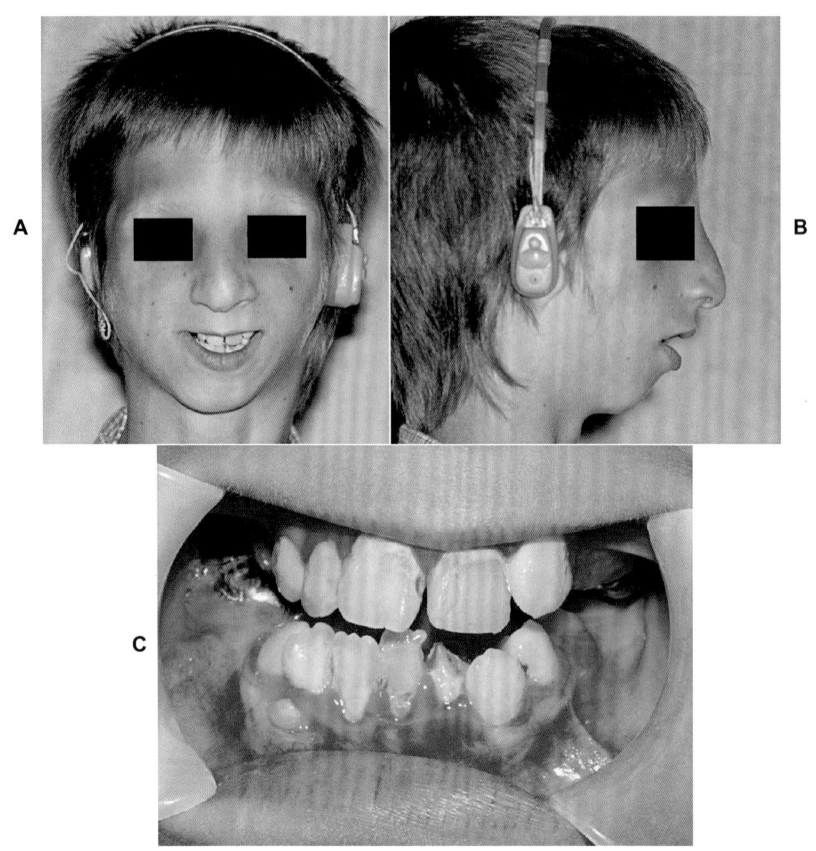

图 21-14 下颌骨颜面发育不全的患者。A 和 B．注意睑裂下斜，佩戴助听器，面骨发育不足与相对前伸的鼻子，以及前牙开骀伴拥挤（C）

14. 还有哪些常见的综合征是正畸医生需要掌握的?

特纳综合征，又称先天性卵巢发育不良，是一种性染色体异常疾病，典型患者只有一条 X 染色体。这些患者的表现型是女性，身材矮小，性发育幼稚，有各种不同的身体异常表现。典型的身体异常包括颈蹼、颈短而宽、内眦赘皮、心血管异常、耳异常和发际低（图 21-15A 和 B）[25]。其牙列与面部畸形包括齿龄过大、过小牙、牙根过短、腭盖侧向膨胀、颅底过短、上下颌后缩（图 21-15C）[34]。从正畸医生的角度来看，这类患者的治疗是相对有意思的，因为这类患者往往要到青春期初潮一直未开始才得以诊断。那些细心的正畸医生往往能在这类患者幼年时发现异常，做出早期诊断。除此之外，在治疗这类患者的过程中，需要时刻牢记这类患者心血管畸形的发生率特别高，而且由于牙根短小，发生牙根吸收的可能性也很大。目前对这类患者的治疗主要采取生长激素治疗，后期采用性激素疗法，这种疗法对颌面部生长发育有着确切的效果。因此，关于治疗时机的掌握以及患者在个体生长与上下颌发育上由于生长激素与性激素的不同效应所产生的差异，最好咨询患者的内分泌科医生。

另一种染色体疾病，21 三体综合征（又称唐氏综合征），是最常见的畸形综合征，每 650 例活产儿中就有 1 例发生[25]。这类患者通常个子较矮、肌张力减弱、睑裂上斜、短颈以及智力障碍（图 21-16A）。在颌面部，由于这类患

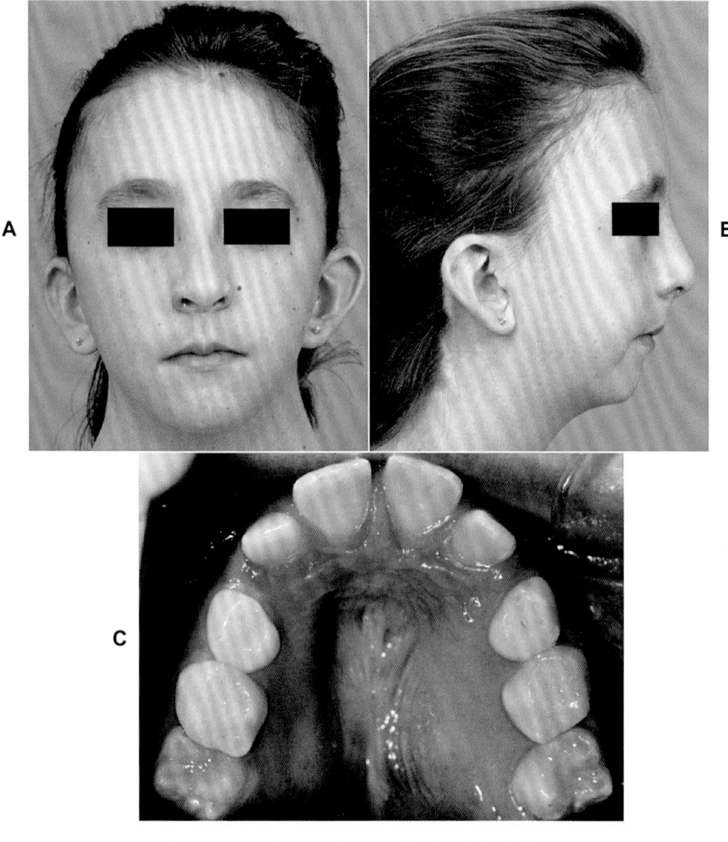

图 21-15　特纳综合征患者。A 和 B．注意不寻常的低位耳、颈蹼、发际低和颏部后缩；C．腭侧部膨胀

者的面中部发育不良，显得侧貌扁平，伴有典型的张口吐舌的习惯，窦腔发育不良，牙齿萌出迟缓并且不规则（图 21-16B）。他们通常还会有心血管发育异常、牙周病发病率较高（可能由于免疫系统破坏或张口呼吸习惯导致）、睡眠呼吸暂停、裂纹舌、先天性缺牙，以及牙齿形态异常[35]。由于面中部发育不足及吐舌习惯，患者还可表现为前牙开𬌗、后牙锁𬌗、下前牙散在间隙伴反覆𬌗。早期（理想情况下 6 月龄）的功能性治疗包括手法治疗配合固定或可摘式矫治器的使用。针对唇舌肌肉张力减退的问题，矫治器上有树脂材质唇挡和位于腭中线的滚珠等装置用于训练唇舌肌肉运动，刺激肌肉生长，并预防由于长期张嘴吐舌习惯带来的后遗症[36]。

由于存在一系列的面型与牙列的问题，这类患者通常都需要正畸治疗。虽然由于许多原因，对这类患者的正畸治疗通常都有很大的困难，包括费用与交通上的问题，正畸医生不应武断地拒绝这类患者[37]。虽然基本治疗目标都是相同的，在具体操作上针对此类患者还需要做一些调整。建议采取多阶段、多步骤的治疗方案。由于这类患者需要正畸医生及其助手格外的耐心，最好把就诊时间定于早晨，尽量减少治疗步骤，并且每次都应留出额外的时间。在需要安抚患者时，其父母或兄弟姐妹有着很大的帮助，另一个重要的注意事项是教导患者及其家属在离开诊室后如何使用矫治器。在制订治疗计划时还需要考虑到其心血管疾病、睡眠呼吸暂停以及牙周疾病的高发病率。针对睡

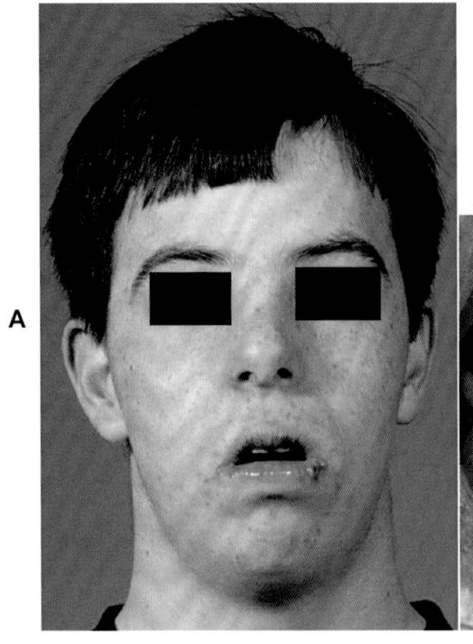

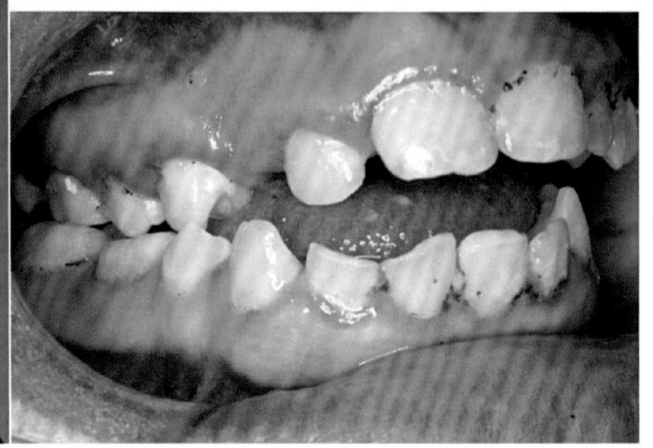

图 21-16　一位 21 三体综合征（唐氏综合征）的患者。A．注意其张口姿势与肌张力减退；B．典型的前牙开𬌗、边缘性龈炎以及食物滞留

眠呼吸暂停的治疗与某些正畸治疗手段是相冲突的（如口鼻正通气面罩及反向拉力颏兜等），而与某些正畸 / 正颌治疗手段是相辅相成的（如上颌扩弓及上下颌前徙术等）。因此，对这类患者应仔细诊断，判断其是否有未被诊断的睡眠呼吸暂停综合征，并参考其家庭医生的意见，共同制订治疗计划。在诊室里，所有的治疗步骤都应详细地讲解，并展示给患者及其家属。在开始治疗之前，应先与患者成为朋友，并获得其充分的信任。应力求使每次的诊疗过程显得“有趣”，并在每次治疗结束后给予患者一些小礼物作为对他的“奖励”。虽然这类患者有时候很顽固，并且容易分心，但一旦他对你建立信任，他会是一个快乐的、举止友善的好患者的。

最后我们介绍颅骨锁骨发育不良综合征。这是一种有趣的常染色体显性遗传疾病。这些患者身材较矮，头盖骨较宽，双顶部和额部明显隆起，鼻梁凹陷，眼距增宽，上颌骨与颧骨发育不全伴颅底较短，锁骨发育不全甚或缺如（这使得许多患者能够双肩靠拢，并导致垂肩外观）（图 21-17A）[25]。口部主要表现为腭盖高拱，上颌前部发育不足以及由下颌正常发育引起的下颌相对前突，多生牙，牙冠发育异常，以及恒牙缺乏萌出动力等[25]。

患者的乳牙通常可以正常萌出，但牙根吸收存在障碍。恒磨牙通常可正常萌出，偶尔恒切牙也可，但前磨牙与尖牙常无法萌出[38]。促使恒牙萌出并不仅仅是拔出乳牙那么简单[39]。多生牙常见，尤其是在上颌的切牙和尖牙区以及下颌的前磨牙区，并且这些牙齿通常都形态异常，伴有碎片状发育不良的牙根（可能是由于牙槽骨的发育空间严重受限所致）。对未萌出牙的导萌计划需仔细制订，如果可能的话，按阶段利用剩余的乳牙及萌出的恒牙做支抗[41]。通常的治疗计划包括，拔除剩余的乳切牙，暴露未萌出的恒切牙牙冠，然后用牵引钩或皮链牵拉恒切牙，使恒切牙萌出（图 21-17B）。固定在剩余乳牙及第一恒磨牙上的弓丝可用于放置导萌丝（图 21-17C）。另外，可在上下颌间通过橡皮圈进行交互牵引，促进牙齿的萌出（图 21-17D）。一旦恒切牙萌出到位，它们可用结扎丝结扎到一块儿，拔除剩余的乳尖牙、乳磨牙以及多生牙，并且把牵引钩或皮链连接到待萌出的恒前磨牙

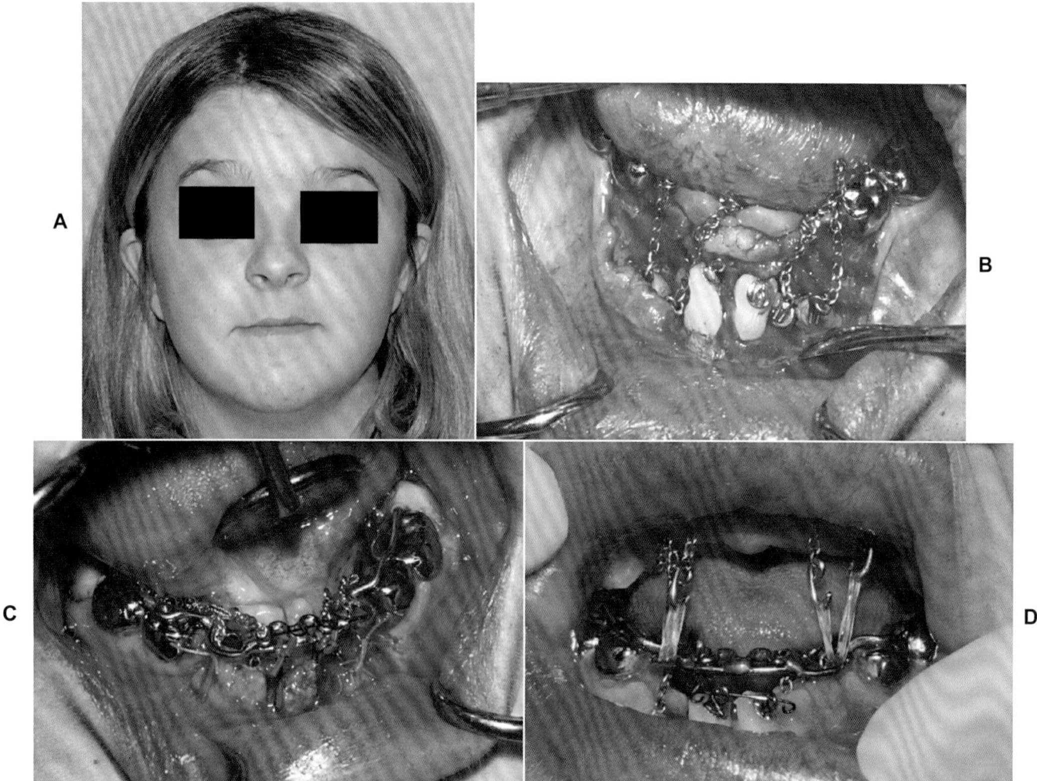

图 21-17　一位颅骨锁骨发育不良的患者。A．注意面中部发育不良，宽面；B．未萌出的切牙与舌侧扣及金链连接；C．固定式的助萌装置以第一恒磨牙和乳磨牙为支撑并与助萌区域留有一定的空间以便金属链通过，弹力线与金属链相连产生助萌力；D．金属链头部弯钩以便进行颌间牵引

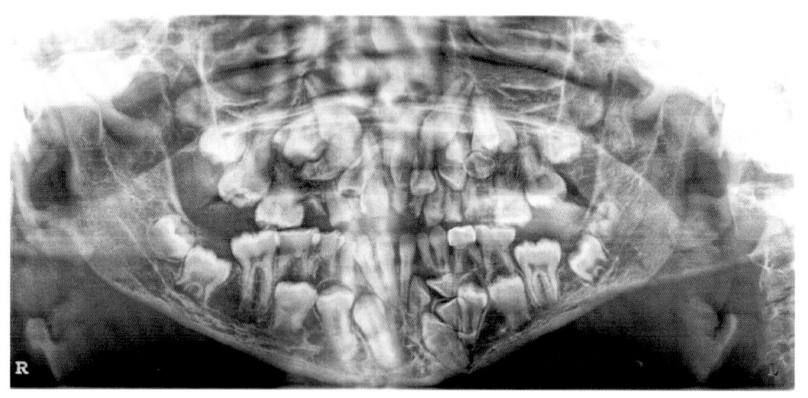

图 21-18　颅骨锁骨发育不良患者的曲面断层 X 线片。注意多牙萌出障碍，以及拥挤的多生牙

和尖牙上。虽然恒磨牙和切牙可以作为牵引前磨牙和尖牙的支抗，但最好还是使用颌间牵引的方式。由于多生牙数目众多，并且有些与需要保留的牙齿距离很近（图 21-18），这一阶段可能需要多次手术来暴露牙冠，并放置牵引装置。第二磨牙也可用这种方法使其萌出。一旦所有的恒牙都已萌出，就可将其排齐整平，协调好牙弓形态，并且这类患者通常都需要通过

LeFort Ⅰ型截骨术前徙并下降上颌。这种复杂的治疗过程通常需要很长的时间，并且在这段时间里会对说话与进食产生一定影响。若患者及其家人在开始治疗前没有足够的信心，并且无法确立战胜疾病的决心的话，对其的治疗就是一种伤害，是无法成功的。

参考文献

1. World Health Organization: Available at: www.who.int/genomics/ anomalies/en/. Accessed August 27, 2007.
2. Latham RA: Orthopedic advancement of the cleft maxillary segment: a preliminary report. *Cleft Palate J* 1980; 17:227-233.
3. Graber TM: Craniofacial morphology in cleft palate and cleft lip deformities. *Surg Gynecol Obstetr* 1949; 88:359-369.
4. Berkowitz S: Timing of cleft palate closure—age should not be the sole determinant. *J Cranio Genet Dev Biol* 1985; (Suppl 1):69-83.
5. Mestre JC, DeJesus J, Subtelny JD: Unoperated oral clefts at maturation. *Angle Orthod* 1960; 30:78-85.
6. Millard DR, Berkowitz S, Latham RA, Wolfe SA: A discussion of presurgical orthodontics in patients with clefts. *Cleft Palate J* 1988; 25:403-412.
7. Huddart AG: An evaluation of pre-surgical treatment. *Br J Orthod* 1973; 1:21-25.
8. Subtelny JD: Orthodontic principles in treatment of cleft lip and palate. In Bardach J, Morris HL, editors: *M ultidisciplinary management of cleft lip and palate*. Philadelphia: WB Saunders, 1990, pp 615-636.
9. Grayson BH, Cutting CB: Presurgical nasoalveolar orthopedic molding in primary correction of the nose, lip, and alveolus of infants born with unilateral and bilateral clefts. *Cleft Palate Craniofac J* 2001; 38(3):193-198.
10. Moore RN: Orthodontic management of the patient with cleft lip and palate. *Ear Nose Throat J* 1986; 65:46-58.
11. El Deeb M, Messer LB, Lehnert MW, et al: Canine eruption into grafted bone in maxillary alveolar cleft defects. *C left Palate J* 1982; 19:9-16.
12. Hall HD, Werther JR: Conventional alveolar cleft bone grafting. *Oral Maxillofac Surg Clin North Am* 1991; 3:609-616.
13. Bergland O, Semb G, Abyholm FE: Elimination of residual alveolar cleft by secondary bone grafting and subsequent orthodontic treatment. *Cleft Palate J* 1986; 23:175-205.
14. Vig KWL, Turvey TA: Orthodontic–surgical interaction in the management of cleft lip and palate. *Clin Plast Surg* 1985; 12:735-748.
15. Boyne PJ: Bone grafting in the osseous reconstruction of alveolar and palatal clefts. *Oral Maxillofac Surg Clin North Am* 1991; 3:589-597.
16. Simmons KE, Johnston MC: Craniofacial morphology of monozygotic twins discordant for clefts of the lip and/or palate. In preparation.
17. Verdon P. *Utilisation raisonnée du masque orthopédique facial* . Orthodontie, Tours, 1989.
18. Tindlund RS, Per Rygh, Boe OE: protraction of the upper jaw in cleft lip and palate patients during the deciduous and mixed dentition periods in comparison with normal growth and development. *Cleft Palate Craniofacial J* 1993; 30:182-194.
19. Tindlund RS, Rygh P: Maxillary protraction: different effects on facial morphology in unilateral and bilateral cleft lip and palate patients. *Cleft Palate Craniofac J* 1993; 30:208-221.
20. Buschang PH, Porter C, Genecov E, et al: Face mask therapy of preadolescents with unilateral cleft lip and palate. *Angle Orthod* 1994; 64:145-150.
21. Vig KWL, Turvey TA, Fonseca RJ: Orthodontic and surgical considerations in bone grafting in the cleft maxilla and palate. In Turvey TA, Vig KWL, Fonseca RJ, editors: *Facial clefts and craniosynostosis: principles and management*. Philadelphia: WB Saunders, 1996, pp396-440.
22. Vargervik K: Growth characteristics of the premaxilla and orthodontic treatment principles in bilateral cleft lip and palate. *Cleft Palate J* 1983; 20:289-302.
23. Friede H, Pruzansky S: Longitudinal study of growth in bilateral cleft lip and palate from infancy to adolescence. *Plast Reconstr Surg* 1972; 49:392-403.
24. Ross RB: Treatment variables affecting facial growth in complete unilateral cleft lip and palate. *Cleft Palate J* 1987; 24:3-77.

25. Gorlin RJ, Cohen MM, Hennekam RCM, editors: *Syndromes of the head and neck*, edition 4. Oxford Monographs on Medical Genetics: no. 42, New York: Oxford University Press, 2001.

26. Pruzansky S: Not all dwarfed mandibles are alike. *Birth Defects* 1969; 1:120-129.

27. Harvold EP, Vargervik K, Chierici G, editors: *Treatment of hemifacial microsomia*. New York: Alan R. Liss, 1983.

28. Kaban LB, Mulliken JB, Murray JE: Three-dimensional approach to analysis and treatment of hemifacial microsomia. *Cleft Palate J* 1986; 18:90-99.

29. Kaban LB, Moses ML, Mulliken JB: Surgical correction of hemifacial microsomia in the growing child. *Plast Reconstr Surg* 1988; 82:9-19.

30. Vargervik K, Kaban LB: Hemifacial microsomia I. Diagnosis and management. In Bell WH, editor: *Modern practice in orthognathic and reconstructive surgery,* volume 2. Philadelphia: WB Saunders, 1992, pp1533-1560.

31. Kearns G, Padwa BL, Kaban LB: Hemifacial microsomia: The disorder and its surgical management. In Booth PW, Schendel SA, Hausemen J-E, editors: *Maxillofacial surgery,* volume 2. Philadelphia: Elsevier, 2007, pp918-946.

32. Posnick JC, Mühling J: Surgical treatment of craniofacial dysostosis syndrome and single-suture synostosis. In Booth PW, Schendel SA, Hausemen J-E, editors: *Maxillofacial surgery,* volume 2, edition 2. Philadelphia: Elsevier, 2007, pp 876-900.

33. Koppel DA, Moos KF: Treacher Collins syndrome. In Booth PW, Schendel SA, Hausemen J-E, editors. *Maxillofacial surgery*, volume 2, edition 2. Philadelphia: Elsevier; 2007, pp 947-958.

34. Simmons KE: Growth hormone and craniofacial changes: Preliminary data from studies in Turner's syndrome. *Pediatrics* 1999; 104 (Suppl): 1021-1024.

35. Pilcher ES: Dental care for the patient with Down syndrome. *Down Synd Res Pract* 1998; 5:111-116.

36. Hoyer H, Limbrock GJ: Orofacial regulation therapy in children with Down syndrome, using the methods and appliances of Castillo-Morales. *ASDC J Dent Child* 1990; 57:442-444.

37. Musich DR: Orthodontic intervention and patients with Down syndrome. The role of inclusion, technology and leadership. *Angle Orthod* 2006; 76:734-735.

38. Jensen BL, Kreiborg S: Development of the dentition in cleidocranial dysplasia. *J Oral Pathol* 1990; 19:89-93.

39. Winter GR: Dental conditions in cleidocranial dysostosis. *Am J Orthodont* 1943; 29:61-89.

40. Richardson A, Deussen FF: Facial and dental anomalies in cleidocranial dysplasia: A study of 17 cases. *Int J Paediatr Dent* 1994; 4:225-231.

41. Daskalogiannakis J, Piedade L, Lindholm TC, et al: Cleidocranial dysplasia: 2 generations of management. *J Can Dent Assoc* 2006; 72:337-342.

CHAPTER 22

第 22 章　颞下颌关节紊乱

Peter M. Greco

颞下颌关节紊乱（temporomandibular disorders，TMD）包括肌肉骨骼疼痛障碍以及咀嚼系统功能失调。TMD 是口颌面疼痛的一个子类，口颌面疼痛包括颅内疼痛、头痛、神经性疼痛、口内疼痛以及与头和颈相关的其他所有疼痛[1]。口腔医师首先需要判断患者的临床表现是否提示一种牙科治疗范畴内的病理改变或功能障碍的诊断，以及临床诊断是否需要联合医疗协作以使之得到有效处理。一旦确定问题是在牙科治疗的范畴之内，临床医师必须确定问题的来源以及相应的治疗措施。通常，疼痛问题的起源和症状相关区域是不一致的，这与传统的牙科诊断不同。除非疼痛发散的原始位置由治疗定位，否则问题的控制始终无法明确[2]。因此，病史和检查对于诊断来说非常重要，但与其他牙科疾病不同的是，患者病史的重要性比当前的症状更加有诊断意义。敏锐的诊断技能在治疗 TMD 中是通往成功的关键，因为 TMD 通常是多种病因学共同作用导致的而非单纯的解剖学或功能性障碍。多种病因共同作用通常使得治疗更加复杂化，并使临床医师和患者均感困惑。

自从耳鼻喉科医师 James Costen 于 1934 年首次发表了他的发现之后，许多 TMD 诊断系统和法则随之出现。Costen[3] 报道了一小群耳 / 窦部症状联合颞下颌关节（TMJ）功能障碍的患者。Okeson[2] 强调了判定目前的症状或体征是否确实起源于主诉所描述位置的重要性，或者是否这些症状起源于其他远距离位置，与发自上部脊髓和脑干的神经纤维相互作用。他用术语“原发疼痛”和“继发或异位疼痛”来分别描述这两种现象。成功地描述原发疼痛和继发疼痛意味着治疗成功与失败的区别，因为治疗位点不正确或错误诊断了病变位置，治疗毫无疑义地会失败。患者左侧下颌疼痛是由于心肌梗死的结果，使用上颌殆垫进行治疗，用以很好地保护咬合系统。但无论咀嚼系统表现得怎样协调，梗死的潜在致命风险依然存在。

TMD 可以分为以下几个亚类[2]：

• 咀嚼障碍，包括保护性协同收缩、持续性局部肌肉酸痛、肌筋膜痛或触发点痛、肌痉挛、慢性肌炎和肌纤维痛等。这些障碍各自有不同的治疗方法。

• 关节复合体本身功能障碍，包括关节盘移位、关节盘 / 髁状突 / 关节窝不调（包括粘连以及半脱位或错位）。这些问题可能需要手术共同治疗，通常可由现代化的影像学技术所探知。

• 炎症状态，包括关节囊炎症、滑膜炎症、关节盘炎、关节病以及外伤后遗症。其中一些问题在诊断明确的情况下，仅需要简单治疗就可以自愈。

• 运动能力低下，包括关节强直、肌肉功能障碍以及解剖结构阻碍，根据情况不同，需要的治疗从持续性监护到多学科联合治疗。

• 生长发育障碍，包括先天性骨和肌肉障碍。

精确的诊断和分类对于制订适当的治疗方案和评估是否需要相关专科会诊是非常关键的。例如，随着慢性 TMD 的增加，治疗难度增加，对专科医师的需求也在增加，从而为患者提供有效的治疗。总体来说，口腔医师可以有效地解决急性肌肉问题，但是随着关节问题和慢性疾病的增加，需要多专科合作以提供有效的治疗。

本章的目的是描述在牙科实践中与 TMD 相关的最常见问题。因此，对于这些问题的解决方案应该更贴近临床，并有利于问题的解决。

1．TMD 何时需要进行治疗?

关节弹响并不是需要治疗的充足理由。因此，仅发生持续性的关节弹响并不是治疗成功与否的评价标准。疼痛和（或）功能丧失是需要进行治疗的标志 [2]。身体其他部位的负重关节在发挥功能时会出现关节声响，颞下颌关节也不例外。因此，颞下颌关节功能障碍的表现并不特别且可以忍受，所以经常被患者忽视。虽然统计学数字各不相同，Dolwick 和 Dimitriulis[4] 报道 60%～70% 的人群会出现至少一项 TMD 体征，25% 的人群会出现至少一项 TMD 症状。女性比男性多发。而且，TMD 最易发生于患者生育年龄段，峰值集中于 25～44 岁之间，只有 0.7% 发生于 65 岁。因此，逻辑上推断体征和症状可自我消除而无须进行治疗。这个现象被定义为趋均数回归（regression to the means)，且在自然界经常发生 [2]。

关节盘位置同样并不与治疗的成功与否相关。近期研究表明虽然大约 75% 因张口受限进行过关节镜手术的患者治疗后疼痛显著减轻，但是这些患者预后的 MRI 关节成像显示，关节盘位置并没有真正改变 [5]。髁状突位置和咬合可能是高度相关的。近期的一项调查发现当比较同一患者的最大牙尖接触点到正中关系位，无症状患者的两个位置有显著差异。

2．咬合不协调在 TMD 中的作用是什么?

多个调查表明，错𬌗畸形和功能不协调在 TMD 病因学中并没有担当多重要的角色。文献回顾表明，大多数有关这个话题的研究是回顾性的而非前瞻性的，而且许多观点是基于本质而不是基于证据的。最近的一篇文章报道了采用调查问卷形式对 4290 名成人关于 TMD 进行调查后采用多元回归分析得出结论，咬合因素与颞下颌关节症状无明显关系 [7]。这一发现是常态而非例外。

有一组未治疗的临床人群可能易感 TMD。Pullinger 等人 [8] 观察到，越来越多单侧后牙反𬌗的患者有显著增高的不可复性关节盘移位的概率。这些作者将这一趋势归因于下颌位置的适应性，这也许可以解释髁状突移位。Thilander[9] 也建议早期矫正后牙反𬌗来解决面部不对称，使肌肉活动正常化，避免由于骨骼形态不对称导致关节盘移位。后来的研究 [7] 使用小样本人群确定了通过扩展上颌来预处理不对称的关节间隙和不对称的下颌骨，因此支持早期矫正后牙反𬌗。

目前没有足够的证据表明咬合调整是治疗 TMD 的有效方法，除非有一颗牙有创伤性𬌗或有严重的移动 [7,8,10]。

Okeson[2] 引入“骨稳定性”这个术语来描述牙在最大牙尖交错位时在骨骼肌稳定位置上两侧髁状突之间的同时关系。如果牙的位置阻碍了髁状突的前上就位，而且盘突复合体负载有创伤或功能异常，这种负载会在一种不稳定的关节关系中出现。这被称为“骨不稳定性”。关节、肌肉或牙齿会受到不利影响。尽管许多患者存在骨不稳定，在症状的发展过程中关键因素是负载能力和宿主易感性。导致不稳定的关节出现有多种方式，包括创伤和功能异常。宿主易感性仍然是一个难以捉摸的因素，但是可能包括性别、病史或情感因素。

3．何时在治疗中使用咬合板？何时选择TMD治疗的替代疗法是适宜的？

一些学者主张在正畸矫正或义齿修复之前使用咬合板确定髁状突的位置[11-14]。咬合板还可以诱导肌肉放松来使髁状突处于生理位置，而不论咬合如何（图22-1和22-2）。

Okeson[2]推荐咬合板来解决骨不稳定的症状。骨不稳定是牙在最大牙尖交错位时髁状突不能同时前上就位，并发闭颌肌群松弛。咬合板的治疗旨在提供一个功能性咬合，这种咬合是可逆的或可修复的，同时打断对肌肉和关节的破坏性力量模式。肌肉症状比关节囊内不调更为普遍，经常表现为不稳定的肌肉骨骼系统负载了由于情绪应激、习惯性夜磨牙或深部疼痛导致的功能异常。多个作者证实了咬合板治疗对于减轻肌肉症状的疗效[15-18]。当最终诊断为关节囊内功能障碍并且相关症状明显而不伴明显的肌肉症状时，咬合板也可能有治疗作用[19]。

尽管咬合板是人造的，但是其设计应提供骨稳定性。全覆盖复位咬合板的疗效受到以证据为基础的调查支持，它再现了相互保护的咬合方案。虽然有很多种咬合板的设计方案，但是临床医生应该选择最适合的设计来达到临床目标。因此，如果咬合板治疗的目的是为咬合关系偏移的前殆分离提供后接触，选择最佳的复位咬合板或稳定性夹板是适宜的治疗。支持疗法如物理治疗、药物治疗、热疗以及其他不

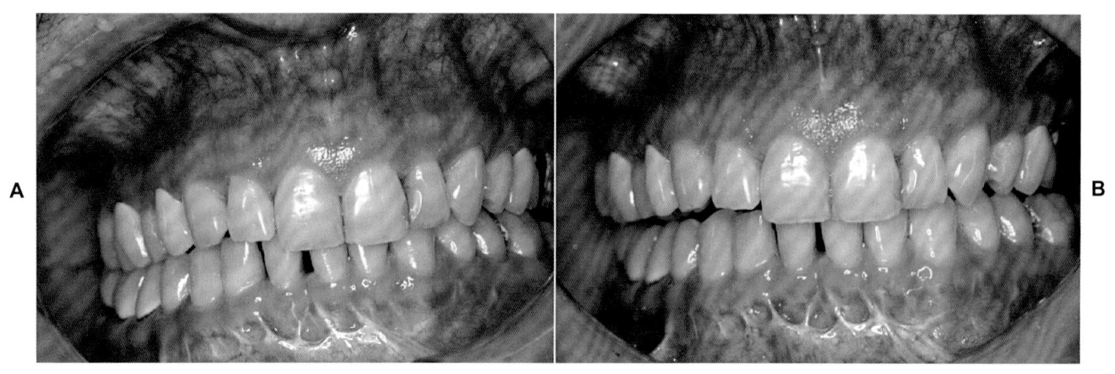

图22-1　A．患者有骨不稳定和颞下颌关节疼痛伴局部肌肉酸痛；B．该患者在佩戴上颌咬合板2个月后，髁状突现在处于正确位置

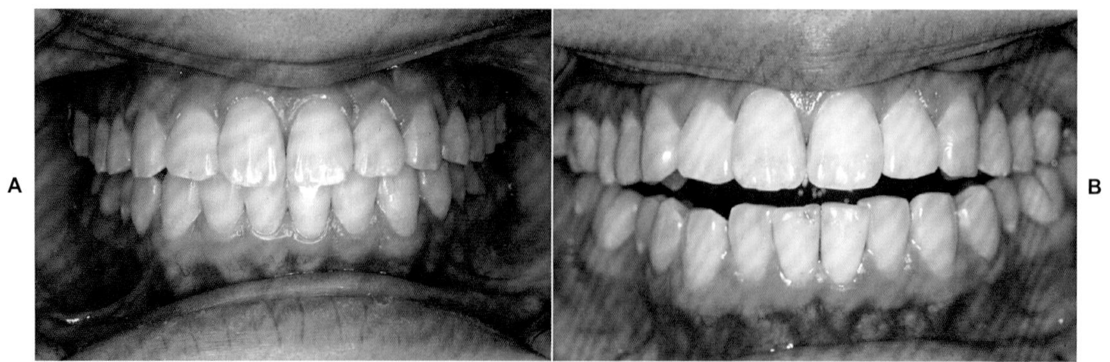

图22-2　A．继发于习惯性牙尖交错位的TMD患者，髁状突从关节窝移位；B．该患者佩戴咬合板治疗6周后，肌肉组织可以提供髁状突就位

太传统的方式也是有效的，但精确的诊断对于采取适当的治疗方式是必要的。

4．什么是 TMD 常用的药物治疗方式？

药物干预治疗 TMD 可以分为七个大类：

（1）作用于中枢的肌肉松弛剂。这些药物实际上是作用于脊髓水平和脑干的神经元间阻断剂，它们通过抑制神经传递减少肌肉的活动，并通常是在睡前给药，以减少干扰患者生活方式的可能，因为会出现副作用如眩晕或昏睡。这些药物也可能有助于诱导有效的睡眠，这是 TMD 治疗的关键。此类药物包括氯唑沙宗（Parafon Forte）、卡立普多（Soma）和环苯扎林（Flexeril）。

（2）抗焦虑药。最常用的是苯二氮草类药物，它是一种抗焦虑药，但往往被不正确地认为是肌肉松弛剂。它们有助于治疗 TMD 引起的相关失眠，但研究表明它们对骨骼肌松弛的效应不大于安慰剂。因此这些药物是骨骼肌松弛的有效的辅助手段。此类药物包括地西泮（Valium）、氯硝西泮（Klonopin）、阿普唑仑（Xanax）、双羟萘酸羟嗪（Vistaril）和劳拉西泮（Ativan）。

（3）巴比妥类药物。这些通常与镇痛药联合使用，结合巴比妥类药物的抗焦虑/肌肉松弛作用，增强缓解疼痛的作用。它们能有效治疗紧张型头痛。巴比妥类药物有严重的副作用，包括抑郁，以及心血管、呼吸和胃肠道系统的兴奋性下降。使用巴比妥类药物可能会发生睡眠障碍，也可能随着肝代谢增加而发生药物耐药性，导致药物的需求量增加以维持组织中的药物浓度。还可发生药物依赖、异常反应（特别是在老年人）和其他身体副作用。常用处方类巴比妥类药物是仲丁比妥，在 Fioricet 中与咖啡因和对乙酰氨基酚联用。在 TMD 的治疗中，临床医生开此类药物需要非常小心。

（4）三环类抗抑郁药。这些药物用于治疗 TMD 的剂量都低于治疗抑郁症的剂量。它们通过抑制 5-羟色胺和去甲肾上腺素再摄取而发挥作用。例如，阿米替林（Elavil）给药剂量是每日睡前 10～20mg 用于治疗 TMD，每日 75～150mg 则用于治疗抑郁症。此类药物的副作用包括嗜睡、口干、尿潴留、视力模糊、室性心律失常和（或）直立性低血压。

（5）阿片和非阿片类镇痛药。非阿片类镇痛药包括非甾体类抗炎药（NSAID）和对乙酰氨基酚，其中后者不具有抗炎特性，不影响血小板聚集。关于 NSAID 的一个有效用量是布洛芬 600mg，一天 3 次，在进餐时服用，服用 1 周。这种药物进行滥用的可能性非常小，但有许多禁忌证常常被忽视。NSAID 的禁忌证包括哮喘不耐受。非阿片类制剂在过敏患者应该谨慎使用或避免使用；肝或肾功能不全、贫血、出血倾向、心力衰竭、妊娠、老人或那些有胃肠溃疡的患者也应谨慎使用。COX-2 抑制剂在磺胺过敏的患者中禁用。药物相互作用包括抗凝血剂、α 和 β 受体阻滞剂、噻嗪类和呋塞米利尿剂、ACE 抑制剂、氟康唑（抗真菌药制剂）、锂和甲氨蝶呤。

（6）皮质类固醇激素。此类药物因为显著的副作用，仅通过注射在局部使用，而不是全身用药。皮质类固醇反复使用可破坏关节。

（7）局部麻醉药。这类药物既可以是诊断性用药，也可以是治疗性用药。局部阻滞能帮助确定疼痛是原发性的还是继发性的。触发点注射可以有效地控制肌筋膜痛。短效和长效制剂都可使用。

（8）肉毒杆菌毒素。A 型肉毒素是一种神经毒素，防止运动终板释放乙酰胆碱[20]。毒素注入肌肉发生难治性肌痉挛，从而使肌肉麻痹约 3 个月。鉴于这种疗法的临时性，使用肉毒杆菌毒素是治标不治本，但它仍然是一种在其他治疗措施失败时的治疗选择。

临床医生应该充分了解处方类药物的药理特性，并告知患者其可能带来的副作用。

5. 什么是当代 TMD 诊断中使用的影像学方法？

关于 TMD 诊断时使用的影像学方法已经有许多文章描述。在没有医疗禁忌证的患者中，软组织结构（如关节盘）的非动态评估最好通过 MRI 来完成，而硬组织结构（如骨和软骨）最好选用可视化的影像学技术[21]。全景片或普通 X 线片并不有助于通过病史和体格检查获得的诊断准确性[22]。关节造影术通过将对比剂注射入上 / 下关节间隙从而观察关节盘的形态、位置以及关节的动态。锥体束计算机断层扫描（CBCT）是有效评估髁状突大小、形态和位置的新方法，但在评估肌肉组织或关节盘形态时有不足之处[23-25]。因此，在怀疑咀嚼肌障碍以及短期炎症性疾病（如滑膜炎、关节囊炎或后关节盘炎关节盘逆转）时，不能使用影像学来诊断。

6. 手术在 TMD 治疗中的作用是什么？

Dolwick[4] 的报告指出，手术在解决不常见的颞下颌关节疾病如强直、肿瘤、生长障碍和难以处理的错位时是明确的治疗选择。当临床评估和患者对保守治疗（药物治疗、夹板治疗、物理治疗等）的反应不成功时，应依据患者疼痛和功能障碍的水平考虑手术治疗。这时绝对有必要去验证颞下颌关节是疼痛的原发部位，而不是如 Okeson[2] 所述的来源于其他部位。尽管仍有外科医生选择应用开放性关节手术，但现在绝大多数手术似乎是关节穿刺术（关节灌洗）和关节镜下操作（关节灌洗、松解粘连和可视化操作）。关节镜下操作时如果有适应证可以进行组织切除（部分或完整的关节盘摘除术、关节切开术、髁状突切除术）。许多最近的研究显示了关节穿刺术在关节闭锁和关节骨性关节炎中的疗效[27-31]。所报告的手术成功率不尽相同，但已明确的是，随着既往手术数量的上升，手术成功率会下降[4]。据报道如果患者既往经历过两次或更多次的手术失败，则患者预期的手术成功率接近于零。一般来说，如同治疗 TMD 一样，在颞下颌关节手术中病例选择与临床技术同样重要，这是毫无疑问的。

7. 正畸治疗和 TMD 之间的关系是什么？

这个问题已经通过循证的方法进行了广泛研究，McNamara[32] 在一篇优秀的回顾性文章中对其进行了总结。文章回顾了 21 篇 1980—1995 年间的文献，每个研究的样本量从 22 例到 462 例。在对所回顾的多篇文章进行总结时，很少有证据表明正畸治疗对 TMD 预后的影响是正面还是负面的，除了本章前述的在生长期患者有单侧后牙反殆的可能病例。

已有报道指出宿主易感性升高和骨不稳定性联合关节负载，尤其是在功能异常期间，能引发或加剧 TMD[2]。既往有 TMD 病史的患者也可能在正畸治疗过程中有 TMD 复发的高风险，尤其是积极进行正畸治疗的患者在矫正过程中出现了咬合干扰[33]。

现在达成的共识是，正畸治疗既不是 TMD 患者有效的治疗方式，也不会使患者易患 TMD[34]。正如 Okeson 恰如其分的陈述："医生只评估咬合可能会错过很多，如同临床医生从不评估咬合一样。"[2]

总结

TMD 的鉴别和治疗可能是令人沮丧的，但也是值得的。通过病史仔细诊断并且通过影像学检查明确诊断，是 TMD 治疗成功的关键。这种方法也表明各专业协作的必要性。治疗方案应该始终从保守治疗开始，对患者的诊断和治疗给出一个清晰、简明但翔实的解释，并争取患者参与到自身的康复过程中来。

致谢

特别感谢 Dr. Jeffrey P. Okeson 审校这份手稿，感谢他在 TMD 诊疗原则的制订中所提供的指引作用。他对于口腔医学和正畸学专业作出了无与伦比的贡献。

参考文献

1. Okeson JP: Diagnostic classifi cation of orofacial pain disorders. In *Orofacial pain: guidelines for assessment, diagnosis, and management*. Chicago: Quintessence Publishing, 1996.
2. Okeson JP: Functional neuroanatomy and physiology of the masticatory system. In *Management of temporomandibular disorders and occlusion*. St Louis: Mosby, 2003.
3. Costen JB: Syndrome of ear and sinus symptoms dependent upon disturbed function of the temporomandibular joint. *Ann Otol Rhin Laryng* 1934; 43:1.
4. Dolwick MF, Dimitriulis G: Is there a role for temporomandibular lar surgery? *Br J Oral Maxillofac Surg* 1994; 3:307-313.
5. Ohnuki T, Fukuda M, Iino M, Takahashi T: Magnetic resonance evaluation of the disk before and after arthroscopic surgery for TM disorders. *Oral Surg Oral Med Oral Path* 2003; 96 (Aug):141-148.
6. Cordray FE: Three-dimensional analysis of models articulated in the seated condylar position from a deprogrammed asymptomatic population: a prospective study. Part Ⅰ. *Am J Orthod Dentofacial Orthop* 2006; 129:619-630.
7. Tsukiyama Y, Baba K, Clark GT: An evidence-based assessment of occlusal adjustment as a treatment for TM disorders. *J Pros Dent* 2001; 86 (July):57-66.
8. Pullinger AG, Seligman DA, Gorbein A: A multiple regression analysis of the risk and relative odds of temporomandibular disorders as a function of common occlusal features. *J Dent Res* 1993; 72:968-979.
9. Thilander B: Temporomandibular joint problems in children. In Carlson DS, McNamara JA, Ribbens KA, editors: *Developmental aspects of temporomandibular disorders*. Ann Arbor: University of Michigan Press, 1985.
10. Huang G: Occlusal adjustment for treating and preventing TM disorders. *Am J Orthod Dentofacial Orthop* 2004; 126(2):138-139.
11. Roth RH: Functional occlusion for the orthodontist. *J Clin Orthop* 1981; XV; 1:32-51.
12. Roth RH: Functional occlusion for the orthodontist—part Ⅱ. *J Clin Orthop* 1981; XV; 2:100-121.
13. Williamson EH, Evans DL, Barton WA, Williams BH: The effect of biteplane use on terminal hinge axis location. *Angle Orthod* 1977; 47:25-33.
14. Williamson EH, Steinke RM, Morse PK, Swift TR: Centric relation: a comparison of muscle determined position and operator guidance. *Am J Orthod* 1980; 77:133-145.
15. Kuttila M, Le Bell Y, Savolainen-Niemi E, et al: Effi ciency of occlusal appliance therapy in secondary otalgia and TM disorders. *Acta Odontol Scand* 2002; 60 (4):248-254.
16. Ekberg E, Vallon D, Nilner M: The effi cacy of appliance a therapy in patients with TM disorders of mainly myogenic origin: A randomized, controlled short term trial. *J Orofac Pain* 2003; 17(2):133-139.
17. Roark AL, Glaros AG, O'Mahoney M: Effects of interocclusal appliances on EMG activity during parafunctional tooth contact. *J Rehabil* 2003; 30:573-577.
18. Greco PM, Vanarsdall RL: An evaluation of anterior temporalis and masseter muscle activity in appliance therapy. *Angle Orthod* 1999; 69:141-146.
19. Schmitter M, Zahran M, Duc JM, et al: Conservative therapy in patients with anterior disc displacement without reduction using 2 common splints: a randomized clinical trial. *J Oral Maxillofac Surg* 2005; 63:1295-1303.
20. Jankovic J, Brin MF: Therapeutic uses of botulinum toxin, *N Engl J Med* 1991; 324:1186-1194.
21. Styles C, Whyte A: MRI assessment in the assessment of internal derangement of pain within the TM joint: A pictorial essay. *Br J Oral Maxillofac Surg* 2002; 40:220-228.
22. Epstein JB, Caldwell J, Black G: The utility of panoramic imaging of the TMJ in patients with TM disorders. *Oral Surg Oral Med Oral Path* 2001; 92:236-239.
23. Brooks SL, Brand JW, Gibbs SJ, et al: Imaging of the temporomandibular joint: position paper of the American Academy of Oral and Maxillofacial Radiology. *Oral Surg Oral Med Oral Path* 1997; 83 (5):609-618.

24 . Cevidanes LHS, Styner MA, Proffit WR: Image analysis in superimposition of 3-dimensional cone-beam computed tomography models. *Am J Orthod Dentofacial Orthop* 2006; 129(5):611-618.

25. Chirani RA, Jacq JJ, Meriot P, Roux C: Temporomandibular joint: A methodology of magnetic resonance imaging 3-D reconstruction. *Oral Surg Oral Med Oral Path* 2004; 97:756-761.

26. Kawamata A, Fujishita M, Kuniteru N, et al: Three dimensional computed tomography of postsurgical condylar displacement after mandibular osteotomy. *Oral Surg Oral Med Oral Path* 1998; 85:371-376.

27. Nitzan DW, Price A: The use of arthrocentesis for the treatment of osteoarthritic TMJ's. *J Oral Maxillofac Surg* 2001; 59(10):1154-1159.

28. Yura S, Totsuka Y, Yoshikawa T, Inoue N: Can arthrocentesis release intracapsular adhesions? Arthroscopic Findings before and after irrigation under suffi cient hydraulic pressure. *J Oral Maxillofac Surg* 2003; 61:1253-1256.

29. Nitzan DW: TMJ "open lock" versus condylar dislocation: signs and symptoms, imaging treatment and pathogenesis. *J Oral Maxillofac Surg* 2002; 60 (May):506-511.

30. Emshoff R, Rudisch A, Bosch R, Strobl H: Prognostic indicators of the outcome of arthrocentesis; a short term follow-up study. *Oral Surg Oral Med Oral Path* 2003; 96 (July):12-18.

31. Gesch D, Bernhardt O, Mack F, et al: Association of malocclusion and functional occlusion with subjective symptoms of TMD in adult: Results of the study of health in Pomerania (SHIP). *Angle Orthod* 2005; 75(2):183-190.

32. McNamara J: Orthodontic treatment and temporomandibular disorders. *Oral Surg Oral Med Oral Path* 1997; 83(1):107-117.

33. Le Bell Y, Niemi PM, Jamsa T, et al: Subjective reactions to intervention with artifi cial interferences in subjects with and without a history of temporomandibular disorders. *Acta Odontol Scand* 2006; 64(1): 59-63.

34. Conti A, Freitas M, Conti P, et al: Relationship between signs and symptoms of TM disorders and orthodontic treatment: a cross sectional study. *Angle Orthod* 2003; 73(4):411-417.

第 23 章　口腔正畸的保持

CHAPTER 23

Jeryl D. English, Hitesh Kapadia

全面的口腔正畸治疗需要在制订治疗计划时建立治疗的目标，并贯彻始终。该目标应包括患者的美学、改善咬合功能和长期的保持。Little 等人[1]表示，治疗后确保牙列持续保持满意排列的唯一方法就是终生使用固定式或可摘式保持器。因此，应该预防其不稳定性和复发的趋势。应该事先告知患者复发的可能性和长期保持的必要性。

口腔正畸应该建立一个功能有效、美观和健康的咬合。长期的保持有助于确保牙列的稳定。后牙的牙尖间咬合关系对前后向和垂直向的面部生长有重要意义，也是颌骨关系的一个重要因素[2]。多数学者认为良好的牙尖咬合和咬合接触是稳定正畸治疗结果的关键所在[3-8]。

当前许多关于咬合的观点都源自于 Andrews 的一个基准研究[9]，该研究确定了正常咬合的关键因素。研究中这些非正畸患者的纳入标准是舒服的外表、牙齿直立、良好的咬合，且未经过正畸治疗。在这些个体中，Andrews 发现他们的正常咬合有 6 点关键因素：

(1) 磨牙关系；

(2) 牙冠角度；

(3) 牙冠倾斜度；

(4) 无牙扭转；

(5) 无牙间隙；

(6) 平的咬合平面。

长期以来，正畸治疗都是以这六点为治疗患者的目标，来指导建立兼顾美观和良好咬合功能的正常咬合。20 世纪 90 年代中期，美国口腔正畸学委员会（American Board of Orthodontics, ABO）建立了客观分级评价系统，就包含了以上大部分因素。

为了增强 ABO 检查者的可靠性，为候选者提供一个工具以评价他们最终的正畸治疗结果是否适当，委员会建立了客观分级评价系统来评价最终牙模和曲面断层 X 线片[10]。ABO 的主管建立了此系统，来评价正畸治疗的咬合和 X 线结果。通过该系统，正畸医生可以将他们的治疗病例分级，来判定他们是否正在趋向完美的临床结果。

1. 什么是保持?

保持是正畸治疗的最后一步，也是最重要的一步，它使牙齿保持在美观和功能的位置[11,12]。错殆矫治的保持如同诊断、治疗计划、矫正患者错殆的实际正畸治疗一样重要。每个病例在开始正畸治疗之前都应该预先做好保持计划。保持的类型应该在正畸治疗开始时就决定，是有助于保持最终功能咬合和美观咬合的所有措施。

2. 为什么保持是必需的?

保持对于维持由正畸医生和患者共同达到的稳定咬合是非常重要的[13]。不能保持稳定性，美观、功能咬合的结果就可能复发。因为正畸矫治器拆除后的复发，长期、辛苦的治疗所得到的改善也将失去。被矫治移动的牙齿有一个固有的趋势，那就是回到原来错殆畸形的位置。

3. 影响稳定的一般因素是什么？

纵观口腔正畸学文献，讨论了许多有关正畸治疗结果稳定性的因素[14,15]。在有关保持对于维持正畸矫正结果的必要性问题上，一直提及 3 个因素：

（1）牙龈和牙周膜纤维改建所需要的时间。

（2）生长发育，尤其是下颌骨的生长，可能改变正畸矫正的结果。

（3）来自于口腔肌肉组织的软组织压力可能导致复发的趋势。

4. 为什么生长发育是保持过程中的一个关注因素？

保持的性能和持久性依赖于患者的成熟状态和预期的未来生长[16]。生长发育会使咬合在骨骼 3 个维度上发生改变。横向维度首先完成，并且与垂直向和前后向维度相比，其对咬合的影响最小。然而，如果患者有横向伸展，即使在横向维度上也会有一定程度的反弹。理想条件下，青少年患者应该无限期地佩戴正畸保持器，无论如何，至少也要佩戴到成人期生长发育完成时。甚至成人期也会出现颅面骨的改建，导致咬合的改变。在口腔正畸学方面，我们面对的是一个活跃、动态的生长系统。在人的一生中，正畸的保持有助于将咬合的改变最小化。因此，如果要维持矫正后的咬合，就应考虑终生保持。

5. 在拔牙和非拔牙病例中保持的注意事项是什么？

对于拔牙病例和非拔牙病例，没有什么特殊的保持原理。在治疗开始用患者的诊断记录建立治疗计划时，正畸医生选定独特的保持设计。依此设计执行，就会达到美观和功能咬合。

Edwards[16] 已经表明，在拔牙病例中，当相邻牙齿相互靠近以关闭拔牙间隙时就会有过多的牙龈组织形成。应该将其手术切除以防止复发。

6. Ⅱ类错殆病例中保持的注意事项是什么？

骨性Ⅱ类错殆的矫正有两种方式：一是使用头帽矫治器限制上颌生长；二是使用 Herbst 或 Twin Block 等功能性矫治器。也可以使用Ⅱ类橡皮筋（牵引），但是它将导致下切牙呈前倾型和喇叭形。如果是前倾型，当保持器摘除时，由于唇部的压力作用，下切牙将会直立并且拥挤。为了克服这些复发的趋势，需要在解除固定前至少 2 个月终止Ⅱ类橡皮筋（牵引）。由于不同的颌骨生长发育导致长期的复发趋势，推荐过度矫正治疗Ⅱ类错殆畸形。

通过长期夜间佩戴头帽或使用生物调节器等功能性矫器保持咬合关系便可以控制复发趋势[15]。显然，此类型的保持器就是针对最初有更严重骨性问题的患者的。

7. Ⅲ类错殆病例中保持的注意事项是什么？

混合牙列期骨性Ⅲ类错殆的初期矫正，使用腭部扩张器和前牵面具有助于改变骨骼结构[17,18]。当下颌平面角和前面部长度增大时，深覆殆病例比开殆病例更成功。持续的下颌骨生长很难控制，会导致矫正保持的失败。成人的真性Ⅲ类错殆畸形由上颌骨发育不足、下颌前突或两者兼有所致，通常需要通过正颌手术进行矫正。殆学矫正固位器对于轻度Ⅲ类错殆畸形是非常有用的保持器。而使用颏兜限制下颌骨的生长则效果甚微。

8. 开殆病例中保持的注意事项是什么？

开殆错殆畸形在本质上有牙性和骨性之

分。吸吮手指或拇指和不良舌姿势等不良习惯压低切牙，从而导致开𬌗的形成。区分牙性和骨性开𬌗，较好的头影测量值是很好的切入口；牙性开𬌗时上颌切牙往往被压低，而骨性开𬌗患者的切牙往往在正常位置。如果要防止开𬌗复发，必须要得到精确的诊断和治疗。

骨性开𬌗的切牙位置正常，但是后牙已经伸长。使用高位牵引头帽和腭杠控制上颌磨牙的萌出可以有效控制伸长，腭杠距腭 4mm 并带有正中树脂腭托。严重的开𬌗如果在混合牙列期没有被矫正，到了青春期后期和成人期将很有可能需要正颌手术才能矫正。骨性开𬌗的表现型在混合牙列期早期很容易被诊断。

9．深覆𬌗病例中保持的注意事项是什么？

深覆𬌗在Ⅱ类 2 分类等错𬌗畸形中很常见，由上颌切牙深覆𬌗、下颌切牙深覆𬌗，或两者共同导致。一旦深覆𬌗被矫正，必须控制保持，否则就很可能复发[19,20]。保持由上颌带𬌗垫的可摘式保持器完成。如果咬合加深，下切牙和尖牙便会接触。矫治器不应该使后牙开𬌗，并且应该佩戴到 19 岁末或 20 岁初以维持咬合稳定。

10．舌侧粘结保持器的适应证是什么？

为求美观和延长保持作用，固定式正畸保持器通常用金属丝固定在下前牙舌侧[21,22]。可以直接在口腔内制作或间接在精确的石膏模型上制作。固定式保持器放置在患者口腔内，由光固化复合树脂固定。固定式保持器有助于保持下颌尖牙到对侧尖牙区域，粘结保持器比弯制式保持器更美观。固定式粘结保持器也被用来维持矫正后中线处过大的牙缝，以及维持桥体或种植空间。它也有助于维持挤入牙弓内牙齿的垂直位置，例如腭侧阻生尖牙。大多数情况下，保持器金属丝固定在保持器末端的牙齿（尖牙）上（图 23-1A），而不是固定在所有牙上。固定式保持器使邻间隙的卫生难以维护。然而，使用较好的牙线来操作的话，这些固定式粘结保持器则可以佩戴到成人期，如果需要也可以无限期地佩戴。口腔全科医生在没有咨询口腔正畸医生的情况下不能拆除舌侧固定保持器，这是非常重要的，否则很有可能复发。当今很多口腔正畸医生使用 0.0195 多股麻花丝结扎固定两侧尖牙间的所有牙齿（图 23-1B）。这增强了稳定性，也可能要归功于复合材料的改进。

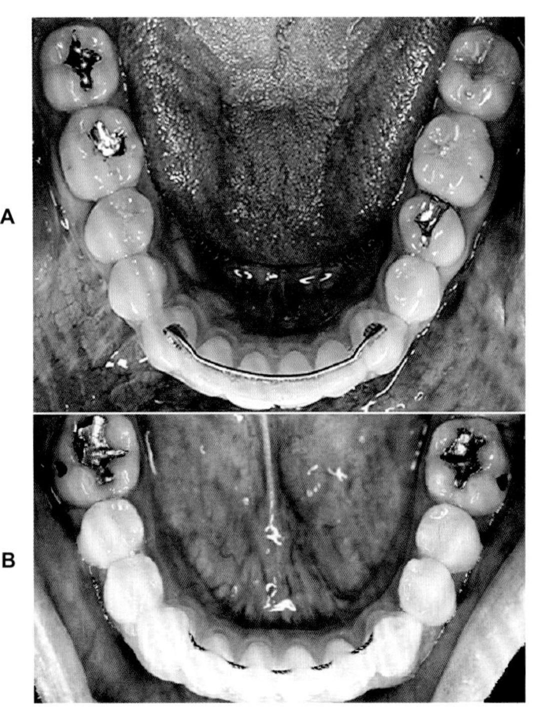

图 23-1　下颌粘结保持器。A．尖牙至尖牙；B．粘结至每颗牙

11．可摘式保持器的适应证是什么？

可摘式保持器对于防止弓内复发的保持非常有效。这些保持器是由不锈钢丝和树脂制成（图 23-2）。

它的 4 个基本组成部分是卡环、前部保持丝（唇弓）、树脂体部和加在保持器上的所有附件，在精确的石膏模型上制作而成。唇弓为正畸医生提供了控制前牙的能力。

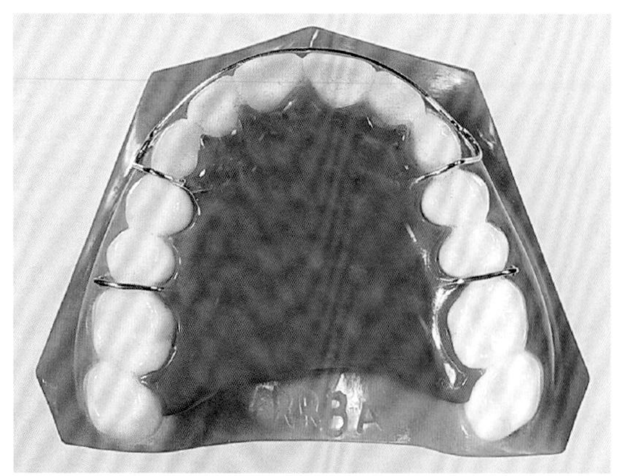

图 23-2 上颌 Hawley 保持器（图片提供：AOA Orthodontic Appliances, Sturtevant, WI.）

卡环对于将保持器稳固在适当的位置是非常必要的。Hawley 保持器是最常见的一种用来控制深覆𬌗的可摘式保持器，因为它可以轻易地增加咬合平面的高度。下颌 Hawley 保持器由于前磨牙和磨牙区的倒凹很难就位，所以舌侧固定保持器更加适合下颌弓。

第二个主要的可摘式操持器是环绕式保持器（图 23-3）。它能够稳固地保持每颗牙齿在其位置上，对于维持关闭的拔牙间隙也是非常出色的。因为没有跨咬合的钢丝，所以不存在咬合干扰。但是环绕式保持器比常规 Hawley 保持器的制作难度更大，造价更高。

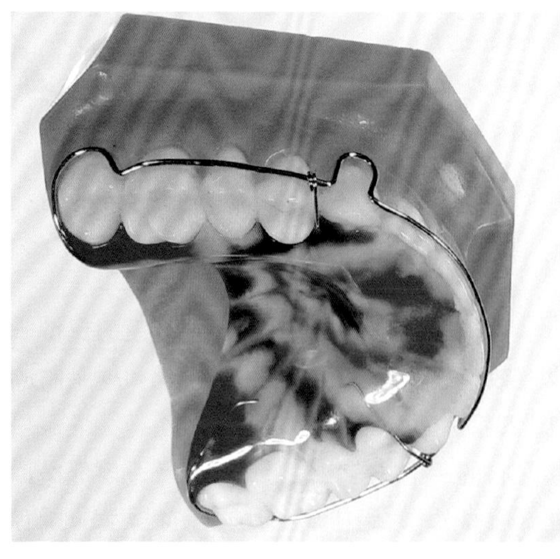

图 23-3 上颌环绕式保持器（图片提供：AOA Orthodontic Appliances, Sturtevant, WI.）

12. 真空成形保持器的适应证是什么？

随着透明、轻薄树脂材料的发展，真空成形保持器在近几年里越发地受到口腔正畸医生的欢迎[23]。对于许多需要可摘式保持器的患者来说，真空成形保持器比钢丝、树脂材料更具优点。它是在口腔研究模型上用相对廉价的材料耗时约 30 分钟制作而成。该保持器佩戴舒适，也几乎不会妨碍说话，不需要调整，而且很美观，因为它们在外观上几乎不可见。保持器去除时便可很好地就位。该保持器易清洁，而且为咬合提供很好的稳定作用，尤其是对上颌牙弓。可能的缺点是它们覆盖咬合面上，咀嚼力会导致磨损，需要重新制作保持器。一部分人主张两尖牙区间使用截面真空成形保持器。不幸的是，长期使用这种类型的保持器会使前磨牙和磨牙伸长，有可能形成开𬌗。这种保持器是简单、美观、舒适的，广泛被口腔正畸医生和患者所接受。另外，正畸治疗完成后，真空成形保持器为患者牙齿运送漂白粉提供完美的载体。

13. 有没有联合使用可摘式和固定式保持器的适应证？

对于有散在间隙的成人病例，为避免间隙的再开放，腭部固定保持器是非常必要的。在有较大间隙的病例中，可能需要腭部固定保持器来维持关闭状态。在腭侧阻生尖牙的病例中，为避免垂直向的复发，固定保持器便可能是必要的。在以上三个例子中，真空成形保持器的使用要多于固定保持器，以避免由咬合干扰和咬合接触造成的固定保持器断裂。口腔正畸医生评估患者的覆𬌗、覆盖，尽可能将固定保持器向龈方就位以避免干扰咬合关闭都是非常重要的。当舌侧固定保持器与真空成形保持器适当地结合时，固定保持器便可以长时间佩戴。

14. 长期保持的注意事项是什么？

正畸保持应该持续到 20 岁初颅面部生长发育基本完成时为止[24]。下颌切牙拥挤最大的原因是下颌骨发育迟缓，因此，对所有正畸患者来说保持是必须的。通常建议所有正畸患者至少有 1 年保持器维持阶段。此后，只要保持器有问题（例如，保持器损坏、弯曲或丢失）患者便会就诊。正畸医生在初步诊断和治疗计划阶段对每一个患者建立保持方案很重要。大部分正畸医生在上颌牙弓使用可摘式保持器。当托槽拆除的前 6 个月大部分复发发生时，上颌保持器磨损了整整 6 个月。最初的这 6 个月过后，如果保持器就位时没有压力区出现则患者可以只夜间佩戴，并渐渐减少佩戴时间。最后，上颌保持器就不再需要了。下颌保持器通常是舌侧固定保持器，至少应该保留到成年早期。只有咨询口腔正畸医生之后保持器才能拆除。某些保持器可能需要终生佩戴。长期稳定问题的最佳答案就是长期保持。

15. 什么时候矫正固位器可作为保持器使用？

虽然牙齿矫正固位器更多地被当作最后的矫治器使用，但在一定的错殆畸形中，它却也是一种极好的保持器[25,26]（图 23-4）。

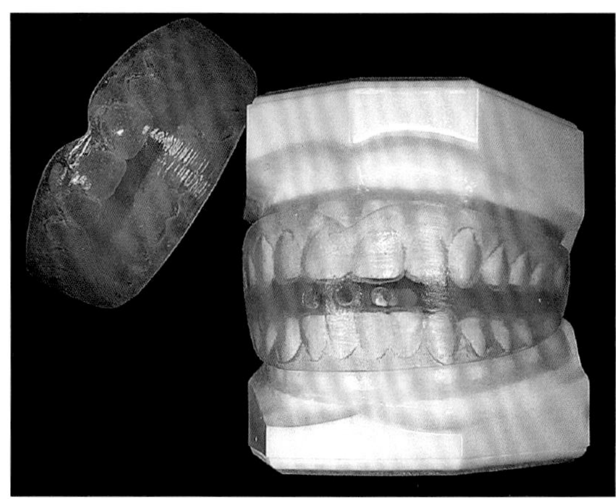

图 23-4　硅胶制牙齿固位器（图片提供：AOA Orthodontic Appliances, Sturtevant, WI.）

它具有按摩牙龈组织的优点，而且不像树脂保持器那样容易断裂。它体积大，常规每天佩戴 2～4 个小时。矫正固位器不像标准的保持器那样可以保持扭转牙和切牙不齐，它只能维持咬合关系和牙弓内牙齿的位置。对于Ⅱ类、Ⅲ类错殆和开殆错殆，它是极好的保持器。最适合的矫正固位器是有咬合架记录患者铰链轴的固位器。这种殆学矫正固位器虽然成本更高，但是当它用于下颌铰链轴不正确的患者时，可以防止后牙开殆。牙齿矫正固位器不是对每个正畸患者都适合，但是对于它适用的患者，它将是极好的最终矫治器和保持器。

16. 弹簧保持器对下颌切牙拥挤的再治疗是否有用？

弹簧矫治器矫正切牙位置的适应证是下颌切牙拥挤的复发。如果是由下颌骨发育迟缓所造成的，那么就有必要对下切牙减径。可以使用装有薄圆盘或抛光条的涡轮机机头来磨除邻接处釉质。减径时必须谨慎操作，切牙的每一面只能磨除 0.25mm。如果复发拥挤只有 2～3mm，就可以使用弹簧保持器来矫正。首先，减径完成后立即局部涂氟化物，然后取研究模。前牙分段复位到适当的位置。弹簧矫治器制作并佩戴到患者口内。当牙齿排列整齐时，主动保持器就会变成被动保持器。而大多数正畸医生却发现，在前牙上重置托槽来重新排列要比使用弹簧保持器更快并且更加简单。

17. 牙槽嵴上纤维环切术的适应证是什么？

牙槽嵴上纤维环切术（circumferential supracrestal fibrotomy，CSF）是游离龈纤维和越隔纤维切除术，目的是降低扭转的复发。嵴上弹性纤维切除术是非常必要的，因为扭转复发是由于弹性嵴上牙龈纤维网将其拉回原来的位置。这项手术技术是由 Edwards 发明的，主要包括局部浸润麻醉，围绕牙齿的环状切口，切至牙槽骨嵴[27-31]。这些切口可以使扭转牙在牙弓内通过正畸移动到达理想位置。术后会有少许不舒服，但是不需要牙周塞治剂。大部分病例中，是由正畸医生在治疗的最后阶段终末期完成。最重要的注意事项是在牙龈愈合时保持该扭转牙的理想位置。一些正畸医生更喜欢在支架去除后完成这项手术，但是需要立即佩戴保持器以防牙齿扭转回到原来的位置。该手术适用于牙齿严重扭转的病例，而不适合于拥挤无扭转的患者。

18. 系带切除术的适应证是什么?

系带切除术是系带切除或复位的手术，目的是增强矫正间隙的稳定性[32]。上颌正中间隙是由唇系带的大量纤维组织插入中切牙之间所造成的。当间隙是由于明显的唇系带造成的，系带切除术应该在正畸排齐牙列和关闭间隙之后，并在拆除正畸矫治器之前完成。系带切除术成功的主要一点是切除牙间纤维组织，而不需要切除大部分的系带。瘢痕组织可以稳定牙齿，也有助于防止间隙的复发。这一步操作要在间隙关闭之后进行，否则瘢痕组织会影响间隙的关闭。间隙关闭后很难维持，所以舌侧固定保持器非常适合用来保持关闭的间隙。另外，许多处于混合牙列期中后期的孩子显示大约 2mm 的间隙，通常随着上颌尖牙萌出都会自然关闭，而不需要行系带切除术。

19. 什么是复发?

复发是指主动正畸治疗后牙齿向原来的位置移动。由于咀嚼、吞咽、舌和颊部运动各力的平衡，牙齿保持在一个稳定的位置。口腔内外肌群之间存在一个平衡。如果牙齿移动，这个平衡就会被破坏，而且必须重新建立平衡以防止复发。新的纤维组织和硬组织的形成依赖于保持。牙龈纤维网必须改建以适应牙齿新的位置。在正畸矫治器刚一拆除时，牙齿对于咬合和软组织压力都是不稳定的[13]。这就是每名患者必须至少佩戴 6 个月的正畸保持器来重建平衡的原因。很少有病例不需要保持的。如果治疗后牙列开始出现下颌切牙不齐，切牙的减径是有一定效果的。如果切牙根端有足够的位置，只有极少数情况需要拔牙。常规病例都需要保持装置，直到决定拔牙或决定保留第三磨牙（智齿），生长发育过程在 20 岁初基本完成。

20. 第三磨牙和复发的作用是什么?

第三磨牙在严重的下颌牙列后期拥挤中的具体作用并不明确。下颌牙弓后期拥挤的病因是多因素的，与后期下颌骨生长发育的量和方向有关。对于拔除第三磨牙以解除下颌前部拥挤的相对优劣性，存在广泛的争议[33,34]。大部分作者认为用拔除第三磨牙的方法达到防止下颌前部拥挤复发的目的不是很合适。

21. 什么是美国口腔正畸学委员会（ABO）使用的客观分级评价系统?

在 20 世纪 90 年代中期，美国正畸学委员会开始调查更客观的临床检查方法。因为一直重点强调的是最终的咬合，第一步的努力直接指向开发一种客观评价口腔模型和口内放射照片的方法。1995 年 ABO 临床检查部评价了 100 例病例。15 项标准用来测量每个最终牙模和全口 X 线片。数据显示，15 项标准中大部分最终结果的不足存在 7 项（排齐牙列、边缘嵴、颊舌向倾角、深覆盖、咬合关系、咬合接触、根角）。第二年的另一个实地测试中，4 名主管的小组委员会评价了 300 套最终牙模和全口 X 线片。同样地，大部分最终结果的不足仍是那 7 项，但是委员会很难建立检查人员之间的可靠性。因此，小组委员会建议开发一种测量仪以使测量过程更具可靠性。1977 年，第三个实地测试实施了。此次使用了改良的评分系统和增加的仪器，更加精确地测量各项标准。基于广泛实地测试结果的收集与积累，委员会决定对临床检查部的候选人正式启动客观分级评价系统。这七项标准如下。

（1）排齐牙列：在前牙区，上前牙的切缘和舌面以及下前牙的切缘和唇 - 切面被选作评价前牙排齐的指导。在上颌后牙区，前磨牙和磨牙的近远中中央沟被用来评价排齐度。

（2）边缘嵴：边缘嵴用来评价适合的后牙垂直位置。基于 4 个实地测试，边缘嵴排齐最常见的错误发生在上颌第一、二磨牙之间。第二常见的问题区域是在下颌第一、二磨牙之间。

（3）颊舌向倾斜度：为了建立适当的最大牙尖接触的咬合关系和避免平衡侧干扰，上下颌前磨牙和磨牙在高度上不应该有显著的差异。

（4）咬合关系：咬合接触的测量用来评价后牙咬合是否充足。正畸治疗的主要目的是使对颌牙建立最大牙尖接触的咬合状态。因此，功能尖被用来评价此标准是否适合（也就是下颌前磨牙、磨牙的颊尖和上颌前磨牙、磨牙的舌尖）。

（5）深覆盖：深覆盖是用来评价后牙的横向关系和前牙的前后向关系。

（6）邻接：邻接是用来判断是否牙弓内所有的间隙都已关闭。正畸治疗后牙齿间持续的间隙不仅影响美观，也会导致食物嵌塞。

（7）根角：根角被用来评价牙根与邻牙间位置关系是否良好。虽然全口 X 线片不是评估根角的最佳记录，但是它可能是对评估最有意义的。

ABO 的主管花费了数不尽的时间开发这套系统来评价正畸治疗结果的咬合关系和 X 线片。该系统的有用性不仅依赖于它的客观性，更重要的是依赖于测量的真实性和可靠性。在重复对比客观和主观系统之后，主管相信通过这部分临床检查得到的最终分数是有效的。现在，候选人必须在临床检查之前将他们自己的结果分级，他们将会知道他们的结果是否通过临床检查的 CCRE 部分。此外，专科医生在他们的正畸生涯中随时使用此评分系统判断自己完成病例是否能达到委员会的质量要求。委员会希望这个自我评价方法将来会有助于提高正畸质量。

参考文献

1. Little RM, Riedel RA, Artun J: An evaluation of changes in mandibular anterior alignment from 10 to 20 years postretention. *Am J Orthod Dentofacial Orthop* 1988; 93:423.
2. Ostyn JM, Maltha JC, van't Hof MA, van der Linden FP: The role of interdigitation in the sagittal growth of the maxillomandibular complex of *Macaca fascicularis*. *Am J Orthod Dentofacial Orthop* 1996; 109:71-78.
3. Tweed CS: Indications for the extraction of teeth in orthodontic procedures. *Am J Orthod* 1944; 30:405-428.
4. Huckaba GW: The physiologic vasis of relapse. *Am J Orthod* 1952; 38:335-350.
5. Schudy GF: Posttreatment craniofacial growth: its implications in orthodontic treatment. *Am J Orthod* 1974; 65:39-57.
6. Fotis B, Melsen B, Williams S: Posttreatment changes of skeletal morphology following treatment aimed at restriction of maxillary growth. *Am J Orthod* 1985; 88:288-296.
7. Harris EF, Vaden JL, Dunn KL, Behrents RG: Effects of patient age on postorthodontic stability of the mandibular arch. *Eur J Orthod* 1994; 105:25-34.
8. Parkinson CE, Buschang PH, Behrents RG, et al: A new method of evaluating posterior occlusion and relation to posttreatment occlusal changes. *Am J Orthod Dentofacial Orthop* 2001; 120:503-512.
9. Andrews LF: The six keys to normal occlusion. *Am J Orthod* 1972; 62:296-309.
10. Casko JF, et al: Objective grading system for dental casts and panoramic radiograph. *Am J Orthod Dentofacial Orthop* 1998; 114:590-599.
11. Blake M, Bibby K: Retention and stability: a review of the literature. *Am J Orthod Dentofacial Orthop* 1998; 114:299-306.
12. Kaplan H: The logic of modern retention appliances.

Am J Orthod Dentofacial Orthop 1988; 93:325-337.

13. Sandowsky C: Long-term stability following orthodontic therapy. In Burstone CJ, Nanda R, editors. *Retention and stability in orthodontics*. Philadelphia: WB Saunders, 1993, pp 107-113.
14. Reitan K: Principles of retention and avoidance of treatment relapse. *Am J Orthod* 1969; 55:776-790.
15. Nanda RS, Nanda SK: Considerations of dentofacial growth in long-term retention and stability: is active retention needed? *Am J Orthod Dentofacial Orthop* 1992; 101:297-302.
16. Edwards J: The prevention of relapse in extraction cases. *Am J Orthod* 1971; 160:128-140.
17. McNamara JA: An orthopedic approach to the treatment of Class Ⅲ malocclusion in young patients. *J Clin Orthod* 1987; 21:598-608.
18. Kulbersh VP, Berger J, Kersten G: Effects of protraction mechanics on the midface. *Am J Orthod Dentofacial Orthop* 1998; 114:484-491.
19. Lewis P: Correction of deep overbite: A report of three cases. *Am J Orthod* 1987; 91:342-345.
20. Kim TW, Little RM: Postretention assessment of deep overbite correction in Class Ⅱ division 2 malocclusion. *Angle Orthod* 1999; 69(2):175-186.
21. Espen HD, Zachrisson BU: Long-term experience with direct bonded lingual retainers. *J Clin Orthod* 1991; 10:619-630.
22. Orchin JD: Permanent lingual bonded retainer. *J Clin Orthod* 1991; 24:229-231.
23. Sheridan JJ, LeDoux W, McMinn R: Essix retainers: fabrication and supervision for permanent retention. *J Clin Orthod* 1993; 27:37-45.
24. Zachrisson BU: Important aspects of long-term stability. *J Clin Orthod* 1971; 9:563-583.
25. Kesling HD: The philosophy of the tooth positioning appliance. *Am J Orthod* 1945; 31:297-304.
26. Carano A, Bowman SJ: Short-term intensive use of the tooth positioner in case fi nishing. *J Clin Orthod* 2002; 36(4):216-219.
27. Edwards J: A surgical procedure to eliminate rotational relapse. *Am J Orthod* 1970; 57:35-40.
28. Edward J: A long-term prospective evaluation of the circumferential supracrestal fi berotomy alleviating orthodontic relapse. *Am J Orthod* 1988; 93:380-387.
29. Edwards J: The prevention of t relapse in extraction cases. *Am J Orthod* 1970; 60:128-140.
30. Boose L: Fiberotomy and reproximation without lower retention, nine years in retrospect: Part Ⅰ. *Angle Orthod* 1980; 50:88-97.
31. Boose L: Fiberotomy and reproximation without lower retention, nine years in retrospect: Part Ⅱ. *Angle Orthod* 1980; 50: 169-178.
32. Edwards JG: The diastema, the frenum, the frenectomy: a clinical study. *Am J Orthod* 1977; 71: 489-508.
33. Richardson ME: The role of the third molar in the cause of lower arch crowding: a review. *Am J Orthod Dentofacial Orthop* 1989; 95(1):79-83.
34. Ades A, Joondeph D: A long-term study of the relationship of third molars to mandibular dental arch changes. *Am J Orthod Dentofacial Orthop* 1990; 97:323-335.

第 24 章 正畸治疗中的软组织二极管激光手术

CHAPTER 24

Angela Marie Tran, Jeryl D. English, Sam A. Winkelmann

当代正畸学不断与现代科技手段相结合，并更加关注当今的牙科美容需求。正畸治疗的一个主要目标是使患者获得美貌笑容。在早些年，正畸治疗希望取得良好的疗效，但往往缺乏相应的知识和技术支持。近年来，随着软组织二极管激光技术在软组织手术中的应用，一些令正畸医生棘手的问题以这种相对简单便捷的方式解决。二极管激光的优势在于：操作简单，止血效果好，患者不适感小，可切除软组织（而非硬组织），无须缝合。这些优点使得正畸医生可以独立完成手术操作，缩短疗程及增强正畸治疗术后的美观效果。萌出过慢的牙齿和牙龈的过度增生以往会延长正畸疗程，目前通过二极管激光技术可以得到改进。牙龈的外形和位置可与切牙形态的磨改同步进行，以获得更美观的效果。本章将重点关注严重软组织问题的手术指征和方法。

1．何种软组织手术正畸医生可通过激光技术完成？

一直以来，正畸医生在不断寻求增加疗效和缩短疗程的方法。软组织激光技术的出现帮助正畸医生更好地控制了早先阻碍治疗进程、影响治疗效果的因素。一些临床证据表明软组织激光技术可使医生和患者双方获益：牙龈外形的修整、阿弗他口腔溃疡的治疗、加速牙齿萌出、去除软组织盲袋以及系带修整[1-4]。

软组织激光去除术有利于正畸中的牙龈再塑形，以此达到美观、健康和缩短疗程的效果。牙龈修整术可以解决龈缘不齐，促进牙齿均衡移动，改善露龈笑，在很大程度上提高了正畸的美学效果。牙龈塑形术也应用于一些口腔卫生差，有牙龈炎、假性牙周袋以及刷牙和使用牙线困难的患者[3,4]。牙龈增生常常阻碍正畸医生将托槽粘接到理想位置，而适当地去除部分牙龈组织可有利于正畸医生一次性将托槽粘接到牙齿理想的位置上[3,4]。

患阿弗他口腔溃疡的患者非常难受和痛苦（图 24-1）。传统上，使用生理盐水冲洗、涂布表面麻醉药以及四环素可以减轻症状[3]。如今

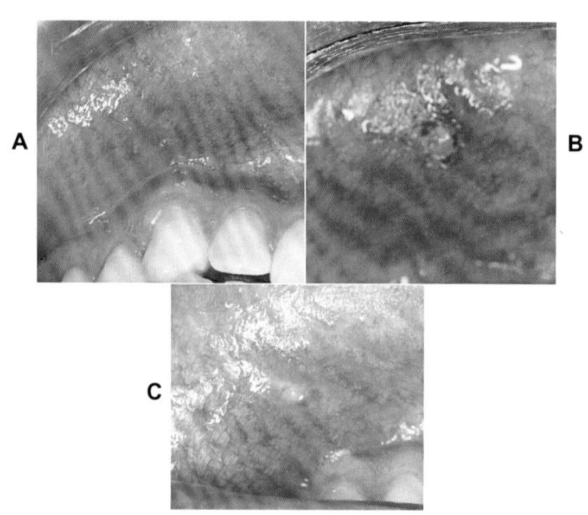

图 24-1　阿弗他口腔溃疡（治疗前和治疗后）。A．阿弗他口腔溃疡激光手术前；B．阿弗他口腔溃疡激光手术后即刻；C．阿弗他口腔溃疡激光手术后 1 周

正畸医生可以使用激光术来消除阿弗他溃疡，可即刻缓解患者的痛苦。打开激光 30 秒，以非常低的功率，与病变组织保持 1～2mm 的距离进行操作[3,4]。通常阿弗他溃疡需要 14 天才可自行愈合，但是应用激光治疗术后 1 天便可痊愈。激光术后的创面会很快愈合，并不会引起患者疼痛和不适[3,4]。

牙龈软组织有时会覆盖整个牙齿，并阻碍牙齿的正常萌出。软组织激光术可以轻易去除覆盖过多的软组织，这样有利于正畸医生及时粘接托槽，并有效地移动牙齿[3,4]。

有时当第二磨牙未完全萌出并有龈瓣覆盖时，正畸医生会等到磨牙完全萌出后再粘接带环。而使用软组织激光术便可以快速去除龈瓣，顺利粘接第二磨牙带环，不会耽误正畸疗程[4]。

患者系带低可导致较大的牙间隙。在正畸关闭间隙后，通常会建议患者行系带切断术来稳定正畸疗效。软组织激光术可以使系带切断术变得更加简单易行，患者的不适感小，并且出血也较少。

2．什么类型的激光可应用于正畸领域？

有一种激光是由单色光通过一真空管形成平行光束而产生的。它通过一个防护屏来包绕光束，使激光无法透过真空管的侧壁，而仅在真空管的顶端释放[2]。激光能量可以通过操作者调节功率来控制。激光切割组织主要是通过组织细胞吸收激光高能量后，被迅速加热、烧结、凝固、蛋白变性、气化和碳化而消融[2]。有人建议以脉冲方式来释放激光的能量，这样可以达到间歇冷却的作用，以减小组织损伤和患者的不适感[2]。

应用于牙科领域的 3 种主要类型的激光器包括 CO_2 激光器、铒激光器和二极管激光器。其中由于 CO_2 激光器的尖端无法直接接触手术部位，使之应用起来较为困难。这类激光器在操作时必须要离开术区少许距离，从切割到组织切断分离之间有一段时间延迟[2]。铒激光器利用的是一种高波长的激光，它可以非常有效地切除软组织，但是在出血控制方面不是很理想[2]。最后一种是二极管激光器，它的激光能量主要是被细胞中的黑色素所吸收[2]（图 24-2）。因此这种激光器对术区的出血控制较好。并且这种激光器切割组织时只需轻轻接触组织即可，有利于操作者通过触觉反馈来调节切割力度[2]。二极管激光器的其他优势还包括手术区域的可控性、在切割时不会损伤到硬组织、手术费用低并且手术可在表面麻醉状态下进行[2]。激光切割组织时，同时对其进行了烧灼，这样就不用再进行牙周修整来帮助术后的愈合。

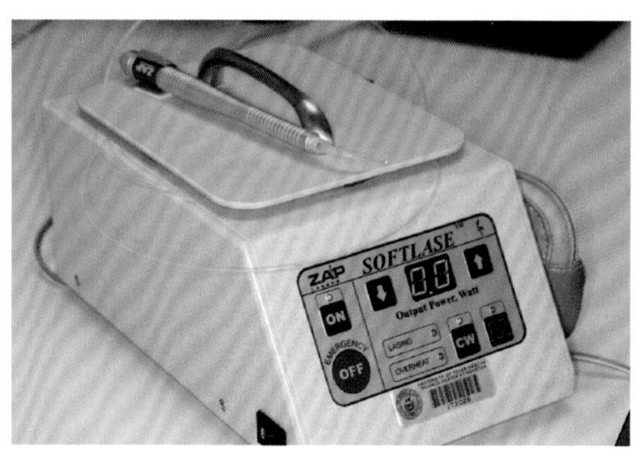

图 24-2　二极管激光器（ZAP Softlase）

3．牙龈组织激光修整术的适应证和手术方法是什么？

正畸治疗必须要融会美容牙科学的原则，以达到治疗后的最佳美学效果[1]。正畸医生应常规对患者的笑线、笑弧以及牙冠和牙龈的比例作出评估。在应用激光术去除牙龈组织前，正畸医生应该熟知一些美学概念，如牙冠的比例大小、与相邻牙接触点的位置、楔形外展隙的大小以及牙龈组织的特点。理想的上颌中切牙宽高之比为 66%～80%[1]。评估导致牙冠宽 / 高比例失调的原因非常重要，其中包括临床牙冠高度不足、牙龈过度增生或者牙齿萌出不足[1]。根据不同原因，可以制订最佳的治疗方案，包括等待牙齿自行萌出、牙龈修整术以及牙齿修复术[1]。其他的美学概念还包括相邻牙的接触点和外展隙的特点。当牙齿从中线处向远中移动后，其与邻牙的接触点应向根方移动，外展隙应变大[1]。牙龈美学也同样会影响治疗效果。下颌切牙和上颌侧切牙的牙龈形态（牙齿的龈缘弧度）应该是对称的卵圆形或圆形。因此，龈缘的最高点应位于牙冠纵轴上[1]。上颌中切牙和尖牙的龈缘形态是椭圆形的，因此，其龈缘最高点应位于牙冠长轴偏远中[1]。

正畸医生会发现，在很多时候都需要用到牙龈修整术来提高治疗效果。在最初确定患者需要进行正畸治疗时，正畸医生就应仔细分析模型，并对托槽进行精确定位。多数正畸医生会利用牙冠切端来定位托槽粘接的高度。正畸医生经常会发现当牙龈过度增生或牙齿迟萌时，他们很难将托槽粘接到理想位置。这时，去除过多的牙龈组织将有助于正畸医生精确粘接托槽，而不再需要被动等待牙齿萌出或将患者转至牙周科行牙龈开窗术[3,4]。

牙龈修整术也可以帮助口腔卫生差的患者更好地维护口腔卫生。患者的龈缘处清洁不彻底就会引起牙龈炎和形成龈袋。这种龈袋更不利于患者彻底清洁，更易形成牙结石，于是更加重了牙龈的炎症[3,4]。牙龈修整术有助于减轻牙龈炎症并方便患者清洁。关闭较大的拔牙间隙后会出现软组织堆积现象，尤其是在口腔卫生不好的情况下更容易出现[3]。去除过度堆积的软组织会更有利于患者维护口腔卫生。

在正畸医生开始将牙科美容学融入他们的治疗计划时，牙龈修整术被证实对提高正畸治疗后的美学效果具有很积极的作用（图 24-3）。患者的龈缘不齐、牙龈炎症或者牙齿宽高比例不调都会影响正畸后的美观效果。软组织激光术可以针对患者的笑弧和笑线来有效改善牙冠的宽高比例、牙龈形态和牙龈轮廓[1,2,4]。

在进行牙龈切除术前，首先要局部浸润麻醉术区，再用探针标记出切口的高度引导线，并留下 1mm 的浅沟。将激光器的尖端垂直于龈缘，使用连续脉冲激光单次单层地切除牙龈组织。在形成理想的牙龈轮廓后，用 3% 的过氧化氢棉球或微型毛刷清理术区[5]。

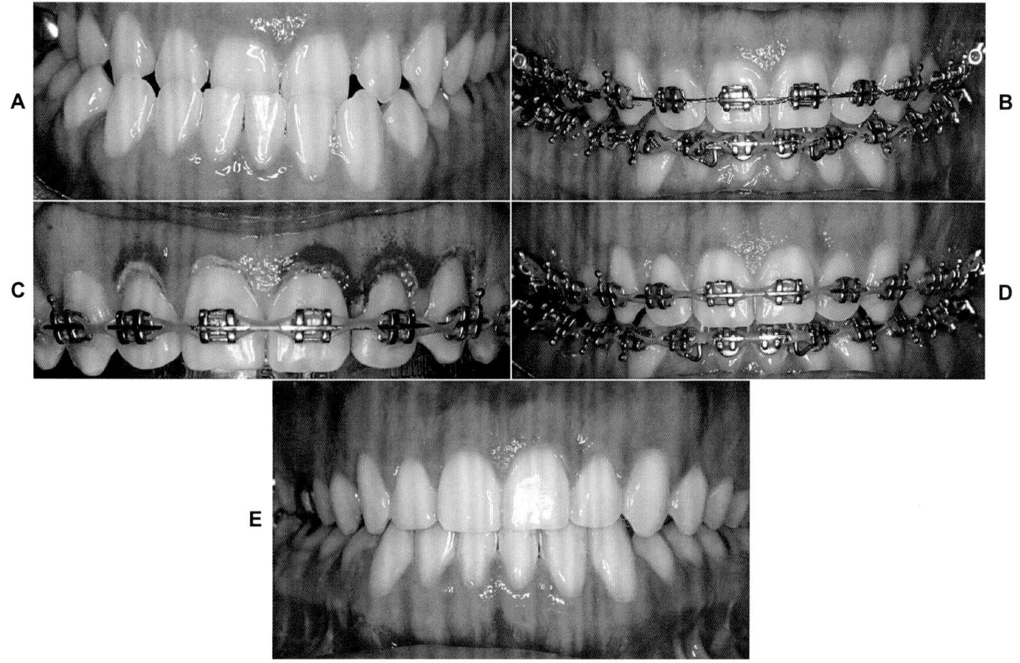

图 24-3　牙冠延长术（术前和术后）。A．正畸治疗前；B．激光手术治疗前；C．牙冠激光延长术后即刻；D．术后 2 周；E．正畸治疗后

4．系带激光切除术的适应证和手术方法是什么？

临床上，两牙间隙过大往往是由于系带附着过低引起的。正畸医生需要先关闭牙间隙，然后利用固定保持器或活动保持器以及切断系带来稳定正畸治疗效果。应用软组织激光术来切断系带，会减小患者的不适感。术后疼痛减轻，术中不需要缝合和组织修整，术中流血大大降低。在术后愈合过程中，其瘢痕组织还有助于维持牙间隙关闭后的稳定性（图 24-4）。

软组织激光系带切断术的手术操作方法包括，首先对术区进行局部麻醉。牵拉上唇向前直到唇系带绷紧。用激光自系带底端水平切断系带约 3mm，术中使用细小、连续的脉冲激光，术区形成一个“V”形约 1in 宽的弧形切口。切口要足够深以免术后系带再附着，然后修整系带底端剩余的软组织。用 3% 的过氧化氢棉球清理术区[5]。另外一种系带切断方式是菱形系带切断术，先将系带拉紧，激光切开 V 形系带的两侧，然后再切断系带底部，这样可以形成一个“菱形”切口。

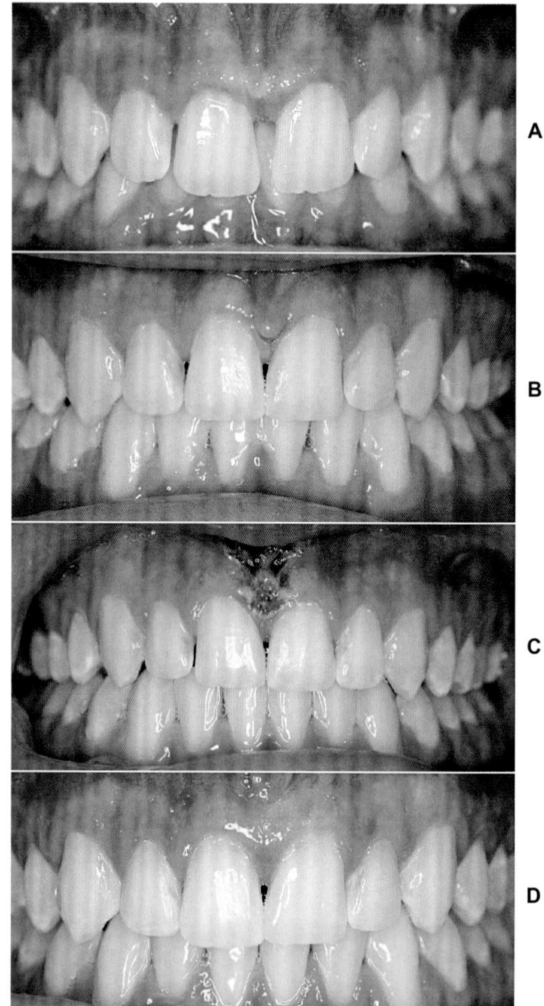

图 24-4　系带切断术（术前和术后）。A．初始的错殆表现为两牙间的牙间隙；B．正畸治疗后和激光术治疗前；C．系带激光切断术后即刻；D．术后 1 个月

5．软组织激光导萌术的适应证和手术方法是什么？

正畸过程中，往往因为需要等待阻生牙自软组织中萌出而延长了矫治时间[3]。通常情况下，我们需要牙周科医生协助切开软组织来暴露牙冠，以便于正畸医生粘接托槽和安放橡皮链来移动牙齿。但是，较厚的软组织尤其是腭部软组织仍会阻碍牙齿萌出到牙弓的正常高度。这时可以借助软组织激光术来切除过厚的软组织，去除软组织阻力后，牙齿便可以顺利萌出到位。有时，阻生牙已快萌出，但其冠端还附有一薄层软组织[3]，这时可使用软组织激光去除这一薄层组织，便于正畸医生即刻粘接矫治器并开始移动牙齿（图 24-5）[3]。

当要切除覆盖于牙冠上的软组织时，术者需要根据软组织的厚度来调节激光器的功率。在局部浸润麻醉后，需要探查术区以确定牙齿的位置和定位软组织切口。用细小、连续的脉冲激光小心切除软组织直到埋藏牙充分暴露。然后用 3% 的过氧化氢棉球或微型毛刷清理术区。术后即刻粘接矫治器[5]。

参考文献

1. Sarver DM: Principles of cosmetic dentistry in orthodontics. 1. Shape and proportionality of

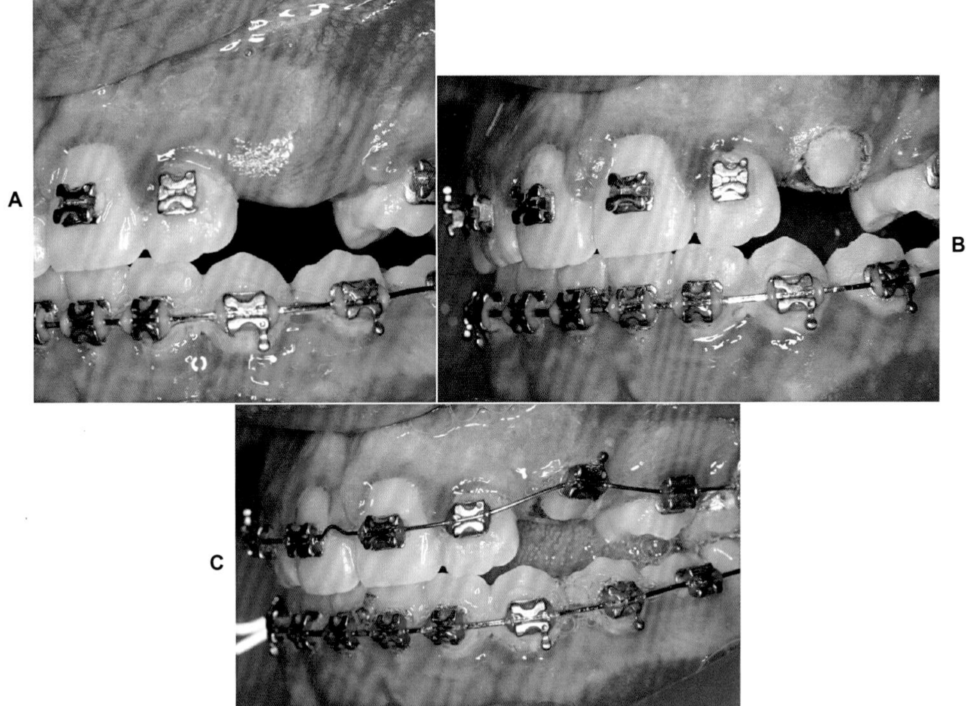

图 24-5　阻生尖牙的开窗术。A．激光术前的阻生尖牙；B．激光术后即刻；C．术后的正畸加力

anterior teeth. *Am J Orthod Dentofacial Orthop* 2004; 126:749-753.

2. Sarver DM, Yanosky MR: Principles of cosmetic dentistry in orthodontics. 2. Soft tissue laser technology and cosmetic gingival val contouring. *Am J Orthod Dentofacial Orthop* 2005; 127:85-90.
3. Sarver DM, Yanosky MR: Principles of cosmetic dentistry in orthodontics: Part 3. Laser treatments for tooth eruption and soft tissue problems. *Am J Orthod Dentofacial Orthop* 2005; 127:262-264.
4. Yanosky MR: The soft-tissue laser: managing treatment and enhancing aesthetics. Available at: OrthodonticProductsOnline. com, August 2006.
5. ZAP lasers.Orthodontic laser procedures guide. Available at: www.zaplasers.com.

CHAPTER 25

第 25 章 颅颌面复合外科计算机辅助模拟手术的奥秘

James J. Xia, Jaime Gateno, John F. Teichgraeber

颅颌面部手术的适应范围包括疾病、外伤以及颅骨和面部畸形的治疗。颅颌面部畸形可以是先天性的，也可以是后天获得性的。它包括牙面畸形、先天性畸形、肿瘤切除后缺损、外伤后缺损和颞下颌关节（temporomandibular joint，TMJ）畸形。因为颅骨和面部的三维解剖结构的复杂性，因此颅颌面部手术需要广泛的术前设计。

1．美国有多少颅颌面部畸形的患者?

在美国，年龄在 12～50 岁之间的个体中估计有 1700 万（占全国人口的 18%）存在严重到需要进行手术矫正的错殆畸形 [1-4]。另外，颅颌面部骨骼的先天异常影响着大量的儿童。最常见的先天异常包括唇腭裂（超过活产儿的 3.6‰ [5]）、颅缝早闭（每 100 万活产儿中有 343～476 名 [6]）、半面短小（占活产儿的 1/5600[5]）。这些患者中的大部分将需要手术治疗。额外的颅颌面部畸形也发生于肿瘤切除术和创伤后。头、颈部肿瘤治疗常导致显著的畸形而需要重建 [7,8]。在美国头颈部癌症的发生率为每 10 万美国人中有 9.7 人。这样每年将产生 28 000 名新患者，而且不包括也需要手术治疗的良性肿瘤患者 [9]。报道显示，每年将有 2800 万美国人（占全国人口的 10%）在外伤中受到非致命性损伤 [10]，其中头面部损伤占 37%[11]。这些患者中有相当大一部分也需要手术治疗。最后，报道有 5%～15% 的人群患有颞下颌关节紊乱综合征，这是青年人（20～40 岁）中患病率最高的一种疾病 [12,13]。虽然这些患者中大部分不需要手术治疗，但是患有颞下颌关节强直、严重的类风湿关节炎或骨关节炎的患者可能需要进行颞下颌关节重建。据估计每年约有 3000 例假关节置换术 [14] 和相近数量的自体重建。

2．对于颅颌面部手术，目前有哪些设计方法?

颅骨和面部组织的三维解剖结构复杂，所以颅颌面部手术需要周密的术前设计。当前的设计方法根据设计的手术类型不同而有所变化，却也与一般的正颌外科手术的设计方法无太大的区别。

一般来说，当前用于颅颌面部畸形的手术设计方法包括以下几个步骤。第一步是采集数据和从诸多不同的原始数据中量化畸形，包括体格检查、人体测量、医学照片、医学影像学研究 [头影测量 X 线照片和分析、计算机断层扫描（CT）等]，以及当手术涉及颌骨时的口腔石膏模型。第二步是模拟手术，包括预测描记、口腔石膏模型手术和以 CT 为基础的物理模型手术。手术设计的最后一步是开辟一条途径在手术时将手术设计转移到患者身上。最常用的就是制作外科殆板、排牙导板、骨移动量的测量或可视的“线索”。

3．为什么当前的设计方法常不足以设计颅颌面复合外科手术？

二维平面预测描记的问题

颅颌面部手术通常用预测描记的方式进行模拟。描记是由在硫酸纸上对头影测量片的骨组织和软组织轮廓进行描绘而成[15,16]。将拟移动骨的轮廓画在另一硫酸纸上，移动到目标位置，便完成了手术模拟。预测描记也可以通过计算机软件完成。

预测描记的一个最重要的缺点就是它的二维性[17-20]。患者的三维解剖结构被压缩到正中矢状平面上，即二维头影测量片。这也造成了左右两侧结构的严重重叠。如果患者只有前后向或者垂直向上的畸形，该预测描记可能被临床接受。然而，对于存在三维问题（例如非对称性畸形）的患者，该项技术则无法在三维的水平上模拟手术[21,22]。预测描记的另一个问题就是它将牙列描绘成了二维图像[21,23]。正是因为这个原因，涉及牙列的手术应该将口腔石膏模型固定在𬌗架上进行模拟[15,16,24]。

CT 模型的问题

三维 CT 扫描已经成功地用于患者疾病的显影和量化。然而，它并没有被成功用于手术模拟，有两个主要原因。第一，CT 不能给出手术模拟必需的牙齿精确度[21,23]。CT 的原始数据是由逐层扫描获得的一系列感兴趣体积的二维横断图像组成。在三维重建时，相邻两个断层之间丢失的数据用数学算法（例如移动立方体算法[25]）重建。目前，精度最高的三维 CT 扫描仪的最小扫描层厚度为 0.625mm。这种厚度即使对骨组织结构来说已经足够，但重建牙齿仍不可能达到手术设计所必需的精确程度。上下颌牙齿咬合需要非常高的精确度，即使 0.5mm 的误差也会造成咬合异常。第二，由正畸托槽和口腔金属修复造成的散在的人为因素，即使不是不可能消除，也是非常困难的。由于这些因素的限制，涉及牙齿的手术仍然在口腔石膏模型上进行模拟[15,16,24]。

随着锥形束 CT 技术的快速发展，扫描层厚度降到了 0.2mm，人为因素得到了更好的控制，患者受到的射线照射也明显下降。锥形束 CT 扫描仪成为正畸医生和口腔医生最受欢迎的设备。无论如何，在颅颌面部畸形的治疗中，外科医生想要看到的是准确的颅颌面骨骼的复制品。锥形束 CT 图像与常规医用 CT 图像相比具有更低的对比度，这使得分割处理（将图像中的骨和软组织分开）非常困难。三维重建后，可轻易地观察到上颌窦前壁和眶底这样在三维模型上神秘不可见的结构。虽然锥形束 CT 产生的人为因素最小，但是复制的牙齿仍不适合模拟最终咬合关系和制作外科夹板。

以 CT 为基础的物理模型的问题

模拟手术的另一个意义是使用由快速原型设计技术产生的以 CT 为基础的物理模型（例如快速成型器官模型）。虽然这些模型很有使用价值，但是它们也存在很多缺点。一个缺点是一旦涉及咬合，牙齿的精确度便达不到手术设计的要求。这是因为用以建立模型的 CT 图像数据不能精确地反映牙齿，也受到人为因素的限制。若要建立新的口腔咬合关系和制作外科夹板，附加口腔石膏模型外科仍然是非常必要的。另一个缺点是不可能在一个模型上模拟不同的手术。一旦模型被切割，便不可能再复原。

口腔石膏模型外科的问题

涉及牙齿的手术也会在口腔石膏模型上进行模拟[15,16,24]。这一步的目的是建立新的口腔咬合关系和制作外科𬌗板。𬌗板可以帮助外科医生建立需要的颌间关系。口腔石膏模型的一个缺点就是它们不能够描述周围骨组织结构[23,26]。因此在模型手术中外科医生就无法将骨骼的变化形象化，然而这种骨骼的变化在颅颌面复合畸形的治疗中却是至关重要的。最终，关于口腔石膏模型的使用存在若干个主要争论点。

面弓转移的问题

在矫正手术中外科医生将需要的手术设计

转移到患者身上的能力主要依赖于外科夹板的精确度。一个精确的夹板的制作需要被架好的模型完美地复制患者牙列的位置。然而，Ellis 等人[24]证明了架好的模型𬌗平面倾角与现实𬌗平面在头影测量片中测得的结果有显著的不同。另一项研究[27]显示使用 SAM 解剖学面弓测得的𬌗平面平均倾角为 7.8°±4.2°，统计学上明显大于实际值。使用 Erickson 外科面弓获得的模型𬌗平面倾角的平均值为 4.4°±2.2°，统计学上也明显大于实际值。

当明白使用架好的不精确模型的隐患时，使用精确定位眼耳平面模型的优点就会越来越明显。图 25-1 图解说明了使用不精确模型制作过渡性夹板的结果。图 25-1A 描绘一个假定下颌前突和上颌发育不全的患者的头影测量描记图。该患者的手术设计要求上颌前徙 10mm，下颌后退 4mm。该病例中，眶轴平面（面弓）与眼耳平面间的夹角是 12°。图 25-1A 描绘了模型使用常规系统架好的𬌗架。架好模型的𬌗平面倾角（图 25-1B）比头影测量描记图（图 25-1A）上的大 12°。在图 25-1C，上颌骨模型已经前徙 10mm，过渡性夹板已经制作。图 25-1D 描绘了手术时上颌骨设计的位置和实际位置。在该假定案例中，上颌骨的实际位置在设计位置后方 1.5mm，导致上颌骨仅前徙 8.5mm，或者说比需要前徙的量少 15%。

科研人员和临床医生通过改进各种技术来解决这个问题。Ellis 等人[24]通过使用 Hanau 关节改良了𬌗架上架技术。Gateno 等人[27]通过使用 SAM 𬌗架将受试者的个体解剖差异考

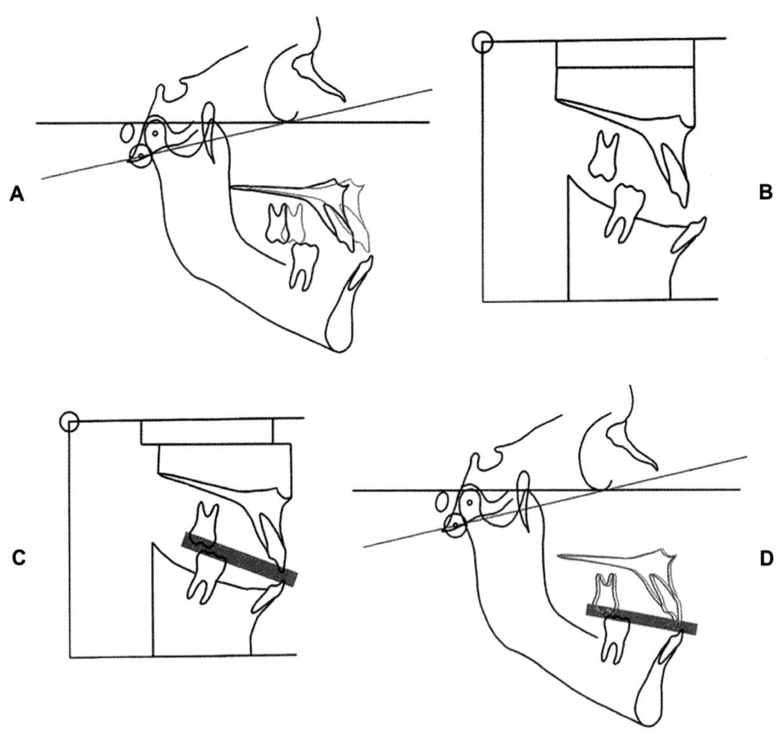

图 25-1　假想患者的面弓转移。A．假想患者的预测性描记。黑色的水平线代表 Frankfort 水平面。红线为轴 - 眶平面，与 Frankfort 水平面成 12°交角。治疗计划将上颌前移 10mm（蓝线）。B．模型上𬌗架。可见上架后的模型𬌗平面比咬合平面陡 12°。C．手术模型。上颌前移 10mm，术中𬌗板（红色）已制作。D．术中上颌重置。蓝线为理想的上颌位置。红线为手术后上颌的位置。可见术后实际位置位于理想位置后方 1.5mm

虑在内，改进了面弓转移技术。

下颌自行旋转的问题

双颌手术可预测的后果依赖于精确的上颌骨的位置。它之所以重要不仅是因为理想的上颌骨位置对于达到完美的面中部美学要求是必需的，也是因为下颌的最终位置也完全依赖于它。

双颌手术的第一步是在鼻骨上放置外部参照标记（例如，克氏针张力带或者螺钉）。记录这个标记与上颌切牙切缘的垂直距离。该测量将有助于上颌骨垂直向的正确定位。在双颌手术中，首先切断上颌骨。过渡性外科𬌗板决定了上颌骨的前后向和横向位置，以及预期得到的旋转空间。外科医生使用过渡性外科𬌗板，以便在手术时定位上颌骨。过渡性𬌗板为截断上颌骨和下颌骨期间使用临时性装置，牙齿结扎固定在𬌗板上。上颌骨的垂直位置使用鼻骨标记和上切牙切缘之间的距离作为参考，由上下颌骨复合体自动旋转至预定垂直位置所决定。当上颌骨达到适当的位置时，解除牙齿的固定，截断下颌骨，并以上颌骨的位置定位下颌骨。术前将口腔石膏模型固定于𬌗架上，在模型上制作好𬌗板。𬌗架是模拟下颌运动的机械装置。其基本原理是，在开闭口运动过程中下颌处于最大后退位（正中关系），髁状突围绕铰链轴旋转（铰链轴理论）[28-32]。然而，最近的研究显示下颌张开的过程中，平移和旋转总是连续和复合的[33-35]。即使是下颌在开口处的 1mm 运动过程中，髁状突实际上也是沿着一种路径（合并旋转和平移）运动而非绕着一个单独的点转动[30,36,37]。因为下颌骨在自动旋转的同时也向前滑动，上下颌复合体也会相应地向前移动。很遗憾，当前的𬌗架不能模拟如此复杂的运动。因此，传统的手术设计使用半可调𬌗架模拟手术和制作过渡性外科𬌗板，常常导致上颌骨在前后向上意外的移位。

临床上作者已经注意到，在单纯的正颌外科手术病例中，因为有限的手术移动，上颌骨在前后向上的意外位移量相对较小，而在复杂的和不对称畸形的病例中意外位移量则大得多。半面短小的患者中，经常遇到相差 5～10mm 的𬌗平面（𬌗斜面）。图 25-2A 描绘的是假定的半面短小患者的头影测量描绘图。为了纠正 6mm 的𬌗斜面，过渡性外科𬌗板常常要厚于 20mm，并且导致至少 20mm 的下颌自动旋转（图 25-2B）。该病例中，上颌骨术后的实际位置在前后向上向前移位了 5mm（图 25-2C）。

手术时将手术设计向患者身上转移的问题

手术设计的最后一步是在手术室转移手术设计。在涉及颌骨的病例中，转移是通过口腔𬌗板完成的[15,16]。外科医生借助这些𬌗板确定颌骨的正确位置。然而，对于不涉及牙列的颅面部病例（例如，眶部截骨和颅顶整形），外科医生却没有精确的方法来完成手术室的设计转移。设计过程中获得的测量结果可以用来指导手术，但是通常情况下，骨在正确位置的放置与其说是科学，倒不如说是艺术。

如何解决这些问题?

颅颌面部手术的成功不仅依赖于手术技术，也依赖于精确的手术设计。因为存在以上所提到的诸多问题，当前用于颅颌面部手术的方法常显不足。另外，众所周知，在很多病例中这些方法常产生不需要的结果。而且，整个设计过程是非常耗时的[38]。一个有经验的外科医生经常要用 4～6 小时来完成手术设计和制作𬌗板。最后，一个复杂病例的设计在时间和资源上的耗费都是相当高的[38]。

当前的手术设计方法有急待改进的需求，已经使研究人员为颅颌面部手术开发了技术更加先进的设计方法，即计算机辅助手术模拟（computer-aided surgical simulation，CASS）。CASS 已经广泛应用于颌面部手术[19,39-44]、颅面部手术[20,45]、创伤和牵张成骨术[20,46-50]。外科医生使用 CASS 能够实行虚拟手术，并且做

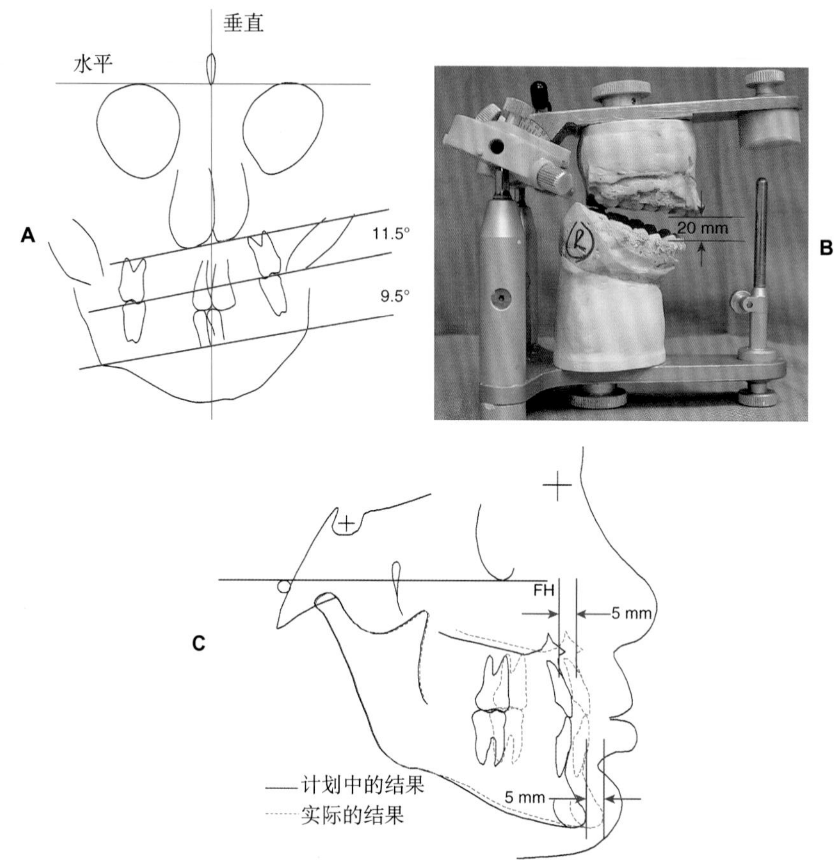

图 25-2　假想的半面短小患者。A．半面短小患者的头影测量描记。B．使用过渡性𬌗板使下颌自动旋转改善𬌗平面的倾斜度。C．上下颌发生 5mm 的非计划性前移。黑色实线代表理想的下颌位置；红色虚线代表真正的结果，发生了 5mm 的前移

出患者手术的三维预测结果，就像是在手术室中实行手术一样。

4．CASS 设计颅颌面部手术的基本步骤是什么？

CASS 有 4 个主要步骤。第一步是创建感兴趣体积的三维计算机模型。第二步是通过三维和二维的测量对畸形进行量化。第三步是在计算机上模拟手术。最后一步是将计算机手术设计转移到患者身上。

5．如何建立一个足以设计颅颌面部外科手术的计算机模型？

对于不涉及牙齿的手术，常规的三维 CT 模型就足以进行手术设计。然而，如果像以上所述的涉及牙齿的手术，常规的三维 CT 便不会将牙齿呈现到手术设计所需要的精确程度。因此，需要创建合成颅骨模型 [17,21,51]，它同时展示了骨组织和牙齿的精确复制。

为了创建合成颅骨模型，首先制作咬合夹具（图 25-3A）。咬合夹具通常用来记录上下牙模型的相互关系，并且为三维 CT 颅骨模型注册数字口腔模型提供了基准标记。为了易化夹具的制作，自凝型甲基丙烯酸甲酯材料可以直接置于上下颌牙齿之间制作正中关系的咬合记录。每个夹具包含位于侧切牙和第二前磨牙颊侧的 4 个基准标记支架。这些支架排布到各个不同的位面来最大限度地

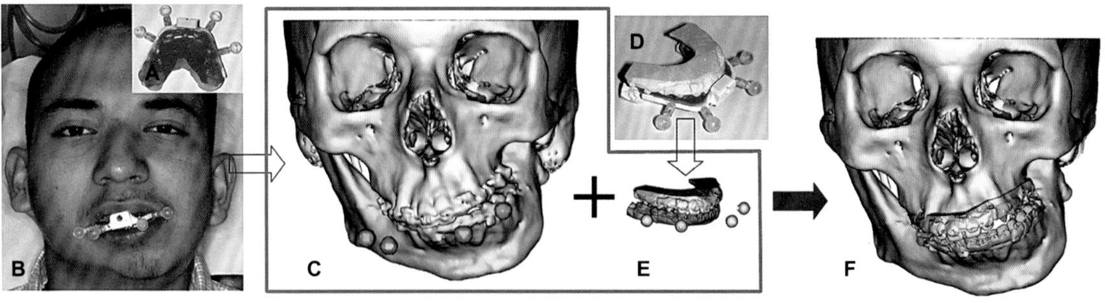

图 25-3　由计算机重建的颅骨模型。A．通过使用基准标记的基准 CT 或 MRI 制作的咬合夹具。B．进行 CT 扫描时，患者佩戴了带基准标记的咬合夹具。C．三个分离的但相互关联的计算机模型被重建：一个面中部模型，一个下颌模型，一个四 - 基准标记模型。D．扫描过程中带基准标记的咬合夹具被放置在上下颌石膏模型上。E．三个分离但相互关联计算机模型被重建：一个数字化的上颌牙模，一个数字化的下颌牙模，和一个带四 - 基准标记的模型。F．由计算机重建颅骨模型是骨结构和牙齿的真实再现 (来源于 Gateno J, Xia JJ, Teichgraeber JF, et al: *J Oral Maxillofac Surg* 2007;65(4):728-734.)

提高注册的精确度。CT 扫描时，将一组 CT 兼容的基准标记插入到支架中，因此它们可以被 CT 扫描仪捕获而不散落（图 25-3A）。咬合夹具制作完成后，也同时获取了患者的颅面骨的 CT 扫描（图 25-3B 和 C）。此后，通过高分辨率扫描仪（0.15mm 的精确度或者更高）扫描口腔石膏模型建立数字口腔模型（图 25-3D 和 E）。CT 颅骨模型中的坏牙齿被数字模型中的好牙齿取代。计算机化合成颅骨模型的结果是它同时展示了骨组织和牙齿的精确复制（图 25-3F）。

6．如何使用 CASS 技术来设计手术?

合成颅骨模型是模拟各种截骨术的最初准备（预切割）。举个例子，它们可以包括 Le Fort Ⅰ型截骨术、矢状劈开截骨术、倒“L”型截骨术和颏成形术。模型建立好后，外科医生就能够根据量化的引导和外科医生视觉上的判断移动片段骨到需要的位置，使每个片段骨围绕一个旋转点旋转。一旦片段骨到达了应有的位置，模拟结果和手术移动便被记录下来。外科医生使用 CASS 可以模拟大量不同的手术治疗来做出最适合的手术设计。

7．手术时如何将计算机化的手术设计转移到患者身上?

使用 CASS 的最后一步是将计算机手术设计转移到患者身上。为了完成这一步，应用计算机辅助设计 / 计算机辅助制作技术制作外科口腔殆板和排牙导板 [17,51,52]。在涉及牙齿的手术中，在上下颌牙弓之间插入数字晶片后，由计算机程序制作外科口腔殆板（图 25-4A）。在不涉及牙齿的手术中，可以创建数字排牙导板（图 25-4B）。在手术中它用来帮助外科医生达到需要的结果。排牙导板记录了感兴趣区域内的三维表面几何图形以便排牙导板将骨固定在唯一的位置上。然后将数字殆板和排牙导板发送到快速成型设备上制作物理殆板和排牙导板（图 25-4C 和 D），消毒后在手术时使用（图 25-4E 和 F）。

在涉及移植骨的手术中，计算机镜像技术用来将健康侧的几何图像反映到缺陷侧，并重叠、覆盖缺陷侧（图 25-5A）。两侧几何图形的差异被计算出来，形成数字移植骨片排牙导板（图 25-4B）。数字排牙导板通过快速成型设备制作成物理排牙导板（图 25-5C）在手术

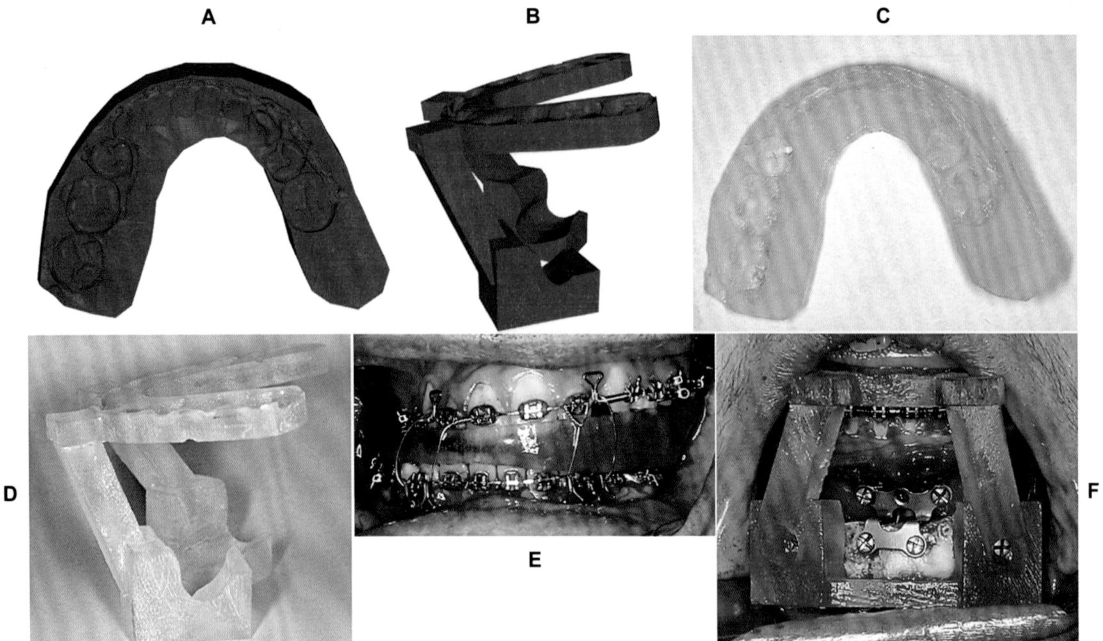

图 25-4 计算机辅助设计制造的手术用牙科殆板和导板技术。A．数字化的手术殆板；B．数字化的颏部模板；C．物理殆板；D．物理颏部模板；E．手术中使用物理殆板；F．手术中使用物理颏部模板（来源于 Gateno J, Xia JJ, Teichgraeber JF, et al: *J Oral Maxillofac Surg* 2007;65(4):728-734.)

中塑形自体骨（图 25-5D）来精确替代缺失骨（图 25-5E)。如果需要，数字排牙导板也可以直接制作成可种植的种植体。

最后，制作一个设计最终结果的物理模型，在其上预弯术中使用的接骨板（图 25-6)。这样就不需要在术中弯接骨板，不仅可以提高手术的精确度，也可以缩减整个手术的时间。

8．在颅颌面复合外科手术中使用 CASS 方法的精确度是多少？

图 25-7 描绘了使用 CASS 获得最佳治疗的典型患者。该患者 5 岁时由于左耳感染而患上了颞下颌关节强直症。实行关节成形术和肋骨移植术。虽然关节成形术是成功的，但是移植的肋骨和左侧面部仍不能生长。医生使用 CASS 设计方法，通过计算机生成外科夹板和排牙导板，用以手术时将计算机化手术设计转移至患者。截断后的上颌骨用计算机生成的过渡性夹板定位。然后将下颌骨和颏部截断，重新定位，用微型接骨板固定。移植的骨根据设计的大小和形态生长、塑型。术后 6 周 CT 扫描结果显示，手术精确实现了手术设计，畸形的矫正也得到预期的效果。图 25-7 为患者术前、设计和术后结果的对比图。

理想的手术设计是能够在手术室精确实现的。最近发表的研究评价了 CASS 治疗颅颌面部复合畸形患者的精确度[53]。初步研究表明，CASS 设计在设计和术后实际结果间的最大线距差异小于 1.99mm，线距差异的最大中位数是 0.85mm。设计和术后实际结果间的最大角度差异被限制在 3.48° 以内，角度差异的最大中位数是 1.70° 。

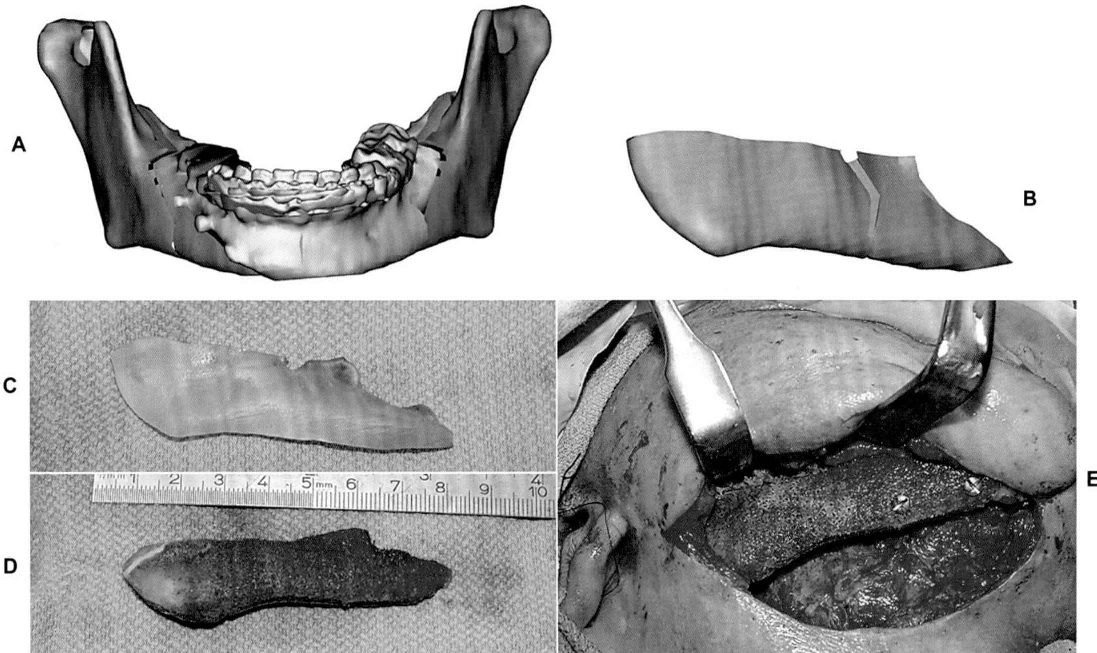

图 25-5　骨移植的手术设计。A．按健康侧使用镜像技术重建影像并重叠在缺损侧；B．可复制镜像影像和缺损侧差别的数字化模板；C．按数字化模板制作的物理模板；D．自体骨根据模板的形状生长塑性；E．将塑形后的自体骨移植可精确替代缺失骨 (来源于 Gateno J, Xia JJ, Teichgraeber JF, et al: *J Oral Maxillofac Surg* 2007;65(4):728-734.)

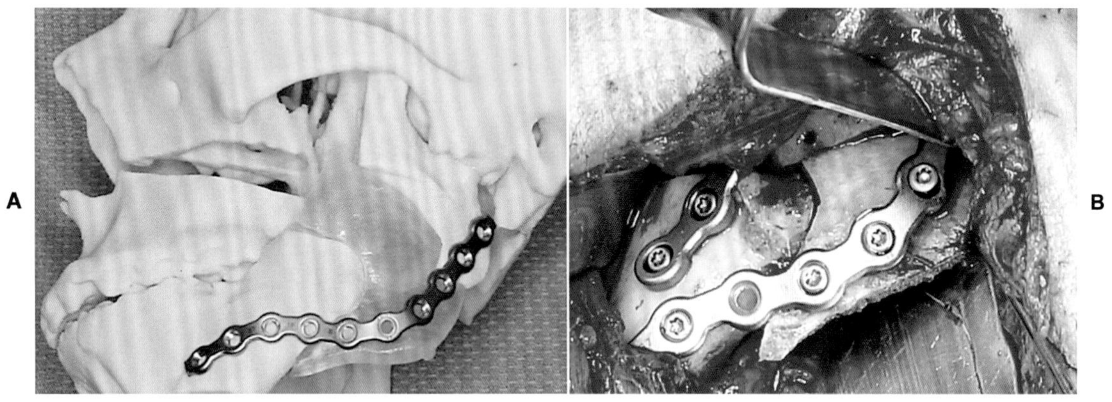

图 25-6　制作一个设计最终结果的物理模型，在其上预弯术中使用的接骨板。A．根据治疗结果和骨移植物理模型制作预弯性接骨板；B．术中直接使用预先弯制好的接骨板 (来源于 Gateno J, Xia JJ, Teichgraeber JF, et al: *J Oral Maxillofac Surg* 2007;65(4):728-734.)

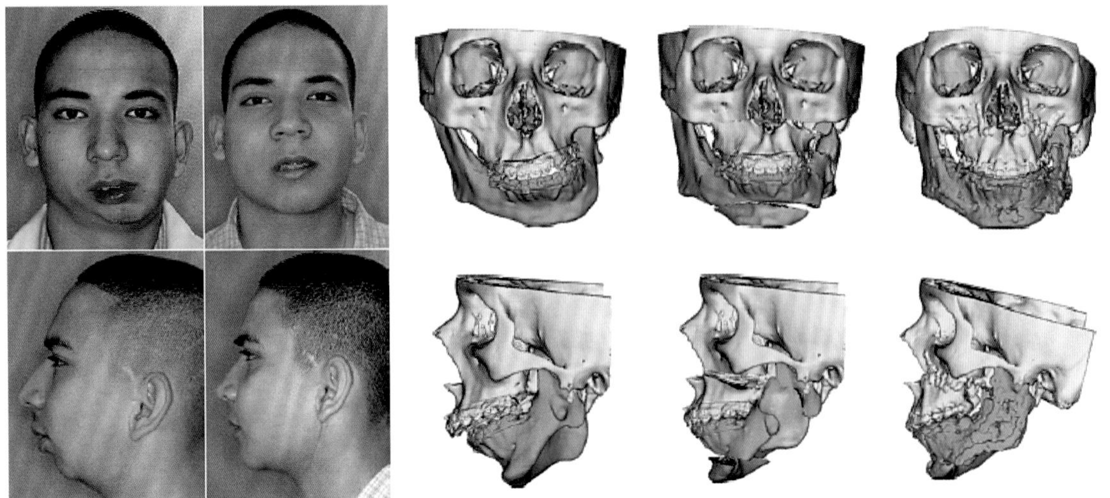

图 25-7 一患者术前、计划和术后的对比图表(来源于 Gateno J, Xia JJ, Teichgraeber JF, et al: *J Oral Maxillofac Surg* 2007;65(4):728-734.)

9. 使用 CASS 的费用 - 效益是怎样的?

最新发表的研究把在颅颌面复合手术中使用 CASS 和当前手术设计方法之间的费用和益处做了对比[38]。对情况足够严重的患者进行 CT 扫描和制作快速成型器官模型对手术设计过程是非常必要的，方法间的对比适用于所有这样的颅颌面部手术。研究显示，CASS 在外科医生时间、患者时间以及材料费方面的耗费都是比较低的。特别是外科医生用来设计的时间一共是 5.25 小时，与之相比，当前的标准化方法却是 9.75 小时。CASS 的材料费和扫描费是 1900 美元，而标准化方法却要 3510 美元。患者用来设计的时间也因 CASS 由 4.75 小时降到 2.25 小时。当 CASS 的提前预支费用添加到可变费用时，在时间和其他费用上仍有节余。每年 600 名患者分摊（假定培训和软件的寿命是 3 年，便有 1800 人次），那么在手术中只会增加很少的时间和费用消耗。即使是在小诊所，当每年将费用分摊给 6 名患者时（假定培训和软件的寿命是 3 年，便有 18 人次），每台手术的耗费 (9.65 小时和 2456 美元）也偏好于 CASS。

10. 手术时还可以用什么方法将计算机化的手术设计转移到患者身上?

手术时将计算机化手术设计转移至患者的方法中，手术导航是一个可供选择的工具。导航系统与汽车全球定位系统（GPS）相类似。它由一台计算机、一台显示器、一组相机（像卫星）和一系列导航仪组成（就像掌上型 GPS)。导航仪包括患者跟踪器（图 25-8A)、导航指示器（图 25-8B)、器械跟踪器（图 25-8C）和校准器（图 25-8D)。导航仪（也就是患者颅骨上架好的患者跟踪器）发出与相机相符合的 x、y、z 三个方向的红外信号（图 25-9)。当相机接收到这些信号时将其转发到计算机上，相机和导航仪之间就建立了特定的连接（图 25-9)。因此，患者头部的位置就会被患者跟踪器捕获到。同样地，手术器械和指示器也会被器械跟踪器捕获。校准器（图 25-8D）是一种特殊类型的发射器，通过器械跟踪器校准器械触点的位置。实际上，任何各类的器械都可以用校准器和器械跟踪器来校准。最后，显示器显示出矢状向、冠状向、轴向和三维视图的 CT 图像，也会显示

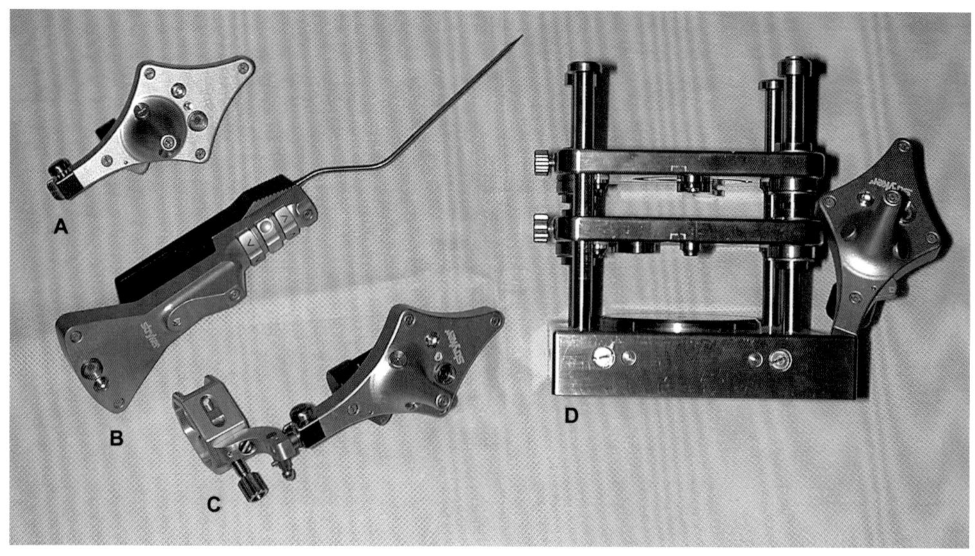

图 25-8　导航仪发射器包括患者跟踪器（A）、导航指示器（B）、器械跟踪器（C）和校准器（D）

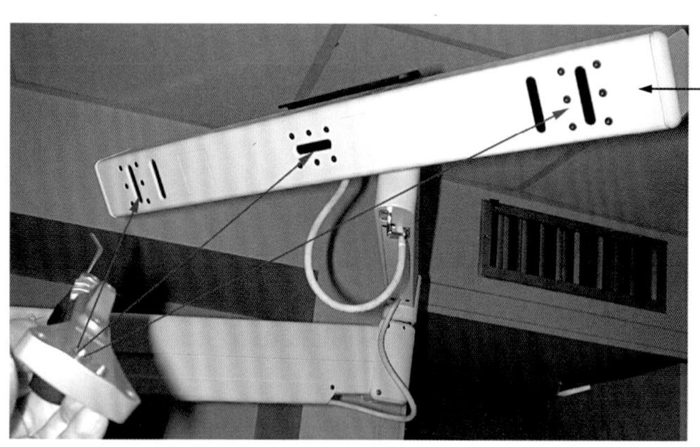

图 25-9　发射器和检测器之间有独特的联系

出外科导航仪的位置（图 25-10）。

这项技术已经被证明是非常精确的，精密度达到 0.2～1.1mm[47,54-56]。外科导航对复杂的外科环境也会有更加良好的空间展现，有助于外科医生探查血管、神经、外耳、中耳和颅中窝[48,57,58]。然而，导航技术需要相机、传感器，然后是注册设备。与使用外科𬌗板和排牙导板相比，这个额外的步骤可能会延长手术的时间。另一个缺点便是导航仪的费用问题。手术中的计算机也需要增加工作人员来操作。因此，使用外科导航技术的适应证是至关重要的。某些手术术区没有明显的表面几何形状或术野暴露受到限制（也就是面中部复杂的创伤后畸形的重建[45]或颞下颌关节强直[17,59,60]），使用外科𬌗板和排牙导板是行不通的，作者为这样的手术保留了外科导航技术。

参考文献

1. National Center for Health Statistics, Third National Health and Nutrition Examination Survey (NHANES Ⅲ, 1988-1994). Hyattsville, MD: National Center for Health Statistics, 1996.
2. Proffit WR, Fields HW Jr, Ackerman JL, et al: *C ontemporary orthodontics*, edition 3. St Louis: Mosby, 2000.
3. Proffit WR, Phillips C, Dann CT: Who seeks surgical-orthodontic treatment? *Int J Adult Orthod*

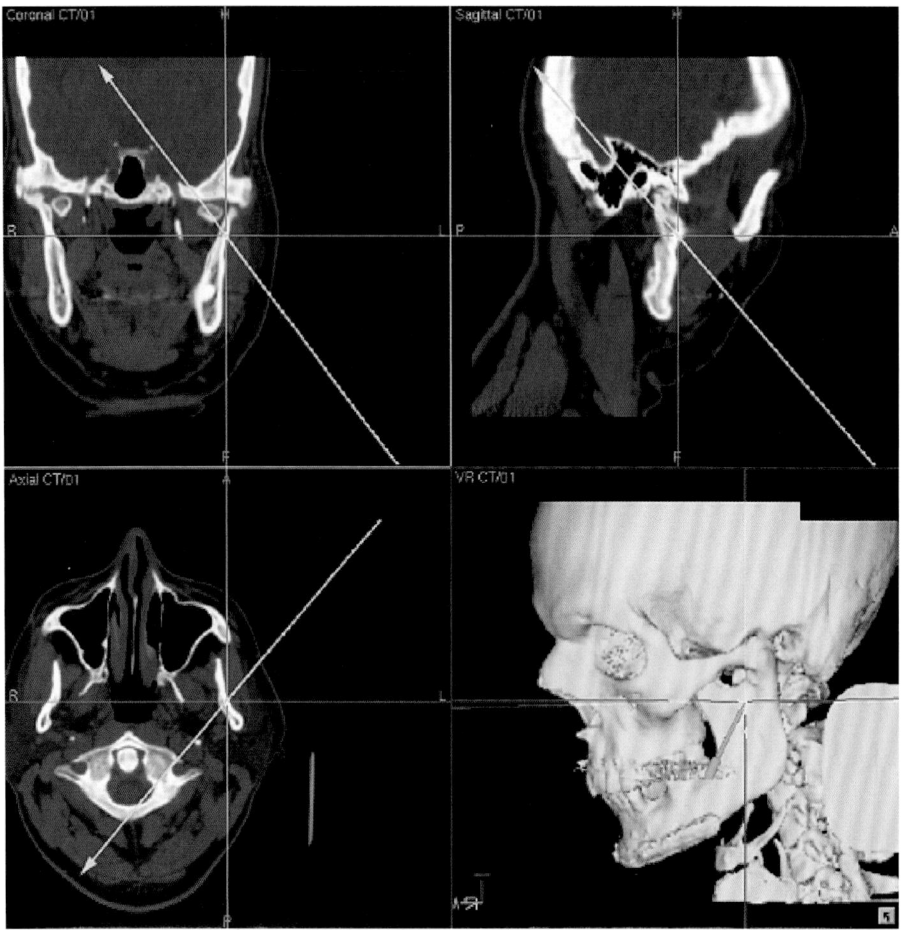

图 25-10　导航仪显示器显示矢状向、冠状向、轴向和三维视图的 CT 图像，也会显示出导航外科设备的位置和轨迹，以形成计算机化的手术方案

Orthognath Surg 1990; 5:153.

4. Severt TR, Proffit WR: The prevalence of facial asymmetry in the dentofacial deformities population at the University of North Carolina. *Int J Adult Orthod Orthognath Surg* 1997; 12:171.
5. Gorlin RJ, Cohen MM, Hennekam RCM, editors: *Syndromes of the head and neck*, edition 4. New York: Oxford University Press, 2001.
6. Cohen MM, MacLean RE: *Craniosynostosis: Diagnosis, evaluation, and management*, edition 2 . New York : Oxford University Press , 2002 .
7. National Center for Health Statistics, National Hospital Discharge Survey: Annual Summary with Detailed Diagnosis and Procedure Data. Vital and Health Statistics series 13, no 151. DHHS publication No.(PHS)2001-1722, Hyattsville, MD: National Center for Health Statistics, 1999.
8. American Society of Plastic Surgeons, National Plastic Surgery Statistics: Cosmetic and Reconstructive Patient Trends (2000/2001/2002). American Society of Plastic Surgeons, 2000/2001/2002.
9. Cancer Statistics Branch, Surveillance Research Program, National Cancer Institute SEER*Stat Software (www.seer.cancer. gov/seerstat), version 5.0.20. Bethesda, MD: National Cancer Institute, April, 2003.
10. WISQARS: Overall injury causes: nonfatal injuries and rates per 100,000 (2001-2002, United States). Atlanta: National Center for Injury Prevention and Control, 2003.
11. Ticknon L: *Trauma Statistics*. Minneapolis, MN:

Trauma Registry, Hennepin County Medical Center, 2003.

12. NIH Office of Medical Application of Research: National Institutes of Health Technology Assessment Conference on Management of Temporomandibular Disorders, Bethesda, Maryland, April 29-May 1, 1996. Proceedings. *Oral Surg Oral Med Oral Pathol Oral Radiol Endod* 1997; 83:49.
13. National Institutes of Health: Management of temporomandibular disorders. National Institutes of Health Technology Assessment Conference Statement. *J Am Dent Assoc* 1996; 127:1595.
14. Cowley T: Numbers of patient undergo TMJ reconstruction annually. Personal communication, 2003.
15. Bell WH, editor: *Surgical correction of dentofacial deformities*. Philadelphia: WB Saunders, 1980.
16. Bell WH, editor: *Modern practice in orthognathic and reconstructive surgery*. Philadelphia: WB Saunders, 1992.
17. Xia JJ, Gateno J, Teichgraeber JF: Three-dimensional computeraided surgical simulation for maxillofacial surgery. *Atlas Oral Maxillofac Surg Clin North Am* 2005; 13:25.
18. Papadopoulos MA, Christou PK, Athanasiou AE, et al: Threedimensional craniofacial reconstruction imaging. *Oral Surg Oral Med Oral Pathol Oral Radiol Endod* 2002; 93:382.
19. Xia J, Ip HH, Samman N, et al: Computer-assisted three-dimensional surgical planning and simulation: 3D virtual osteotomy. *Int J Oral Maxillofac Surg* 2000; 29:11.
20. Gateno J, Teichgraeber JF, Xia JJ: Three-dimensional surgical planning for maxillary and midface distraction osteogenesis. *J Craniofac Surg* 2003; 14:833.
21. Gateno J, Xia J, Teichgraeber JF, et al: A new technique for the creation of a computerized composite skull model. *J Oral Maxillofac Surg* 2003; 61:222.
22. Santler G: 3-DCOSMOS: a new 3-D model based computerised operation simulation and navigation system. *J Maxillofac Surg* 2000; 28:287.
23. Santler G: The Graz hemisphere splint: a new precise, non-invasive method of replacing the dental arch of 3D-models by plaster models. *J Craniomaxillofac Surg* 1998; 26:169.
24. Ellis E 3rd , Tharanon W, Gambrell K: Accuracy of face-bow transfer: effect on surgical prediction and postsurgical result. *J Oral Maxillofac Surg* 1992; 50: 562.
25. Lorensen WE, Cline HE: Marching cubes: a high resolution 3D surface construction algorithm. *Comput Graph* 1987; 21:163.
26. Lambrecht JT: *3D Modeling technology in oral and maxillofacial surgery*. Chicago: Quintessence, 1995, pp61.
27. Gateno J, Forrest KK, Camp B: A comparison of 3 methods of face-bow transfer recording: implications for orthognathic surgery. *J Oral Maxillofac Surg* 2001; 59:635.
28. Grant PG: Biomechanical signifi cance of the instantaneous center of rotation: the human temporomandibular joint. *J Biomech* 1973; 6:109.
29. Rubenstein LK, Strauss RA, Isaacson RJ, et al: Quantitation of rotational movements associated with surgical mandibular advancement. *Angle Orthod* 1991; 61:167.
30. Rekow ED, Speidel TM, Koenig RA: Location of the mandibular center of autorotation in maxillary impaction surgery. *Am J Orthod Dentofacial Orthop* 1993; 103:530.
31. Sheppard IM: The effect of the hinge axis clutches on condyle position. *J Prosthet Dent* 1958; 8:260.
32. Sperry TP, Steinberg MJ, Gans BJ: Mandibular movement during autorotation as a result of maxillary impaction surgery. *Am J Orthod* 1982; 81:116.
33. Nagerl H, Kubein-Meesenburg D, Fanghanel J, et al: Elements of a general theory of joints. 6. General kinematical structure of mandibular movements. *Anat Anz* 1991; 173:249.
34. McMillan DR, McMillan AS: A comparison of habitual jaw movements and articulator function. *Acta Odontol Scand* 1986; 44:291.
35. McMillan AS, McMillan DR, Darvell BW: Centers of rotation during jaw movements. *Acta Odontol Scand* 1989; 47:323.
36. Ferrario VF, Sforza C, Miani A. Jr, et al: Open-close movements in the human temporomandibular joint: does a pure rotation around the intercondylar hinge axis exist? *J Oral Rehabil* 1996; 23:401.
37. Hellsing G, Hellsing E, Eliasson S: The hinge axis concept: a radiographic study of its relevance. *J*

Prosthet Dent 1995; 73:60.

38. Xia JJ, Phillips CV, Gateno J, et al: Cost-effectiveness analysis for computer-aided surgical simulation in complex cranio-maxillofacial surgery. *J Oral Maxillofac Surg* 2006; 64:1780.
39. Altobelli DE, Kikinis R, Mulliken JB, et al: Computer-assisted three-dimensional planning in craniofacial surgery. *Plast Reconstr Surg* 1993; 92: 576.
40. Vannier MW, Marsh JL, Warren JO: Three dimensional CT reconstruction images for craniofacial surgical planning and evaluation. *Radiology* 1984; 150:179.
41. Marsh JL, Vannier MW: The "third" dimension in craniofacial surgery. *Plast Reconstr Surg* 1983; 71: 759.
42. Xia J, Samman N, Yeung RW, et al: Three-dimensional virtual reality surgical planning and simulation workbench for orthognathic surgery. *Int J Adult Orthod Orthognath Surg* 2000; 15:265.
43. Xia J, Samman N, Yeung RW, et al: Computer-assisted three-dimensional surgical planing and simulation. 3D soft tissue planning and prediction. *Int J Oral Maxillofac Surg* 2000; 29:250.
44. Xia J, Ip HH, Samman N, et al: Three-dimensional virtual-reality surgical planning and soft-tissue prediction for orthognathic surgery. *IEEE Trans Inf Technol Biomed* 2001; 5:97.
45. Westendorff C, Gulicher D, Dammann F, et al: Computerassisted surgical treatment of orbitozygomatic fractures . *J Craniofac Surg* 2006 ; 17:837.
46. Schicho K, Figl M, Seemann R, et al: Accuracy of treatment planning based on stereolithography in computer assisted surgery. *Med Phys* 2006; 33:3408.
47. Klug C, Schicho K, Ploder O, et al: Point-to-point computerassisted navigation for precise transfer of planned zygoma osteotomies from the stereolithographic model into reality. *J Oral Maxillofac Surg* 2006; 64:550.
48. Heiland M, Habermann CR, Schmelzle R: Indications and limitations of intraoperative navigation in maxillofacial surgery. *J Oral Maxillofac Surg* 2004; 62:1059.
49. Gateno J, Teichgraeber JF, Aguilar E: Computer planning for distraction osteogenesis. *Plast Reconstr Surg* 2000; 105:873.
50. Gateno J, Allen ME, Teichgraeber JF, et al: An in vitro study of the accuracy of a new protocol for planning distraction osteogenesis of the mandible. *J Oral Maxillofac Surg* 2000; 58:985.
51. Gateno J, Teichgraeber JF, Xia J: Method and apparatus for fabricating orthognathic surgical splints (US Patent 6,671,539). In USPTO Patent Full-Text and Image Database. U.S. Patent and Trademark Office, USA, Dec. 30, 2003.
52. Gateno J, Xia J, Teichgraeber JF, et al: The precision of computer-generated surgical splints. *J Oral Maxillofac Surg* 2003; 61:814.
53. Xia JJ, Gateno J, Teichgraeber JF, et al: Accuracy of the computer-aided surgical simulation (CASS) system in the treatment of patients with complex craniomaxillofacial deformity: A pilot study. *J Oral Maxillofac Surg* 2007; 65:248.
54. Marmulla R, Hilbert M, Niederdellmann H: Inherent precision of mechanical, infrared and laser-guided navigation systems for computer-assisted surgery. *J Craniomaxillofac Surg* 1997; 25:192.
55. Hassfeld S, Muhling J: Navigation in maxillofacial and craniofacial surgery. *Comput Aided Surg* 1998; 3:183.
56. Husstedt H, Heermann R, Becker H: Contribution of low-dose CT-scan protocols to the total positioning error in computerassisted surgery. *Comput Aided Surg* 1999; 4:275.
57. Gellrich NC, Schramm A, Hammer B, et al: Computer-assisted secondary reconstruction of unilateral posttraumatic orbital deformity. *Plast Reconstr Surg* 2002 ; 110:1417.
58. Smith JA, Sandler NA, Ozaki WH, et al: Subjective and objective assessment of the temporalis myofascial flap in previously operated temporomandibular joints. *J Oral Maxillofac Surg* 1999; 57:1058.
59. Baumann A, Schicho K, Klug C, et al: Computer-assisted navigational surgery in oral and maxillofacial surgery. *A tlas Oral Maxillofac Surg Clin North Am* 2005; 13:41.
60. Malis D, Xia JJ, Gateno J, et al: New protocol for 1-stage treatment of TMJ ankylosis using surgical navigation. *J Oral Maxillofac Surg* 2007; 65(9): 1843.

病例与习题

病例

病例 1

病史和病因

一般病史无特殊。牙科病史包括常规牙齿护理史，患者在恒牙列期即出现安氏Ⅱ类错殆畸形，表现为右侧后牙尖对尖不完全Ⅱ类关系，左侧后牙完全Ⅱ类关系，深覆殆 75%，左上尖牙反殆，下中线左偏 4mm。

诊断

颌骨：安氏Ⅰ类伴高角。

牙殆：磨牙 / 尖牙均为安氏Ⅱ类（右侧尖对尖，左侧完全远中关系），前牙反殆（左上尖牙），深覆殆 75%，中线不齐（下中线左偏 4mm）。

面型：直面型，颏唇沟深，短面型。

矫治目标

上颌

前后向：无

横向：无

垂直向：无

下颌

前后向：无

横向：无

垂直向：无

上牙列

前后向：纠正安氏Ⅱ类咬合关系。改善牙弓形态以及殆平面；纠正前牙反殆。控制上前牙转矩。

垂直向：建立理想的覆殆覆盖关系；建立尖牙保护殆以及前伸诱导殆；整平殆曲线。

横向：保持横向的牙弓宽度。

下牙列

前后向：改善牙弓形态，使其更圆滑，改善牙弓形态以及殆平面。

垂直向：建立理想的覆殆覆盖关系；整平殆曲线 / 压低下切牙。

横向：维持磨牙间、尖牙间的宽度。

面型：改善面型。改善唇部位置关系，减小颏唇沟深度。

矫治计划

①粘接上下颌带环和托槽；②排齐整平牙列；③利用殆间牵引或 Forsus 纠正Ⅱ类咬合关系；④咬合精细调整；⑤上颌 Hawley 式平导保持器，下颌 3-3 固定保持器。

矫治器和治疗过程

0.022 系统的 MBT 托槽（3M/Unitek）、0.022in 的磨牙颊面、Forsus。上下第一磨牙粘接带环。数月后上下第二磨牙粘接带环。于 2004 年 8 月弓丝更换成不锈钢方丝，并开始Ⅱ类牵引并持续到 2005 年 4 月，后去除牵引更换为 Forsus。Ⅱ类关系过矫正后可使用Ⅲ类殆间牵引来纠正。矫治结束后，上颌使用 Hawley 式平导保持器，下颌 3-3 使用固定保持器进行保持。

治疗效果

上颌

前后向：SNA 增加了 1°。

横向：磨牙间宽度增加了 0.7mm。

垂直向：上颌骨位置不变。

下颌

前后向：SNB 减小了－0.3°。

横向：磨牙间宽度没有变化，尖牙间宽度增加了 0.7mm。

垂直向：FMA 增加了 1.4°。

上牙列

前后向：以 NA 连线为参照，上切牙唇向前移了 2.7mm。

垂直向：第一磨牙和尖牙轻度伸长。

横向：磨牙间宽度增加了 0.5mm。

下牙列

前后向：以 NB 连线为参照，下切牙唇向移动了 0.3mm，以下颌平面为参照，下切牙唇倾角度增加了 7.5°。

垂直向：下前牙被压低。

横向：磨牙间宽度增加了 0.3mm；尖牙间宽度增加了 3.1mm。

面型：以 E 线为参照，上唇后退了 2.1mm，而下唇后退了 1.8mm。颏唇沟变浅。

保持

下颌 3-3 粘接固定式保持器，上颌 Hawley 式平导保持器。

最终的疗效评价

矫治效果理想，通过正畸治疗解决了以下问题：纠正了前后向的咬合关系，建立双侧磨牙、尖牙的安氏 I 类咬合关系，压低下切牙，整平牙弓，增加了上切牙的转矩。另外，建立了正常的前牙覆殆覆盖，以及理想的尖牙引导殆。有几个地方可以稍作完善。未完全排齐、整平第二磨牙，上切牙的转矩稍显不足。大体上的矫治效果还是比较满意的。

病例1

部位	测量	A	B	标准差 A-B
上颌至颅底平面	SNA	84.6°	85.6°	1°
下颌至颅底平面	SNB	82.7°	82.4°	－0.3°
	SnGoGn	16.7°	17°	0.3°
	FMA	11.0°	12.4°	1.4°
上颌 - 下颌	ANB	1.9°	3.2°	1.3°
上颌牙列	1-NA（mm）	3.2mm	0.5mm	2.7mm
	1-SN	97.2°	101.5°	4.3°
	6-6（模型）	32.0mm	32.7mm	0.7mm
下颌牙列	1-NB	2.0mm	2.3mm	0.3mm
	1-GoGn	101.5°	108°	6.5°
	6-6（模型）	40.6mm	40.9mm	0.3mm
	3-3（模型）	26mm	26.7mm	0.7mm
软组织	UL-E P1	－5.7mm	－7.8mm	－2.1mm
	LL-E P1	－3.2mm	－5.0mm	－1.8mm

异常指数（6/20/07）

病例 # 1

总 D. I. 分值 28

白色框格填受试者 - 带阴影的框格填测试者

<u>覆盖</u>

0mm（切缘至切缘）	=	1pt.
1～3mm	=	0pt.
3.1～5mm	=	2pts.
5.1～7mm	=	3pts.
7.1～9mm	=	4pts.
>9mm	=	5pts.

反覆盖（X 骀）

每牙每毫米 1pt.	=	4pts.
总计	=	4

<u>覆骀</u>

0～3mm	=	0pt.
3.1～5mm	=	2pts.
5.1～7mm	=	3pts.
牙尖交错骀（100%）	=	5pts.
总计	=	3

<u>前牙开骀</u>

0mm（切缘至切缘）	=	1pt.
每牙每毫米 2pts.	=	____pts.
总计	=	0

<u>侧方开骀</u>

每牙每毫米 2pts.

总计	=	0

<u>拥挤度</u>

1～3mm	=	1pt.
3.1～5mm	=	2pts.
5.1～7mm	=	4pts.
>7mm	=	7pts.
总计	=	0

<u>咬合关系</u>

安氏Ⅰ类至不完全Ⅰ类	=	0pt.
不完全安氏Ⅱ类或Ⅲ类	=	2pts. 每侧 2 pts.
完全安氏Ⅱ类或Ⅲ类	=	4pts. 每侧 4 pts.
超安氏Ⅱ类或Ⅲ类	=	1pt. 每毫米____pts. 增长值
总计	=	6

检查年份 ________

ABO 指数 # ________

测试者 ________

<u>后牙舌侧 X 骀</u>

每牙 1pt.	总计	=	0

<u>后牙颊侧 X 骀</u>

每牙 1pt.	总计	=	0

<u>头影测量片</u>（见说明）

ANB＝6°或－2°	=	4pts.
每增长 度____×1pt.	=	0
SN-Go-Gn		
38°	=	2pts.
每增长 度____×2pts.	=	0
26°	=	1pt.
每减少 度 9 ×1pt.	=	10
$\bar{1}$-Go-Gn＝99°	=	1pt.
每减少 度 2 ×1pt.	=	3
总计	=	13

<u>其他</u>（见说明）

多生牙	____×1pt.=	
牙齿骨粘黏	____×2pts.=	
牙齿形态异常	____×2pts.=	
阻生牙（除了第三磨牙）	____×2pts.=	
中线偏斜（≥3mm）	____@2pts.=	2
牙齿缺失	____×2pts.=	
散隙（上下牙弓均有广泛散隙）	____×2pts.=	
散隙（局部，最大间散隙≥2mm）	____@2pts.=	
牙齿易位	____×2pts.=	
颌骨不对称（非手术 tx）	____@3pts.=	
增加的治疗复杂度	____×2pts.=	

鉴别：________

总计	=	2

检查年份 ____________________
受试者 ____________________
测试者 ____________________

ABO 模型——X 线片评估表

白色框格项
受试者
阴影框格
填测试者

病例 # 1

总分值 21

排齐 / 旋转

4

R MX L L MD R

边缘嵴

4

R MX L L MD R

颊方向倾斜

5

R MX L L MD R

覆盖

2

R MX L

咬合接触点

1

R L

颊面

L R

颊面

咬合关系

2

R L

邻面接触点

R L

牙根角度

3

R L

说明：在每个异常牙位处标记上不调数的分值，并在白色框格内填上总的不调数分值。
将拔除的牙位标记为“X”。将第二磨牙纳入测试范围。

病例＃1
ABO病例管理表格

测量　　**颌骨分析（S）**　　**0-为接受**　　**1-不接受**　　**计分**

头影测查分析

阴影框格填测试者	治疗前 A	PROG A1	治疗后 B	标准差 A-B
SNA°	84.6		85.6	1
SNB°	82.7		82.4	−0.3
ANB°	1.9		3.2	1.3
SN Go-Gn°	16.7		17	0.3
FMA°	11.0		12.4	1.4

	受试者 TX 覆盖	治疗前覆盖	治疗后结果	分值	EX 分值
AP 平面至上颌	期望的最小变化量	0 1	0 1	0	
A-P 平面至下颌	期望的最小变化量	0 1	0 1	0	
VERT MX	想要增大最小变化量	0 1	0 1	0	
VERT MN	见前面的评估	0 1	0 1	0	

牙齿分析（D）

	治疗前 A	PROG A1	治疗后 B	标准差 A-B
$\underline{1}$-NA mm	3.2		0.5	1.7
$\underline{1}$-SN °	97.2		101.5	4.3
$\overline{1}$-NB mm	2.0		2.3	0.3
$\overline{1}$-Go-Gn°	101.5		108	6.5

	受试者 TX 覆盖	治疗前覆盖	治疗后结果	分值	EX 分值
AP 平面至上颌	增加转矩	0 1	0 1	0 1	
A-P 平面至下颌	预期的最小变化较预期的更加唇倾下切牙	0 1	0 1	1	
VERT	获得预期的下切牙压低量	0 1	0 1	0	

牙弓

	治疗前 A	PROG A1	治疗后 B	标准差 A-B
$\underline{6-6}$ 宽度	32		32.7	0.7
$\overline{6-6}$ 宽度	40.6		40.9	0.2
$\overline{3-3}$ 宽度	26.7		26	0.7
spee 曲线	2.5		2	0.5
下颌牙弓形态	卵圆形		卵圆形	

	受试者 TX 覆盖	治疗前覆盖	治疗后结果	分值	EX 分值
TRANS MX	无须扩弓	0 1	0 1	0	
TRANS MN	无须扩弓	0 1	0 1	0	
TRANS ANT	维持尖牙间宽度	0 1	0 1	0	
CURVE OF SPEE	第二磨牙萌出使整平的𬌗平面发生倾斜	0 1	0 1	0	
ARCH FORM MN	维持弓形	0 1	0 1	0	

面部分析（F）

	治疗前 A	PROG A1	治疗后 B	标准差 A-B
E 线	−5.7		−7.8	−2.1
	−3.2		−5.0	−1.8

	受试者 TX 覆盖	治疗前覆盖	治疗后结果	分值	EX 分值
面部美学	面型无明显变化	0 1	0 1	0	
	面型无明显变化			0	
			合计 S-D-F 值		

记录分析

	面像	口内像	口内影像	头影测量及标志点描记	计算机追踪	石膏模型	病例报告	治疗效果	
治疗前 A 或者 治疗中 A1	0 1	0 1	0 1	0 1	0 1	0 1	0 1	0 1	
治疗后 B	0 1	0 1	0 1	0 1	0 1	0 1	0 1	0 1	**总体记录分析**

总体分析

治疗计划 / 力学疗法				最终治疗结果				
0	1	2	3	0	1	2	3	
接受	畸形			接受	畸形			**总体分析**

受试者 #________　　检查年份________

病例 #________　　测试者________

优势 □　　共计 □

病例 1

照片（图 1）

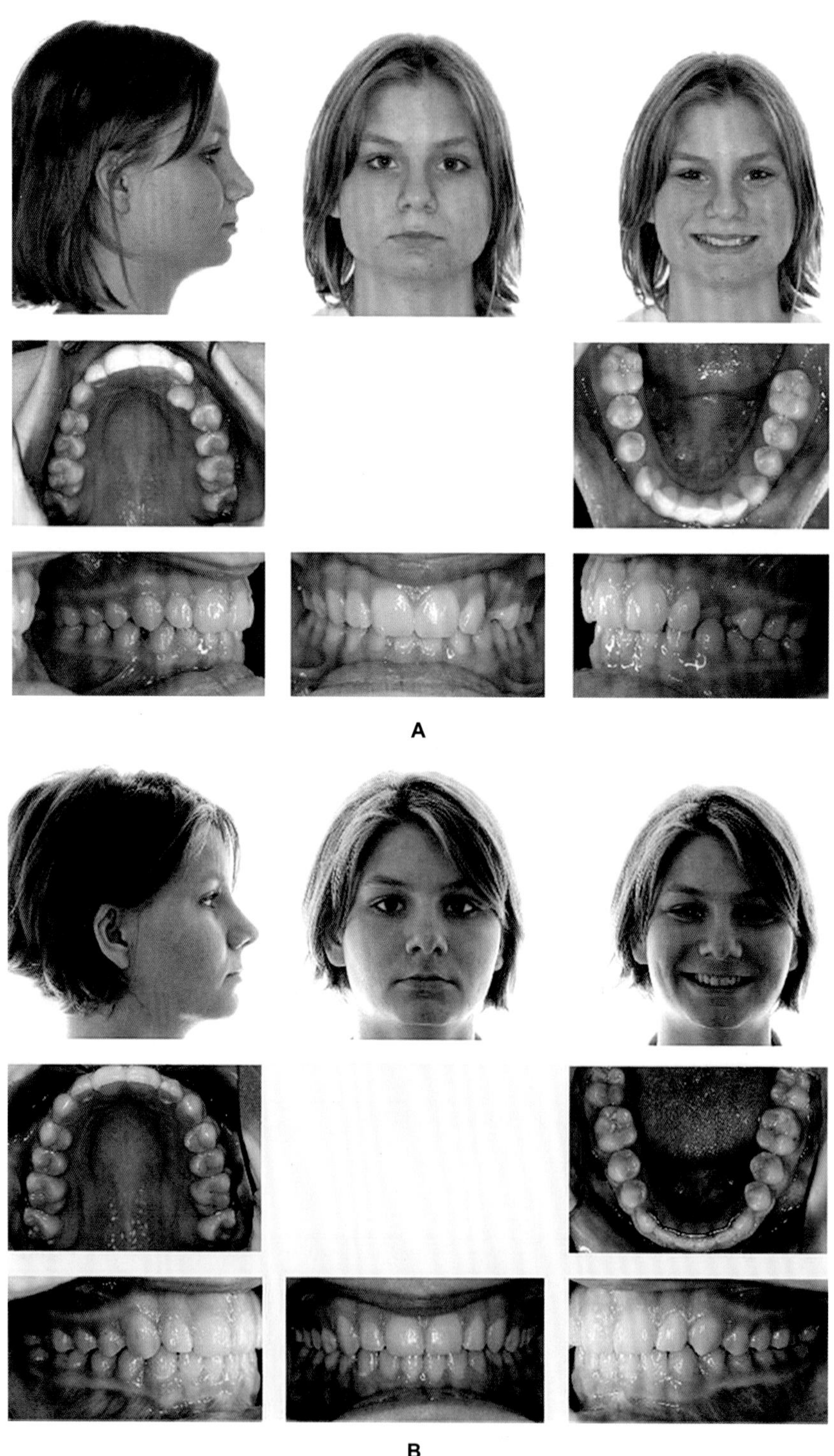

图 1 患者照片

A．治疗前；B．治疗后

X线片（图2、图3）

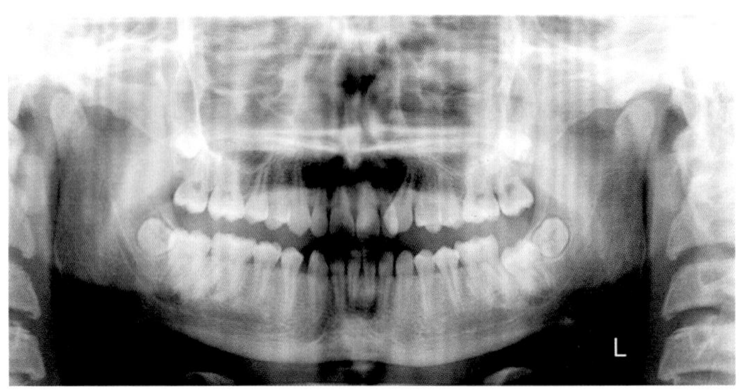

A

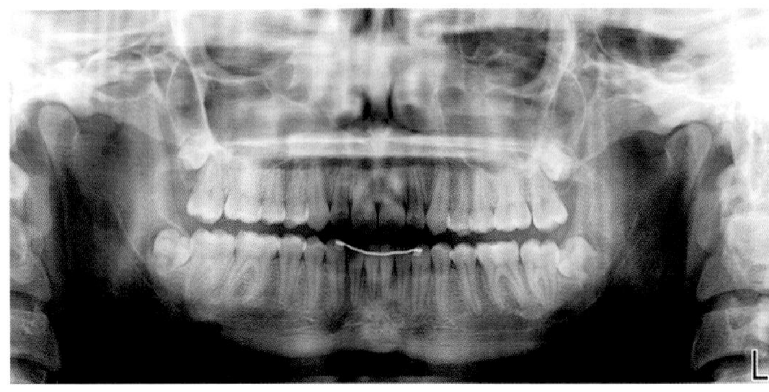

B

图2　X线片（正位片）
A．治疗前；B．治疗后

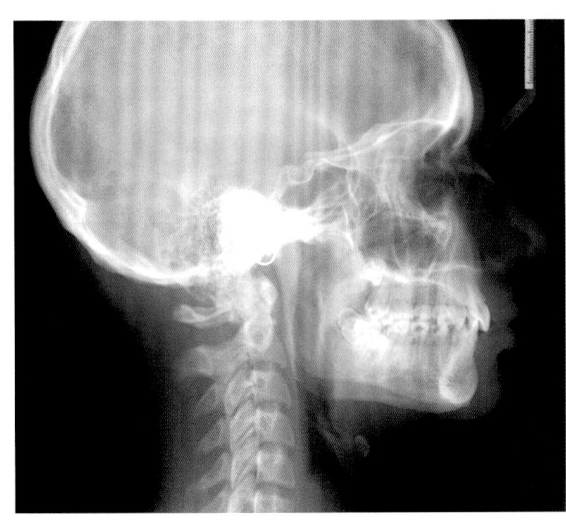

A

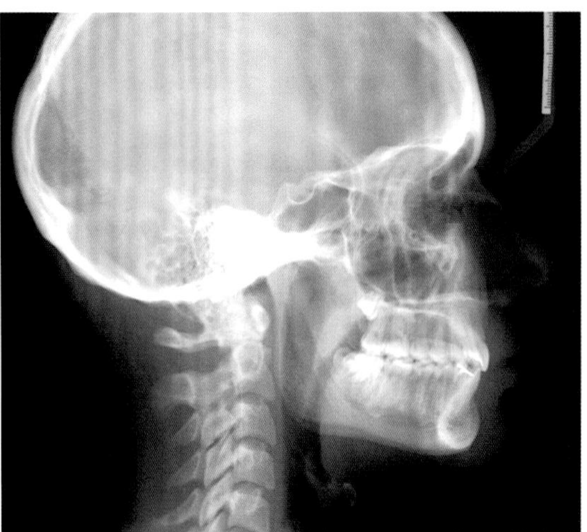

B

图3　X线片（侧位片）
A．治疗前；B．治疗后

描记图（图 4、图 5）

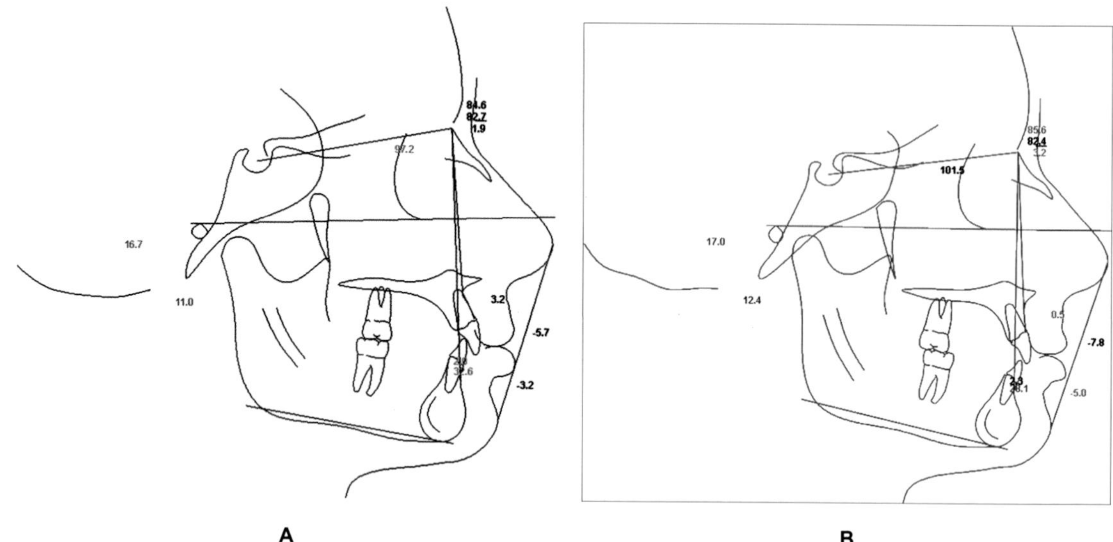

图 4　描记图

A．治疗前；B．治疗后

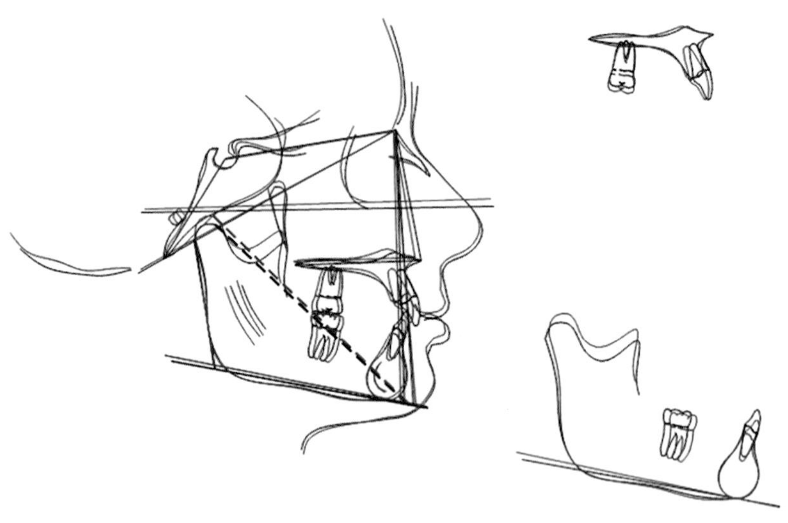

图 5　叠加描记图

病例 2

病史和病因

患者，K.B，13 岁 2 个月。全身病史无特殊，无口腔外伤史和全身系统性疾病。无过敏史和药物治疗史。患者进行了常规医疗和口腔护理。口腔卫生良好。

诊断

颌骨：安氏Ⅱ类二分类，短面型。

牙𬌗：双侧磨牙尖对尖安氏Ⅱ类关系，双侧尖牙安氏Ⅱ类关系，深覆𬌗 5.5mm，深覆盖 5.2mm，上牙列拥挤 4mm，下牙列 0.5mm 散隙。

面型：凸面型，颏唇沟深。面下 1/3 高度较短，并伴下颌后缩。

矫治目标

上颌（三维方向） 限制上颌向前生长，允许垂直向生长，维持颌骨的宽度。

下颌（三维方向） 促进下颌水平向生长，增加下颌平面角，维持下颌的宽度。

上牙列

前后向：避免上牙列过度前移。解除拥挤 / 获得正常的前牙转矩。建立磨牙及尖牙中性咬合关系，以及前牙正常的覆𬌗覆盖关系。

垂直向：避免磨牙过度伸长。维持切牙的垂直向高度。

横向：保持磨牙间宽度。

下牙列

前后向：建立磨牙及尖牙中性咬合关系和前牙正常的覆𬌗覆盖关系。近移下颌磨牙。维持下切牙的位置不变，避免舌向移动。

垂直向：伸长下颌磨牙，压低下切牙。

横向：维持两侧磨牙、尖牙宽度不变。

面型：增加面下高度，减小突度。改善面型。

矫治计划

①粘接上颌 6 的带环及 3-3 托槽；② Twin Block 9～12 个月；③粘接其余牙齿的托槽；④排齐整平牙列；⑤精细调整咬合；⑥上颌 Hawley 式保持器，下颌 3-3 固定保持器；⑦评估第三磨牙是否需要拔除。

矫治器和治疗过程

Clark Twin Block、3M victory 系列 0.022 系统的 MBT 托槽。患者于 2004 年 10 月 5 日粘接托槽，去除上切牙的代偿。于 2004 年 10 月 26 日开始使用 Twin Block。每 4 周复诊一次，将 Twin Block 上后牙区的丙烯酸树脂磨除 0.5～1.0mm。于 2005 年 7 月 12 日拆除 Twin Block，粘接其余牙齿的托槽，开始颌间Ⅱ类牵引。于 2006 年 5 月 2 日拆托槽之前一直行Ⅱ类牵引和匣形牵引。

治疗效果

上颌（三维方向） 上颌向前轻度生长，垂直向生长量较大。抑制效果比较理想。磨牙间宽度增加了 1mm。

下颌（三维方向） 下颌关节髁部生长明显，从而导致下颌向下向前生长。下颌平面角增加了 2°。

上牙列

前后向：磨牙、尖牙均为Ⅰ类咬合关系，前牙覆𬌗覆盖正常，牙列拥挤解除。以 S-N 平面为参照，切牙转矩增加了 9°。

垂直向：虽然有 Twin Block 的头帽限制，磨牙仍有轻度伸长。切牙因为Ⅱ牵引而有所伸长。

横向：磨牙间宽度增加了 1mm。

下颌

前后向：磨牙、尖牙Ⅰ类咬合关系，前牙覆𬌗覆盖正常。散隙关闭。以下颌平面为参照，切牙直立了 1°。可能由于 Twin Block 的前向抑制作用效果，磨牙几乎没有近移。

垂直向：切牙轻度压低，磨牙轻度伸长。下颌合曲线整平了 4mm。

横向：磨牙间宽度减少了 1mm，尖牙间宽度减少了 0.4mm。

面型：K.B 的下颌骨得到生长，下颌磨牙伸长，面下高度增加。患者面型得到改善。

保持

下颌 3-3 粘接 0.0195in 不锈钢麻花丝固定式保持器，上颌 Hawley 式平导保持器，于 4、5 间放置间隙卡。于 2006 年 5 月 22 日戴保持器，并同时利用软组织激光刀修整右上 1、2 以及左上 3 的牙龈形态。于 2006 年 7 月 13 日拍摄治疗后面像，并留取患者的全口石膏模型。

最终的疗效评价

矫治完成后，该患者的面部生长发育有了很大改善。Twin Block 的使用让下颌磨牙得以伸长，从而增加了面下部高度。这样的矫治结果将会非常稳定。为了打开咬合我们轻度压低了切牙，并略伸长颊侧段牙弓，矫治后可能会导致颊侧段牙弓高度轻度降低，以及深覆殆的轻度复发。

病例2

部位	测量	A	B	标准差 A-B
上颌至颅底平面	SNA	83°	82°	−1°
下颌至颅底平面	SNB	77°	79°	−2°
	SnGoGn	24°	25°	1°
	FMA	20°	22°	2°
上颌 - 下颌	ANB	6°	3°	−3°
上颌牙列	1-NA（mm）	−1mm	2mm	3mm
	1-SN	95°	104°	9°
	6-6（模型）	36mm	35.3mm	−0.7mm
下颌牙列	1-NB	3.5mm	4mm	0.5mm
	1-GoGn	104°	103°	1°
	6-6（模型）	43mm	42mm	1mm
	3-3（模型）	26mm	25.8mm	0.2mm
软组织	UL-E P1	0mm	−2mm	−2mm
	LL-E P1	−1mm	−2mm	−1mm

异常指数（6/20/07）

病例 # 2

总 D. I. 分值 24

白色框格填受试者 - 带阴影的框格填测试者

检查年份	______
ABO 指数 #	______
测试者	______

覆盖

0mm（切缘至切缘）	=	1pt.
1～3mm	=	0pt.
3.1～5mm	=	2pts.
5.1～7mm	=	3pts.
7.1～9mm	=	4pts.
>9mm	=	5pts.

反覆盖（X 𬌗）

每牙每毫米 1pt.	=	____pts.
总计	=	3

覆𬌗

0～3mm	=	0pt.
3.1～5mm	=	2pts.
5.1～7mm	=	3pts.
牙尖交错𬌗（100%）	=	5pts.
总计	=	3

前牙开𬌗

0mm.（切缘至切缘）	=	1pt.
每牙每毫米 2pts.	=	____pts.
总计	=	0

侧方开𬌗

每牙每毫米 2pts.		
总计	=	0

拥挤度

1～3mm	=	1pt.
3.1～5mm	=	2pts.
5.1～7mm	=	4pts.
>7mm	=	7pts.
总计	=	2

咬合关系

安氏Ⅰ类至不完全Ⅰ类	=	0pt.
不完全安氏Ⅱ类或Ⅲ类	=	2pts. 每侧 2 pts.
完全安氏Ⅱ类或Ⅲ类	=	4pts. 每侧____pts.
超安氏Ⅱ类或Ⅲ类	=	1pt. 每毫米____pts. 增长值
总计	=	4

后牙舌侧 X- 𬌗

每牙 1pt.	总计	=	0

后牙颊侧 X- 𬌗

每牙 1pt.	总计	=	0

头影测量片（见说明）

ANB＝6°或－2°	=	4pts.
每增长　度____×1pt.	=	4
SN-Go-Gn		
38°	=	2pts.
每增长　度____×2pts.	=	____
26°	=	1pt.
每减少　度 2 ×1pt.	=	3
$\bar{1}$-Go-Gn＝99°	=	1pt.
每减少　度 4 ×1pt.	=	5
总计	=	12

其他（见说明）

多生牙	____×1pt. =	____
牙齿骨粘黏	____×2pts.=	____
牙齿形态异常	____×2pts.=	____
阻生牙（除了第三磨牙）	____×2pts.=	____
中线偏斜（≥3mm）	____@2pts.=	____
牙齿缺失	____×2pts.=	____
散隙（上下牙弓均有广泛散隙）	____×2pts.=	____
散隙（局部，最大间散隙≥2mm）	____@2pts.=	____
牙齿易位	____×2pts.=	____
颌骨不对称（非手术　tx）	____@3pts.=	____
增加的治疗复杂度	____×2pts.=	____

鉴别：______

______

总计 = 0

检查年份 ______
受试者 ______
测试者 ______

ABO 模型——X 线片评估表

白色框格项
受试者
阴影框格
填测试者

病例 # 2

总分值 17

排齐 / 旋转

5

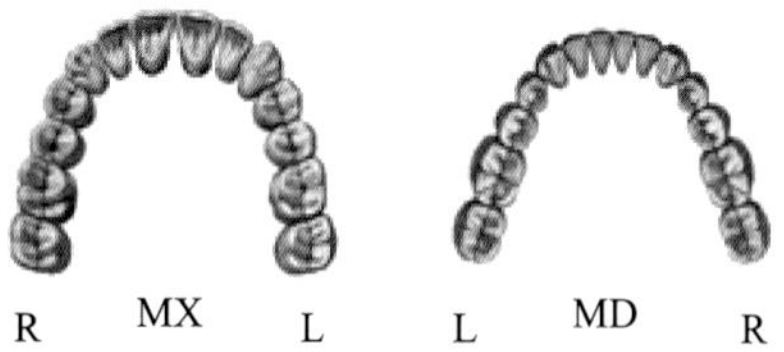

R MX L L MD R

边缘嵴

1

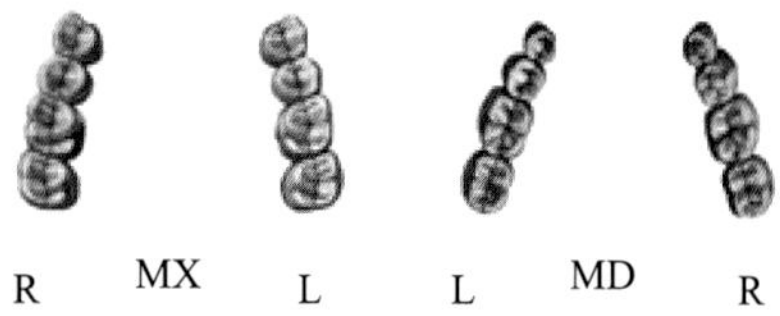

R MX L L MD R

颊方向倾斜

3

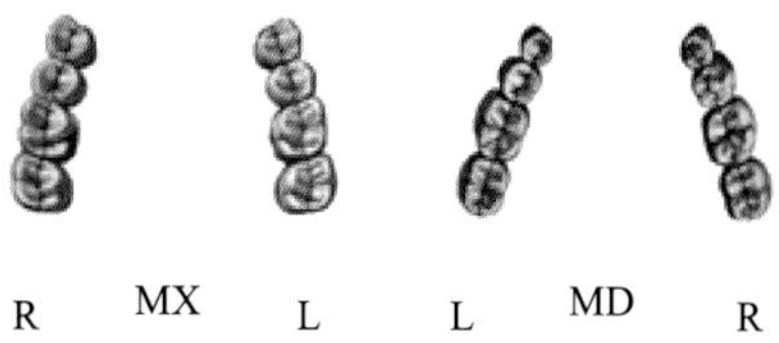

R MX L L MD R

覆盖

1

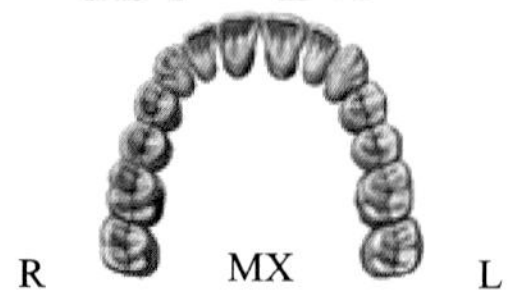

R MX L

咬合接触点

4

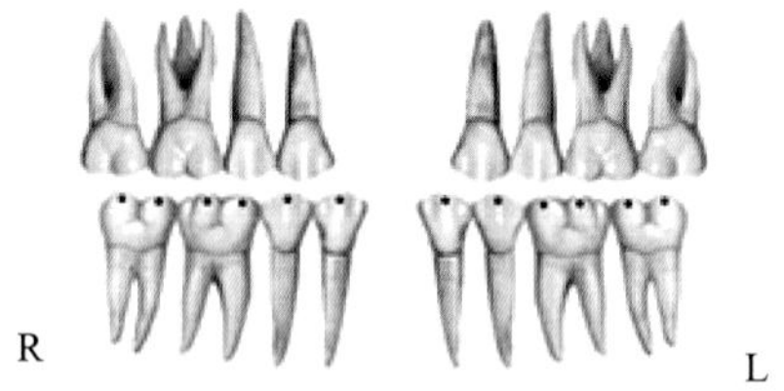

R L

颊面

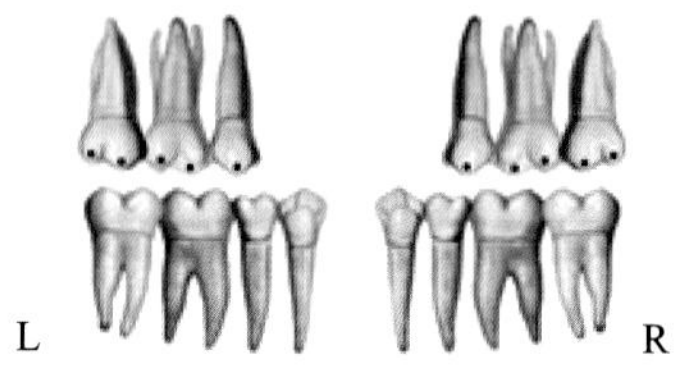

L R

颊面

咬合关系

0

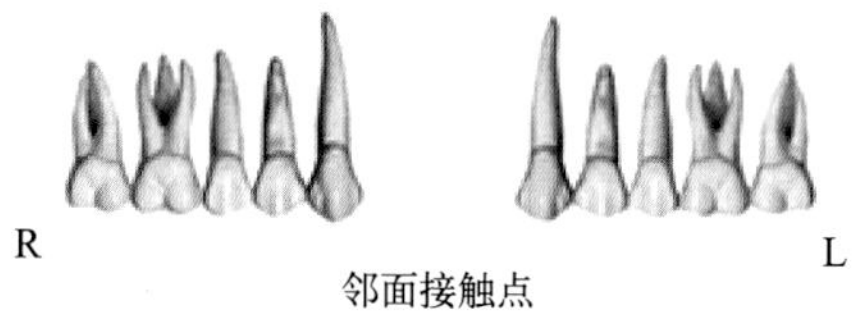

R L

邻面接触点

0

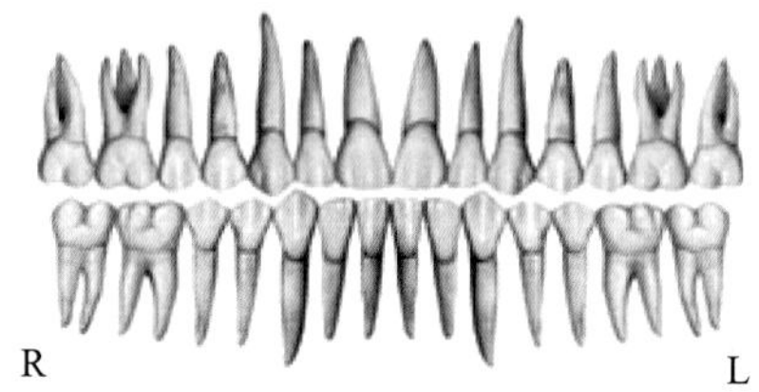

R L

牙根角度

3

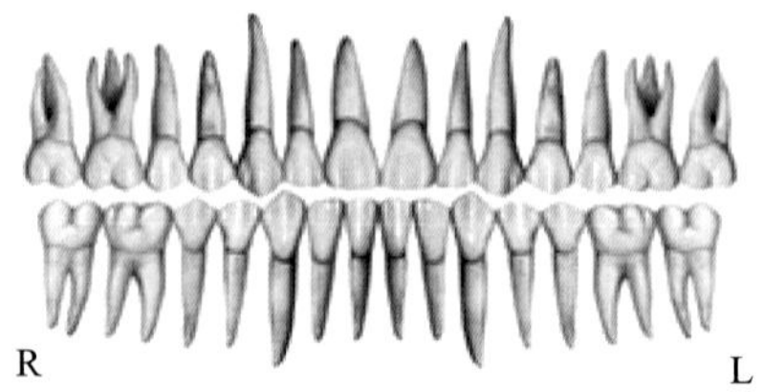

R L

说明：在每个异常牙位处标记上不调数的分值，并在白色框格内填上总的不调数分值。
将拔除的牙位标记为“X”。将第二磨牙纳入测试范围。

病例 # 2

ABO病例管理表格

测量 **颌骨分析（S）** **0-为接受** **1-不接受** **计分**

头影测查分析

阴影框格填测试者	治疗前 A	PROG A1	治疗后 B	标准差 A-B
SNA°	83		82	−1
SNB°	77		79	2
ANB°	6		3	−3
SN Go-Gn°	24		25	1
FMA°	20		22	2

	受试者 TX 覆盖	治疗前覆盖	治疗后结果	分值	EX 分值
AP 平面至上颌	限制生长	0	0	0	
A-P 平面至下颌	促进生长	0	0	0	
VERT MX	允许正常生长	0	0	0	
VERT MN	增加 FMA	0	0	0	

牙齿分析（D）

	治疗前 A	PROG A1	治疗后 B	标准差 A-B
1-NA mm	−1		2	3
1-SN°	95		104	9
1-NB mm	3		4	1
1-Go-Gn°	104		103	−1

		治疗前覆盖	治疗后结果	分值	EX 分值
AP 平面至上颌	限制前向移动获得良好的切牙转矩	0	0	0	
A-P 平面至下颌	迁移磨牙，获得磨牙，尖牙Ⅱ类关系，维持切牙位置	0	0	0	
VERT	限制上颌磨牙垂直向移动，压低下颌磨牙	0	0	0	

牙弓

	治疗前 A	PROG A1	治疗后 B	标准差 A-B
6-6 宽度	36.0		35.3	−.7
6-6 宽度	43.1		42.2	−.9
3-3 宽度	25.9		25.8	−.1
spee 曲线	4		0.5	−3.5
下颌牙弓形态	卵圆形		卵圆形	—

		治疗前覆盖	治疗后结果	分值	EX 分值
TRANS MX	维持	0	0	0	
TRANS MN	维持	0	0	0	
TRANS ANT	维持	0	0	0	
CURVE OF SPEE	整平	0	0	0	
ARCH FORM MN	维持	0	0	0	

面部分析（F）

	治疗前 A	PROG A1	治疗后 B	标准差 A-B
E 线	−1		−2	1

		治疗前覆盖	治疗后结果	分值	EX 分值
面部美学	改善	0	0	0	
				0	
			合计 S-D-F 值		

记录分析

	面像	口内像	口内影像	头影测量及标志点描记	计算机追踪	石膏模型	病例报告	治疗效果	
治疗前 A 或者 治疗中 A1	0 1	0 1	0 1	0 1	0 1	0 1	0 1	0 1	
治疗后 B	0 1	0 1	0 1	0 1	0 1	0 1	0 1	0 1	**总体记录分析**

总体分析

治疗计划 / 力学疗法				最终治疗结果				
0	1	2	3	0	1	2	3	
接受	畸形			接受	畸形			**总体分析**

优势 共计

病例 2

照片（图 6）

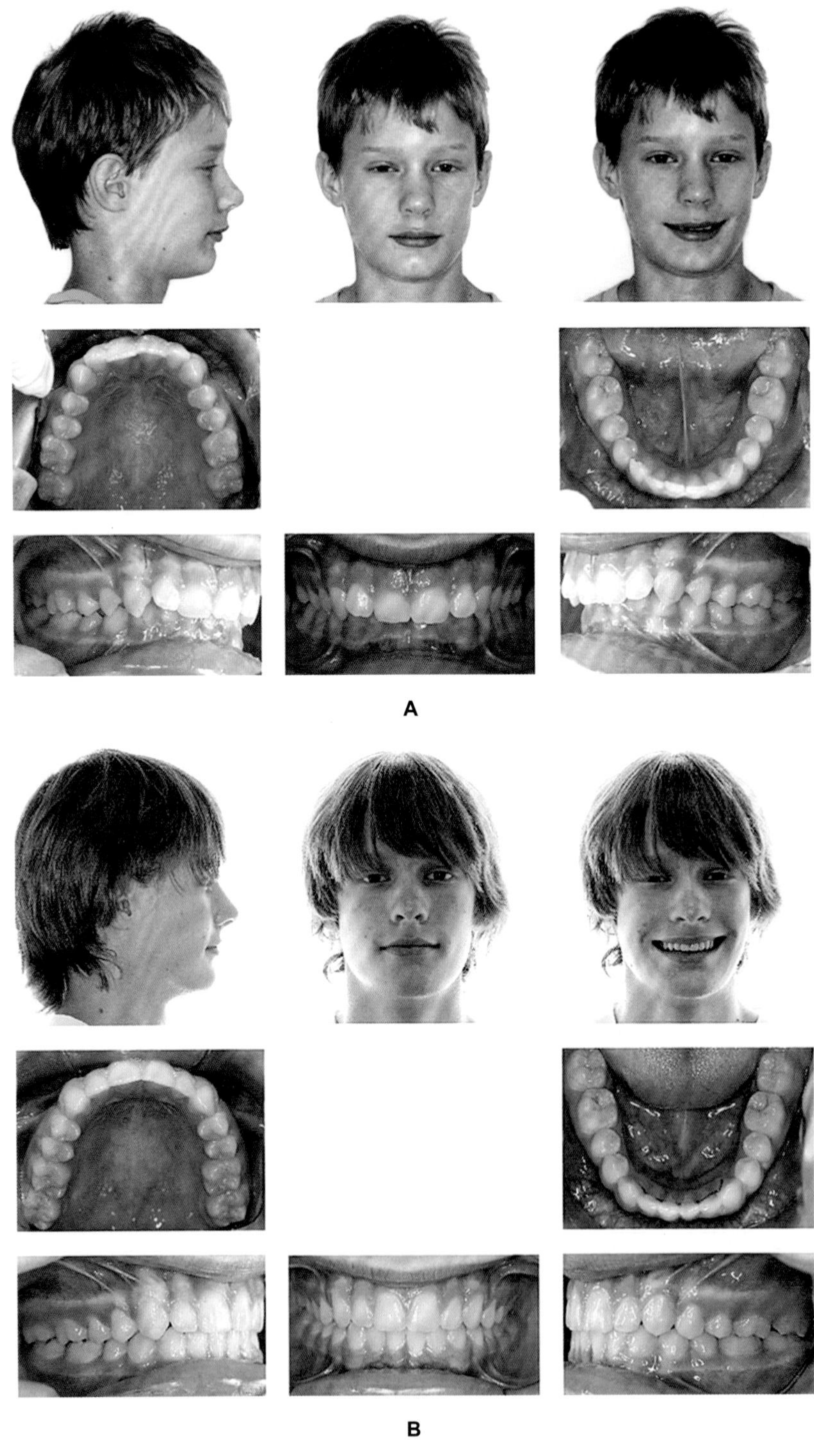

图 6 患者照片

A．治疗前；B．治疗后

X 线片（图 7、图 8）

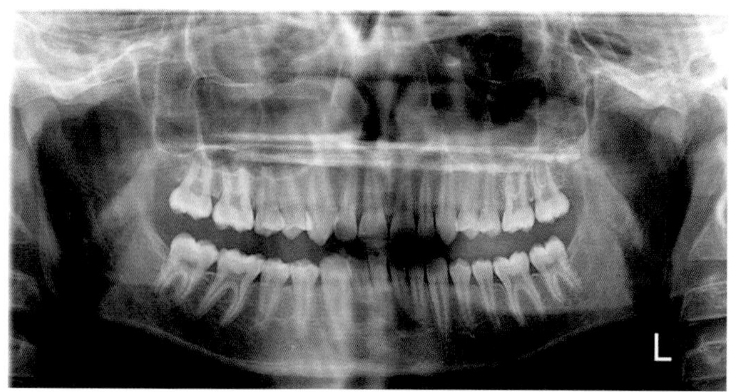

A

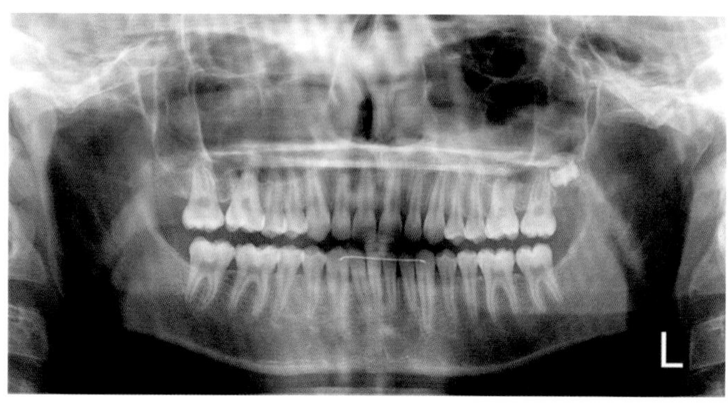

B

图 7　X 线片（正位片）
A．治疗前；B．治疗后

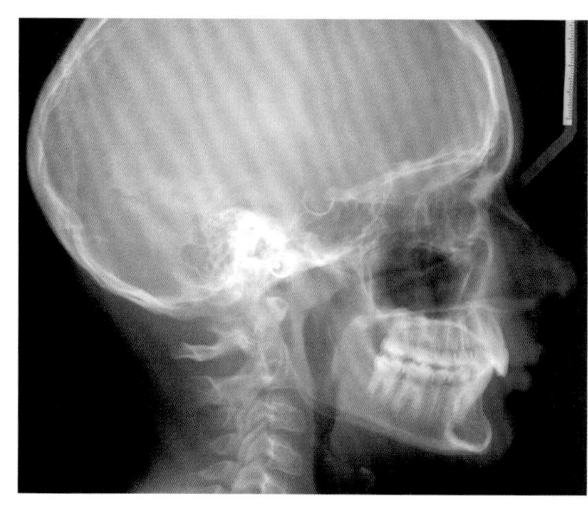

A

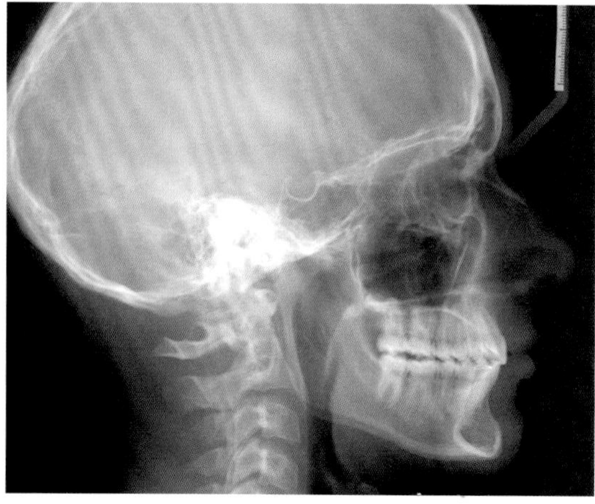

B

图 8　X 线片（侧位片）
A．治疗前；B．治疗后

描记图（图 9、图 10）

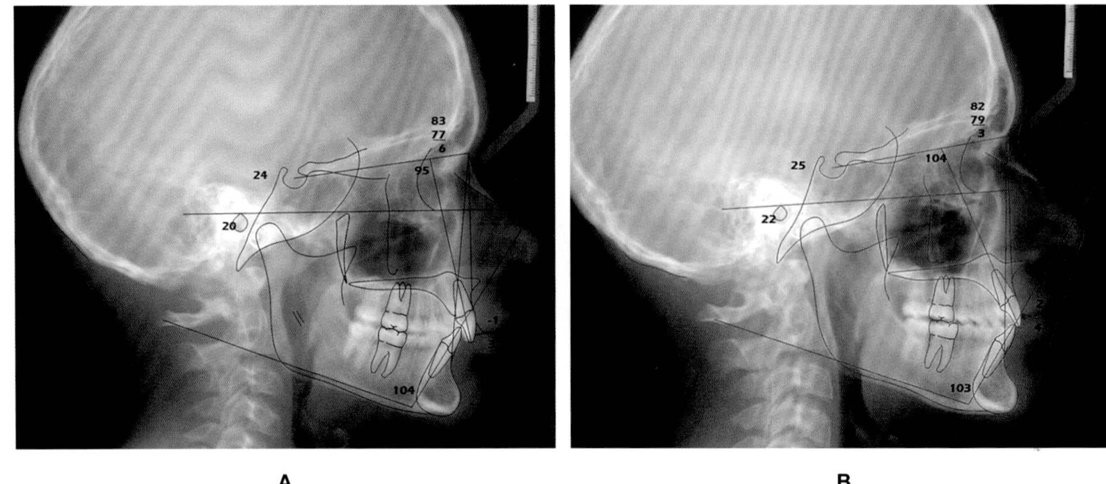

图 9　描记图

A．治疗前；B．治疗后

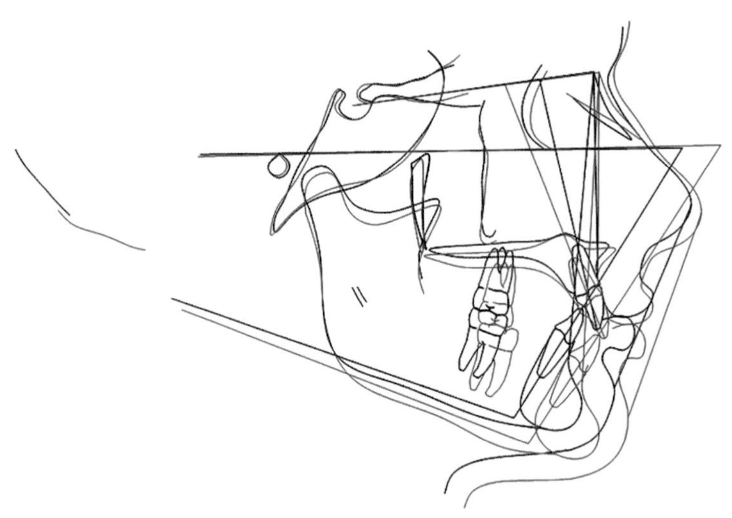

图 10　叠加描记图

病例 3

病史和病因

全身病史无特殊。牙科病史显示有常规牙齿洁治史。牙秴检查显示，恒牙列，安氏Ⅰ类错秴畸形，上下牙弓长度不足（－8mm/－8mm），中度深覆秴，部分后牙反秴，上颌侧切牙为过小牙。

诊断

颌骨：骨性Ⅰ类错秴。

牙秴：双侧磨牙、尖牙安氏Ⅰ类咬合，上下牙列中度拥挤，前牙重度深覆秴，部分后牙反秴。

面型：直面型，上下唇丰满，面部高度适中。

矫治目标

上颌

前后向：维持骨性Ⅰ类关系不变。

横向：横向宽度维持不变。

垂直向：垂直高度维持不变。

下颌

前后向：维持骨性Ⅰ类关系不变。

横向：横向宽度维持不变。

垂直向：垂直高度维持不变。

上牙列

前后向：调整牙弓形态和纠正牙弓旋转；建立理想的前牙覆盖关系；维持安氏Ⅰ类秴。

垂直向：建立正常的前牙覆秴关系。建立尖牙保护秴以及切牙引导秴；整平牙弓秴曲线。

横向：上颌弓丝扩大牙弓。

下牙列

前后向：调整牙弓形态和纠正牙弓旋转。

垂直向：建立正常前牙覆秴；整平秴曲线。

横向：维持磨牙间、尖牙间牙弓宽度。

面型：改善面型。

矫治计划

①拔除上颌4、下颌5；②粘接上下颌带环及托槽；③弓丝扩弓；④排齐、整平牙列；⑤精细调合；⑥上颌全牙弓包裹式保持器，下颌前牙3-3粘接固定保持器。

矫治器和治疗过程

0.022系统MBT托槽（3M/Unitek)；0.022磨牙颊面管带环。拔除上颌4、下颌5。粘接上下牙列托槽以及磨牙带环。下颌第一磨牙上粘接咬合树脂垫，打开咬合。停止曲控制后牙，滑动内收尖牙。闭隙曲关闭拔牙间隙。矫治后期使用Ⅱ类牵引、中线斜形牵引以及匣形牵引来调整咬合。通过下前牙领面去釉来匹配上前牙的宽度比例。上颌全牙弓包裹式保持器，下颌前牙3-3粘接固定保持器。

治疗效果

上颌

前后向：SNA减小了2.1°。

横向：磨牙间宽度减小了2mm。

垂直向：上颌轻度向下移动。

下颌

前后向：SNB减小了－1.7°。

横向：下颌横向宽度没有明显变化。

垂直向：SnGoGn增加了2.4°。

上牙列

前后向：以NA连线为参照，切牙倾斜量减小了0.9mm。

垂直向：牙齿的垂直向高度没有明显变化。

横向：磨牙间宽度减小了2mm。

下牙列

前后向：以NB连线为参照线，切牙唇向倾斜了1mm，以下颌平面为参照，切牙的倾斜角度增加了0.7°。

垂直向：第一磨牙和切牙伸长。

横向：磨牙间宽度减小了0.8mm；尖牙间宽度增加了2mm。

面型：以E平面为基准，上唇后退，下唇后退了0.2mm。

保持

上颌全牙弓包裹式保持器，下颌前牙3-3粘接固定保持器。

最终的疗效评价

该病例要尽量在保持一个稳定的安氏Ⅰ类咬合关系基础上，排齐前牙，解除拥挤。另外，我们通过前移前牙来获得前牙引导殆，同时避免侧方运动时的后牙殆干扰。

虽然矫治过程中使用的殆间牵引和其他可伸长牙齿的矫治力非常小，我们难以避免下牙弓和下颌牙槽骨在垂直向上的生长和升高。庆幸的是，这种垂直向上的变化没有对面型造成不利的影响。最终整体的面型改善还是比较理想的。上颌过小的侧切牙使磨牙、尖牙最终建立了“超Ⅰ类”殆，但如果可以行侧切牙的美学修复治疗，则可以避免这一点。遗憾的是，患者和患者的母亲拒绝了这个提议。整体来说，该患者最终的矫治效果还是非常理想的。

病例3

部位	测量	A	B	标准差 A-B
上颌至颅底平面	SNA	78.9°	76.8°	−2.1°
下颌至颅底平面	SNB	76.5°	73.8°	−1.7°
	SnGoGn	34.9°	37.3°	2.4°
	FMA	27.8°	27.8°	0°
上颌 - 下颌	ANB	2.3°	2.9°	0.6°
上颌牙列	1-NA（mm）	3.7mm	2.8mm	−0.9mm
	1-SN	98°	96.3°	−1.7°
	6-6（模型）	32.2mm	30.2mm	−2.0mm
下颌牙列	1-NB	4.5mm	5.5mm	1mm
	1-GoGn	89.4°	90.1°	0.7°
	6-6（模型）	39.8mm	38.6mm	−0.8mm
	3-3（模型）	25mm	27mm	2.0mm
软组织	UL-E P1	−5.5mm	−7.7mm	−2.2mm
	LL-E P1	−3.2mm	−3.4mm	−0.2mm

异常指数（6/20/07）

病例 # 3

总 D. I. 分值 13

白色框格填受试者 - 带阴影的框格填测试者

检查年份	______
ABO 指数 #	______
测试者	______

覆盖

0mm（切缘至切缘）	=	1pt.
1～3mm	=	0pt.
3.1～5mm	=	2pts.
5.1～7mm	=	3pts.
7.1～9mm	=	4pts.
>9mm	=	5pts.

反覆盖（X 𬌗）

每牙每毫米 1pt.	=	____pts.
总计	=	0

覆𬌗

0～3mm	=	0pt.
3.1～5mm	=	2pts.
5.1～7mm	=	3pts.
牙尖交错𬌗（100%）	=	5pts.
总计	=	2

前牙开𬌗

0mm（切缘至切缘）	=	1pt.
每牙每毫米 2pts.	=	____pts.
总计	=	0

侧方开𬌗

每牙每毫米 2pts.		
总计	=	0

拥挤度

1～3mm	=	1pt.
3.1～5mm	=	2pts.
5.1～7mm	=	4pts.
>7mm	=	7pts.
总计	=	7

咬合关系

安氏Ⅰ类至不完全Ⅰ类	=	0pt.
不完全安氏Ⅱ类或Ⅲ类	=	2pts. 每侧____pts.
完全安氏Ⅱ类或Ⅲ类	=	4pts. 每侧____pts.
超安氏Ⅱ类或Ⅲ类	=	1pt. 每毫米____pts. 增长值
总计	=	0

后牙舌侧 X 𬌗

每牙 1pt. 总计	=	2

后牙颊侧 X 𬌗

每牙 1pt. 总计	=	0

头影测量片（见说明）

ANB＝6°或－2°	=	4pts.
每增长 度____×1pt.	=	____
SN-Go-Gn		
38°	=	2pts.
每增长 度____×2pts.	=	____
26°	=	1pt.
每减少 度____×1pt.	=	____
$\bar{1}$-Go-Gn＝99°	=	1pt.
每减少 度____×1pt.	=	____
总计	=	0

其他（见说明）

多生牙	____×1pt. =	____
牙齿骨粘黏	____×2pts.=	____
牙齿形态异常	1×2pts.=	2
阻生牙（除了第三磨牙）	____×2pts.=	____
中线偏斜（≥3mm）	____@2pts.=	____
牙齿缺失	____×2pts.=	____
散隙（上下牙弓均有广泛散隙）	____×2pts.=	____
散隙（局部，最大间散隙≥2mm）	____@2pts.=	____
牙齿易位	____×2pts.=	____
颌骨不对称（非手术 tx）	____@3pts.=	____
增加的治疗复杂度	____×2pts.=	____

鉴别：______

总计 = 2

检查年份 ______________________
受试者 ______________________
测试者 ______________________

ABO 模型—X 线片评估表

白色框格项
受试者
阴影框格
填测试者

病例 # 3

总分值 18

排齐 / 旋转
4

R MX L L MD R

边缘嵴
1

R MX L L MD R

颊方向倾斜
0

R MX L L MD R

覆盖
2

R MX L

咬合接触点
2

R L
颊面

L R
颊面

咬合关系
5

R L

邻面接触点
0

R L

牙根角度
4

R L

说明：在每个异常牙位处标记上不调数的分值，并在白色框格内填上总的不调数分值。
将拔除的牙位标记为“X”。将第二磨牙纳入测试范围。

病例 # 3

ABO病例管理表格

测量 **颌骨分析（S）** **0-接受** **1-不接受** **计分**

阴影框格填测试者	治疗前 A	PROG A1	治疗后 B	标准差 A-B		受试者 TX 覆盖	治疗前覆盖	治疗后结果	分值	EX 分值
SNA°	78.9		76.8	−2.1	AP 平面至上颌	上颌维持在合理的位置上	0 1	0 1	0	
SNB°	76.5		73.8	−1.7	A-P 平面至下颌	可接受的最小变化量	0 1	0 1	0	
ANB°	2.3		2.9	0.6						
SN Go-Gn°	34.9		37.3	2.4	VERT MX	垂直向轻度开展	0 1	0 1	1	
FMA°	27.8		27.8	0	VERT MN	控制 FMA	0 1	0 1	0	

头影测查分析

牙齿分析（D）

1-NA mm	3.7		2.8	−0.9	AP 平面至上颌	充分内收 维持上切牙转矩	0 1	0 1	1	
1-SN °	98		96.3	−1.7	A-P 平面至下颌	可接受的切牙矢状向前移 控制唇倾度	0 1	0 1	0	
1-NB mm	4.5		5.5	1	VERT	最小量的垂直向移动。伸长一些磨牙	0 1	0 1	0	
1-Go-Gn°	89.4		90.1	0.7						
6-6 宽度	32.2		30.2	−2	TRANS MX	充分的横向宽度	0 1	0 1	0	
6-6 宽度	39.8		38.6	−0.8	TRANS MN	更大量的扩弓	0 1	0 1	0	
3-3 宽度	25		27	2	TRANS ANT	轻度扩弓	0 1	0 1	1	
spee 曲线	4		1	−3	CURVE OF SPEE	整平下牙弓	0 1	0 1	0	
下颌牙弓形态	方形		卵圆形		ARCH FORM MN	维持牙弓形态	0 1	0 1	0	

牙弓

面部分析（F）

E 线	−5.5		−7.7	−2.2	面部美学	可接受的上唇变化量	0 1	0 1	0	
	−3.2		−3.4	−0.2		可接受的下唇变化量			0	
								合计 S-D-F 值		

记录分析

	面像	口内像	口内影像	头影测量及标志点描记	计算机追踪	石膏模型	病例报告	治疗效果		
治疗前 A 或者 治疗中 A1	0 1	0 1	0 1	0 1	0 1	0 1	0 1	0 1		
治疗后 B	0 1	0 1	0 1	0 1	0 1	0 1	0 1	0 1	**总体记录分析**	

总体分析

治疗计划 / 力学疗法				最终治疗结果					
0	1	2	3	0	1	2	3		
接受	畸形			接受	畸形			**总体分析**	

受试者 #________ 检查年份________

病例 #________ 测试者________

优势 ☐ 共计 ☐

病例 3

照片（图 11）

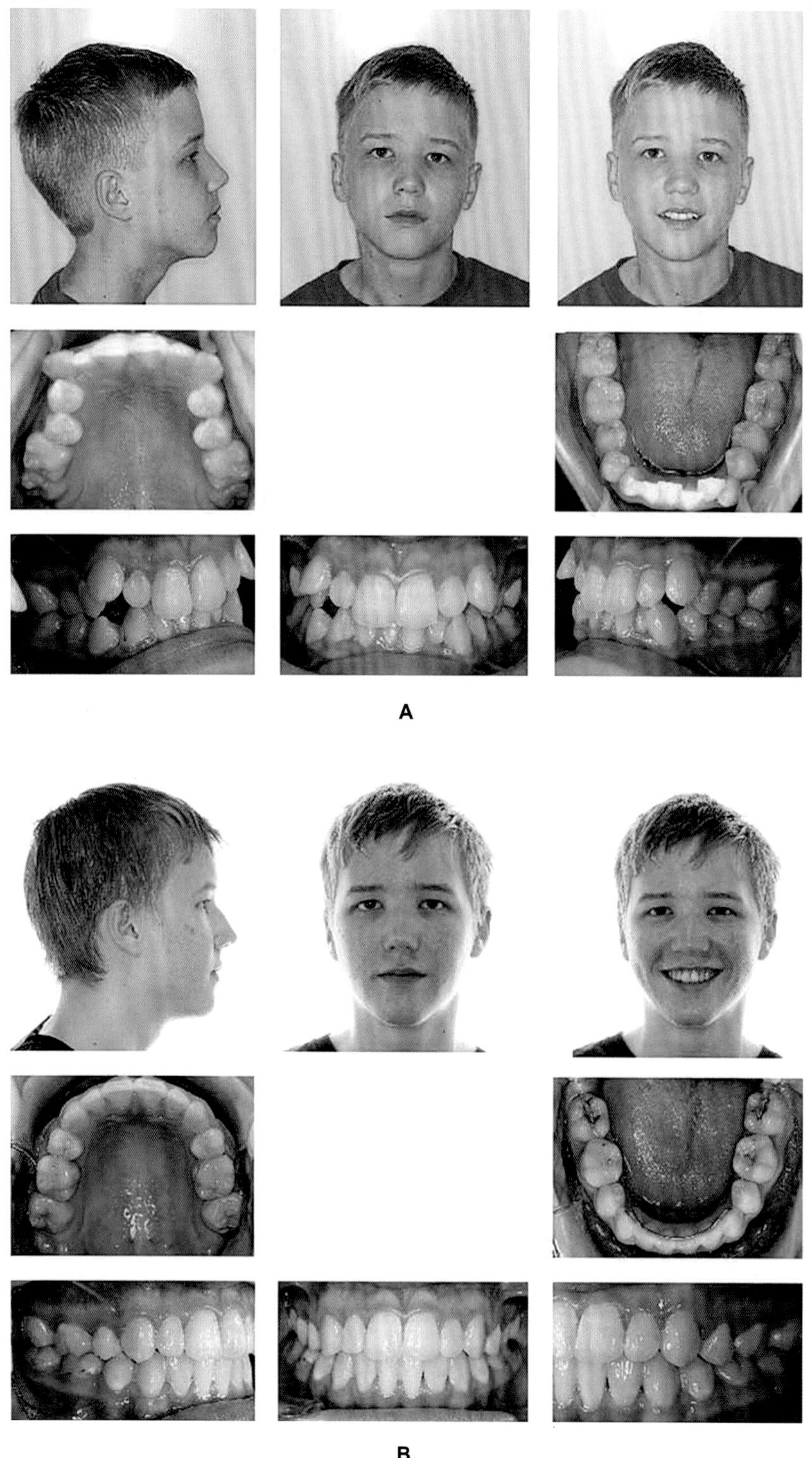

图 11　患者照片

A．治疗前；B．治疗后

X 线片（图 12、图 13）

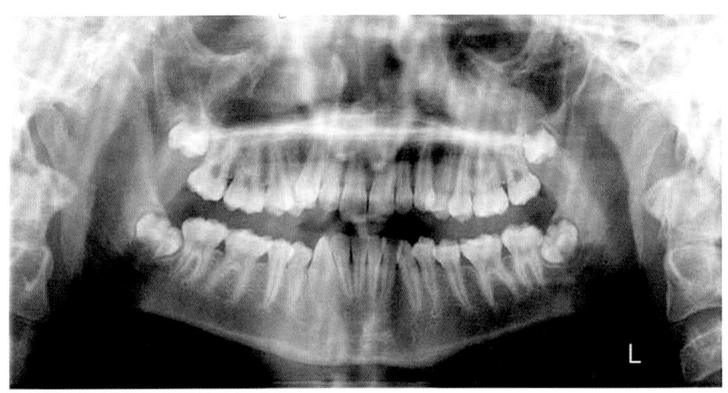

A

B

图 12　X 线片（正位片）
A. 治疗前；B. 治疗后

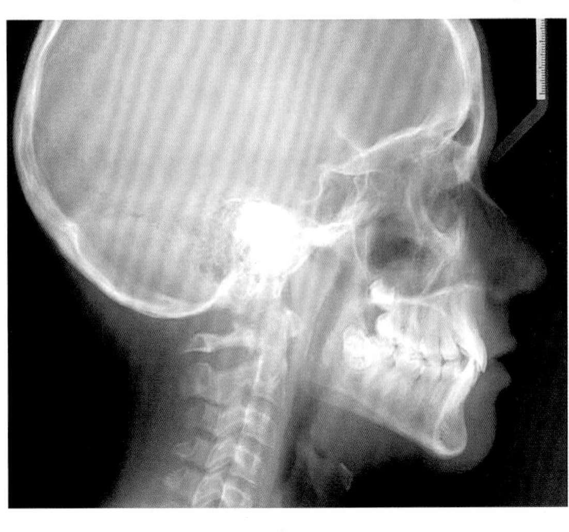

A

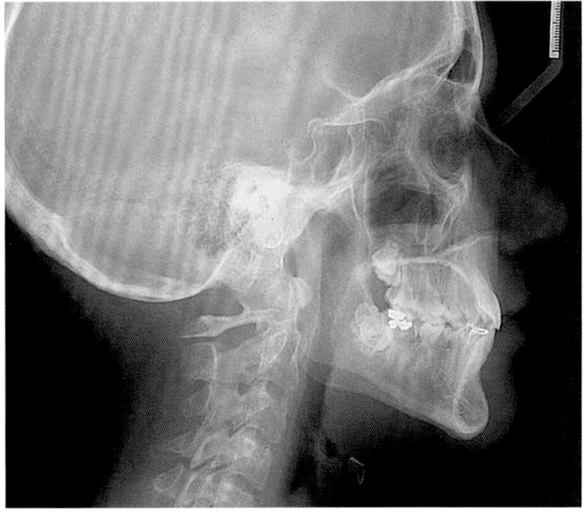

B

图 13　X 线片（侧位片）
A. 治疗前；B. 治疗后

描记图（图 14、图 15）

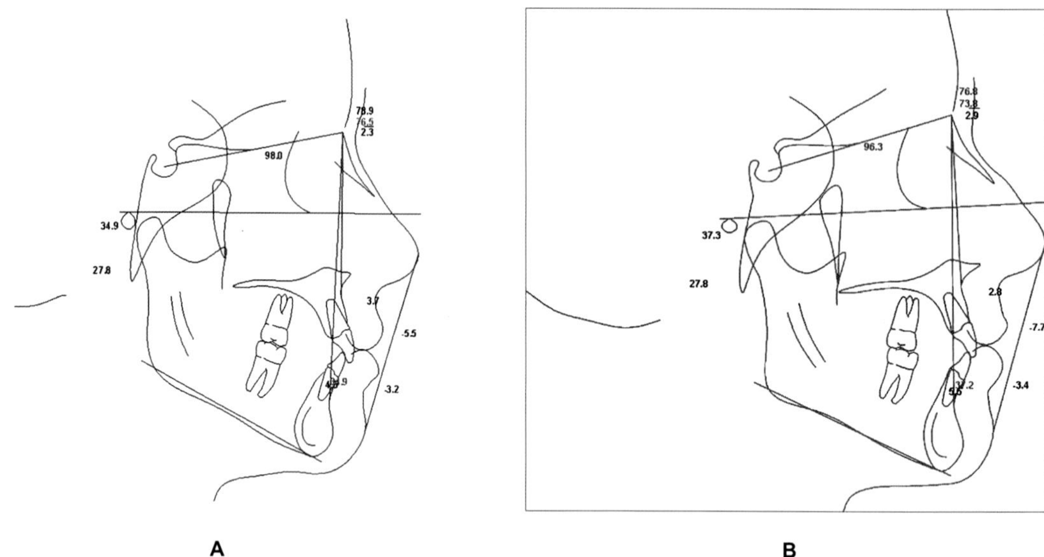

图 14　描记图

A．治疗前；B．治疗后

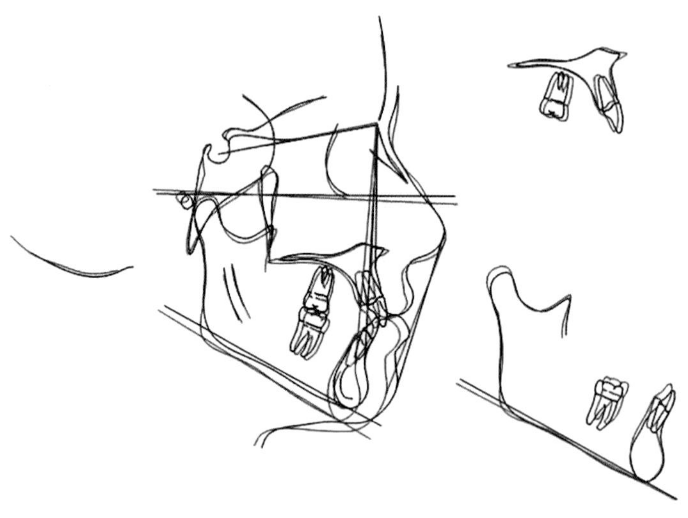

图 15　叠加描记图

病例 4

病史和病因

患者 12 岁 5 个月，全身病史无特殊。主诉：我的上前牙突。牙科病史显示，左上中切牙外伤史，与邻牙夹板固定 2～3 年。

诊断

颌骨：骨性Ⅱ类错䊭，上颌前突，磨牙间宽度正常。

牙䊭：右侧磨牙安氏Ⅱ类错䊭，左侧磨牙Ⅰ类䊭，深覆盖 7mm，深覆䊭 4mm，上牙列拥挤 6mm，下牙列拥挤 2.5mm。

面型：凸面型，鼻唇角呈锐角，下唇被上前牙覆盖。

矫治目标

上颌（三维方向）

前后向：不作调整。

横向：不作调整。

垂直向：不作调整。

下颌（三维方向）

前后向：不作调整。

横向：不作调整。

垂直向：不作调整。

上牙列

前后向：内收切牙，纠正牙列拥挤，减小切牙转矩，建立正常的覆盖关系，调整磨牙关系，建立双侧磨牙中性关系。

垂直向：建立正常的前牙覆䊭关系。建立尖牙保护䊭以及切牙引导䊭。

横向：维持磨牙间宽度。

下牙列

前后向：解除牙列拥挤，维持前牙转矩。

垂直向：建立正常的前牙覆䊭关系。

横向：维持磨牙间、尖牙间牙弓宽度。

面型：改善侧貌，改善下唇后缩。

矫治计划

①请口腔内科完成左上中切牙的根管治疗；②粘接上下第一磨牙带环以及上下䊭托槽，上颌 4、下颌 5 不粘托槽，取模型制作 Nance 弓；③戴 Nance 弓；④请口腔外科拔除上颌 4、下颌 5；⑤整平、排齐牙列，同时滑动内收上颌尖牙，关闭下颌拔牙间隙；⑥闭隙曲关闭剩余拔牙间隙；⑦粘接上下颌第二磨牙带环；⑧咬合精细调整；⑨上颌全牙弓包裹式保持器，下颌前牙 3-3 粘接固定保持器。

矫治器和治疗过程

0.022 系统 MBT 托槽（3M/Unitek）；镍钛拉簧内收上颌尖牙，同时利用 Nance 弓加强支抗，在关闭拔牙间隙过程中以及闭隙后配合使用䊭间Ⅱ类牵引 7 个月。上颌反 Spee’s 曲线摇椅弓＋闭隙曲内收上前牙，同时打开前牙咬合，下颌闭隙曲内收下前牙。合间Ⅱ类匣形牵引以及三角形牵引 3 个月。

治疗效果

上颌（三维方向）

前后向：SNA 减小了 3°。

横向：不变。

垂直向：不变。

下颌（三维方向）

前后向：SNB 减小了 2°。

横向：不变。

垂直向：不变。

上牙列

前后向：以 NA 连线为参照，切牙后退了 8mm，倾斜度减小了 29°，磨牙近移。

垂直向：SN-GoGn 增加了 1°。

横向：磨牙间宽度增加了 2mm。

下牙列

前后向：以 NB 连线为参照线，切牙内收了 1mm，倾斜角度增加了 4°，磨牙近移。

垂直向：磨牙因为颌间牵引而轻度伸长。

横向：磨牙间宽度减小了 1mm；尖牙间宽度增加了 1mm。

面型：以 E 平面为基准，下唇后退，患者面型更加协调。

保持

上颌全牙弓包裹式保持器，下颌前牙 3-3 粘接固定保持器。

最终的疗效评价

矫治后效果满足患者的主诉要求。上颌切牙转矩角度的纠正改善了上下唇的位置关系及侧貌面型。通过内收上前牙和前移下颌后牙建立磨牙正常的中性咬合关系和正常的覆𬌗覆盖关系。

病例4

部位	测量	A	B	标准差 A-B
上颌至颅底平面	SNA	88°	85°	−3°
下颌至颅底平面	SNB	82°	80°	−2°
	SnGoGn	31°	32°	1°
	FMA	29°	31°	2°
上颌 - 下颌	ANB	6°	5°	−1°
上颌牙列	1-NA（mm）	10mm	2mm	−8mm
	1-SN	129°	100°	−29°
	6-6（模型）	36mm	38mm	2mm
下颌牙列	1-NB	8mm	7mm	1mm
	1-GoGn	95°	99°	4°
	6-6（模型）	38mm	37mm	−1mm
	3-3（模型）	28mm	29mm	1mm
软组织	UL-E P1	−0.4mm	−4.4mm	−4mm
	LL-E P1	−1.3mm	−3.4mm	−4.7mm

异常指数 (6/20/07)

病例 # 4

总 D. I. 分值 24

白色框格填受试者 - 带阴影的框格填测试者

覆盖

0mm（切缘至切缘）	=	1pt.
1～3mm	=	0pt.
3.1～5mm	=	2pts.
5.1～7mm	=	3pts.
7.1～9mm	=	4pts.
>9mm	=	5pts.
反覆盖（X 殆）每牙每毫米 1pt.	=	
总计	=	5

覆殆

0～3mm	=	0pt.
3.1～5mm	=	2pts.
5.1～7mm	=	3pts.
牙尖交错殆（100%）	=	5pts.
总计	=	2

前牙开殆

0mm（切缘至切缘）	=	1pt.
每牙每毫米 2pts.		
总计	=	0

侧方开殆

每牙每毫米 2pts.		
总计	=	0

拥挤度

1～3mm	=	1pt.
3.1～5mm	=	2pts.
5.1～7mm	=	4pts.
>7mm	=	7pts.
总计	=	4

检查年份 ____________

ABO 指数 # ____________

测试者 ____________

咬合关系

安氏Ⅰ类至不完全Ⅰ类	=	0pt.
不完全安氏Ⅱ类或Ⅲ类	=	2pts. 每侧
完全安氏Ⅱ类或Ⅲ类	=	4pts. 每侧
超安氏Ⅱ类或Ⅲ类	=	1pt. 每毫米增长值
总计	=	6

后牙舌侧 X 殆

每牙 1pt. 总计	=	0

后牙颊侧 X 殆

每牙 2pts. 总计	=	0

头影测量片

ANB>5.5°或<−1.5°	=	4pts.
每增长度	=	1pt.
SN-Go-Gn		
27°～37°	=	0pt.
>37°	=	2pts. 每度
<27°	=	1pt. 每度
$\bar{1}$-Go-Gn>98°	=	1pt. 每度
总计	=	7

其他两方面 =

（见说明）

潜在的问题：____________

检查年份 ______________________

受试者 ______________________

测试者 ______________________

ABO 模型——X 线片评估表

白色框格一项
受试者
阴影框格
填测试者

病例 # 4

总分值 −14

排齐 / 旋转

−5

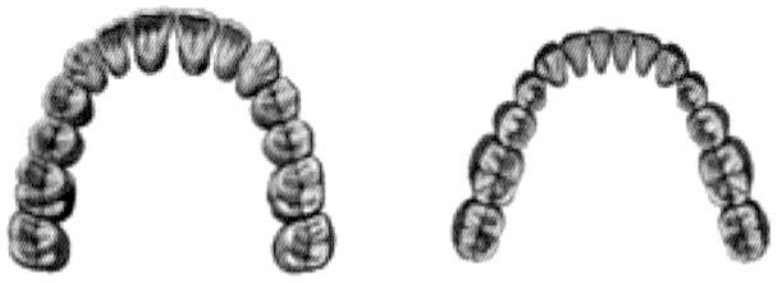

R MX L L MD R

边缘嵴

−1

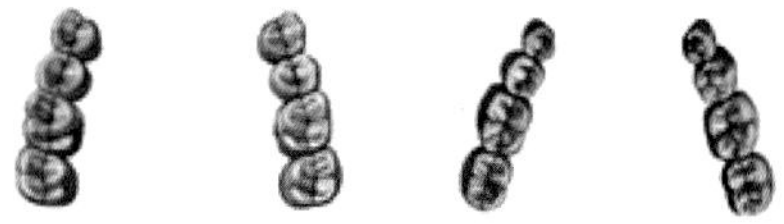

R MX L L MD R

颊方向倾斜

−3

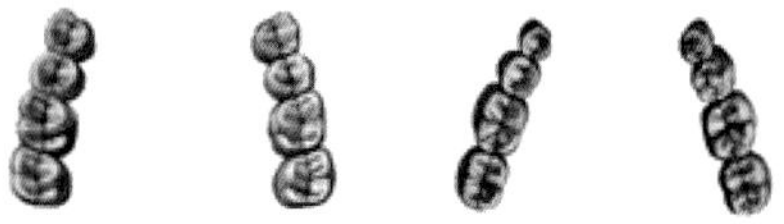

R MX L L MD R

覆盖

−1

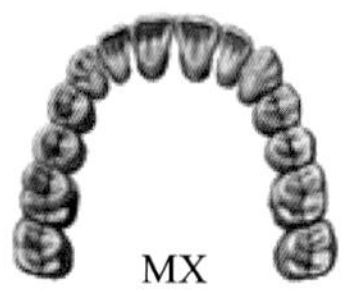

R MX L

咬合接触点

0

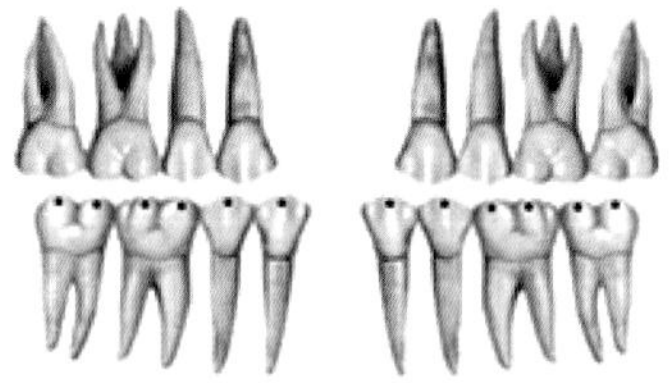

R L

颊面

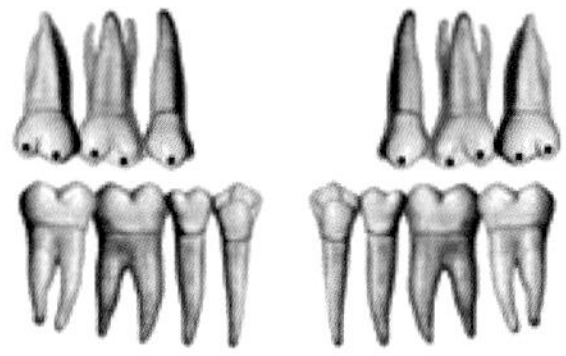

L R

颊面

咬合关系

−2

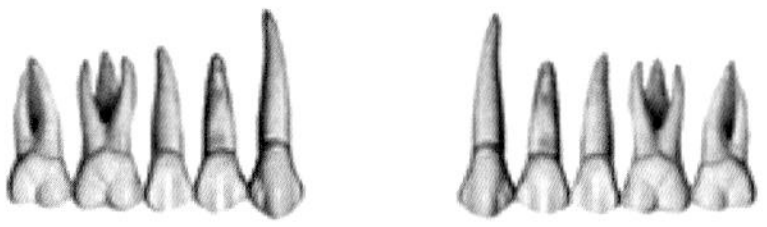

R L

邻面接触点

0

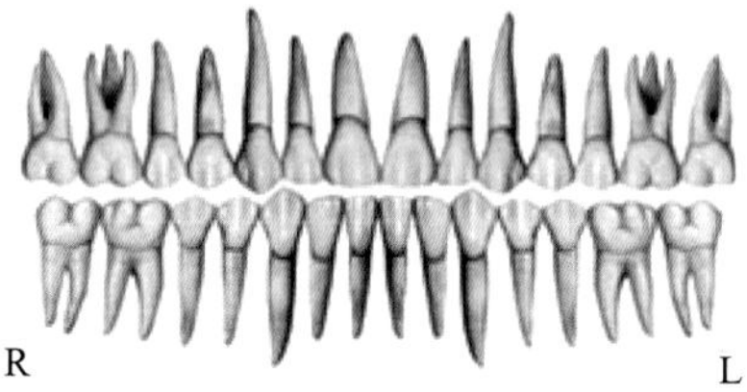

R L

牙根角度

−2

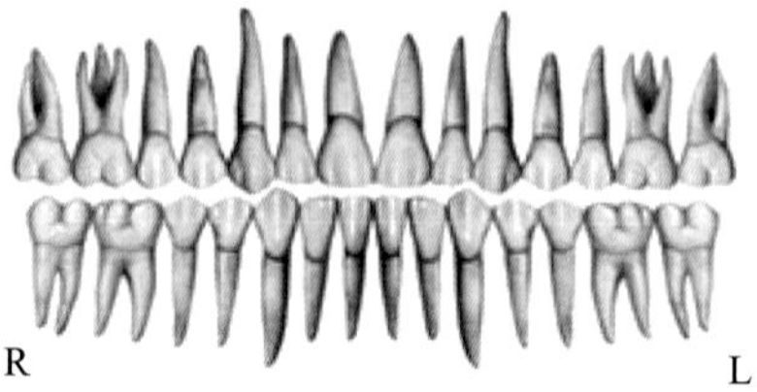

R L

说明：在每个异常牙位处标记上不调数的分值，并在白色框格内填上总的不调数分值。
将拔除的牙位标记为“X”。将第二磨牙纳入测试范围。

病例 #4

ABO病例管理表格

测量 **颌骨分析（S）** **0-为接受** **1-不接受** **计分**

头影测查分析

阴影框格填测试者	治疗前 A	PROG A1	治疗后 B	标准差 A-B
SNA°	88		85	−3
SNB°	82		80	−2
ANB°	6		5	−1
SN Go-Gn°	31		32	+1
FMA°	29		31	+2

	受试者 TX 覆盖	治疗前覆盖	治疗后结果	分值	EX 分值
AP 平面至上颌	维持上颌前后向的位置	0 1	0 1	0	
A-P 平面至下颌	允许正常生长	0 1	0 1	0	
VERT MX	允许正常生长	0 1	0 1	0	
VERT MN	允许正常生长	0 1	0 1	0	

牙齿分析（D）

	治疗前 A	PROG A1	治疗后 B	标准差 A-B
1-NA mm	10		2	−8
1-SN°	129		100	−29
1-NB mm	8		7	−1
1-Go-Gn°	95		99	+4

	受试者 TX 覆盖	治疗前覆盖	治疗后结果	分值	EX 分值
AP 平面至上颌	内收和后倾	0 1	0 1	0	
A-P 平面至下颌	维持切牙位置和角度	0 1	0 1	1	
VERT		0 1	0 1	0	

牙弓

	治疗前 A	PROG A1	治疗后 B	标准差 A-B
6-6 宽度	36		38	+2
6-6 宽度	38		37	−1
3-3 宽度	28		29	+1
spee 曲线	4		2	−2
下颌牙弓形态	尖圆形		尖圆形	—

	受试者 TX 覆盖	治疗前覆盖	治疗后结果	分值	EX 分值
TRANS MX	维持磨牙间宽度	0 1	0 1	0	
TRANS MN	维持磨牙间宽度	0 1	0 1	0	
TRANS ANT	维持尖牙间宽度	0 1	0 1	0	
CURVE OF SPEE	整平 Spee 曲线	0 1	0 1	0	
ARCH FORM MN	维持牙弓形态	0 1	0 1	0	

面部分析（F）

	治疗前 A	PROG A1	治疗后 B	标准差 A-B
E 线	1.3		−3.4	−4.7

	受试者 TX 覆盖	治疗前覆盖	治疗后结果	分值	EX 分值
面部美学	减小唇部丰满度（内收上下唇）	0 1	0 1		
			合计 S-D-F 值		

记录分析

	面像	口内像	口内影像	头影测量及标志点描记	计算机追踪	石膏模型	病例报告	治疗效果	
治疗前 A 或者 治疗中 A1	0 1	0 1	0 1	0 1	0 1	0 1	0 1	0 1	
治疗后 B	0 1	0 1	0 1	0 1	0 1	0 1	0 1	0 1	**总体记录分析**

总体分析

治疗计划 / 力学疗法				最终治疗结果				
0 接受	1	2 畸形	3	0 接受	1	2 畸形	3	**总体分析**

受试者 #________ 检查年份________

病例 # #4 测试者________

优势 共计

病例 4

照片（图 16）

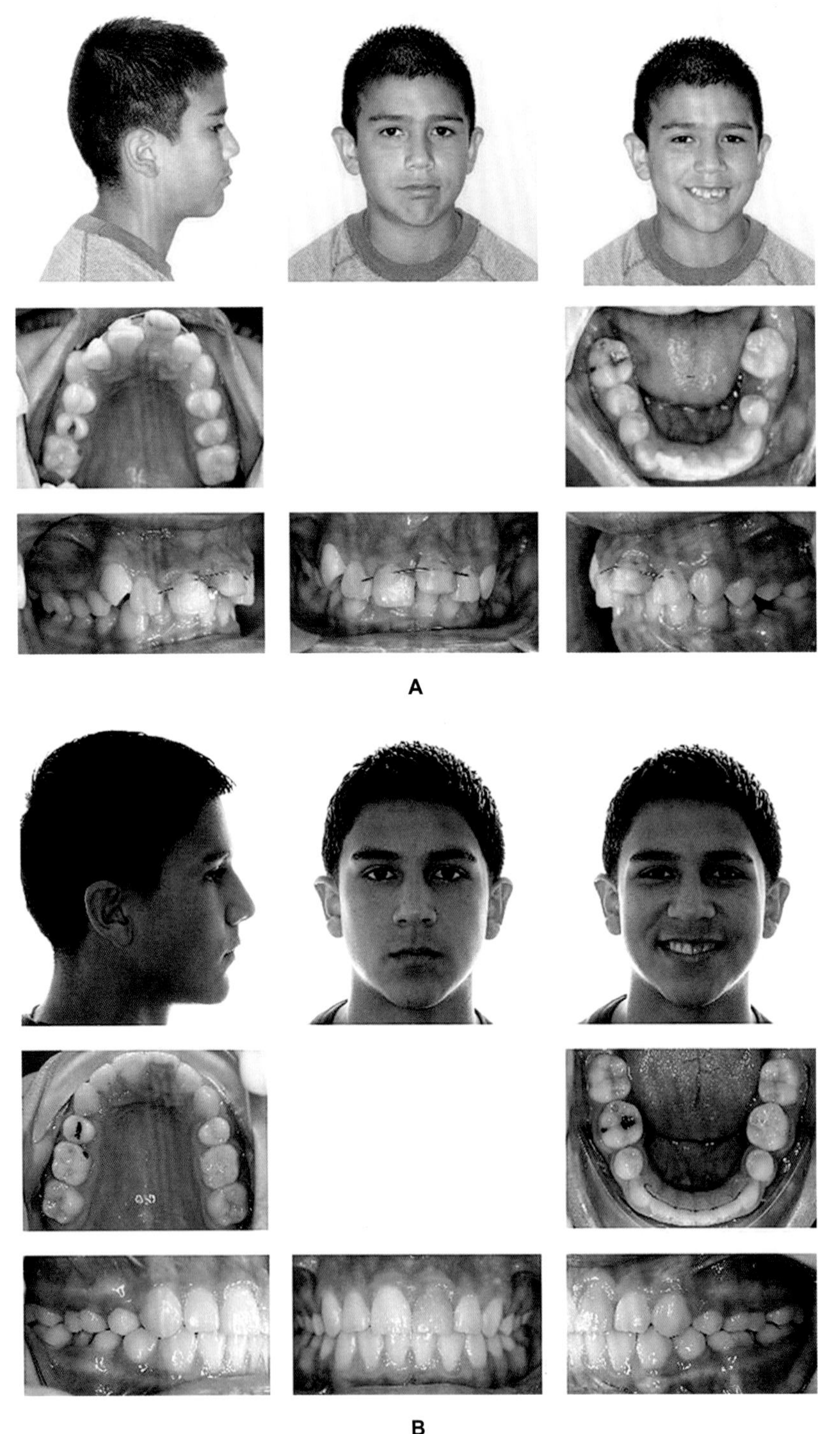

图 16　患者照片

A. 治疗前；B. 治疗后

X 线片（图 17、图 18）

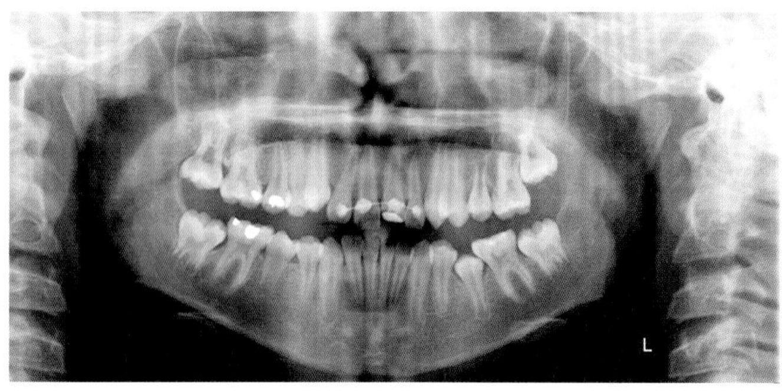
A

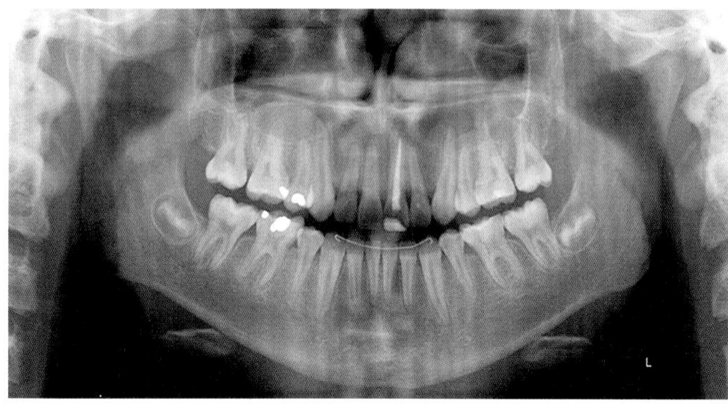
B

图 17　X 线片（正位片）
A．治疗前；B．治疗后

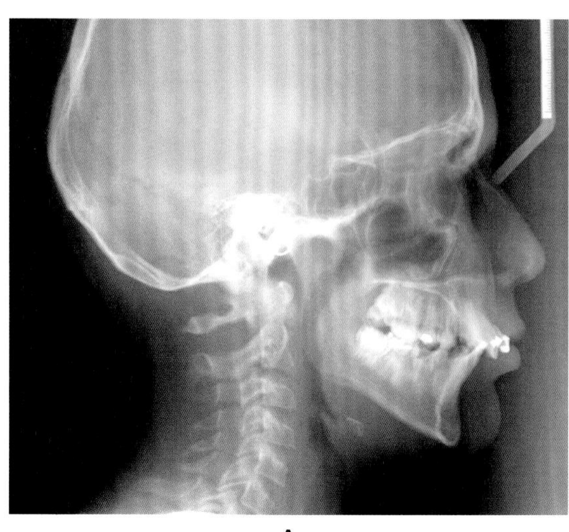
A

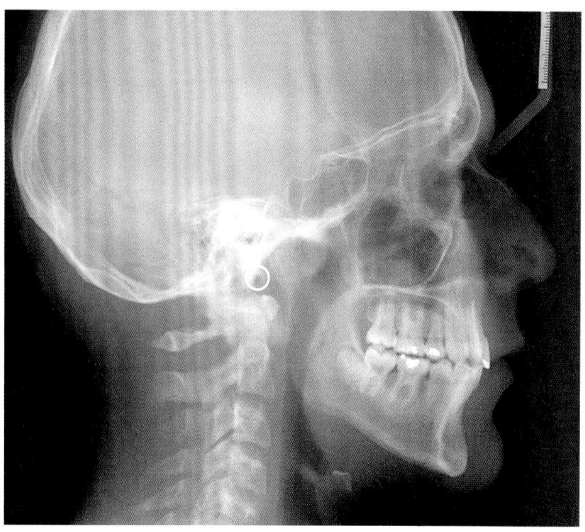
B

图 18　X 线片(侧位片)
A．治疗前；B．治疗后

描记图（图 19、图 20）

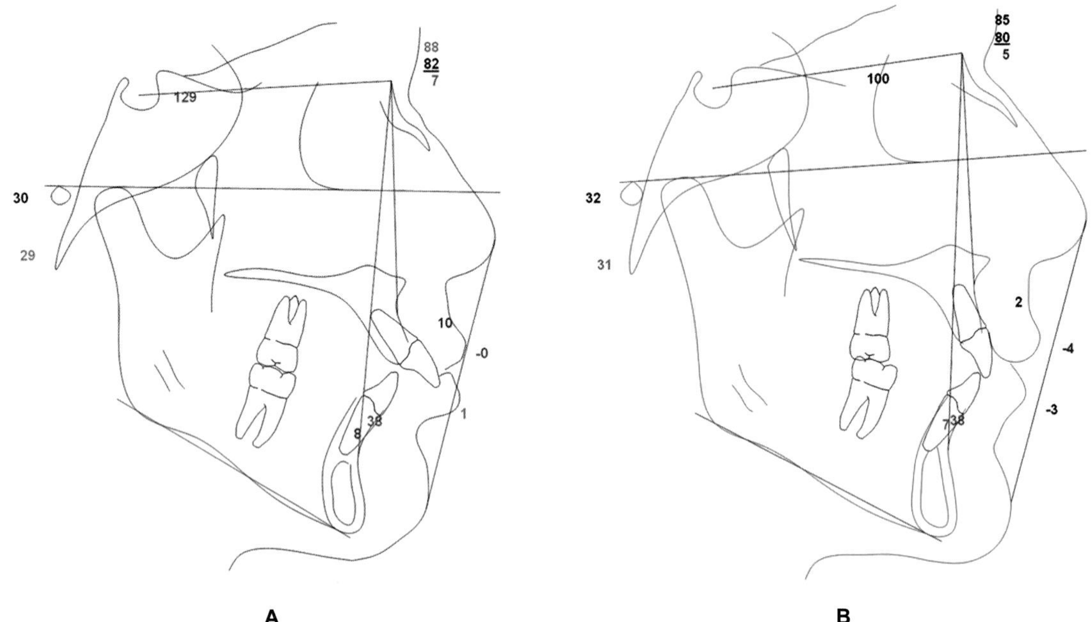

图 19 描记图

A．治疗前；B．治疗后

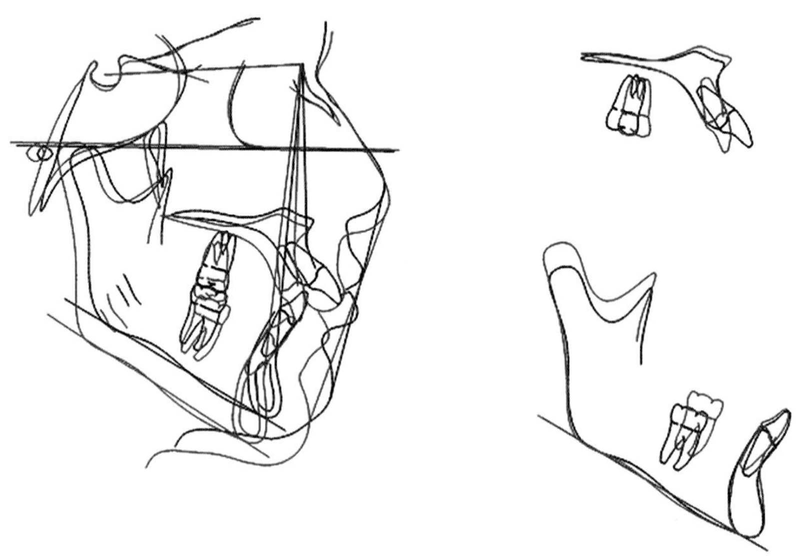

图 20 叠加描记图

病例 5

病史和病因

全身病史无特殊。牙科病史显示，安氏Ⅰ类错殆畸形，正中多生牙，右上中切牙埋藏阻生，右下第一前磨牙多生牙，右侧尖牙反殆，牙列中度拥挤，深覆殆、深覆盖。

诊断

颌骨：骨性Ⅱ类错殆，垂直骨面性。

牙殆：磨牙、尖牙Ⅰ类殆，右上中切牙埋藏阻生，右侧尖牙反殆。

面型：凸面型，侧貌丰满；鼻唇沟角度正常。

矫治目标

上颌（三维方向）

前后向：不作调整。

横向：不作调整。

垂直向：不作调整。

下颌（三维方向）

前后向：不作调整。

横向：不作调整。

垂直向：维持现有的垂直高度。

上牙列

前后向：纠正深覆盖。

垂直向：纠正右上中切牙埋藏阻生，纠正深覆殆。

横向：维持磨牙间宽度。

下牙列

前后向：不作调整。

垂直向：不作调整。

横向：维持磨牙间宽度；纠正尖牙反殆，减小尖牙间宽度。

面型：维持面型。

矫治计划

拔除正中多生牙及前磨牙区多生牙；手术暴露右上中切牙。于暴露的切牙上粘接贵金属链进行闭合式导萌术。粘接带环和托槽，利用推簧开辟右上中切牙的萌出间隙。切牙纳入牙弓，咬合精细调整，结束治疗，保持器保持。

矫治器和治疗过程

0.022 系统 MBT 托槽（3M/Unitek）；上下颌粘接带环和托槽；多生牙拔除、开窗暴露切牙，粘接贵金属牵引链。牙列初步排齐后，推簧开辟中切牙的导萌间隙，利用弹力线加力牵引中切牙，将其纳入牙弓。一旦中切牙纳入牙弓，即开始殆间短距离垂直牵引和Ⅱ类牵引来精细调整咬合。上颌 Hawley 式活动可摘保持器，下颌 3-3 粘接固定保持器。

治疗效果

上颌（三维方向）

前后向：SNA 减小了 2°。

横向：磨牙间宽度增加了 3mm。

垂直向：随着颌骨的生长，上颌骨垂直高度增加。

下颌（三维方向）

前后向：SNB 减小了 1°

横向：磨牙间宽度增加了 2.1mm，尖牙间宽度减小了 1.9mm。

垂直向：FMA 和 SN-Go-Gn 减小了 2°。

上牙列

前后向：切牙唇倾了 9°，前移了 4.1mm，磨牙近移。

垂直向：磨牙、切牙均有轻度伸长。

横向：磨牙间宽度增加了 3mm。

下牙列

前后向：切牙唇倾了 9°，前移了 3.3mm。

垂直向：磨牙、切牙均有轻度伸长。

横向：磨牙间宽度增加了 2.1mm；尖牙间宽度减小了 1.9mm。

面型：上唇后退了 0.5mm；下唇前移了 0.3mm。

保持

上颌 Hawley 式活动可摘保持器，下颌 3-3 粘接固定保持器。

最终的疗效评价

整个矫治过程，患者非常配合，治疗效果理想。在不影响面型的基础上，切牙达到正常的唇倾度。患者对于矫治后的美观和功能十分满意。患者前磨牙区有一颗多生牙需要拔除，其父亲正在筹集资金去完成拔牙手术。

病例5

部位	测量	A	B	标准差 A-B
上颌至颅底平面	SNA	84°	82°	−2°
下颌至颅底平面	SNB	77°	76°	−1°
	SnGoGn	39°	37°	−2°
	FMA	28°	26°	−2°
上颌 - 下颌	ANB	7°	5°	−2°
上颌牙列	1-NA（mm）	2.1mm	6.2mm	4.1mm
	1-SN	100°	109°	9°
	6-6（模型）	31.8mm	34.8mm	3mm
下颌牙列	1-NB	8.5mm	11.8mm	3.3mm
	1-GoGn	91.6°	100.6°	9°
	6-6（模型）	40.8mm	42.9mm	−2.1mm
	3-3（模型）	30.1mm	28.2mm	1.9mm
软组织	UL-E P1	1.5mm	0.5mm	1.0mm
	LL-E P1	5mm	5mm	0mm

异常指数（6/20/07）

病例 # 5

总 D. I. 分值 21

白色框格填受试者 - 带阴影的框格填测试者

检查年份		
ABO 指数 #		
测试者		

覆盖

0mm（切缘至切缘）	=	1pt.
1～3mm	=	0pt.
3.1～5mm	=	2pts.
5.1～7mm	=	3pts.
7.1～9mm	=	4pts.
>9mm	=	5pts.
反覆盖（X 𬌗）每牙每毫米 1pt	=	
总计	=	4

覆𬌗

0～3mm	=	0pt.
3.1～5mm	=	2pts.
5.1～7mm	=	3pts.
牙尖交错𬌗（100%）	=	5pts.
总计	=	2

前牙开𬌗

0mm（切缘至切缘）	=	1pt.
每牙每毫米 2pts.		
总计	=	0

侧方开𬌗

每牙每毫米 2pts.		
总计	=	0

拥挤度

1～3mm	=	1pt.
3.1～5mm	=	2pts.
5.1～7mm	=	4pts.
>7mm	=	7pts.
总计	=	2

咬合关系

安氏Ⅰ类至不完全Ⅰ类	=	0pt.
不完全安氏Ⅱ类或Ⅲ类	=	2pts. 每侧
完全安氏Ⅱ类或Ⅲ类	=	4pts. 每侧
超安氏Ⅱ类或Ⅲ类	=	1pt. 每毫米增长值
总计	=	0

后牙舌侧 X 𬌗

每牙 1pt. 总计	=	0

后牙颊侧 X 𬌗

每牙 1pt. 总计	=	0

头影测量片（见说明）

ANB>5.5°或<−1.5°	=	4pts.
每增长度	=	1pt.
SN-Go-Gn		
27°-37°	=	0pt.
>37°	=	2pts. 每度
<27°	=	1pt. 每度
$\bar{1}$-Go-Gn>98°	=	1pt. 每度
总计	=	9

其他两方面（见说明）	=	4

潜在的问题：锥形牙，多生的下颌右侧前磨牙，埋藏阻生的右上中切牙

检查年份	________
受试者	________
测试者	________

ABO 模型——X 线片评估表

白色框格项
受试者
阴影框格
填测试者

病例 # 5

总分值 21

排齐 / 旋转

1

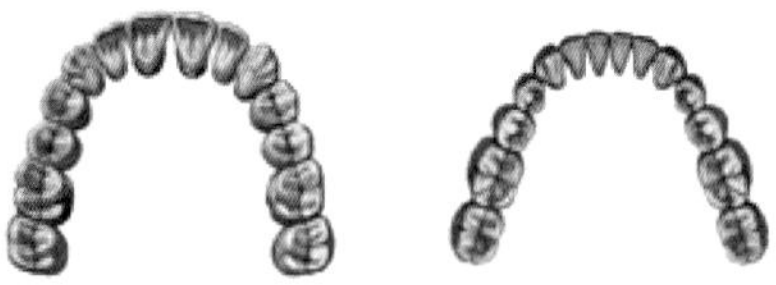

R　MX　L　L　MD　R

边缘嵴

6

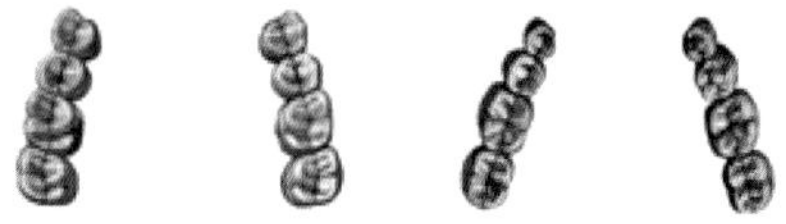

R　MX　L　L　MD　R

颊方向倾斜

4

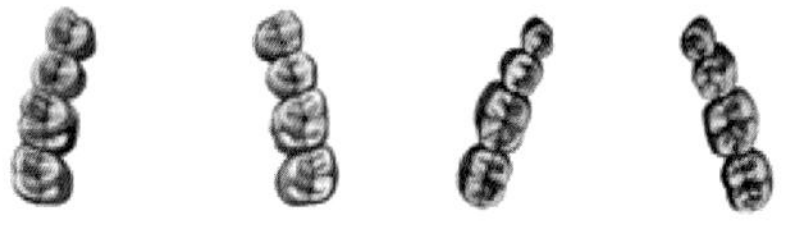

R　MX　L　L　MD　R

覆盖

1

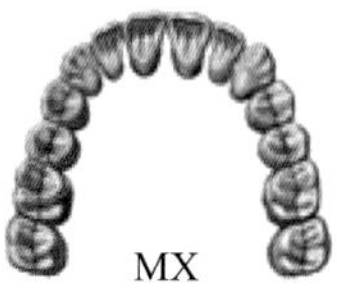

R　MX　L

咬合接触点

5

R　L

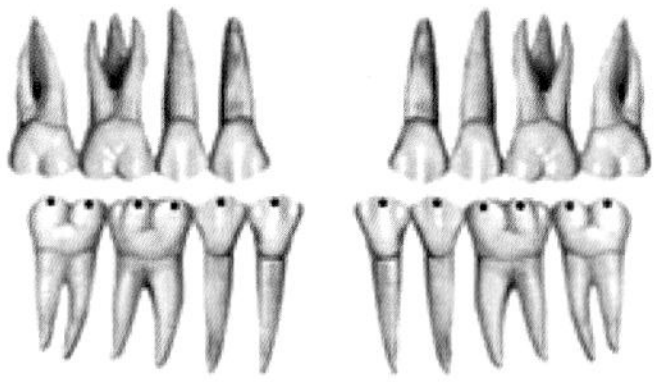

颊面

L　R

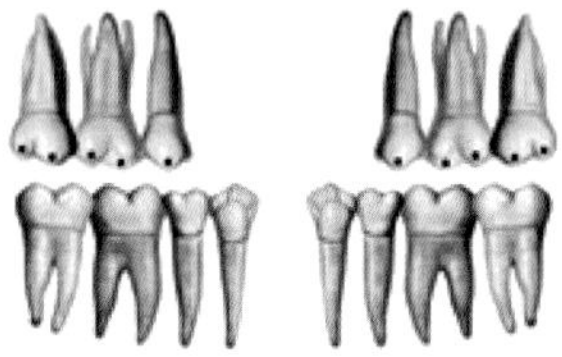

颊面

咬合关系

2

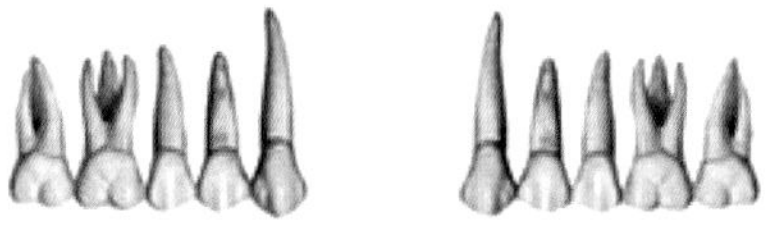

R　L

邻面接触点

0

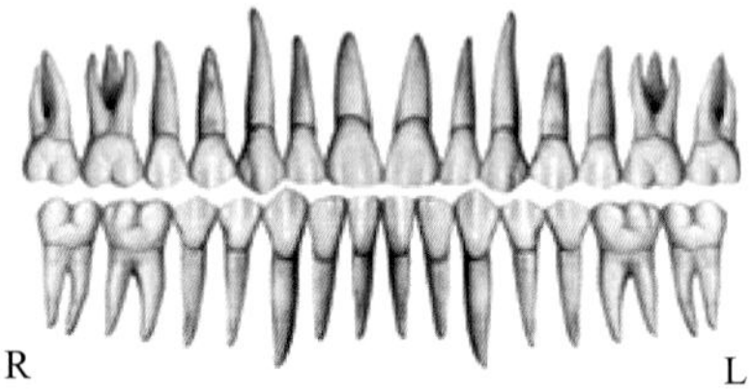

R　L

牙根角度

2

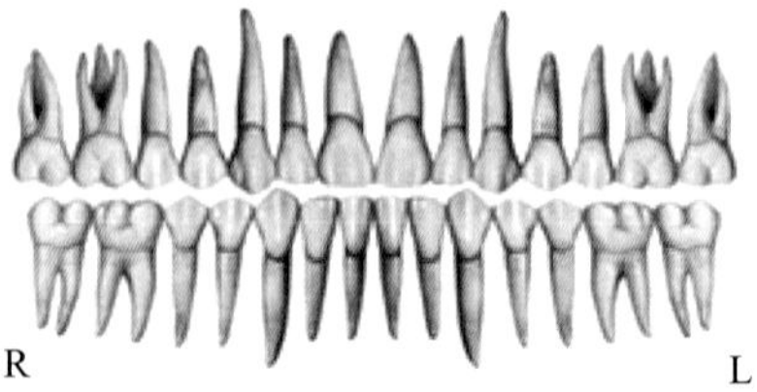

R　L

说明：在每个异常牙位处标记上不调数的分值，并在白色框格内填上总的不调数分值。
将拔除的牙位标记为“X”。将第二磨牙纳入测试范围。

病例 # 5

ABO病例管理表格

测量 **颌骨分析（S）** **0-为接受** **1-不接受** **计分**

阴影框格填测试者	治疗前 A	PROG A1	治疗后 B	标准差 A-B
SNA°	84		82	−2
SNB°	77		76	−1
ANB°	7		5	−2
SN Go-Gn°	39		37	−2
FMA°	28		26	−2

	受试者 TX 覆盖	治疗前覆盖	治疗后结果	分值	EX 分值
AP 平面至上颌	不予调整	0 1	0 1	0	
A-P 平面至下颌	不予调整	0 1	0 1	0	
VERT MX	维持垂直向位置	0 1	0 1	0	
VERT MN	维持垂直向位置	0 1	0 1	0	

头影测查分析

牙齿分析（D）

	治疗前 A	PROG A1	治疗后 B	标准差 A-B
1 TO NA mm	2.1		6.2	+4.1
1 TO SN	100		109	+9
1 TO NB mm	8.5		11.8	+3.3
1 TO Go-Gn	91.6		100.6	+9

	受试者 TX 覆盖	治疗前覆盖	治疗后结果	分值	EX 分值
AP 平面至上颌	纠正覆盖	0 1	0 1	1	
A-P 平面至下颌	不予调整	0 1	0 1	1	
VERT	不予调整	0 1	0 1		

牙弓

	治疗前 A	PROG A1	治疗后 B	标准差 A-B
6-6 宽度	31.8		34.8	+3.3
6-6 宽度	40.8		42.9	+2.1
3-3 宽度	30.1		28.2	−1.9
spee 曲线	3		1	−2
下颌牙弓形态	狭窄的卵圆形		正常	

	受试者 TX 覆盖	治疗前覆盖	治疗后结果	分值	EX 分值
TRANS MX	不予调整	0 1	0 1	0	
TRANS MN	不予调整	0 1	0 1	0	
TRANS ANT	不予调整	0 1	0 1	0	
CURVE OF SPEE	轻度整平	0 1	0 1	0	
ARCH FORM MN	维持	0 1	0 1	0	

面部分析（F）

	治疗前 A	PROG A1	治疗后 B	标准差 A-B
E 线	−1		−1.8	−0.8

	受试者 TX 覆盖	治疗前覆盖	治疗后结果	分值	EX 分值
面部美学	减少突度以改善面型	0 1	0 1	0	
			合计 S-D-F 值		

记录分析

	面像	口内像	口内影像	头影测量及标志点描记	计算机追踪	石膏模型	病例报告	治疗效果	
治疗前 A 或者 治疗中 A1	0 1	0 1	0 1	0 1	0 1	0 1	0 1	0 1	
治疗后 B	0 1	0 1	0 1	0 1	0 1	0 1	0 1	0 1	**总体记录分析**

总体分析

治疗计划 / 力学疗法				最终治疗结果				
0	1	2	3	0	1	2	3	
接受		畸形		接受		畸形		**总体分析**

受试者 #________ 检查年份________

病例 # #4 测试者________

优势 共计

病例 5

照片（图 21）

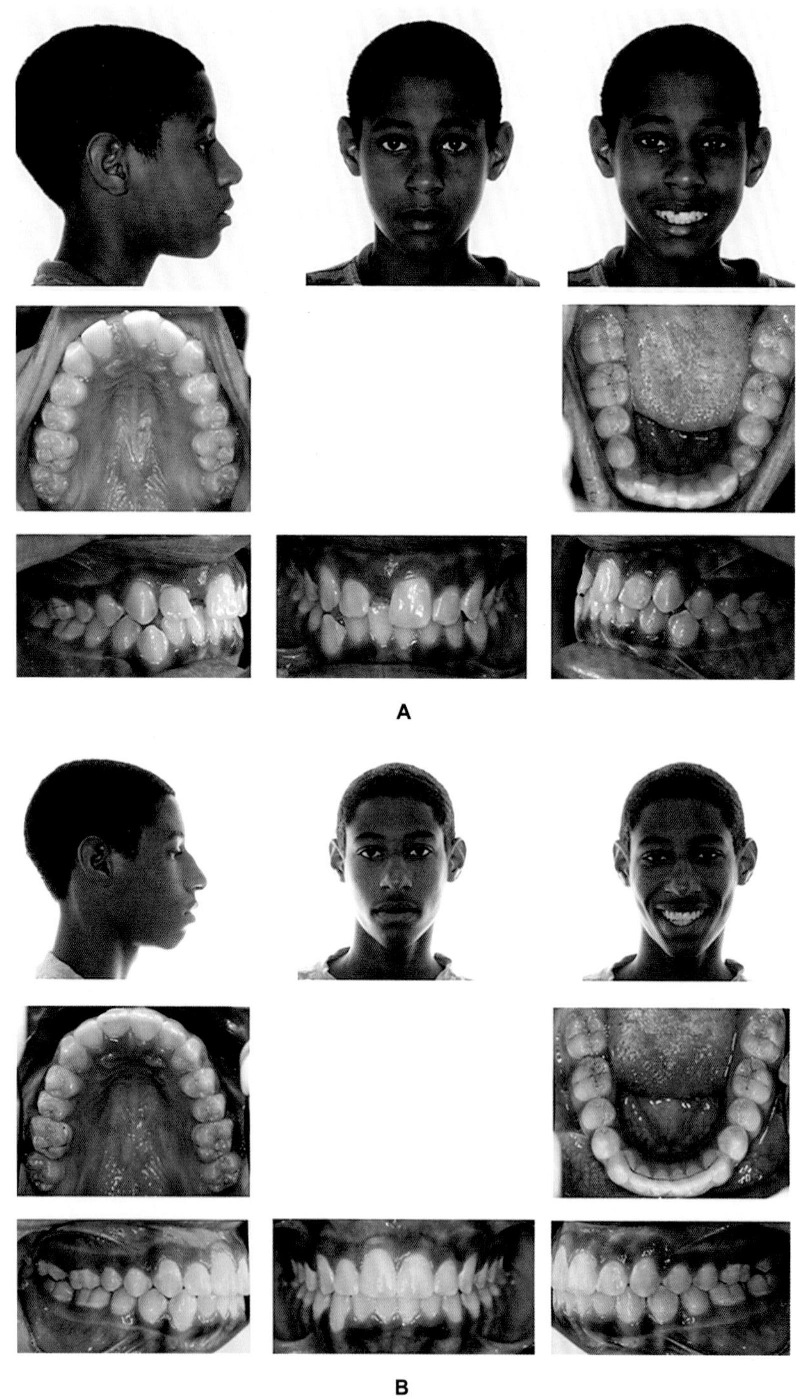

图 21 患者照片

A．治疗前；B．治疗后

X 线片（图 22、图 23）

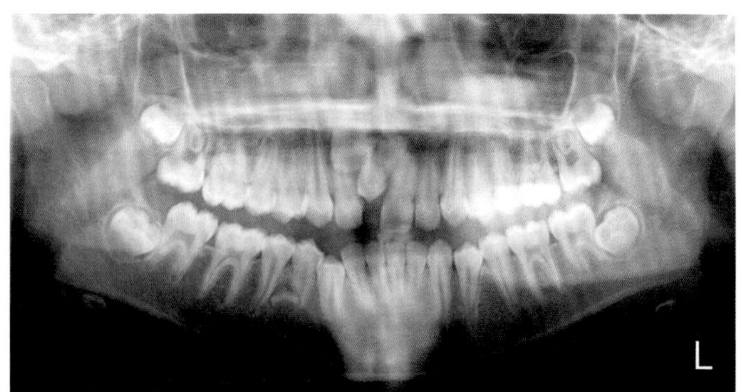

A

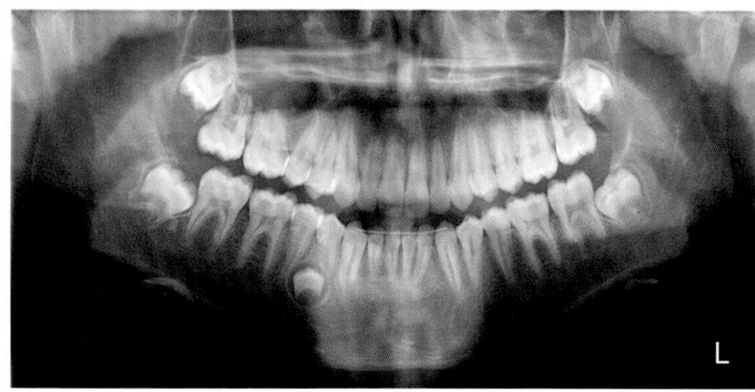

B

图 22　X 线片（正位片）
A．治疗前；B．治疗后

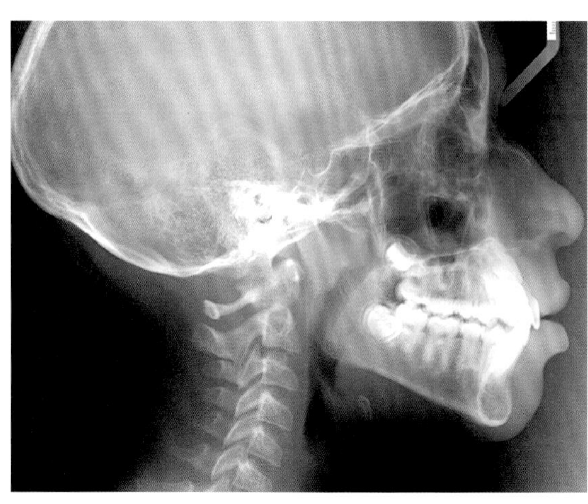

A

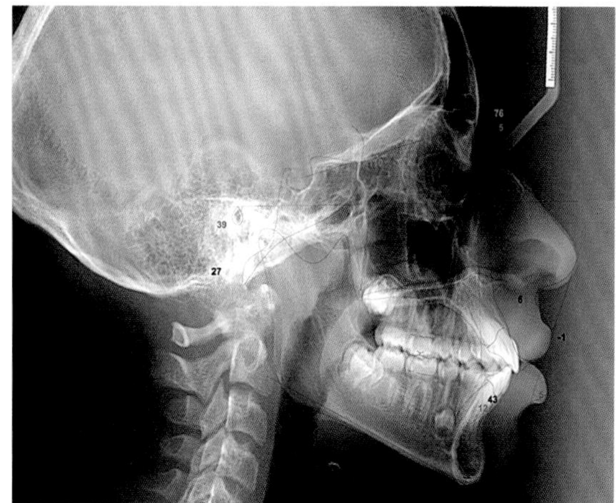

B

图 23　X 线片（侧位片）
A．治疗前；B．治疗后

描记图（图 24、图 25）

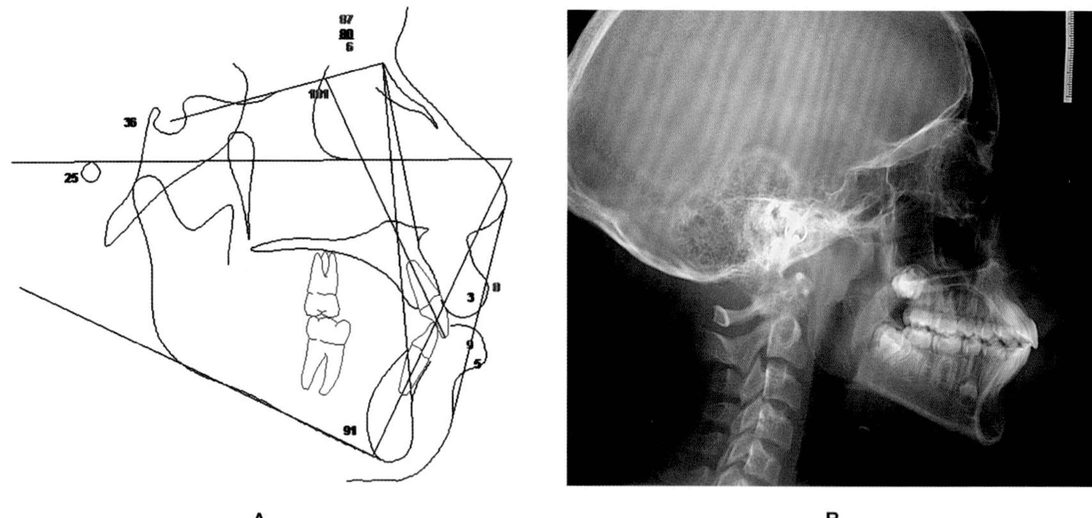

图 24　描记图

A．治疗前；B．治疗后

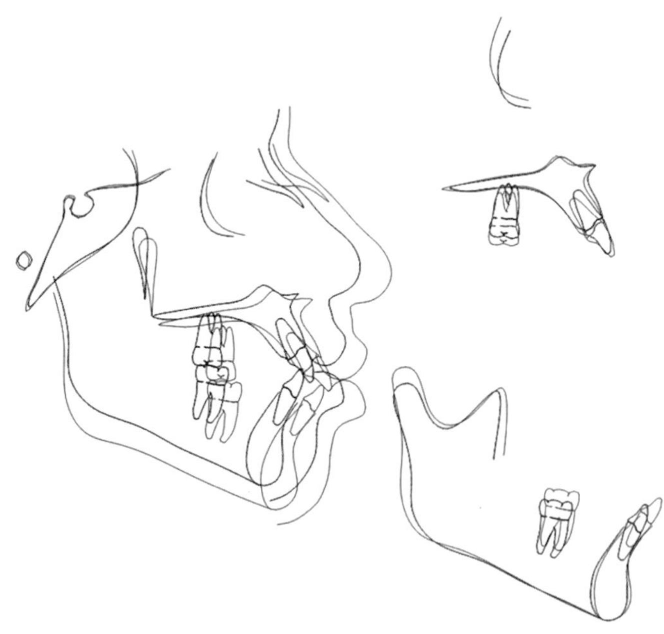

图 25　叠加描记图

病例 6

病史和病因

全身病史无特殊。患者是一名牙科医生，有很高的牙科知识。牙科病史显示，该患者有过牙齿修复史和早期正畸治疗史。口内检查显示，恒牙列，安氏Ⅲ类错𬌗畸形，反覆盖－2mm，中线偏斜，上下 8 部分萌出。上下牙列拥挤（－1mm/－5mm）。患者主诉为“我想获得安氏Ⅰ类𬌗，我想让我的前牙更直立些，我想排齐牙齿”。

诊断

颌骨：骨性Ⅲ类错合，上颌发育不足，下颌轻度发育过度，呈凹状骨面型。

牙𬌗：磨牙、尖牙Ⅲ类错𬌗，前牙反𬌗（覆盖－2mm），覆𬌗 3mm，中线不齐（上中线右偏 3mm），牙弓拥挤（上牙列 1mm，下牙列 5mm）。

面型：直面型，颏部左偏，鼻唇角钝，鼻翼不对称，上唇相对后缩。

矫治目标

上颌

前后向：纠正上颌后缩。

横向：颌骨宽度不作调整；手术纠正上颌不对称。

垂直向：保持颌骨垂直高度。

下颌

前后向：纠正下颌骨轻度后缩。

横向：横向宽度不作调整。

垂直向：维持现有的垂直高度。

上牙列

前后向：调整牙弓形态和纠正牙弓旋转；纠正前牙反𬌗。

垂直向：建立正常的前牙覆𬌗；建立尖牙保护𬌗和前伸切导；整平牙弓𬌗曲线。

横向：扩弓。

下牙列

前后向：调整牙弓形态和纠正牙弓旋转。

垂直向：建立正常的前牙覆𬌗；整平牙弓𬌗曲线。

横向：维持双侧磨牙、尖牙之间的宽度。

面型：改善面部外形。改善上下唇位置。改善颏部偏斜。

矫治计划

①粘接带环及全口托槽；②拔除第三磨牙，外科会诊评估制订颌骨手术方案；③排齐、整平上下牙列；④上颌 LeFort Ⅰ型截骨前徙术，下颌骨矢状劈开后退术（BSSO）；⑤咬合精细调整；⑥上颌 Hawley 式活动可摘保持器，下颌 3-3 粘接固定保持器。

矫治器和治疗过程

0.022 系统 MBT 托槽（3M/Unitek）；0.022 的磨牙颊面管带环，AOA 定位器，粘接式颊、舌侧舌钮。拔除上下 8，外科会诊制订正颌手术。粘接上下 6、7 带环。镍钛推簧开辟间隙纠正下前牙扭转。2004 年 4 月拔除了上下 8。于 2004 年 8 月完成上下颌骨手术。弹性牵引调整咬合，改善中线偏斜。于 2005 年，拆除矫治器戴定位器。上下 7 颊、舌侧粘接舌侧钮进行交互牵引，纠正反𬌗。上颌 Hawley 式活动可摘保持器，下颌 3-3 粘接固定保持器。

治疗效果

上颌

前后向：SNA 增加了 3°。

横向：磨牙间宽度增加了 0.5mm。

垂直向：颌骨高度维持不变。

下颌

前后向：SNB 减小了 0.7°。

横向：颌骨宽度维持不变。

垂直向：FMA 增加了 1.7°。

上牙列

前后向：以 NA 连线为参照，切牙前移了 1.7mm。

垂直向：第一磨牙和切牙轻度伸长。

横向：磨牙间宽度增加了 0.5mm。

下牙列

前后向：以 NB 连线为参照，切牙前移了 3.4mm，以下颌平面为参照，切牙唇倾了 6.3°。

垂直向：磨牙、切牙均有伸长。

横向：磨牙间宽度减小了 0.1mm；尖牙间宽度增加了 1.2mm。

面型：以 E 平面为基准，上唇前移了 4.2mm，下唇后退了 0.4mm，颏部左偏得到纠正。

保持

上颌 Hawley 式活动可摘保持器，下颌 3-3 粘接固定保持器。

最终的疗效评价

矫治结果满足患者的主诉要求。建立了稳定的中性咬合，排齐了牙列，解除了牙列拥挤。上颌后缩得到纠正，前牙反殆解除，中线调正，垂直高度控制理想。另外，获得了正常的前牙前伸切导，侧方殆没有咬合干扰。虽然我们可以让第二磨牙获得很好的咬合接触，但难以获得理想的后牙横向位置。下切牙比预期的前移量大。整体来说，治疗效果十分理想。

病例6

部位	测量	A	B	标准差 A-B
上颌至颅底平面	SNA	79.4°	82.4°	3°
下颌至颅底平面	SNB	79.7°	79°	－0.7°
	SnGoGn	29.7°	32.8°	3.1°
	FMA	25.8°	27.5°	1.7°
上颌 - 下颌	ANB	－0.3°	3.4°	3.1°
上颌牙列	1-NA（mm）	3.7mm	5.4mm	1.7mm
	1-SN	106.8°	106.3°	－0.5°
	6-6（模型）	33.4mm	33.9mm	0.5mm
下颌牙列	1-NB	5.4mm	8.7mm	3.4mm
	1-GoGn	95°	101.3°	6.3°
	6-6（模型）	39.9mm	40mm	0.1mm
	3-3（模型）	24.4mm	25.6mm	1.2mm
软组织	UL-E P1	－3.9mm	0.3mm	4.2mm
	LL-E P1	0.3mm	－0.1mm	－0.4mm

异常指数（6/20/07）

病例 # 6

总 D. I. 分值 25

白色框格填受试者 - 带阴影的框格填测试者

检查年份 ____

ABO 指数 # ____

测试者 ____

覆盖

0mm（切缘至切缘）	=	1pt.
1～3mm	=	0pt.
3.1～5mm	=	2pts.
5.1～7mm	=	3pts.
7.1～9mm	=	4pts.
>9mm	=	5pts.

反覆盖（X 𬌗）

每牙每毫米 1pt.	=	12 pts.
总计	=	12

覆𬌗

0～3mm	=	0pt.
3.1～5mm	=	2pts.
5.1～7mm	=	3pts.
牙尖交错𬌗（100%）	=	5pts.
总计	=	2

前牙开𬌗

0mm（切缘至切缘）	=	1pt.
每牙每毫米 2pts.	=	____pts.
总计	=	10

侧方开𬌗

每牙每毫米 2pts.		
总计	=	0

拥挤度

1～3mm	=	1pt.
3.1～5mm	=	2pts.
5.1～7mm	=	4pts.
>7mm	=	7pts.
总计	=	2

咬合关系

安氏Ⅰ类至不完全Ⅰ类	=	0pt.
不完全安氏Ⅱ类或Ⅲ类	=	2pts. 每侧____pts.
完全安氏Ⅱ类或Ⅲ类	=	4pts. 每侧 8 pts.
超安氏Ⅱ类或Ⅲ类	=	1pt. 每毫米____pts. 增长值
总计	=	8（阴影框）

后牙舌侧 X 𬌗

每牙 1pt. 总计 = 1

后牙颊侧 X 𬌗

每牙 1pt. 总计 = 0

头影测量片（见说明）

ANB＝6°或－2°	=	4pts.
每增长 度____×1pt.	=	____
SN-Go-Gn		
38°	=	2pts.
每增长 度____×2pts.	=	____
26°	=	1pt.
每减少 度____×1pt.	=	____
$\bar{1}$-Go-Gn＝99°	=	1pt.
每减少 度____×1pt.	=	____
总计	=	0

其他（见说明）

多生牙	____×1pt. = ____
牙齿骨粘黏	____×2pts.= ____
牙齿形态异常	____×2pts.= ____
阻生牙（除了第三磨牙）	____×2pts.= ____
中线偏斜（≥3mm）	____@2pts.= ____
牙齿缺失	____×2pts.= ____
散隙（上下牙弓均有广泛散隙）	____×2pts.= ____
散隙（局部，最大间散隙≥2mm）	____@2pts.= ____
牙齿易位	____×2pts.= ____
颌骨不对称（非手术 tx）	____@3pts.= ____
增加的治疗复杂度	____×2pts.= ____

鉴别：____

总计 = 0

检查年份 ______________________
受试者 ______________________
测试者 ______________________

ABO 模型——X 线片评估表

白色框格一项
受试者
阴影框格
填测试者

病例 # 6

总分值 20

排齐 / 旋转

4

R MX L L MD R

边缘嵴

5

R MX L L MD R

颊方向倾斜

3

R MX L L MD R

覆盖

2

R MX L

咬合接触点

2

R L

颊面

L R

颊面

咬合关系

1

R L

邻面接触点

R L

牙根角度

3

R L

说明：在每个异常牙位处标记上不调数的分值，并在白色框格内填上总的不调数分值。
将拔除的牙位标记为“X”。将第二磨牙纳入测试范围。

病例＃6

ABO病例管理表格

测量 **颌骨分析（S）** **0-为接受** **1-不接受** **计分**

	阴影框格填测试者	治疗前 A	PROG A1	治疗后 B	标准差 A-B		受试者 TX 覆盖	治疗前覆盖	治疗后结果	分值	EX 分值
头影测查分析	SNA°	79.4		82.4	3	AP 平面至上颌	较正常值更增加冠向上的移动量	0 1	0 1	0	
	SNB°	79.7		79	−0.7	A-P 平面至下颌	减小移动量	0 1	0 1	0	
	ANB°	−0.3		3.4	3.1						
	SN Go-Gn°	29.7		32.8	3.1	VERT MX	增加移动量	0 1	0 1	0	
	FMA°	25.8		27.5	1.7	VERT MN	与 SnGoGn 一致	0 1	0 1	0	
	牙齿分析（D）										
	1-NA mm	3.7		5.4	1.7	AP 平面至上颌	较正常值略轻度增大上切牙的前移量	0 1	0 1	0	
	1-SN°	106.8		106.3	−0.5	A-P 平面至下颌	较正常值加大下切牙的前移量	0 1	0 1	0	
	1-NB mm	5.4		8.7	3.4	VERT	获得最小移动量	0 1	0 1	1	
	1- Go-Gn°	95		101.3	6.3						
牙弓	6-6 宽度	33.4		33.9	0.5	TRANS MX	不扩弓	0 1	0 1	0	
	6-6 宽度	39.9		40	0.1	TRANS MN	不扩弓	0 1	0 1	0	
	3-3 宽度	24.4		25.6	1.2	TRANS ANT	由于牙弓周长不足轻度扩展牙弓	0 1	0 1	0	
	spee 曲线	3.5		2	−1.5	CURVE OF SPEE	整平下牙弓	0 1	0 1	0	
	下颌牙弓形态	卵圆形		卵圆形		ARCH FORM MN	维持弓形	0 1	0 1	0	
	面部分析（F）										
	E 线	−3.9		0.3	4.2	面部美学	增加上唇突度	0 1	0 1	0	
		0.3		−0.1	−0.4		下唇无明显改变			0	
									合计 S-D-F 值		

记录分析

	面像	口内像	口内影像	头影测量及标志点描记	计算机追踪	石膏模型	病例报告	治疗效果	
治疗前 A 或者 治疗中 A1	0 1	0 1	0 1	0 1	0 1	0 1	0 1	0 1	
治疗后 B	0 1	0 1	0 1	0 1	0 1	0 1	0 1	0 1	总体记录分析

总体分析

治疗计划 / 力学疗法				最终治疗结果				
0 接受	1	2 畸形	3	0 接受	1	2 畸形	3	总体分析

受试者＃______ 检查年份______

病例＃ #4 测试者______

优势 共计

病例 6

照片（图 26）

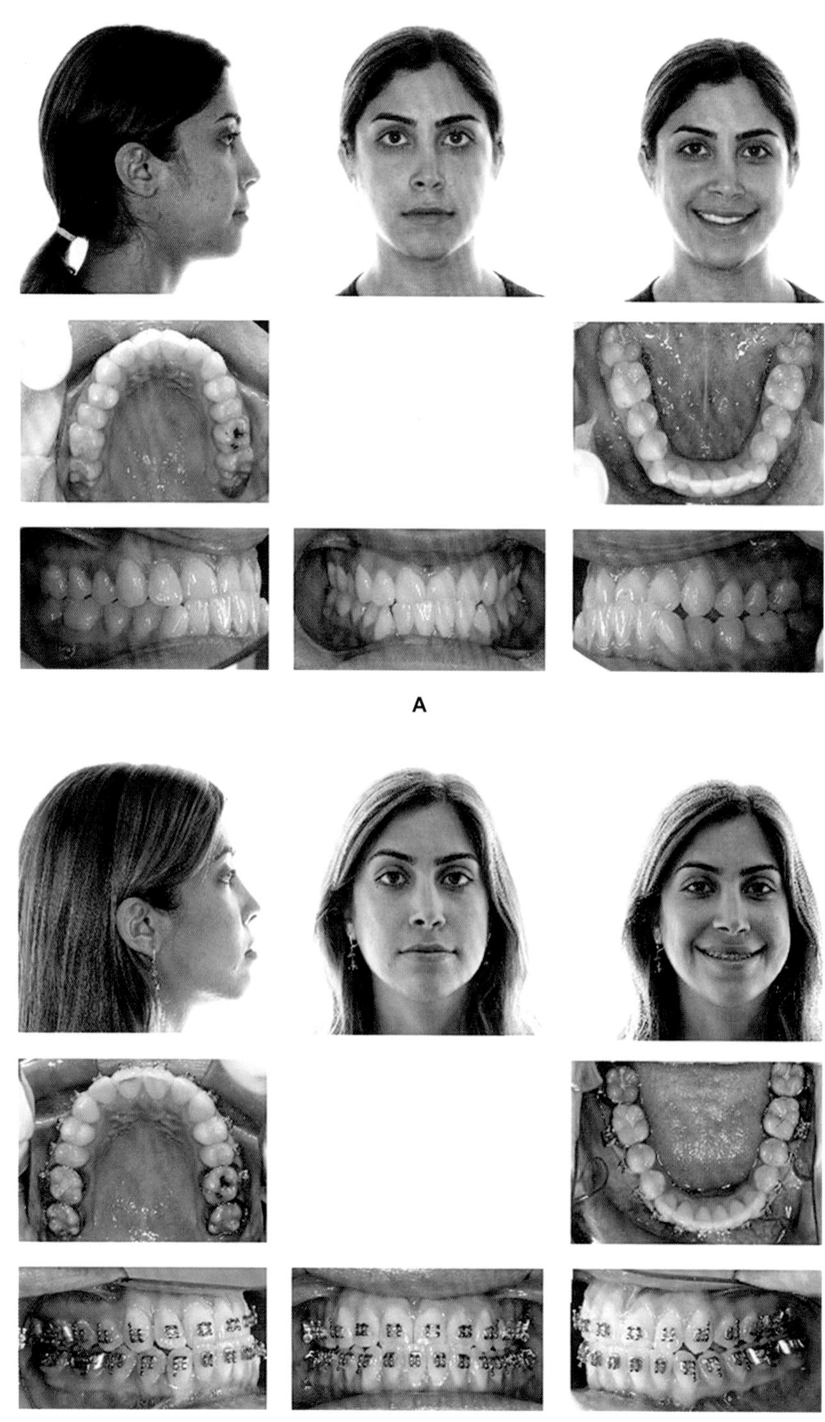

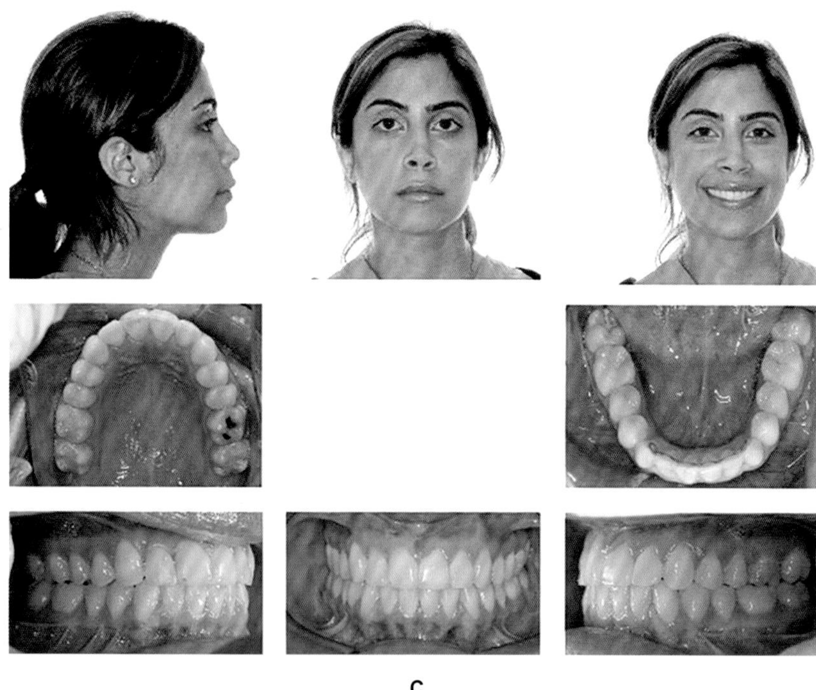

C

图 26　患者照片

A．治疗前；B．术前；C．治疗后

X 线片（图 27、图 28）

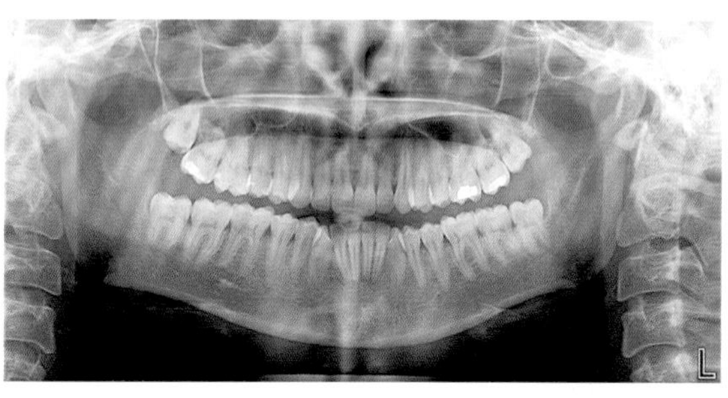

A

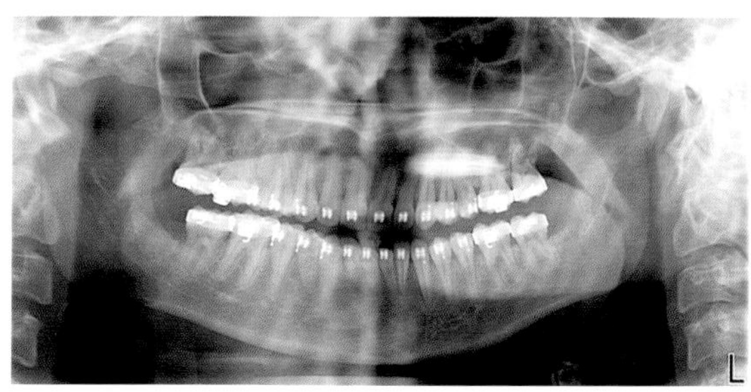

B

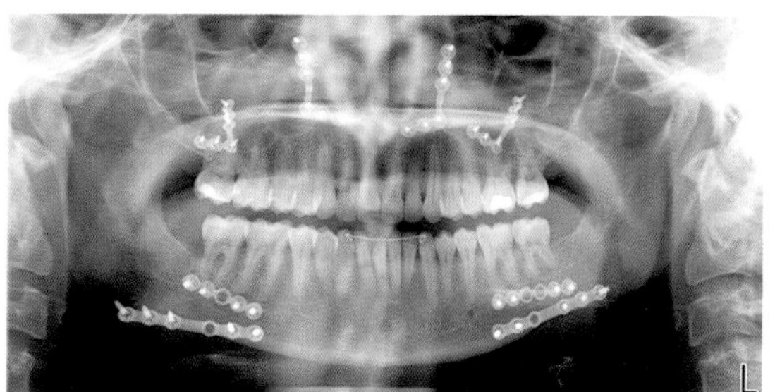

C

图 27　X 线片（正位片）

A．治疗前；B 术前；C．治疗后

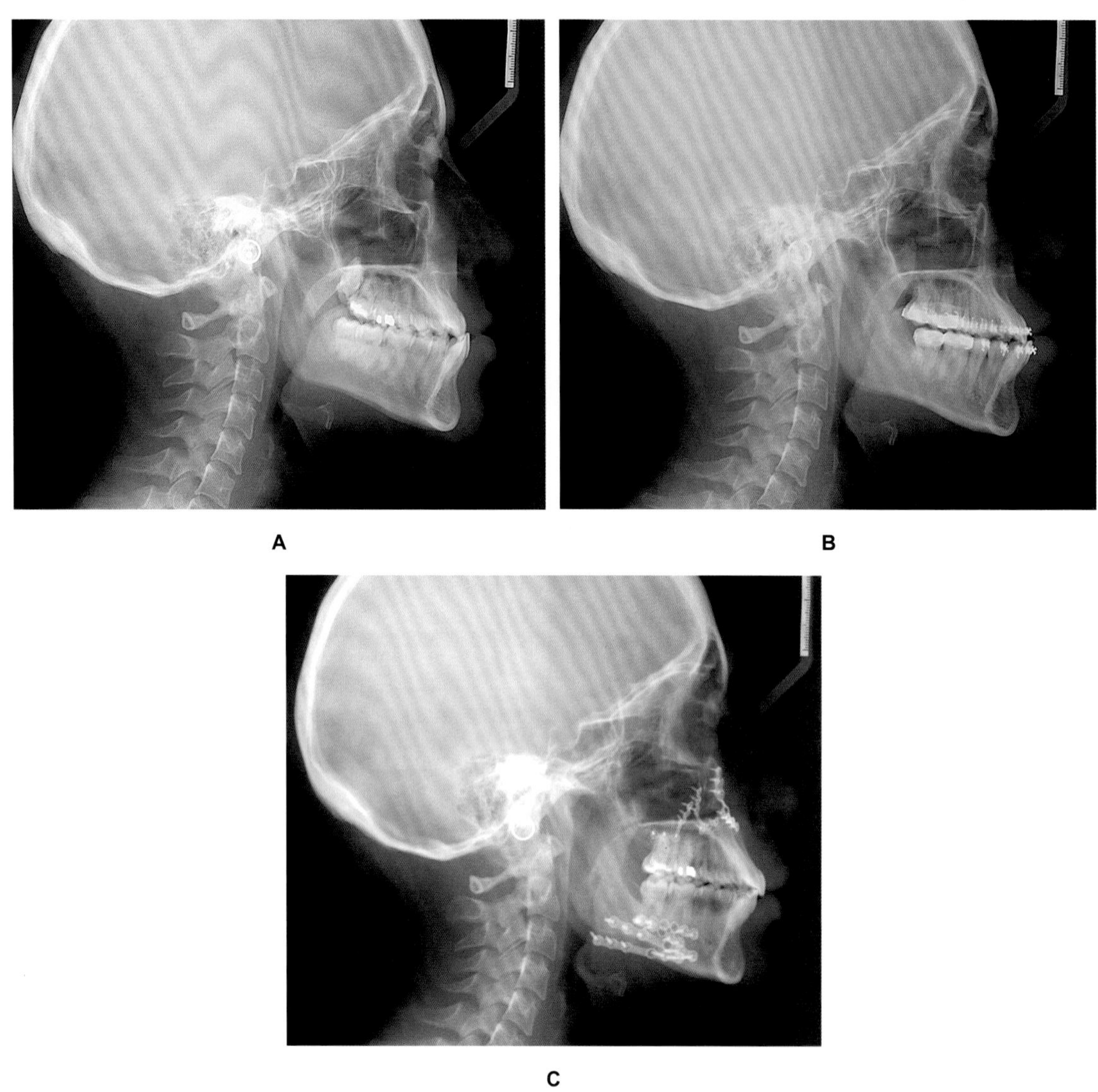

图 28 X 线片（侧位片）

A．治疗前；B．术前；C．治疗后

描记图（图 29、图 30）

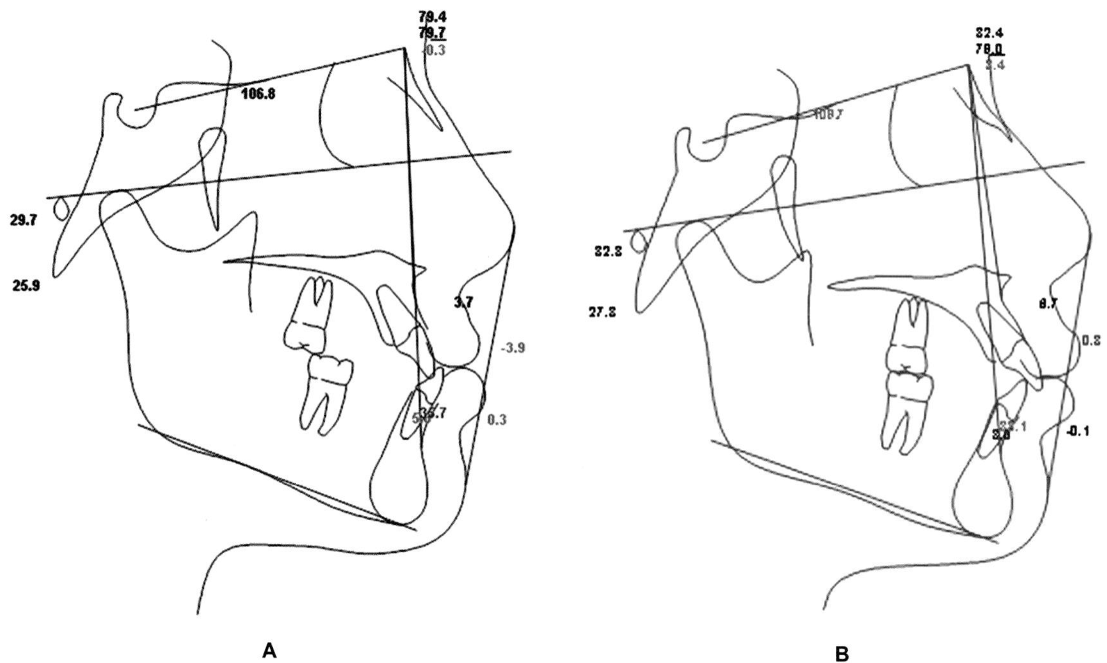

图 29　描记图

A．治疗前；B．治疗后

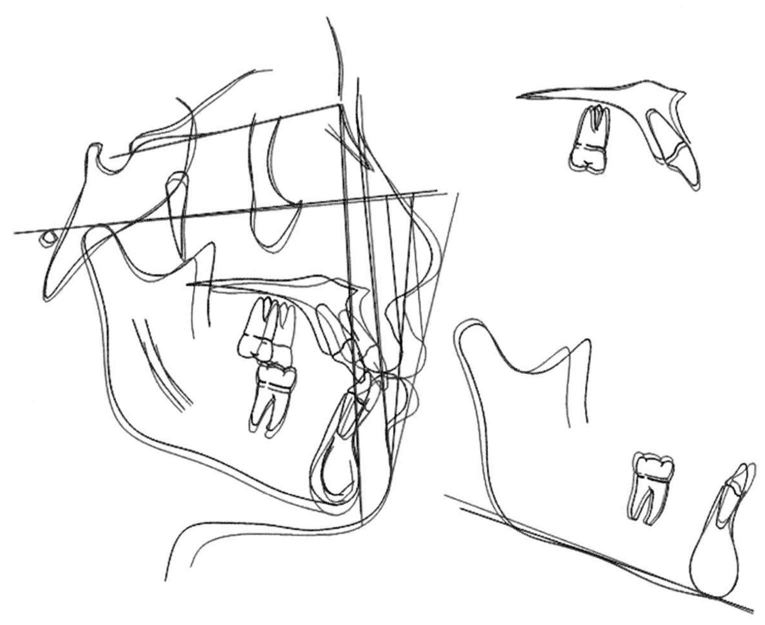

图 30　叠加描记图

习题

1．下列哪类错𬌗畸形最常见？

A．Ⅰ类错𬌗

B．Ⅱ类错𬌗

C．Ⅲ类错𬌗

D．开𬌗

答案与解析：A．相比Ⅱ类错𬌗（15%）和Ⅲ类错𬌗（1%），Ⅰ类错𬌗是最常见的错𬌗畸形，约占全美人口的 50%。

2．根据 Scammon's 生长曲线，下列哪种组织的生长加速可以帮助预测青春迸发期的开始？

A．天然组织

B．淋巴组织

C．生殖组织

答案与解析：C．生殖组织的生长与青春迸发期同时开始，第二性征的出现可以被用来预测生长的时机。

3．下列哪项是预测个体青春迸发期高峰最不可信的方法？

A．生长曲线上高度发生变化的位点

B．牙列的萌出时间

C．拍摄手腕骨片用于评估骨骼的发育

D．出现第二性征的变化。

答案与解析：B．尽管各种生长发育指标相互关联，使用牙龄评估生长的时机是上述方法中最不可靠的方法。

4．下列哪个部位是不完全腭裂患者最常见的裂开部位？

A．前部

B．中部

C．后部

D．右侧

答案与解析：C．腭部的融合过程由前至后，所以任何时间点融合的终止都会导致腭后部的裂开。

5．乳牙列的孩子常出现 ____。

A．覆𬌗增加

B．覆𬌗减小

C．理想覆𬌗

D．明显开𬌗

答案与解析：B．儿童常出现浅覆𬌗或前牙切对切咬合关系，如吮指等不良习惯会导致覆𬌗的减小。

6．替牙列期，上中切牙出现 1mm 间隙，下列哪种情况是正确的？

A．需要正畸治疗关闭间隙

B．尖牙萌出时间隙关闭

C．所有恒牙萌出时间隙才能关闭

D．随着恒牙的萌出间隙继续增大

答案与解析：B．中切牙之间小于 2mm 间隙，会在恒牙萌出特别是尖牙萌出时关闭。尖牙萌出前的前牙中缝被称为“丑小鸭”期。

7．当患者的上颌第一磨牙近颊尖位于下颌第一磨牙颊沟远中时为哪类咬合关系？

A．Ⅰ类关系

B．Ⅱ类 1 分类关系

C．Ⅱ类 2 分类关系

D．Ⅲ类关系

答案与解析：D．若下颌磨牙颊沟位于上颌磨牙近颊尖为安氏Ⅲ类关系。

8．一成人患者磨牙为Ⅱ类关系，头影测量片显示 ANB 角为 2°，是下列哪种错𬌗类型？
A．牙性Ⅱ类错𬌗
B．骨性Ⅱ类错𬌗
C．牙性Ⅰ类错𬌗
D．骨性Ⅰ类错𬌗

答案与解析：A．当磨牙关系是Ⅱ类，ANB 角正常（A-P 上下颌骨差异）提示颌骨关系正常，所以错𬌗只发生于牙列部分。

9．一患者休息位时上前牙暴露过多，下面高长，深覆𬌗，应使用下列何种办法改善覆𬌗？
A．后牙萌出旋转下颌
B．上前牙压低
C．下颌切牙压低
D．平整上下𬌗切牙

答案与解析：B．上述方法都是解决深覆𬌗的办法，但后牙萌出会导致下面高增加，压低上前牙会改善休息位时前牙暴露过多。

10．受压侧透明质带的形成是由于 ____。
A．使用持续性轻力
B．使用重力
C．正常的咬合力
D．异常吞咽模式

答案与解析：B．重力会导致牙周组织透明质化。

11．正畸治疗中下列哪种情况最不容易被发现？
A．牙根吸收
B．移动过程中牙齿活力丧失
C．移动过程中牙齿松动
D．出现咬合干扰

答案与解析：B．正畸过程中发生牙根吸收很常见，损失的表面会被修复，由于牙周组织的重建和增宽，移动过程中牙齿出现松动也很常见。牙髓坏死在正畸过程中不常见，除非合并外伤或感染。

12．牙根吸收与牙周膜压力分布模式及牙齿移动方式相关，正确么？
A．错误
B．正确

答案与解析：B．尽管有争议但普遍认为正畸过程中，当牙齿移动时压力集中于牙周膜小块区域是牙根吸收。

13．在哪一部分加力会使牙齿产生单纯的滑动而无扭转倾斜和转矩？
A．旋转中心
B．阻力中心
C．托槽中心
D．根尖

答案与解析：C．阻力中心被定义为牙齿受力时只发生单纯滑动时的位点。

14．对戴托槽的牙齿施加双倍的力量，会对牙齿的移动产生何种力矩？
A．力矩将减少 50%
B．力矩不改变
C．力矩加倍
D．力矩增加 4 倍

答案与解析：C．由于 $M=Fd$，加倍的力将导致力矩加倍，或旋转、倾斜、转矩的趋势加大。

15．两个大小相同方向相反的非共线力作用于同一牙齿时被称为 ____。
A．阻抗中心
B．旋转中心
C．牙根移动

D．力偶

答案与解析：D．此为力偶定义，可使牙齿发生旋转。

16．从磨牙延伸至切牙的弓丝激活后会压低切牙，对磨牙产生何种副作用？
A．磨牙前移并被压低
B．磨牙向近颊侧旋转
C．磨牙向远中倾斜并伸长
D．磨牙向远颊方旋转

答案与解析：C．矫治器的施力和力矩之和应为零。当切牙压入时，磨牙将伸长。这对力在一个方向上形成力偶。磨牙承受反向力偶，发生远移。

17．使用弹力圈进行Ⅱ类牵引时，弹力圈悬挂于哪两点？
A．在上颌牙弓内由后至前
B．在下颌牙弓内由后至前
C．从上颌后方至下颌前方
D．从下颌后方至上颌前方

答案与解析：D．Ⅱ类弹力牵引的工作方向为使下颌牙齿向前，上颌牙齿向后，用于改善Ⅱ类错殆。

18．什么会导致镍-钛丝产生超弹特性？
A．奥氏体相时发生可逆变换
B．奥氏体相和马氏体相间发生可逆变换
C．马氏体相时发生可逆变换
D．马氏体相时发生不可逆变换

答案与解析：B．镍-钛丝可产生两个体相，奥氏和马氏体相。其超弹特性产生于奥氏体相和马氏体相间发生可逆变换时。

19．什么是第二序列弯曲？
A．使牙齿发生颊舌向移动的弯曲
B．使牙齿发生近远中移动的弯曲（后倾弯）
C．可为牙齿提供正确颊舌向角度的弯曲（转矩）
D．扭转牙齿的弯曲

答案与解析：B．第二序列弯曲可为牙齿提供正确的近远中角度，也称为后倾弯。弓丝的第一序列弯曲可使牙齿位于正确的颊舌向（内收-外展弯）位置和（或）从咬合向看旋转牙齿。将牙齿置于正确的颊舌向角度的弯曲为第三序列弯曲（转矩弯）。

20．当使用Ⅲ类弹性牵引时，上颌磨牙将会____。
A．向远中移动并被压入
B．向近中移动并伸长
C．向近中移动并被压入
D．只向近中移动；在垂直向没有移动

答案与解析：B．Ⅲ类弹性牵引从上颌磨牙至下颌尖牙。Ⅲ类弹性牵引的力系统会使上颌第一磨牙向近中移动并伸长。

21．一成年骨性Ⅱ类深覆殆患者来诊所就诊，下列哪项是最适合该患者的治疗方案？
A．反向-牵引头帽，伸长牙弓，以及全牙列固定矫治
B．方向-牵引头帽，压低牙弓，以及全牙列固定矫治
C．拔除上颌第一前磨牙，伸长牙弓，以及全牙列固定矫治
D．拔除上颌第一前磨牙，压低牙弓，以及全牙列固定矫治

答案与解析：D．如果患者还有生长发育潜力，

可使用头帽（颈牵引或高位牵引，但不能使用反向牵引）来改善Ⅱ类错𬌗。由于患者为深覆𬌗，应使用颈牵引，这种类型的牵引可伸长磨牙，帮助改善深覆𬌗。但这并不是单一的选择。若患者无生长发育潜力，需使用掩饰性疗法治疗Ⅱ类错𬌗，如拔除上颌第一前磨牙。压低牙弓配合全牙列固定矫治器改善深覆𬌗。

22．当使用颈 - 牵引时会对上颌第一磨牙产生力量，导致上颌第一磨牙向下述哪个方向移动？

A．近中并伸长

B．远中并伸长

C．近中并压入

D．远中并压入

答案与解析：B．颈 - 牵引产生的力会导致上颌第一磨牙向远中移动，通常是向远中倾斜，并伸长。高位牵引会导致磨牙远移并压入。

23．为避免严重拥挤选择进行序列拔牙时，最常用的拔牙序列为 ____。

A．第二乳磨牙，第一乳磨牙，第一双尖牙，乳尖牙

B．乳尖牙，第一乳磨牙，第一双尖牙

C．第一乳磨牙，第二乳磨牙，乳尖牙

D．乳尖牙，恒尖牙，第一乳磨牙，第一双尖牙

答案与解析：B．拔除乳尖牙利于整平拥挤前牙。然而，前牙的整平和直立会影响恒尖牙萌出的空间。第一乳磨牙的拔除利于第一恒双尖牙的早萌，随后将第一恒双尖牙拔除为恒尖牙的萌出提供空间。

24．8 岁患者中切牙间 2mm 间隙，下述哪种情况需要配合正畸治疗关闭间隙?

A．若侧切牙先天缺失

B．若间隙造成美观问题且患儿因此被嘲笑

C．若存在深覆𬌗

D．若存在轻度拥挤

答案与解析：B．替牙列早期出现的 2mm 或小于 2mm 的中切牙间隙随着恒牙的萌出会逐渐关闭，但若因此产生的美观问题对患儿造成了心理伤害，可通过正畸治疗关闭间隙。要告知家长治疗的原因及正畸治疗的风险。

25．患者缺失上颌恒侧切牙，可根据除下述哪种情况外将尖牙近移代替侧切牙?

A．上颌牙弓的拥挤量

B．上下颌牙弓间关系

C．尖牙的美学形态

D．整平牙齿使用的正畸矫治器种类

答案与解析：D．过度的拥挤可通过尖牙近移缓解，而尖牙的美学形态也决定是否能代替侧切牙的因素。当患者牙弓关系为Ⅱ类时，将尖牙近移代替侧切牙优于拔除恒第一双尖牙。

26．下述正畸患者可考虑拔除恒牙，除了 ____。

A．严重的拥挤

B．Ⅱ类关系

C．扁平的嘴唇

D．前牙开𬌗

答案与解析：C．重度拥挤需要拔牙。拔除上颌双尖牙是掩饰性治疗Ⅱ类磨牙关系的方法。前牙开𬌗可通过直立前牙增加覆𬌗改善。扁平的嘴唇不同通过拔牙解决，但这类患者有时也需要考虑拔牙矫治。

27．下述哪项为固定保持相比于可摘式 Hawley 式保持器的优点？

A．患者不会忘记佩戴

B．更易清洁

C．可以改变设计允许牙齿微小移动

D．可配合使用树脂咬合板以防止改善后的覆聆复发

答案与解析：A．固定保持无需患者的配合，但固定保持较难清洁，不能移动牙齿或控制覆聆的复发。

28．下列哪种是针对下颌发育不足的Ⅱ类错聆常用的正颌术式？

A．上颌截骨术

B．上颌缩进术

C．下颌缩进术

D．下颌前徙术

答案与解析：D．Ⅱ类错聆的手术治疗通常需要前移下颌或后退上颌。当患者下颌发育不足时，需前移下颌。将上颌显著后移是非常困难或无法实现的。

29．下列哪种情况是最不稳定的正颌手术移动方式？

A．前移下颌

B．前移上颌

C．上颌向上（压入）移动

D．上颌向下移动

答案与解析：D．上颌下移，特别是未配合使用骨移植和坚固固定时，会因在垂直向不断承受肌肉产生的咬合力而复发。

30．青少年患者除上颌侧切牙外所有切牙切端均表现为釉质发育不全，他最可能出现系统性问题的阶段为 ____。

A．出生前

B．从出生到 1 周岁

C．从 1 周岁到 2 周岁

D．从 2 周岁到 3 周岁

答案与解析：B．除侧切牙外，所有恒切牙的钙化开始于出生后前 6 个月。上颌侧切牙可以被视作判断时间的关键点。如侧切牙受到影响，那么问题可能发生于 1 岁或更晚些时候。

31．氟斑牙是由于牙齿发育的哪一阶段系统用氟量过多造成的？

A．初始期

B．形态分化期

C．沉积期

D．钙化期

答案与解析：D．局部感染、外伤和系统性用氟超标均会导致牙齿钙化不足。对沉积的干扰会导致组织形成未完全。如乳切牙嵌入性损伤将影响釉质的沉积造成局部釉质发育不全。

32．为何常规不对 12 岁先天缺失上颌侧切牙的患者进行种植修复？

A．患者可能无法忍受手术过程

B．该年龄段患儿多需冠修复

C．随着患儿年龄的增长，牙龈会退缩

D．随着患儿年龄的增长，种植体会下沉

答案与解析：D．种植体为骨结合类似于发生固连的牙齿，因此随着牙齿的萌出、牙槽骨的改建，骨结合种植体会发生下沉。

33．一名 6 岁患儿的妈妈在健康表中提及孩子为中度智障，牙医应该 ____。

A．建议其看儿科医生

B．使用讲—示—做进行儿童行为管理

C．使用清醒镇静麻醉

D．获得知情同意后使用束缚法

答案与解析：B．多数智障个体可以像普通患者一样坚持完成治疗。6 岁中度智障的患儿其功能类似学龄前儿童，可以接受常规的治疗。

这一问题的答案包括一些正常化的反应。

34．若功能问卷表中显示妈妈曾有不良牙科治疗经历，且依然恐惧牙科治疗。这将会对她 3 岁大的孩子接受牙医治疗时产生何种影响？
A．增加抗拒行为
B．增加与牙医的积极合作
C．开始会积极配合牙医，压力很小
D．母亲的焦虑不会影响孩子与牙医的配合

答案与解析：A．研究表明母亲的焦虑与孩子抗拒牙科治疗的行为高度相关。特别是 4 岁以下的儿童。

35．拔除下颌第二乳磨牙时建议使用哪种局麻技术？
A．第二乳磨牙颊舌侧局部注射
B．下齿槽神经阻滞麻醉
C．下齿槽神经阻滞和舌神经阻滞麻醉
D．下齿槽神经、舌神经和颊神经阻滞麻醉

答案与解析：D．下齿槽神经、舌神经和颊神经阻滞麻醉可为第二乳磨牙的修复、牙髓治疗和拔除提供充分的麻醉。有些研究表明局麻对乳磨牙有效，主要用于保存修复治疗中，在牙髓治疗和拔牙时使用局麻可能会增加麻醉失败的可能性。

36．在乳牙列，下颌孔与咬合平面的关系为 ____。
A．高于咬合平面
B．比咬合平面高出很多
C．低于咬合平面
D．与咬合平面平齐

答案与解析：C．乳牙列中，下颌孔位于咬合平面下方。所以对乳牙列患者进行下颌阻滞麻醉时进针点位置低于成人患者。

37．一氧化二氮的齿槽浓度最低为 ____。
A．50%
B．75%
C．95%
D．105%

答案与解析：D．最低齿槽浓度是指实施的效应。为 50% 患者接受外科侵入性治疗时保持不动的浓度。在正常气压下，最小齿槽浓度 105% 提示在外科手术中单独使用一氧化二氮不会产生深度麻醉。

38．在局麻下，多数患者可保持清醒镇静的是 ____。
A．20%～40% 一氧化二氮
B．20%～40% 氧气
C．50% 一氧化二氮
D．10% 一氧化二氮

答案与解析：A．多数患儿采用镇静麻醉时需要的总流速为 4～6L/min。操作者可根据需要检查气囊并进行调节。操作过程中一氧化二氮的浓度约为 30%。换句话说，标准的维持剂量为 4L 氧气和 2L 一氧化二氮。当然，在冗长的操作后，由于组织饱和度和恶心等反应，明智的做法是将浓度减小。

39．一名 9 岁患者，左侧下颌第一乳磨牙远中及殆面龋损严重，且动度超出你的预测，你会选择 ____。
A．摄 X 线片
B．进行牙髓治疗
C．进行牙髓切断术
D．拔牙并考虑进行缺隙保持

答案与解析：A．如果没有更多的信息很难对上述问题给予准确的治疗方案。牙齿的松动可能由于龋坏波及根分叉区，牙根的内外吸收、剥脱，或上述因素的叠加。影像学资料可以提供更多的临床信息制定合理的治疗方案。

40．为何银汞材料修复乳牙时可需要洞壁呈圆的线角？
   A．可增加固位
   B．可保存牙齿结构
   C．增加抗力
   D．减轻材料的内部压力

答案与解析：D．乳牙体积小，小的修复体可以减轻材料的内部压力。研究表明修复时圆的线角优于尖锐的线角。乳磨牙修复时建议使用球钻以帮助内部形成圆的线角。

41．7 岁患者牙齿严重龋坏至牙髓，下列哪项描述是决定选择牙髓切断术和根管治疗术正确的影像学指标？
   A．累及根分叉区
   B．牙根外吸收
   C．牙根内吸收
   D．以上全部都是

答案与解析：A．治疗的选择与龋坏累及的区域相关。如根分叉区未被累及，通常提示为活髓，需采用牙髓切断术保留活髓。如根分叉区被累及，通常牙髓已坏死。如根分叉区被累及，牙根未发生内外吸收，可考虑进行牙髓切断术。

42．下列哪种用于牙髓切断术的药物其成功率优于甲醛甲酚？
   A．三氧化矿物聚合物
   B．氢氧化钙
   C．含树脂 - 玻璃离子
   D．第五代粘结剂

答案与解析：A．牙髓切断术中使用三氧化矿物聚合物（MTA）相比甲醛甲酚可获得良好的预后和成功率。但由于其价格昂贵，不如甲醛甲酚或硫酸铁使用广泛。

43．乳牙牙髓组织 ____。
   1．由于牙冠较小，通常所占比例小于恒牙牙髓
   2．与恒牙相比，更接近牙冠表面
   3．与牙冠表面形态一致
   4．近中髓角较远中髓角更接近冠表面
   A．1，2，4 正确
   B．2，3，4 正确
   C．1，3，4 正确
   D．1，2，3，4 正确

答案与解析：B．乳牙牙髓髓腔内所占比例大于恒牙。牙髓暴露的风险也高于恒牙。第一乳磨牙的近中髓角较远中髓角更接近于牙冠表面。

44．8 岁患者下列牙齿已萌出。应选择哪种缺隙保持器？

3	A	B	C	7	8	9	10	H	I		14
30	T	S	R	26	25	24	23	M	K	L	19

   A．圈丝式缺隙保持器
   B．下颌舌弓
   C．Nance 弓
   D．远中靴型缺隙保持器

答案与解析：C．选择缺隙保持器时，临床医生需考虑牙齿的脱落顺序。在上述情况下，I 的脱落通常早于第二恒双尖牙，13 牙。如使用圈丝式保持器其前部支撑将随着牙齿的脱落而丧失。将会使恒磨牙的近中倾斜和间隙丧失。Nance 弓或腭杆会是更合适的选择。

45．4 岁患者下列牙齿萌出，应选择哪种缺隙

保持器？

A	B	C	D	E	F	G	H	I	J
	S	R	Q	P	O	Na	M	L	K

A．圈丝式缺隙保持器
B．下颌舌弓
C．Nance 弓
D．远中靴型缺隙保持器

答案与解析：D．这种情况只能选择远中靴型缺隙保持器。有的临床医生选择使用局部可摘式“儿童”义齿并获得成功。树脂延伸至第一恒磨牙近中。有人建议在模型上相当于第一恒磨牙近中的牙槽嵴颊舌向上制备一深约 1mm 的沟。这样填胶后多出的树脂会产生压力，保持未萌的第一恒磨牙在牙槽骨中的位置。

46．在任何年龄段饮水中氟含量多于 0.6ppm，无需进行系统性加氟。如患者年龄小于 12 个月，无论水中含氟量多少，无需进行系统性加氟。
A．第一句第二句都正确的
B．第一句正确，第二句错误
C．第一句错误，第二句正确
D．第一句第二句都错误

答案与解析：B．系统加氟的原则为：
① 如氟水平多于 0.6ppm，无需系统性加氟；
② 患者小于 6 个月，无需系统性加氟；
③ 患者大于 16 岁，无需系统性加氟。
所以患者小于 12 个月无需系统性加氟的描述是错误的。

47．一名 1 岁患者进行他的第一次牙科检查。牙医评估了其未来牙齿的萌出情况，刷牙及幼儿期的口腔卫生习惯、饮水和牙膏中的氟含量。描绘这种牙齿护理前瞻性的方法的名词为 ____。
A．风险评估
B．概率辅导
C．先期辅导
D．预防支持辅导

答案与解析：C．先期辅导是关注孩子的家庭口腔卫生习惯，主旨在于口腔预防。通常包括以下几个方面：
① 口腔卫生；
② 口腔发育；
③ 氟含量；
④ 饮食和营养；
⑤ 口腔习惯；
⑥ 外伤和损伤预防。

48．多数的诞生牙和新生儿牙都是乳牙，都需拔除。
A．第一句正确，第二句正确
B．第一句正确，第二句错误
C．第一句错误，第二句正确
D．第一句错误，第二句错误

答案与解析：B．多数的诞生牙和新生儿牙是乳牙（90%），少量为多生牙（85%）。只有当乳牙松动度大可能会误吸入气道时才考虑拔除。一般情况下可保留诞生牙和新生儿牙。

49．“父母或监护人在寻求以行使足够的功能，无疼痛和感染为目的的维持口腔卫生水平的治疗中故意失败”被定义为：
A．Muchhausen 综合征（代理性佯病症）
B．冷暴力
C．父母的漠视
D．忽略

答案与解析：D．Muchhausen 综合征指人特别是父母编造孩子的虚假症状，可能会造成过度的检查和医疗。冷暴力包括否定情感、孤立、过度威胁和漠视。当家长知道孩子有疼痛、感染或功能异常而不予治疗称为忽略。

50．急性疱疹性龈口炎的最初损伤部位通常为 ____。

A．颊黏膜

B．扁桃体，软硬腭

C．舌

D．牙龈

E．以上全部选项

答案与解析：E．疱疹性龈口炎的损伤部位在黏膜组织，包括扁桃体、软硬腭、颊黏膜、舌和牙龈。患病时患儿体征重，需寸步不离的照看。通常表现为高热、脱水，病程持续 2 周。治疗包括：

a．0.5% 盐酸达克罗宁和利多卡因凝胶表面麻醉；

b．局部涂苯海拉明酏和白陶土果胶混合物；

c．抗病毒药如阿昔洛韦；

d．使用止痛剂，如对乙酰氨基酚和布洛芬。

51．乳牙列局部侵袭性牙周炎通常发生于乳磨牙区。亚洲儿童较常见。

A．第一句正确，第二句正确

B．第一句正确，第二句错误

C．第一句错误，第二句正确

D．第一句错误，第二句错误

答案与解析：B．乳牙列局部侵袭性牙周炎又称为青春前期局部牙周炎，多发于乳磨牙区，多见于黑人孩子。治疗包括清创和抗生素治疗。

52．患者 8 岁，#8 牙脱位后在 30 分钟内植入复位。术后应使用哪种夹板？

A．刚性固定 7 天

B．刚性固定 2 个月

C．非刚性固定 7 天

D．非刚性固定 2 个月

答案与解析：C．对于脱位牙最适宜的夹板为非刚性夹板，放置 7～14 天。可选择 0.016～0.022in 正畸不锈钢方丝，0.018in 不锈钢圆丝，单丝尼龙线（20～30lb）。再植牙长期的刚性固定会增加根吸收（固连）的风险。当发生根折时可使用 2～3 个月刚性固定。材料为 0.032～0.036in 的不锈钢方丝。

53．患者 8 岁。#8#9 牙牙冠萌出约 50%。一个月前患者玩滑板时，#8#9 牙受外伤。影像学显示这些牙齿根尖未闭合，牙周组织正常，无根尖病灶。牙髓电活力测试无反应。应选择哪种治疗？

A．氢氧化钙活髓切断术

B．甲醛甲酚根尖诱导成形术

C．氢氧化钙根尖诱导成形术

D．观察，6 周后复诊拍片复查

答案与解析：D．当牙齿未完全萌出或正进行正畸治疗时，可能对牙髓电活力测试无反应。当然因缺少其他症状，选择保守治疗。

54．一恒切牙根尖已闭合，因外伤发生嵌入。应选择哪种治疗方式？

A．正畸复位，同时行氢氧化钙活髓切断术

B．外科复位，同时行氢氧化钙活髓切断术

C．正畸复位，同时行传统牙根治疗

D．外科复位，同时行传统牙根治疗

答案与解析：A．当根尖已闭合的恒牙发生外伤性嵌入时通常会相继发生根吸收，牙髓坏死，固连等问题。治疗包括：

a．正畸复位（2～3 周）；

b．保持 2～4 周；

c．外伤两周后行氢氧化钙活髓切断术。

55．牙外伤后，牙髓坏死的主要原因是____。

A．固连

B．牙髓钙化变质

C．牙髓充血

D．牙髓撕裂

答案与解析：C．其他三个选项是外伤的结果而不是牙髓坏死的原因。牙髓充血导致牙髓内压力增加、肿胀，可能会阻断牙髓组织的血供，造成牙髓坏死。这一过程需要时间，其症状以及影像学和临床的表现通常在几周或几个月内不明显。通常在外伤后的 1 个月、2 个月和 6 个月需要随访，进行影像学和临床检查。

56．下列关于牙列拥挤的描述哪项是正确的？

A．乳牙列拥挤通常可在恒牙萌出后解除

B．乳牙列间隙通常意味恒牙列会有间隙

C．约 15% 的青少年患者因牙列拥挤需接受拔牙矫治

D．黑种人比白种人更易出现下切牙区拥挤

答案与解析：C．根据数据显示，15% 的青少年因严重牙列拥挤需接受扩弓和拔牙矫治。其他几项描述是错误的：乳牙列的拥挤很少见，通常意味着恒牙列也会拥挤；乳牙列间隙是正常的；黑种人的下切牙拥挤少于白种人。

57．颅底骨块包括以下哪些？

A．上颌、下颌和颅顶

B．筛骨、蝶骨和枕骨

C．腭、鼻骨和颧骨

D．额骨和顶骨

答案与解析：B．颅底的组成，从前至后为筛骨、蝶骨和枕骨。

58．7 岁孩子存在 4mm 中切牙缝隙，应做哪些治疗？

A．粘托槽，关闭间隙

B．影像学检查观察是否存在多生牙

C．不做任何处理，缝隙会自行关闭

D．不做任何处理，待恒牙列形成后进行治疗

答案与解析：B．当中切牙缝隙大于 2mm 时通常不能自行关闭。诊断时通常需要影像学检查排除是否有多生牙，通常是正中多生牙。

59．覆殆的纠正可通过以下哪种牙齿运动实现？

A．压入上颌切牙

B．直立上下颌切牙

C．上颌磨牙使用高位头帽牵引

D．使用唇挡

答案与解析：A．压入切牙可以减小覆殆，而直立牙齿和高位头帽牵引对于改善覆殆比较困难。唇挡对于改善覆殆没有作用。

60．先天性缺牙是牙齿发育的哪一期出现了问题？

A．初始期

B．形态分化期

C．沉积期

D．钙化期

答案与解析：A．牙齿发育的初始期和增殖期即牙蕾和帽状期出现问题会导致先天性缺牙，组织分化期时牙齿已存在，出现问题会导致牙釉质本质异常，形态分化期出现问题会导致牙齿大小和形态异常。

61．一名 5 岁中度智障患儿因牙髓问题需急诊拔牙时出现身体抵抗，家长无法安抚患儿，此时牙医应该如何应对？

A．与家长探讨患儿情况

B．强制患儿接受经口鼻笑气治疗

C．用手捂嘴练习

D．使用强硬的语气进行控制

答案与解析：A．对任何儿童患者，在治疗前需告知家长孩子可能出现的反抗行为。知情同意应包括：建议进行的治疗，可行的替代治疗方法，治疗的风险。如果医生选择使用强硬的语音进行控制，实施前也需告知家长。

62．下列哪项是清醒镇静的定义？

A．知觉轻度减低，患者可自主维持气道通畅，对物理刺激或口令有反应

B．知觉显著下降，患者可自主维持气道通畅，对物理刺激或口令有反应

C．知觉轻度减低，患者可自主维持气道通畅

D．知觉显著下降，患者可自主维持气道通畅

答案与解析：A．相对于深度麻醉和全身麻醉来讲，清醒镇静时患者的知觉轻度降低。麻醉分为四期（镇痛期—兴奋期—外科麻醉期—延髓麻醉期），只在第一期患者有知觉。可保持自主呼吸，对刺激和口令有反应。

63．乳牙的釉柱位于龈方三分之一斜向殆方，而恒牙釉柱位于牙颈部。乳牙列邻牙接触面较恒牙列宽且平。

A．第一句正确，第二句正确

B．第一句正确，第二句错误

C．第一句错误，第二句正确

D．第一句错误，第二句错误

答案与解析：A．上述描述都是正确的。由于上述区别进行Ⅱ类洞银汞充填设计时要有所变通。Ⅱ类洞银汞充填时不建议修复成斜壁。由于接触面宽且平，Ⅱ类洞制备时颊舌壁由颈部至殆方聚合度更大。

64．使用甲醛甲酚进行牙髓摘除术可获得较高的成功率。为何还要不断研发其替代物？

A．临床使用甲醛甲酚需花费较长时间

B．甲醛甲酚的毒性可通过血液传播

C．甲醛甲酚被证实可能造成自然流产

D．甲醛甲酚被证实可能影响孩子的肺活量发育

答案与解析：B．1993 年起，就有研究报道由于甲醛甲酚毒性的血液传播造成狗牙髓拆除部位的组织改变。可使用硫酸铁和三氧化物多聚体替代甲醛甲酚。

65．5 岁患儿的母亲咨询孩子的吮指习惯。6 个月前，患儿表现为 5mm 覆盖和 3mm 前牙开殆。目前，患儿表现为 10% 覆殆和 3.5mm 的覆盖。母亲说孩子只在夜间熟睡时吮吸拇指。下列哪个选项是最佳建议？

A．建议咨询语音师

C．建议进行吐舌治疗

C．建议佩戴防吮指矫治器

D．提醒家长关注吮指习惯，3 个月复查。

答案与解析：D．相比前次检查，患儿的覆殆，覆盖均有改善，说明患儿的吮指习惯显著减少。患儿母亲说患儿只在睡熟时吮指。当吮指行为只在每天有限的时间发生时，牙齿可能会回复到原位。记住错殆畸形的发生与不良习惯每天持续的时间、持续的年月及强度有关。当不良习惯减少时，错殆畸形会改善，最佳的治疗方案为提醒家长关注孩子的不良习惯，并在 3 个月后进行复查。

66．上唇系带厚的患者正畸关闭中切牙缝隙时____。

A．正畸治疗须在系带修整术前结束

B．正畸治疗须在系带修整术后结束

C．正畸关闭间隙后，无需进行系带修整术

D．系带修整术后，无需进行正畸治疗

答案与解析：A．正畸治疗须在系带修整术前结束。如果在正畸结束前行系带修整术，术后形成的瘢痕可能会阻碍正畸移动牙齿。

67．4 岁患者，E 因外伤嵌入，临床可见 50% 牙冠。治疗选择是____。

A．复位和夹板

B．复位、夹板及根管治疗

C．复位、夹板及甲醛甲酚活髓切断术

D．以上都不对

答案与解析：D．除非嵌入的乳牙可能会影响恒牙胚，一般情况下不做处理，可等待其重新萌出。而恒牙发生嵌入时预后较差。当根尖未闭合时需严密观察，防止发生恒牙萌出异常。当根尖已闭合时可采用正畸治疗将牙齿复位，并在外伤后 2 周行氢氧化钙活髓切断术。

68．4 岁患者，60 分钟前右侧乳中切牙发生外伤性脱位。应选择哪种治疗？

A．复位、夹板、乳牙根管治疗

B．复位、夹板、甲醛甲酚活髓切断术

C．复位、无夹板、乳牙根管治疗

D．以上都不对

答案与解析：D．外伤后 30 分钟内可考虑乳牙复位，但预后不佳。乳牙复位需使用夹板。患者需使用抗生素，严格进软食并进行根管治疗。

69．24 小时前根尖未闭合的年轻恒牙因外伤牙髓有针尖大小的暴露，最佳治疗方法为____。

A．暴露点覆盖氢氧化钙

B．髓腔开放找到健康牙髓组织，并行活髓切断术

C．行氢氧化钙活髓切断术

D．使用牙胶进行传统根管治疗

答案与解析：B．由于暴露点 24 小时以后可能已发生感染，直接行氢氧化钙盖髓是不合理的。氢氧化钙并牙髓摘除术不能帮助牙根延长，髓腔关闭。氢氧化钙并活髓切断术对于根尖孔未闭合的恒牙，无论牙髓暴露的时间、大小都是最佳治疗方案。临床操作时，行局麻后，在无菌状态下，打开髓腔寻找健康牙髓组织。外伤 24 小时内，通常牙髓组织保持活力。

70．根尖孔未闭合的恒牙 15 分钟前因外伤发生 4mm 伸长，应选择何种治疗方式？

A．无需立即治疗，密切观察其活力

B．复位、夹板、密切观察其活力

C．复位、夹板、即刻氢氧化钙活髓摘除术

D．复位、夹板、即刻氢氧化钙活髓切断术

答案与解析：B．对伸长的恒牙应采取复位、夹板，并密切观察其活力。因为根尖孔未闭合时，牙齿将保持活力，并持续发育。应避免进行即刻牙髓治疗。